D. Rubin, K. Winckler (Hrsg.)

Praxishandbuch Ernährungsmedizin

Diana Rubin, Klaus Winckler (Hrsg.)

Praxishandbuch Ernährungsmedizin

1. Auflage

Mit Beiträgen von: Olaf Adam, München; Winfried Banzer, Frankfurt am Main; Gert Bischoff, München; Doris Borgmann, Minden; Anja Bosy-Westphal, Kiel; Paola Chávez Cántaro, Berlin; Raissner Dziewas, Osnabrück; Andrea S. Hartmann, Konstanz; Jürgen Herbers, Pleidelsheim; Stefanie Kaiser, Bad Homburg; Ursula Kassner, Berlin; Thomas Kauth, Ludwigsburg; Winfried Keuthage, Münster; Josephine Lauscher, Berlin; Stefan Lorkowski, Jena; W. Alexander Mann, Frankfurt am Main; Carl Meißner, Magdeburg; Manfred Müller, Kiel; Florian Pfab, München; Sonja Pittelkow, Berlin; Mathias Plauth, Dessau; Jörg Radermacher, Minden; Christine Reudelsterz, Berlin; Karsten Ridwelski, Magdeburg; Diana Rubin, Berlin; Christiane Schäfer, Schwarzenbek; Martin Smollich, Lübeck; Jürgen Stein, Frankfurt am Main; Christine Stier, Hürth; Sandra Ulrich-Rückert, Frankfurt am Main; Luzia Valentini, Neubrandenburg; Anna Lena van der Felden, Oberursel; Maj-Britt Vivell, Konstanz; Dorothee Volkert, Nürnberg; Katharina Walde, Berlin; Tobias Warnecke, Osnabrück; Nicole Wehner, Berlin; Arved Weimann, Leipzig; Klaus Winckler, Frankfurt am Main

ELSEVIER

Elsevier GmbH, Bernhard-Wicki-Str. 5, 80636 München, Deutschland
Wir freuen uns über Ihr Feedback und Ihre Anregungen an kundendienst@elsevier.com

ISBN 978-3-437-23016-5
eISBN 978-3-437-05052-7

1. Auflage 2023

Wichtiger Hinweis
Die medizinischen Wissenschaften unterliegen einem sehr schnellen Wissenszuwachs. Der stetige Wandel von Methoden, Wirkstoffen und Erkenntnissen ist allen an diesem Werk Beteiligten bewusst. Sowohl der Verlag als auch die Autorinnen und Autoren und alle, die an der Entstehung dieses Werkes beteiligt waren, haben große Sorgfalt darauf verwandt, dass die Angaben zu Methoden, Anweisungen, Produkten, Anwendungen oder Konzepten dem aktuellen Wissensstand zum Zeitpunkt der Fertigstellung des Werkes entsprechen.

Der Verlag kann jedoch keine Gewähr für Angaben zu Dosierung und Applikationsformen übernehmen. Es sollte stets eine unabhängige und sorgfältige Überprüfung von Diagnosen und Arzneimitteldosierungen sowie möglicher Kontraindikationen erfolgen. Jede Dosierung oder Applikation liegt in der Verantwortung der Anwenderin oder des Anwenders. Die Elsevier GmbH, die Autorinnen und Autoren und alle, die an der Entstehung des Werkes mitgewirkt haben, können keinerlei Haftung in Bezug auf jegliche Verletzung und/oder Schäden an Personen oder Eigentum, im Rahmen von Produkthaftung, Fahrlässigkeit oder anderweitig übernehmen.

Für die Vollständigkeit und Auswahl der aufgeführten Medikamente übernimmt der Verlag keine Gewähr.
Geschützte Warennamen (Warenzeichen) werden in der Regel besonders kenntlich gemacht (®). Aus dem Fehlen eines solchen Hinweises kann jedoch nicht automatisch geschlossen werden, dass es sich um einen freien Warennamen handelt.

Bibliografische Information der Deutschen Nationalbibliothek
Die Deutsche Nationalbibliothek verzeichnet diese Publikation in der Deutschen Nationalbibliografie; detaillierte bibliografische Daten sind im Internet über https://www.dnb.de abrufbar.

24 25 26 27 5 4 3 2

In ihren Veröffentlichungen verfolgt die Elsevier GmbH das Ziel, genderneutrale Formulierungen für Personengruppen zu verwenden. Um jedoch den Textfluss nicht zu stören sowie die gestalterische Freiheit nicht einzuschränken, wurden bisweilen Kompromisse eingegangen. Selbstverständlich sind **immer alle Geschlechter** gemeint.

Planung: Barbara Schweighofer, München
Projektmanagement: Christine Kosel, München
Redaktion: Lisa Lorz, Garmisch-Partenkirchen
Bildredaktion und Rechteklärung: Stefan Schneidhuber, München
Herstellung: Hildegard Graf, Germering
Satz: STRAIVE, Puducherry/Indien
Druck und Bindung: Drukarnia Dimograf Sp. z o. o., Bielsko-Biała/Polen
Umschlaggestaltung: SpieszDesign, Neu-Ulm
Titelbild: ©stock.adobe.com und SpieszDesign, Neu-Ulm

Aktuelle Informationen finden Sie im Internet unter www.elsevier.de

Vorwort

Was ist die Bedeutung der Ernährungsmedizin?

Das ist eine Frage, die uns immer wieder gestellt wird. Steht es für die Gesunderhaltung der Allgemeinheit für Viele außer Zweifel, dass Ernährung und Gesundheit eng zusammengehören, so sind die Möglichkeiten der Ernährungsmedizin doch für zahlreiche Krankheitsbilder im Detail auch vielen Ärztinnen und Ärzten nicht bekannt.

Schon Hippokrates sagte, „Nahrungsmittel sollen Eure Heilmittel sein".

Auch wenn sich die pharmakologischen Möglichkeiten in den letzten 100 Jahren massiv entwickelt haben, wird der heilenden oder unterstützenden Wirkung der Ernährungsmedizin in den letzten Jahrzehnten zu Unrecht zu wenig Rechnung getragen. Und das, obwohl es für zahlreiche Krankheitsbilder heute eine zum Teil beeindruckende wissenschaftliche Evidenz für ihre Wirksamkeit gibt.

Für die hausärztliche, fachärztliche und klinische Praxis sind ernährungsmedizinische Aspekte und Behandlungsansätze tagtäglich präsent. Im Medizinstudium und in der Facharztweiterbildung ist dies bisher kaum thematisiert, den behandelnden Ärztinnen und Ärzten fehlt das Rüstzeug für eine fachgerechte Berücksichtigung im ärztlichen Handeln.

Wir haben in diesem Buch den Fokus darauf gelegt, Kolleginnen und Kollegen praxistauglich über das große Potenzial der Ernährungsmedizin auf dem wissenschaftlich neuesten Stand zu informieren und gleichzeitig praktisch umsetzbare Ernährungsmedizin zu vermitteln, die weit über das bloße ernährungsmedizinische Wissen hinausgeht.

Die Autorinnen und Autoren der Kapitel sind ausgewiesene Experten ihres jeweiligen Fachgebietes, denen wir für Ihre Mitarbeit zu Dank verpflichtet sind.

Wir wünschen unseren Leserinnen und Lesern nützliche Einblicke und Hinweise für ihren Praxisalltag und möchten nicht zuletzt auch auf die seit 2019 bestehende Weiterbildungsmöglichkeit für die Zusatzbezeichnung Ernährungsmedizin hinweisen. Diese bietet Fachärztinnen und Fachärzten die Chance zu einer weiteren Vertiefung dieses für unser Leben und unsere Gesundheit so wichtigen Faches.

Berlin und Frankfurt am Main, Juli 2023
Prof. Dr. med. Diana Rubin und
Dr. med. Klaus Winckler

Adressen

Herausgeberin und Herausgeber

Prof. Dr. med. Diana Rubin
Vivantes Netzwerk für Gesundheit GmbH
Vivantes Humboldt Klinikum und Klinikum Spandau
Zentrum für Ernährungsmedizin und Diabetologie
Neue Bergstraße 6
13585 Berlin

Dr. med. Klaus Winckler
Schwerpunktpraxis für Ernährungsmedizin BDEM
Hausarztpraxis am Zoo
Hölderlinstraße 10
60316 Frankfurt am Main

Autorinnen und Autoren

Prof. Dr. med. Olaf Adam
Ernährungsmedizin
Physiologikum der LMU München
Goethestraße 31
80336 München

Prof. Dr. med. Winfried Banzer
Sportcampus Ginnheim
Ginnheimer Landstraße 39
60487 Frankfurt am Main

Dr. med. Gert Bischoff
Krankenhaus Barmherzige Brüder München
Klinik für Innere Medizin I
Gastroenterologie, Hepatologie, Onkologie und allgemeine Innere Medizin
Romanstraße 93
80639 München

Doris Borgmann
Ernährungstherapie
Doris Borgmann GmbH
Flurweg 13
32457 Porta Westfalica

Prof. Dr. oec. troph. Dr. med. Anja Bosy-Westphal
Christian-Albrechts-Universität Kiel
Institut für Humanernährung
Düsternbrooker Weg 17
24105 Kiel

Paola Chávez Cántaro
Vivantes Netzwerk für Gesundheit GmbH
Zentrum für Ernährungsmedizin und Diabetologie
Humboldt Klinikum
Am Nordgraben 2
13509 Berlin

Prof. Dr. med. Rainer Dziewas
Klinik für Neurologie und Neurologische Frührehabilitation
Am Finkenhügel 1
49076 Osnabrück

Prof. Dr. rer. nat. Andrea S. Hartmann
Universität Konstanz
Fachbereich Psychologie
Universitätsstraße 10, Postfach 905
78464 Konstanz

Dr. med. Jürgen Herbers
Hausarztpraxis am Riedbach
Schwerpunktpraxis für Ernährungsmedizin BDEM
Riedbachstraße 3
74385 Pleidelsheim

Stefanie Kaiser
Tannenwaldweg 100 a
61350 Bad Homburg

Dr. med. Ursula Kassner
Charité – Universitätsmedizin Berlin
Medizinische Klinik für Endokrinologie und Stoffwechselmedizin
Augustenburger Platz 1
13353 Berlin

Dr. med. Thomas Kauth
Kinder- und Jugendarztpraxis/Sportmedizin
Schwerpunktpraxis für Ernährungsmedizin BDEM
Breslauer Straße 2–4
71638 Ludwigsburg

Dr. med. Winfried Keuthage
Schwerpunktpraxis für Diabetes und Ernährungsmedizin
Düesbergweg 128
48153 Münster

Josephine Lauscher
Vivantes Netzwerk für Gesundheit GmbH
Zentrum für Ernährungsmedizin und Diabetologie
Humboldt Klinikum
Am Nordgraben 2
13509 Berlin

Prof. Dr. Stefan Lorkowski
Friedrich-Schiller-Universität Jena
Institut für Ernährungswissenschaften
Dornburger Straße 25
07743 Jena

Prof. Dr. med. W. Alexander Mann
endokrinologikum Frankfurt am Main
Stresemannallee 1
60596 Frankfurt am Main

Dr. med. Carl Meißner M. Sc.
Medizinisches Versorgungszentrum „Im Altstadtquartier“
Schwerpunktpraxis für Ernährungsmedizin BDEM
Max-Otten-Straße 14
39104 Magdeburg

Prof. Dr. med. Manfred Müller
Christian-Albrechts-Universität Kiel
Institut für Humanernährung und Lebensmittelkunde
Abteilung Humanernährung
Düsternbrooker Weg 17
24105 Kiel

Prof. Dr. med. Florian Pfab
Medzentrum Residenz
Residenzstraße 9
80333 München

Sonja Pittelkow
Vivantes Klinikum Spandau
Zentrum für Ernährungsmedizin und Diabetologie
Neue Bergstraße 6
13585 Berlin

Prof. Dr. med. Mathias Plauth
Städtisches Klinikum Dessau
Klinik für Innere Medizin I
Auenweg 38
06847 Dessau

Prof. Dr. med. Jörg Radermacher
Johannes Wesling Klinikum Minden, UK-RUB
Klinik für Nieren- und Hochdruckerkrankungen
Hans-Nolte-Straße 1
32429 Minden

Dipl. oec. troph. Christine Reudelsterz
Deutsche Rentenversicherung Bund
Abt. Rehabilitation, Dez. 8023
Bereich Psychologie und Gesundheitstraining
Ringbahnstraße 16–20
12099 Berlin

Prof. Dr. med. Karsten Ridwelski
Klinikum Magdeburg
Klinik für Allgemein- und Viszeralchirurgie
Birkenallee 34
39130 Magdeburg

Dipl. oec. troph. Christiane Schäfer
Eichenweg 14
21493 Schwarzenbek

Prof. Dr. rer. nat. Martin Smollich
Universitätsklinikum Schleswig-Holstein
Institut für Ernährungsmedizin
Ratzeburger Allee 160
23538 Lübeck

Prof. Dr. med. Dr. oec. troph. Jürgen Stein
Kliniken Frankfurt Sachsenhausen
Abteilung Gastroenterologie/Ernährungsmedizin
Schulstraße 31
60594 Frankfurt am Main

Dr. med. Christine Stier
Sana-Krankenhaus Hürth
Allgemein- und Viszeralchirurgie
Krankenhausstraße 42
50354 Hürth

Dr. oec. troph. Sandra Ulrich-Rückert
Universitätsklinikum Frankfurt am Main
Medizinische Klinik 1
Schwerpunkt Ernährungsmedizin
Theodor-Stern-Kai 7
60590 Frankfurt am Main

Prof. Dr. rer. nat. Luzia Valentini
Hochschule Neubrandenburg – University of Applied Sciences
Studiengang Diätetik
Brodaer Straße 2
17033 Neubrandenburg

Anna Lena van der Felden
Beraterin für Sporternährung
www.sports-nutrition.pro
anna@sports-nutrition.pro

M. Sc. Maj-Britt Vivell
Universität Konstanz
Fachbereich Psychologie
Universitätsstraße 10, Postfach 905
78464 Konstanz

Prof. Dr. rer. nat. Dorothee Volkert
Friedrich-Alexander-Universität Erlangen-Nürnberg
Institut für Biomedizin des Alterns
Kobergerstraße 60
90408 Nürnberg

Katharina Walde
Vivantes Klinikum Spandau
Zentrum für Ernährungsmedizin und Diabetologie
Humboldt Klinikum
Am Nordgraben 2
13509 Berlin

Prof. Dr. med. Tobias Warnecke
Klinik für Neurologie und Neurologische Frührehabilitation
Am Finkenhügel 1
49076 Osnabrück

MSc. oec. troph. Nicole Wehner
Evangelisches Geriatriezentrum Berlin (EGZB)
Ernährungsberatung
Reinickendorfer Straße 61
13347 Berlin

Prof. Dr. med. Arved Weimann M.A.
Klinikum St. Georg Leipzig
Abteilung für Allgemein-, Viszeral- und Onkologische Chirurgie
Delitzscher Straße 141
04129 Leipzig

Abkürzungen

A

ADCH	Adipositaschirurgie
AEE	activity energy expenditure (Energieverbrauch bei körperlicher Aktivität)
ARA	Arachidonsäure
ASH	alkoholische Steatohepatitis
AWMF	Arbeitsgemeinschaft der Wissenschaftlichen Medizinischen Fachgesellschaften e. V.

B

BDEM	Bundesverband Deutscher Ernährungsmediziner
bDMARDs	biologische disease-modifying anti-rheumatic drugs
BIA	Bioelektrische Impedanzanalyse
BIVA	Bioelektrische Impedanz-Vektor-Analyse
BMEL	Bundesministerium für Ernährung und Landwirtschaft
BMI	Body-Mass-Index
BMR	basal metabolic rate (Grundumsatz)
BNP	brain natriuretic peptide
BPD	biliopankreatische Diversion
BPD-DS	biliopankreatische Diversion mit Duodenalswitch

C

CDC	Centers for Disease Control and Prevention
C-DRM	chronic disease-related malnutrition
CED	chronisch-entzündliche Darmerkrankung
CGM	continuous glucose monitoring (kontinuierliche Glukosemessung)
CIT	cold-induced thermogenesis
cm	Zentimeter
COPD	chronisch obstruktive Lungenerkrankung
CT	Computertomografie

D

d	Tag(e)
DAEM	Deutsche Akademie für Ernährungsmedizin
DD	Differenzialdiagnose
DDG	Deutsche Diabetes Gesellschaft
DGAV	Deutsche Gesellschaft für Allgemein- und Viszeralchirurgie
DGE	Deutsche Gesellschaft für Ernährung
DGEM	Deutsche Gesellschaft für Ernährungsmedizin
DGFF	Deutsche Gesellschaft zur Bekämpfung von Fettstoffwechselstörungen und ihren Folgeerkrankungen
DGFN	Deutsche Gesellschaft für Nephrologie
DGKL	Deutsche Gesellschaft für Klinische Chemie und Laboratoriumsmedizin
DHA	Docosahexaensäure
DIMDI	Deutsches Institut für Medizinische Dokumentation und Information
DIT	diet induced thermogenesis (nahrungsinduzierte Thermogenese)
DMP	Disease-Management-Programm
DoMAP	Determinants of Malnutrition in Aged Persons
DRM	disease-related malnutrition (krankheitsspezifische Mangelernährung)
DXA	Dual-Energy X-Ray Absorptiometry (Dual-Energie-Röntgen-Absorptiometrie)

E

EBM	einheitlicher Bewertungsmaßstab
EEN	exklusive enterale Ernährung
EFSA	European Food Safety Agency
En%	Energieprozent
EPA	Eicosapentaensäure
ERAS	enhanced recovery after surgery
ESMO	European Society for Medical Oncology
ESP	Ernährungs- und Symptomprotokoll
ESPEN	European Society for Clinical Nutrition and Metabolism
EW	Eiweiß
EWGSOP	European Working Group on Sarcopenia in Older People

F

FEES	flexible endoskopische Evaluation des Schluckakts
FFM	fettfreie Masse

FKJ Feinnadel-Katheter-Jejunostomie
FM Fettmasse
FODMAP fermentierbare Oligo-, Di-, Monosaccharide und Polyole

G

GKV gesetzliche Krankenversicherung
G-NCP German-Nutrition Care Process
GOÄ Gebührenordnung für Ärzte

H

HE hepatische Enzephalopathie

I

I. E. internationale Einheit
i. m. intramuskulär

K

kcal Kilokalorie
KE Kohlenhydrateinheit
kg Kilogramm
KG Körpergewicht
KHK koronare Herzkrankheit
kHz Kilohertz
KDIGO Kidney Disease: Improving Global Outcomes

L

LEKuP Leitfaden Ernährungstherapie in Klinik und Praxis

M

m Meter
MGB Magenbypass
min Minute(n)
Mio. Million(en)
MJ Megajoule
mg Milligramm
ml Milliliter
mmol Millimol pro Liter
MNA Mini Nutritional Assessment
Mon. Monat(e)
MRT Magnetresonanztomografie
MUST Malnutrition Universal Screening Tool

N

NADH Nikotinamidadenindinukleotid
NAFL non-alcoholic fatty liver (nicht-alkoholische Fettleber)
NAFLD non-alcoholic fatty liver disease (nicht-alkoholische Fettleberkrankheit)
NASH nicht-alkoholische Steatohepatitis
n. b. nicht bekannt
NCWS Nicht-Zöliakie-Weizen-Sensitivität
NEC nekrotisierende Enterokolitis
NEM Nahrungsergänzungsmittel
NemV Nahrungsergänzungsmittelverordnung
NSAID non-steroidal anti-inflammatory drug
NSAR nichtsteroidale Antirheumatika

O

OAGB Ein-Anastomosen-Magenbypass
oGTT oraler Glukosetoleranztest
ONS oral nutritional supplement
OP Operation
OPS Operationen- und Prozeduren-Schlüssel

P

PAL physical activity level
PEG perkutane endoskopische Gastrostomie
PEJ perkutane endoskopische Jejunostomie
p. o. per os

R

RDA recommended daily allowance
REE resting energy expenditure (Ruheenergieverbrauch)
RKI Robert Koch-Institut
ROM range of movement
RYGB Roux-en-Y-Gastric Bypass (Magenbypass)

S

s	Sekunde(n)
SEE	sleeping energy expenditure
SF-36	Short Form-36
SG	sleeve gastrectomy (Schlauchmagen)
SGA	Subjective Global Assessment
SGB V	Sozialgesetzbuch V
SIRS	systemisches inflammatorisches Response-Syndrom
SOP	standard operation procedure (Standardarbeitsanweisung)
SPEM	Schwerpunktpraxis für Ernährungsmedizin BDEM
SSRI	selective serotonin reuptake inhibitors (selektive Serotonin-Wiederaufnahmehemmer)
SSW	Schwangerschaftswoche

T

Tbl.	Tablette(n)
TEE	total energy expenditure (Energieverbrauch/24 h)
TEF	thermic effect of food (nahrungsinduzierte Thermogenese)
tgl.	täglich
TIPS	transjugulärer intrahepatischer portosystemischer Shunt
tsDMARDs	targeted disease-modifying anti-rheumatic drugs
TSH	Thyroidea stimulierendes Hormon

U

UCP1	uncoupling protein 1

V

VFSS	videofluoroskopische Evaluation des Schluckakts
VLDL	very low density lipoproteins

W

WHO	World Health Organization
WHR	Waist-to-Hip-Ratio
Wo.	Woche(n)
WOMAC	Western Ontario McMaster University Osteoarthritis Index

Z

Z. n.	Zustand nach
ZPP	Zentrale Prüfstelle Prävention
ZVK	zentraler Venenkatheter

Fehler gefunden?

https://else4.de/978-3-437-23016-5

An unsere Inhalte haben wir sehr hohe Ansprüche. Trotz aller Sorgfalt kann es jedoch passieren, dass sich ein Fehler einschleicht oder fachlich-inhaltliche Aktualisierungen notwendig geworden sind.

Sobald ein relevanter Fehler entdeckt wird, stellen wir eine Korrektur zur Verfügung. Mit dem nebenstehenden QR-Code gelingt der schnelle Zugriff.

Wir sind dankbar für jeden Hinweis, der uns hilft, dieses Werk zu verbessern. Bitte richten Sie Ihre Anregungen, Lob und Kritik an folgende E-Mail-Adresse: kundendienst@elsevier.com

Abbildungsnachweis

Der Verweis auf die jeweilige Abbildungsquelle befindet sich bei allen Abbildungen im Werk am Ende des Legendentextes in eckigen Klammern.

F1140-001	Volkert, D./ Kiesswetter, E./ Cederholm, T./ et al.: Development of a model on determinants of malnutrition in aged persons: A MaNuEL Project. In: Gerontology and Geriatric Medicine. Volume 5. Sage Journals, 2019.
F1141-001	Montain, S. J.: Hydration Recommendations for Sport 2008. In: Current Sports Medicine Reports. Volume 7, Issue 4, Pages 187-192. Wolters Kluwer, Juli 2008.
F1143-001	Müller, M.J./Enderle, J./ et al.: Gibt es die Adaptive Thermogenese? Überlegungen zu „Sparstoffwechsel“ und Energiebilanz. In: Adipositas - Ursachen, Folgeerkrankungen, Therapie. Volume 09, Issue 04, Pages 210-216. Schattauer GmbH/ Thieme, 2015.
F1144-001	Danforth, E./ Burger, A.G. : The Impact of Nutrition on Thyroid Hormone Physiology and Action. In: Annual Review of Nutrition. Volume 9, Issue 1, Pages 201-227. Annual Reviews, 1989. Reproduced with permission from the Annual Review of Nutrition, Volume 9 © 1989 by Annual Reviews, http://www.annualreviews.org.
F220-005	Arora, S./ Mattina, C./ et al: The Development and Validation of a nutritional prioritising tool for use in patients with chronic liver disease. In: Journal of Hepatology. Volume 56, Supplement 2, Page S241. Elsevier, April, 2012.
F602-007	Layer, P./ et al.: Update S3-Leitlinie Reizdarmsyndrom: Definition, Pathophysiologie, Diagnostik und Therapie. Gemeinsame Leitlinie der Deutschen Gesellschaft für Gastroenterologie, Verdauungs- und Stoffwechselkrankheiten (DGVS) und der Deutschen Gesellschaft für Neurogastroenterologie und Motilität (DGNM) – Juni 2021 – AWMF-Registriernummer: 021/016. In: Zeitschrift für Gastroenterologie. Volume 59, Issue 12, Pages 1323.1415. Thieme, 2021.
F705-019	Brands, B., Koletzko, B.: Frühe Ernährung und langfristiges Adipositasrisiko. In: Monatsschrift Kinderheilkunde. Volume 160, Issue 11, Pages 1096–1102. Springer, 2012.
F824-002	Cederholm, T./ Barazzoni, R./ Austin, P./ et al.: ESPEN Guidelines on definitions and terminology of clinical nutrition. In: Clinical Nutrition. Volume 36, Issue 1, Pages 49-64. Elsevier, Februar 2017.
F824-003	Cederholm, T./ et al.: GLIM criteria for the diagnosis of malnutrition - A consensus report from the global clinical nutrition community. In: Clinical Nutrition. Volume 38, Issue 1, Pages 1-9. Elsevier, Februar 2019.
F877-005	Nauck, M./ et al.: Klassifikation und Diagnostik des Diabetes mellitus: Update 2020. In: Der Diabetologe. Volume 17, Issue 4, Pages 404-410. Springer, 2021.
F895-006	Fearon, K./ et al.: Definition and classification of cancer cachexia: An international consensus. In: The Lancet Oncology. Volume 12, Issue 5, Pages 489–95. Elsevier, Mai 2011.
H191-003	Faude, O./ Kindermann, W./ Meyer, T.: Lactate Threshold Concepts. In: Sports Medicine. Volume 39, Issue 6, Pages 469-490. Springer, June 2009.
L143	Heike Hübner, Berlin.
L231	Stefan Dangl, München.
M1213	Prof. Dr. Luzia Valentini, Neubrandenburg
M1214	Christine Reudelsterz, Berlin.
P1313	Stefanie Kaiser, Bad Homburg.
T1193	© Bundesanstalt für Landwirtschaft und Ernährung (BLE), Bonn.
T1297	Forschungsdepartment Kinderernährung (FKE), Katholisches Klinkum Bochum, Bochum.
T1307	Hochschule Brandenburg, Neubrandenburg.
W1233	BDEM Bundesverband Deutscher Ernährungsmediziner.
W1234	VDD Verband der Diätassistenten - Deutscher Bundesverband e.V.
W1235	Plattform Ernährung und Bewegung (peb), Berlin.
W1237	AG EMET.

Inhaltsverzeichnis

I Grundlagen

KAPITEL

1 Ernährungsmedizin in der Praxis

Klaus Winckler, Diana Rubin

Zusammenfassung

- Fehl-, Über- oder Mangelernährung sind Ursachen vieler Krankheiten.
- Ernährungsmedizinische Interventionen führen zur Linderung und Heilung.
- Ernährungsmedizin ist **Teamarbeit** (Ärzte, Ernährungsfachkräfte u. a.).
- Die **Zusatzweiterbildung Ernährungsmedizin** ist in der Weiterbildungsordnung angekommen.
- Die Finanzierung der Ernährungsmedizin ist unzureichend.

Ernährungsmedizin existiert als fachübergreifende Fachrichtung in der Medizin seit vielen Jahrzehnten, hat jedoch bisher – im Gegensatz zu seiner Bedeutung für die Prävention und Therapie von Erkrankungen – sehr wenig Beachtung in Klinik und Praxis gefunden.

In der haus- und fachärztlichen Praxis und in der Klinik sind Erkrankungen, die aus einer Fehlernährung resultieren, häufig anzutreffen. Ernährungsmedizinische Interventionen durch Ärzte und ernährungstherapeutische Interventionen durch Ernährungsfachkräfte haben ein großes Potenzial, Erkrankungen erfolgreich zu behandeln (➤ Tab. 1.1) und zur Prognoseverbesserung beizutragen, zur Vermeidung kostenintensiver und belastender Behandlung und insbesondere zur Verbesserung der Lebensqualität unserer Patientinnen und Patienten.

1.1 Ernährungsmedizin in der Arztpraxis

Die zahlreichen Krankheitsbilder mit ernährungsmedizinischem Bezug ergeben sich bereits beim Blick in das Inhaltsverzeichnis dieses Buches. ➤ Tab. 1.1 listet die wichtigsten Erkrankungen auf. Häufige Krankheitsbilder in der ärztlichen Praxis sind die sogenannten **Zivilisationskrankheiten** (z. B. Adipositas, metabolisches Syndrom) und Reizdarmbeschwerden mit Nahrungsmittelunverträglichkeiten.

Dieses Kapitel befasst sich nicht mit den fachlichen Aspekten der Ernährungsmedizin, hierzu wird auf die jeweiligen Kapitel verwiesen.

Nachfolgend werden Perspektiven und Verfahren der ernährungsmedizinischen Behandlung aufgezeigt und beschrieben, die sich in der ärztlichen Praxis bewährt haben. Dargestellt werden außerdem die Fort- und Weiterbildung von Ärzten bis zur Zusatzweiterbildung Ernährungsmedizin (➤ Kap. 1.2), die Strukturen einer Zusammenarbeit im Ernährungsteam (➤ Kap. 1.3) und Optionen der Abrechnung für ernährungsmedizinische und ernährungstherapeutische Leistungen in der ärztlichen Praxis (➤ Kap. 1.5).

1.2 Ernährungsmedizin als Fort- und Weiterbildung

Das Studium der Humanmedizin enthält kaum Lehrinhalte zum Gebiet der Ernährungsmedizin, wenngleich der Gegenstandskatalog kürzlich überarbeitet wurde und vermehrt Inhalte aufgenommen wurden.

Tab. 1.1 Auflistung praxisrelevanter ernährungsmitbedingter Krankheiten (Bundesärztekammer 2022)

Sehr häufig	• Adipositas und metabolisches Syndrom • Diabetes mellitus • Dyslipoproteinämie
Häufig	• Hypertonus und Herz-Kreislauf-Erkrankungen • Kachexie und Mangelernährung (u. a. bei Patienten mit onkologischen Erkrankungen), Alkoholkrankheit • Chronisch-entzündliche Darmerkrankungen • Reizdarmsyndrom • Nahrungsmittelallergien und -intoleranzen • Zöliakie • Lebererkrankungen, Gallenwegserkrankungen • Osteoporose und Gicht
Seltener	• Kurzdarmsyndrom • Pankreaserkrankungen • Akute und chronische Nierenerkrankungen • Chronische inflammatorische Systemerkrankungen • Karies und Parodontitis • Hereditäre Stoffwechselerkrankungen • Neurologische Erkrankungen • Psychiatrische und psychosomatische Erkrankungen • Hauterkrankungen • Pneumologische Erkrankungen • Perioperative Ernährung • Ernährung kritisch kranker Menschen

Seit 1995 existiert deshalb die strukturierte curriculäre Fortbildung Ernährungsmedizin (Bundesärztekammer 2015). Zahlreiche Anbieter bieten Fortbildungskurse an, z. B. die Deutsche Akademie für Ernährungsmedizin (DAEM) und einige Ärztekammern. Qualitätskriterien für Anbieter von Kursen wurden von der Deutschen Gesellschaft für Ernährungsmedizin (DGEM) erarbeitet.

Seit der Aufnahme in die Muster-Weiterbildungsordnung (WBO) der Bundesärztekammer im Jahr 2018 und der nachfolgenden Umsetzung in den Landesärztekammern kann Ernährungsmedizin als **Zusatzweiterbildung** absolviert werden.

Die Zusatzweiterbildung umfasst den 100-stündigen Grundkurs aus der curriculären Fortbildung sowie zusätzlich entweder eine sechsmonatige klinische Weiterbildung (in Schwerpunktpraxen Ernährungsmedizin oder Kliniken mit entsprechender Weiterbildungsbefugnis) oder alternativ die Teilnahme an Fallseminaren mit einem Umfang von 120 Stunden. Die Zusatzweiterbildung wird mit einer Prüfung abgeschlossen.

Kurse zur Fort- und Weiterbildung mit Fallseminaren bieten die DAEM in Freiburg (www.daem.de) und verschiedene Landesärztekammern an.

Damit eröffnet sich für ernährungsmedizinisch interessierte Ärztinnen und Ärzte eine attraktive Weiterbildungsmöglichkeit, um Kompetenzen auf diesem für die Krankenbehandlung so wichtigen Gebiet zu erlangen. Insbesondere in der hausärztlichen Praxis kann durch ernährungsmedizinische Therapieverfahren eine im wahren Sinne „ganzheitliche" Betreuung erreicht werden.

INFO

Ernährungsmedizin als Zusatzweiterbildung nach WBO:
- 100-Stunden-Kurs nach dem Curriculum der Bundesärztekammer plus
- 120 Stunden Fallseminare oder
- Klinische Weiterbildung (drei bzw. sechs Monate)

(Regelungen der Landesärztekammern unterschiedlich)

Für **Pflegekräfte** wird die strukturierte curriculäre Weiterbildung nach dem Curriculum der DGEM angeboten (100-Stunden-Kurs zur Erlangung des Zertifikats zum Pflegeexperten Ernährungsmanagement DGEM).

Fortbildung Ernährungsmedizin

Für die Fortbildung im Bereich Ernährungsmedizin bieten sich die Fortbildungsveranstaltungen und Kongresse der DGEM als Anbieter von qualifizierten, evidenzbasierten Fortbildungen an (www.dgem.de/veranstaltungen). Eine Mitgliedschaft berechtigt zu einer kostenfreien Teilnahme an den Fortbildungen.

1.3 Teamarbeit in der Ernährungsmedizin

Ernährungsmedizinische Therapie ist in vielen Bereichen nur im Team umsetzbar. Ein Ernährungsteam in Klinik und Praxis umfasst die ernährungsmedizinisch weitergebildeten Ärzte und Ernährungsfachkräfte, fakultativ auch weitere Berufsgruppen wie Pflegekräfte oder Apotheker.

Ernährungsfachkräfte sind in der Regel Diätassistenten oder Ökotrophologen/Ernährungswissenschaftler mit praktischer Erfahrung in der Diät- und Ernährungsberatung.

Die Ausbildung von **Diätassistenten** dauert drei Jahre und umfasst das Kernfach Diätetik mit einer praxisorientierten Ausbildung (Ernährungsberatung, Ernährungstherapie). Diätassistenten sind uneingeschränkt für die Ernährungstherapie und Ernährungsberatung qualifiziert, wobei fachliche und methodische Spezialisierungen vorteilhaft sind. Im Zuge der Akademisierung werden inzwischen auch Studiengänge in Diätetik angeboten, die aber hinsichtlich der autonomen Berufsausübung in der Ernährungsberatung nicht mit der Ausbildung zum Diätassistenten gleichzusetzen sind.

Das Studium der **Ökotrophologie** und der **Ernährungswissenschaft** dauert zwischen drei und fünf Jahren und schließt mit dem Bachelor bzw. Master ab. Die Inhalte der Studiengänge sind nicht einheitlich definiert und werden von den Hochschulen festgelegt. Absolventen ökotrophologischer oder ernährungswissenschaftlicher Studiengänge sind in der Regel nicht für die Ernährungsberatung und Ernährungstherapie qualifiziert, sondern benötigen – insbesondere für die Anerkennung der Beratungsleistung durch die Krankenkassen – zusätzliche Weiterbildungen bzw. Zertifikate (z. B. DGE-Ernährungsberater).

Im Krankenhaus sollte ein **„Pflegeexperte Ernährungsmanagement DGEM"** zum Team gehören.

Die Zusammenarbeit der Berufsgruppen (Ernährungsmediziner, Ernährungsfachkräfte) setzt eine gute und fachlich begründete Arbeitsteilung und die Definition von Schnittstellen voraus.

Eine Arbeitsgemeinschaft von Berufsverbänden aus Ernährungsmedizin und Diätetik (AG EMET) hat hierzu eine Struktur erarbeitet (➤ Abb. 1.1).

MERKE

Ernährungsmedizinische Therapie ist nur im Team erfolgreich umsetzbar.

Die allgemeine medizinische Diagnostik und spezielle ernährungsmedizinische diagnostische Verfahren durch die Ärzte bilden den Ausgangspunkt der Behandlung. Bereits im Rahmen der Gesundheitsvorsorgeunterschungen durch Hausärzte ergeben sich Hinweise auf Ernährungsstörungen, die Beschwerden und Krankheiten verursachen.

Ein spezielles ernährungsmedizinisches Diagnostikverfahren ist beispielsweise die Messung der Körperzusammensetzung mittels **bioelektrischer Impedanzanalyse (BIA).** Diese identifiziert Zustände von Mangelernährung, Überernährung mit Übergewicht und Adipositas (➤ Kap. 3).

Zur Abklärung von Reizdarmbeschwerden können mit einem **H2-Atemtest** Kohlenhydratintoleranzen oder eine bakterielle Fehlbesiedelung des Darms diagnostiziert werden. Zur spezifischen Labordiagnostik gehören beispielsweise serologische Tests zur Zöliakiediagnostik (➤ Kap. 28.1).

Für die ernährungsmedizinische Diagnosestellung werden Angaben aus der Ernährungsanamnese berücksichtigt, z. B. die Ergebnisse der Auswertung von **Ernährungs- und Befindlichkeitsprotokollen.** Erfahrene Ernährungsfachkräfte gelangen hierdurch zu wichtigen, die Verdachtsdiagnose untermauernden Informationen oder auch zu deren Ausschluss. Nahrungsmittelintoleranzen sind oft nicht offensichtlich oder dem Betroffenen schon

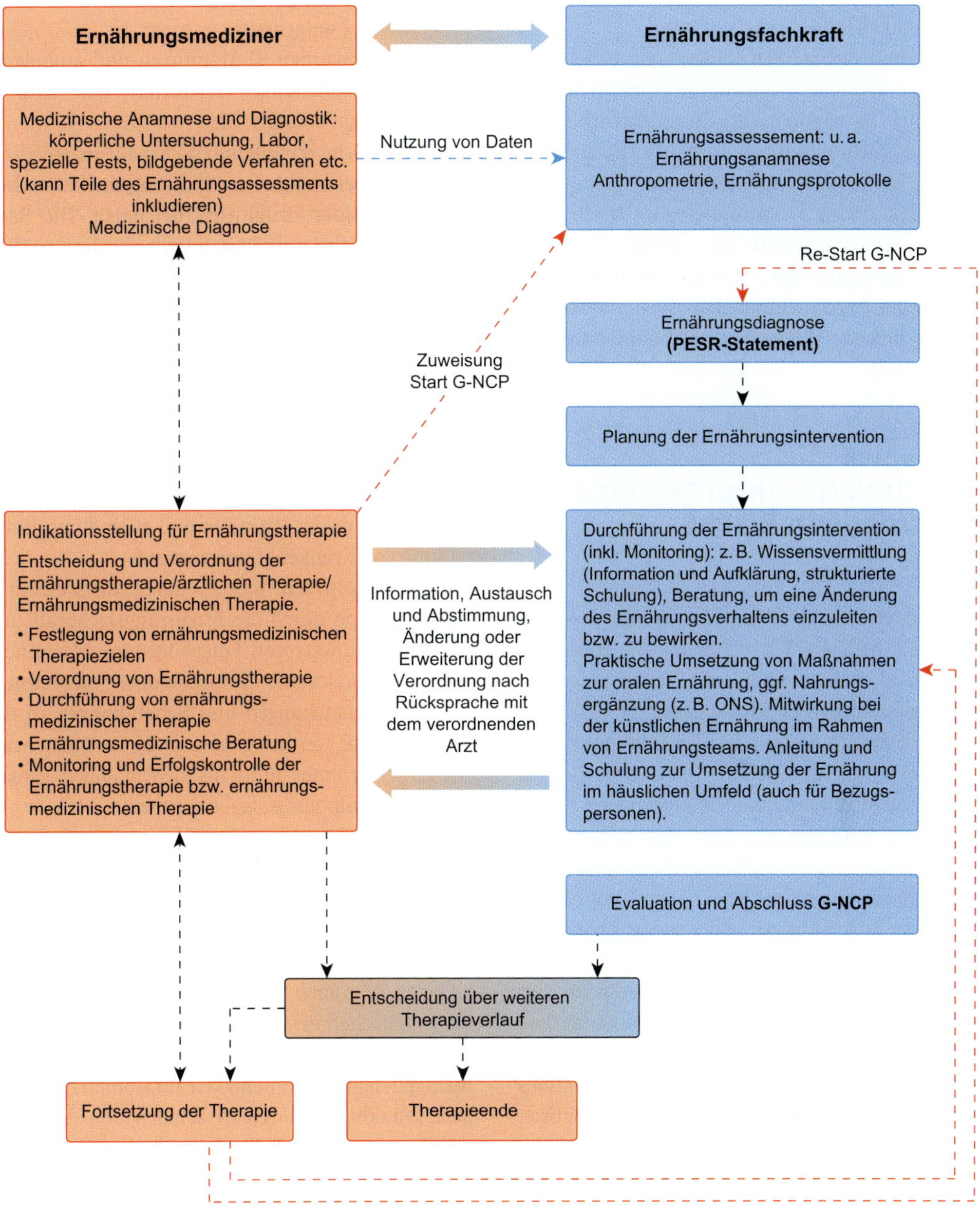

Abb. 1.1 Positionspapier AG EMET (nach AG EMET 2021) [W1237/L143]

bekannt. Häufig werden unverträgliche Nahrungsmittel erst durch zeitgleiche Protokollierung von Mahlzeiten und Beschwerden identifiziert.

Die Indikation für eine **ernährungsmedizinische Intervention** ergibt sich aus der gemeinsam im Team erstellten Diagnose. Die Behandlung erfolgt durch ernährungstherapeutische Maßnahmen der Ernährungsfachkräfte sowie durch ärztliche Therapie. Ein regelmäßiger Austausch über den Behandlungsverlauf sowie eine gemeinsame Beurteilung des Behandlungsergebnisses erfolgt in Abhängigkeit vom Krankheitsbild.

Haus- und fachärztlich tätige Ärzte haben auch ohne eine spezielle ernährungsmedizinische Weiterbildung die Option zur Zusammenarbeit mit Ernährungsfachkräften. Über die Berufsverbände, z. B. den Verband der Diätassistenten (VDD) oder den Berufsverband Oecotrophologie (VDOE), sind Adressen ortsnaher Fachkräfte verfügbar. Eine Verordnung analog der Physiotherapie als Heilmittel ist bisher in der Regel nicht möglich. Weiter unten werden verschiedene Wege der Abrechnung dargestellt (➤ Kap. 1.5).

1.4 Schwerpunktpraxis Ernährungsmedizin BDEM

Der Bundesverband Deutscher Ernährungsmediziner e. V. (BDEM e. V.) zertifiziert seit 2004 Arztpraxen und andere ambulante Einrichtungen als „Schwerpunktpraxis Ernährungsmedizin BDEM".

Die Schwerpunktpraxis Ernährungsmedizin BDEM setzt sich zum Ziel, *die Qualität der Behandlung von Patienten mit ernährungsbedingten Erkrankungen und Patienten mit Adipositas zu verbessern und langfristig Folgeerkrankungen zu vermeiden.* Für die Ernährungsmediziner in der Schwerpunktpraxis entsteht, in Ergänzung zur üblichen Kassenarzttätigkeit in der Sprechstunde, ein neuer Aufgabenbereich als Koordinatoren des ernährungstherapeutischen Teams und der interdisziplinären Behandlungskonzepte.

Die medizinische Diagnostik und Indikationsstellung für eine Behandlung sowie die medizinische Betreuung liegen in der Verantwortung des Ernährungsmediziners. Für die Zertifizierung zur Schwerpunktpraxis nachzuweisende Qualitätskriterien sind in ➤ Tab. 1.2 aufgelistet.

Seit 2005 wurden 91 Arztpraxen und ambulante Krankenhausabteilungen zertifiziert; eine aktuelle Übersicht zeigt ➤ Abb. 1.2.

In der Schwerpunktpraxis Ernährungsmedizin werden die verschiedenen ernährungsmedizinischen Krankheitsbilder strukturiert behandelt. Die Basis dafür bilden die Qualitätsstandards, die die Struktur- und Prozessqualität der ernährungsmedizinischen (entsprechend der WBO) und der ernährungstherapeutischen Behandlung (nach G-NCP [German-Nutrition Care Process]) definieren.

Eine in der Praxis etablierte Behandlungsstruktur ist in ➤ Abb. 1.3 dargestellt: Der Kontakt des Patienten mit der Schwerpunktpraxis kommt durch Überweisung von Haus- bzw. Fachärzten, durch Selbstinitiative der Patienten und auch durch Empfehlung von Krankenkassen zustande.

Im **Erstgespräch** werden durch die ausführliche Befragung durch die Ernährungsfachkraft und durch den Einsatz von Fragebögen zur Anamnese behandlungsrelevante Informationen gesammelt. Die Voruntersuchungen und Behandlungen in der Vorgeschichte werden erfasst. Dem Patienten wird die Führung eines fünf- bis siebentägigen Ernährungsprotokolls zur Aufgabe gegeben.

Hat der Patient der Praxis alle erforderlichen Unterlagen übergeben, werden die Behandlung und ggf. diagnostische Maßnahmen und Terminfestsetzungen geplant. Dieses Vorgehen hat sich sehr bewährt im Hinblick auf Zeitersparnis, Vollständigkeit von relevanten Vorbefunden und zur Prüfung der Bereitschaft des Patienten zur Mitarbeit, die eine grundsätzliche Voraussetzung in der Ernährungsmedizin darstellt. Die Unfähigkeit zur Compliance kann auch krankheitsbedingte Ursachen haben, die es ggf. zu erkennen und zu behandeln gilt.

Tab. 1.2 Qualitätskriterien Schwerpunktpraxis Ernährungsmedizin (Auswahl)

Bereich	Kriterien
Personell	• Arzt mit Zusatzweiterbildung Ernährungsmedizin • Ernährungsfachkräfte
Prozesse	• Multimodale Therapiekonzepte nach Leitlinien, regelmäßige Fortbildung • Maßnahmen der Qualitätskontrolle (Teambesprechung, Dokumentation)
Räumlich	Beratungs-/Schulungsraum

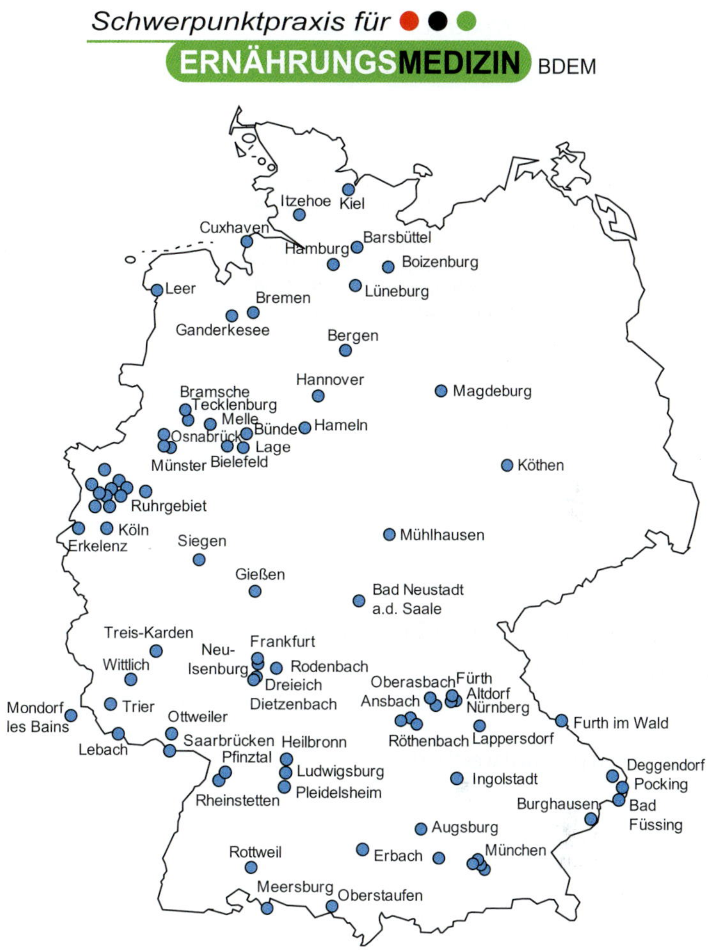

Abb. 1.2 Deutschlandkarte mit Standorten der Schwerpunktpraxen Ernährungsmedizin BDEM (Stand 10/2022) [W1233/L143]

Die Behandlung erfolgt durch Ernährungsfachkräfte und Ernährungsmediziner entsprechend dem in ➤ Abb. 1.3 abgebildeten Schema. Da von Kostenträgern aus der GKV üblicherweise zunächst nur fünf Ernährungsberatungen mitfinanziert werden, hat sich dieses Schema als praktikabel etabliert (zur Finanzierung der Behandlung und Kostenübernahme ➤ Kap. 1.5).

Nachdem die genannten Behandlungsschritte absolviert sind (➤ Abb. 1.3), die auch regelmäßige Verlaufsbesprechungen im Behandlungsteam umfassen, erfolgt gemeinsam mit dem Patienten eine Beurteilung des Behandlungsverlaufs. In Abhängigkeit vom Krankheitsbild wird die Behandlung abgeschlossen oder ggf. fortgesetzt. Insbesondere in der **Adipositastherapie** ermöglichen fünf Beratungen durch Ernährungsfachkräfte und zwei ärztliche Beratungen meist nur einen Einstieg in die Behandlung, in der Regel ist eine langfristige Fortsetzung medizinisch notwendig.

MERKE

- Ernährungsmedizin als Teamarbeit ist in der Haus- und Facharztpraxis vielfältig einsetzbar.
- Die Schwerpunktpraxis Ernährungsmedizin BDEM bietet eine hohe Struktur- und Prozessqualität.
- Ernährungsmedizin ist zukunftsweisend und wird in Praxis und Klinik an Bedeutung zunehmen.

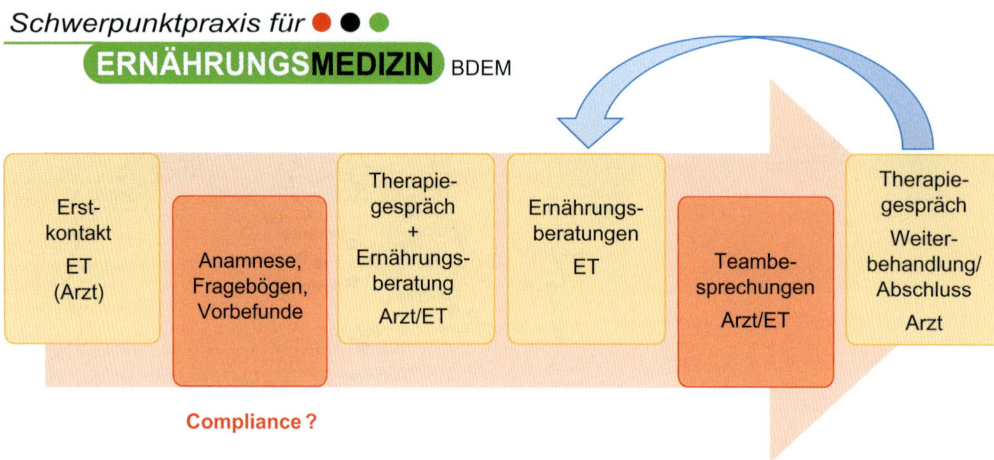

Abb. 1.3 Workflow in der Schwerpunktpraxis Ernährungsmedizin BDEM [L143]
ET: Ernährungstherapeut; Zeitraum: vier bis sechs Monate.

1.5 Finanzierung von Ernährungsmedizin

1.5.1 Leistungsabrechnung

Ernährungsmedizinische Konsultationen und Untersuchungen des Patienten sind im Einheitlichen Bewertungsmaßstab (EBM), der Gebührenordnung für kassenärztliche Leistungen, nicht definiert. Die in der Hausarztpraxis üblichen Abrechnungsziffern des EBM sind zur Leistungsabrechnung dementsprechend nicht geeignet. Das Honorarbudget des kassenärztlich tätigen Arztes ist ohnehin schon für die Behandlung im Rahmen des hausärztlichen Spektrums nicht ausreichend.

Es bleibt somit dem Leistungserbringer überlassen, welche Tätigkeiten von ihm innerhalb dieses begrenzten Vergütungsrahmens erbracht werden können oder dem Patienten als Selbstzahlerleistung in Rechnung gestellt werden.

Die Ernährungsberatung durch eine Ernährungsfachkraft zur Umsetzung einer Ernährungstherapie wurde 2018 als „Heilmittel Ernährungstherapie“ in die Heilmittel-Richtlinien aufgenommen. Allerdings ist die Verordnungsfähigkeit nur bei **Patienten, die an einer seltenen angeborenen Stoffwechselerkrankung oder Mukoviszidose leiden,** möglich. Dies betrifft in Deutschland ca. 30.000 Menschen. Für diese Patientengruppe ist erreicht worden, dass die gesetzliche Krankenversicherung ernährungstherapeutische Maßnahmen finanzieren muss.

Da die große Mehrzahl der Patienten, die an ernährungsmitbedingten Erkrankungen leiden, nicht unter diese Regelung fällt, werden weiterhin alternative Wege der Abrechnung von Beratungsleistungen gegangen.

Auf der Grundlage des § 43 Abs. 1 des SGB V können ambulante Rehabilitationsleistungen bezuschusst werden. Unter diese Regelung fällt auch die Ernährungstherapie bei **Vorliegen einer medizinischen Notwendigkeit,** die durch eine ärztliche Bescheinigung bestätigt wird. Die Höhe der Beteiligung durch die GKV an den Kosten ihrer Versicherten ist nicht einheitlich geregelt und schwankt je nach Krankenkasse und Bundesland zwischen 50 und 100 Prozent. Auch die Therapiedauer wird von den Kassen unterschiedlich bezuschusst.

Dieser Abrechnungsweg kann für alle ernährungsmedizinischen Erkrankungen, die eine Ernährungsberatung erfordern, genutzt werden.

Die medizinische Notwendigkeit wie auch die Tatsache der Kostenerstattung grenzt die ernährungsmedizinische Therapie von „Individuellen Gesundheitsleistungen (IGeL)“ ab, die definitionsgemäß medizinisch nicht notwendig sind.

Eine Honorarrechnung der Arztpraxis muss sich nach der Gebührenordnung für Ärzte (GOÄ) richten.

Die an Ernährungsfachkräfte delegierten Leistungen der Ernährungsberatungen sind in der GOÄ meist nicht abgebildet, weswegen **Analogziffern** verwendet werden. Infrage kommende Ziffern und Analogziffern sind in ➤ Tab. 1.3 aufgeführt.

➤ Abb. 1.4 stellt anhand eines Fallbeispiels die Abrechnung der ernährungsmedizinischen Behandlung eines Patienten mit Adipositas dar. Neben der Ernährungsberatung wird auch die ärztliche Beratung und Behandlung als Selbstzahlerleistung aus Gründen des begrenzten Honorarbudgets (s. o.) im GKV-Bereich mit abgerechnet.

MERKE

- Die Finanzierung der Ernährungsmedizin ist noch völlig unzureichend.
- Wege zur Abrechnung stehen zur Verfügung und garantieren eine ökonomische Machbarkeit.
- Patienten müssen mit Selbstbeteiligung an den Kosten rechnen.

1.5.2 Präventionsmaßnahmen

Maßnahmen zur Prävention von Krankheiten bei bestehenden Risikofaktoren (SGB V, § 20) bieten weitere Optionen für die ernährungsmedizinisch orientierte Praxis. Für solche Maßnahmen wurden **Handlungsfelder** definiert. Neben Stressbewältigung, Suchtmittelkonsum und Bewegung ist auch die Ernährung Ziel von Präventionskursen, z. B. um Übergewicht zu vermeiden und zu reduzieren.

Die Handlungsfelder sowie die zugelassenen Leistungserbringer sind im Leitfaden Prävention des GKV Spitzenverbands ausführlich beschrieben (GKV Spitzenverband 2021), sie finden deshalb hier nur eine kurze Erwähnung.

Die gesetzlichen Krankenkassen erstatten anteilig die Kosten für die Teilnahme an Präventions- oder Gesundheitskursen, wenn diese von der zentralen Prüfstelle für Prävention (www.zentrale-pruefstelle-praevention.de) zertifiziert wurden.

Tab. 1.3 Abrechnungsziffern für Ernährungsmedizin nach GOÄ

GOÄ-Ziffer	Leistung	1-facher Satz	2,3-facher Satz	3,5-facher Satz	Delegierbar	Bemerkung (gekürzter Text)
A33 (A = analog)	Erstberatung	17,49	40,22	61,22 (Dauer 60 min)	Ja	• Strukturierte Schulung einer Einzelperson • Dauer mind. 20 min • Innerhalb von einem Jahr max. 3×
34	Erstberatung	17,49	40,22	61,22 (Dauer 60 min)	**Nein, Arztleistung**	• Dauer mind. 20 min, • Lebensverändernde Erkrankung • Innerhalb von 6 Mon. max. 2×
3	Folgeberatung	8,74	20,11	30,59	**Nein, Arztleistung**	• Dauer mind. 10 min • Nur 1× pro Mon. abzurechnen
846	Folgeberatung	8,74	20,11	30,59 (Dauer 30 min)	Ja	• Übende Verfahren • Einzelbehandlung • Dauer mind. 20 min
76	Schriftlicher Diätplan	4,08	9,38	14,28	Ja	–
20	Gruppenberatung	6,99	16,09	24,48	Ja	• 4–12 Teilnehmer • Dauer mind. 50 min zur Behandlung chron. Krankheiten
857	Auswertung eines Fragebogens	6,76	12,17	16,90	–	Anwendung/Auswertung orientierender Testuntersuchungen
A651	BIA-Messung	14,75	33,92	–	–	EKG

Abrechnungsbeispiel GKV-Patient für eine Ernährungstherapie als individuelle Therapie durch Diätassistenten/Ökotrophologen + Ernährungsmediziner

- **Bei Adipositasbehandlung (GOÄ-Ziffern)**

• Erstberatung mit Diätplan (A33 + 76 + 857)	82,80 €
• 4 Folgeberatungen mit Diätplan (4 × 846 + 76)	160,00 €
• **2 × BIA-Messung (A651)**	**50,00 €**
• **Ernährungsmedizinische Beratung (34, 3,5 ×)**	**60,00 €**
• **Gesamtbetrag**	**352,80 €**

Erstattungssätze für Ernährungsberatungen durch Diätassistenten/Ökotrophologen bei GKV-Patienten (nach § 43 des SGB V als „Kann-Leistung"): Erstberatung ca. 35–40 €, Folgeberatung ca. 23–30 €. Einige Kassen erstatten höhere Kostenanteile bis zu 100 %, Unterschiede auch regional.

Abb. 1.4 Abrechnungsbeispiel: Patient mit Adipositas [L143]

1.6 Ernährungsmedizin in der Klinik

Der Schwerpunkt dieses Kapitels liegt auf der Darstellung der Ernährungsmedizin und deren Umsetzung in der Niederlassung. Die Bedeutung des Fachs für den klinischen Bereich erschließt sich aus der Vielfalt der interdisziplinären Bezüge aus den jeweiligen Kapiteln in diesem Buch. Nachfolgend werden deshalb nur zwei Möglichkeiten zur ernährungsmedizinischen Zertifizierung von klinischen Einrichtungen dargestellt:

- Zertifizierung von Kliniken: Lehrklinik für Ernährungsmedizin der DAEM
- Zertifizierung von klinischen Abteilungen: Qualitätszertifikat Ernährungsmedizin

1.6.1 Lehrklinik für Ernährungsmedizin der Deutschen Akademie für Ernährungsmedizin

Das **Zertifikat „Lehrklinik für Ernährungsmedizin"** wird von der DAEM vergeben. Es umfasst den gesamten Bereich der Ernährungsmedizin in einer Klinik – von der Ernährungstherapie über Prozessabläufe bis hin zur Speisenversorgung. Das Zertifikat besteht seit mehr als 20 Jahren und hat die Qualitätssicherung und interdisziplinäre Zusammenarbeit der Ernährungsteams und der anderen an der ernährungsmedizinischen Versorgung beteiligten Berufsgruppen in **Akut- und Rehakliniken** in Deutschland etabliert.

Aktuell führen bundesweit 20 Kliniken das Zertifikat, eine aktuelle Liste der Kliniken ist auf der Webseite der DAEM (www.daem.de) einsehbar.

Die Zertifizierung richtet sich sowohl an Akutals auch an Rehakliniken aller Größen und Fachdisziplinen, die einen ernährungsmedizinischen Schwerpunkt nachweisen können. Sie versteht sich als Prozess mit dem Ziel, schrittweise in der gesamten Klinik Qualitätsstandards in der ernährungsmedizinischen Versorgung zu errichten, um inhaltlich und strukturell eine nachhaltige Entwicklung in diesem Bereich zu ermöglichen. Die zertifizierten Kliniken müssen regelmäßig nachweisen, dass sie die fachlichen Anforderungen für die evidenzbasierte ernährungsmedizinische Behandlung erfüllen und zudem über ein etabliertes Qualitätsmanagementsystem verfügen. Die Personalstruktur mit den notwendigen ernährungsmedizinischen Qualifikationen muss aufrechterhalten werden, es muss eine Ernährungskommission mit regelmäßigen Sitzungen etabliert sein, außerdem muss die Klinik die vorgegebene Ausstattung an Räumen und Geräten vorhalten.

Anforderungen an die Patientenversorgung

- Ernährungsscreening bei Neuaufnahmen
- Regelmäßige Ernährungsvisiten
- Standardisiertes Entlassmanagement

Der **Kostform- oder Diätkatalog** soll sich an den Empfehlungen des Leitfadens Ernährungstherapie in Klinik und Praxis (LEKuP) der DGEM (www.dgem.de/lekup) orientieren. Über die Kontrolle der Speisenzusammensetzung und der Prozesse und Abläufe bei der ernährungsmedizinischen Betreuung der Patienten wird die Qualität nachhaltig verbessert und hochgehalten.

1.6.2 QualitätsZertifikat Ernährungsmedizin

Seit Januar 2022 bieten die Gesellschaften DAEM, DGEM und BDEM gemeinsam ein neues Qualitätszertifikat an. Das **„QualitätsZertifikat Ernährungsmedizin“** (www.qze.de) bietet einzelnen **Klinikabteilungen** die Möglichkeit, ihre ernährungsmedizinische Arbeit und Struktur überprüfen und zertifizieren zu lassen. Das Zertifikat bildet vor allem die Tätigkeit des Ernährungsteams und die spezialisierte ernährungsmedizinische Versorgung von Abteilungen in Akutkliniken ab und macht diese Expertise nach außen sichtbar.

Durch ihr Zertifizierungssystem möchten die DAEM, DGEM und BDEM die ernährungsmedizinische Betreuung von Patienten in Kliniken verbessern und ihnen in jeder Phase ihrer Erkrankung eine Behandlung ermöglichen, die sich an hohen Qualitätsmaßstäben orientiert.

1.7 Abrechnungsmöglichkeiten in der Klinik (DRG-System)

Bei Vorliegen von ernährungsmedizinischen Problemen sollen diese als **relevante Nebendiagnosen** erfasst werden. Ernährungsmedizinische Probleme wie Mangelernährung, aber auch Adipositas sind mit höheren Behandlungskosten im Krankenhaus, aber auch im ambulanten Bereich verbunden. Diese Mehrkosten bildet das aktuelle G-DRG-System jedoch nur partiell ab.

Die **Mangelernährung** kann über spezifische ICD-10-GM-Kodes kodiert werden. Die aktuellen Hinweise zur Kodierung sind allerdings nicht praxistauglich und entsprechen nicht dem Stand der Wissenschaft. Die DGEM hat daher als Fachgesellschaft entsprechende Hinweise zur Kodierung entwickelt, die auf der Webseite der DGEM abrufbar sind (www.dgem.de/mangelernährung-0).

Im DRG-System bestehen OPS-Kodes zur Erfassung der für eine Ernährungstherapie relevanten Prozeduren. ➤ Tab. 1.4 zeigt eine Auswahl von Prozeduren und deren OPS-Kodes, die im Rahmen der Ernährungsmedizin relevant sein können.

1.7.1 Weitere Fakten, die Ernährungsmediziner über das DRG-System in Deutschland wissen sollten

- Für die Adipositas besteht eine Kodiermöglichkeit, die auf dem BMI basiert.
- Für die Kodierung eines ICD-10-GM-Kodes ist eine ausreichende Dokumentation des Ernährungszustands (z. B. Gewichtsverlauf und Screening nach dem NRS-Score) und der durchgeführten Ernährungstherapie notwendig.
- Die zusätzliche Kodierung einer enteralen oder parenteralen Ernährung bei komplexen Patienten auf der Intensivstation ist nicht vorgesehen.
- Für Kinder gibt es ein gesondertes Vorgehen. Aktuell stehen hier nur die offiziellen Kodierhinweise zur Verfügung.
- Ernährungsprobleme können auch im Rahmen der Pflegekomplexmaßnahmen-Scores erfasst bzw. kodiert werden.
- Ernährungsmedizinische Diagnosen und Prozeduren sollen korrekt im DRG-System erfasst werden. Nur so kann eine Abbildung der Ernährungsmedizin auch langfristig im DRG-System gesichert werden.

INFO

- Wichtig ist die korrekte Erfassung von ernährungsmedizinischen Diagnosen und Prozeduren.
- Erhöhte Behandlungskosten bei Mangel- und Fehlernährung sind abgebildet.
- Bei ernährungsmedizinischen Komplexbehandlungen kommt ein Ernährungsteam zum Einsatz.

1

Tab. 1.4 Auswahl von Prozeduren und deren OPS-Kodes, die im Rahmen der Ernährungsmedizin relevant sein können.

OPS 8-831		Legen, Wechseln und Entfernen eines ZVK
OPS 5-399.5		Implantation von venösen Katheterverweilsystemen
OPS 5-431.2		Anlage PEG
OPS 5-450.3		Anlage PEJ
OPS 8-015		Enterale Ernährung als medizinische Hauptbehandlung
	- 8.015.0	Über eine Sonde
	- 8-015.1	Über ein Stoma
	- 8-015.2	Therapeutische Hyperalimentation
	- 8-015.x	Sonstige
OPS 8-016		Parenterale Ernährung als medizinische Hauptbehandlung
OPS 8-017		Enterale Ernährung als medizinische Nebenbehandlung*
*Hinweis: Bei intensivmedizinisch behandelten Patienten ist ein Kode aus diesem Bereich nicht anzugeben. Die Erstellung des Behandlungsplans ist im Kode enthalten. Die enterale Ernährung erfolgt über eine Sonde bzw. ein Stoma.		
OPS 8-017.0		Mindestens 7 bis höchstens 13 Behandlungstage
	8-017.1	Mindestens 14 bis höchstens 20 Behandlungstage
	8-017.2	Mindestens 21 Behandlungstage
OPS 8-018		Komplette parenterale Ernährung als medizinische Nebenbehandlung*
*Hinweis: Bei intensivmedizinisch behandelten Patienten ist ein Kode aus diesem Bereich nicht anzugeben. Eine komplette parenterale Ernährung enthält die Makronährstoffe Glukose, Fette und Aminosäuren und die Mikronährstoffe, fett- und wasserlösliche Vitamine und Spurenelemente. Die Erstellung des Behandlungsplans ist im Kode enthalten. Die parenterale Ernährung erfolgt zentralvenös.		
	8-018.0	Mindestens 7 bis höchstens 13 Behandlungstage
	8-018.1	Mindestens 14 bis höchstens 20 Behandlungstage
	8-018.2	Mindestens 21 Behandlungstage
OPS 8-123		Wechsel und Entfernung eines Gastrostomiekatheters
	8-123.0	Wechsel
	8-123.1	Entfernung
	8-123.x	Sonstige
	8-123.y	Nicht näher bezeichnet
OPS 8-124		Wechsel und Entfernung eines Jejunostomiekatheters
	8-124.0	Wechsel
	8-124.1	Entfernung
	8-124.x	Sonstige
	8-124.y	Nicht näher bezeichnet
OPS 8-125		Anlegen und Wechsel einer duodenalen oder jejunalen Ernährungssonde
	8-125.0	Transnasal, nicht näher bezeichnet
	8-125.1	Transnasal, endoskopisch
	8-125.2	Über eine liegende PEG-Sonde, endoskopisch
OPS Z45.20		Anpassung und Handhabung eines Ports/Broviak
OPS Z46.50		Versorgen mit und Handhabung eines Ileostomas oder sonstigen technischen Hilfsmitteln am Magen-Darm-Trakt (z. B. PEG, PEJ)

Tab. 1.4 Auswahl von Prozeduren und deren OPS-Kodes, die im Rahmen der Ernährungsmedizin relevant sein können *(Forts.)*

OPS 795.81		Vorhandensein eines operativ implantierten vaskulären Katheterverweilsystems
OPS 9-500		Basisschulung über zwei Stunden (auch kumulativ), wobei thematisch nicht gebunden

1.7.2 Ernährungsmedizinische Komplexbehandlung (OPS 8–89j)

Das Deutsche Institut für Medizinische Dokumentation und Information (DIMDI) hat dem Antrag der DGEM auf einen **Operationen- und Prozedurenschlüssel** für ernährungsmedizinische Komplexbehandlungen stattgegeben. Ernährungsmedizinische Komplexbehandlungen – hierzu zählt auch die Behandlung intensivmedizinisch versorgter Patienten – können nun mit dem Kode 8–89j dokumentiert werden.

Seit dem 1. Januar 2019 kann der OPS-Kode von Krankenhäusern angegeben werden – sofern die sogenannten **Mindestmerkmale** erfüllt werden. Dazu zählt unter anderem, dass ein Ernährungsteam – bestehend aus einer fachärztlichen Leitung mit der strukturierten curricularen Fortbildung oder Zusatzweiterbildung „Ernährungsmedizin" und einem Diätassistenten oder Ökotrophologen – vorhanden ist. Zudem muss innerhalb der ersten 48 Stunden nach der stationären Aufnahme des Patienten ein standardisiertes Screening des Ernährungszustands sowie ein standardisiertes ernährungsmedizinisches Basisassessment zu Beginn der Behandlung des Patienten erfolgen. Auf dieser Grundlage ist ein individueller Behandlungsplan zu erstellen. Während des Krankenhausaufenthalts ist die Nahrungsaufnahme des Patienten zu dokumentieren und einer Verlaufs- und Zielkontrolle (mindestens zweimal pro vollständige Woche) zu unterziehen. Bei Entlassung des Patienten muss das Ernährungsteam indikationsabhängige Empfehlungen für den weiterversorgenden Arzt und/oder Homecare-Dienstleister zur Verfügung stellen.

Es gilt nun, in den Krankenhäusern entlang dieser Mindestmerkmale entsprechende Strukturen zu gründen oder vorhandene weiter auszubauen. Je mehr Häuser den Kode anwenden, umso wahrscheinlicher ist es, dass sich der OPS-Kode etabliert und erlösrelevant wird.

LITERATUR

Arbeitsgemeinschaft Ernährungsmedizin und Ernährungstherapie (AG EMET). Positionspapier Zusammenarbeit in der ambulanten ernährungsmedizinischen und ernährungstherapeutischen Versorgung (Stand: 02.12.2021). Aus: www.visionnutrition.de/site/assets/files/1484/positionspapier_ag_emet_final_upload_tmp.pdf (letzter Zugriff: 8.11.2022).

Bundesärztekammer. Strukturierte curriculäre Fortbildung „Ernährungsmedizin". Lehr- und Lerninhalte für die Fortbildungskurse zur Ernährungsmedizin nach den Richtlinien der Bundesärztekammer. 2. Auflage, Juli 2007, aktualisierte Fassung 11.02.2015. Aus: www.bundesaerztekammer.de/fileadmin/user_upload/_old-files/downloads/pdf-Ordner/Fortbildung/Ernaehrungsmedizin.pdf (letzter Zugriff: 8.11.2022).

Bundesärztekammer. (Muster-)Kursbuch Ernährungsmedizin auf der Grundlage der (Muster-)Weiterbildungsordnung 2018. 2. A. Berlin 2022. Aus: www.bundesaerztekammer.de/fileadmin/user_upload/BAEK/Themen/Aus-Fort-Weiterbildung/Weiterbildung/Kursbuecher/2018/20220217_18_MKB_Ernaehrungsmedizin.pdf (letzter Zugriff: 8.11.2022).

GKV Spitzenverband. Leitfaden Prävention – Handlungsfelder und Kriterien nach § 20 Abs. 2 SGB V. Ausgabe 2021. Aus: www.gkv-spitzenverband.de/krankenversicherung/praevention_selbsthilfe_beratung/praevention_und_bgf/leitfaden_praevention/leitfaden_praevention.jsp (letzter Zugriff: 8.11.2022).

KAPITEL

2 Energieverbrauch und Energiebilanz

Manfred J. Müller, Anja Bosy-Westphal

Zusammenfassung

- Der **Energieverbrauch** (energy expenditure) ist eine vitale Kenngröße. Abhängig vom Ausmaß der körperlichen Aktivität entfallen 60–75 % des täglichen Energieverbrauchs auf den sogenannten **Ruheenergieverbrauch** (resting energy expenditure, REE). Dazu kommen die nahrungsinduzierte Thermogenese sowie der Energieverbrauch für spontane und geplante körperliche Aktivitäten.
- Die **fettfreie Masse** (FFM) des Körpers erklärt bis zu 80 % der interindividuellen Varianz des REE. Eine Bestimmung des Energieverbrauchs erfolgt deshalb immer zusammen mit einer Erfassung der Körperzusammensetzung.
- Der Energieverbrauch wird anhand des „Gasaustauschs" (VO_2, VCO_2) mit der **indirekten Kalorimetrie** mit einem sogenannten Haubensystem (ventilated hood system) bzw. in einer Respirationskammer oder mit der Isotopendilutionsmethode (mit doppelt markiertem Wasser) gemessen. Alternativ wird der REE mittels Algorithmen unter Berücksichtigung von Gewicht (bzw. FFM), Alter und Geschlecht vorhergesagt.
- Klinisch relevante Abweichungen von einem normalen REE werden als **Hypermetabolismus** (z. B. bei Hyperthyreose, Fieber oder Sepsis) oder **Hypometabolismus** (z. B. bei Hunger, Malnutrition oder Hypothyreose) charakterisiert.
- Die **körperliche Aktivität** kann mit Schrittzählern bzw. Akzelerometern (als Schritte pro Tag) quantifiziert werden und wird wie folgt charakterisiert: < 5.000 = inaktiv; 5.000 bis < 7.499 = gering aktiv; 7.500 bis 9.999 = moderat aktiv; 10.000 bis 12.500 = aktiv; > 12.500 = sehr aktiv.

2.1 Grundlagen

2.1.1 Energieverbrauch

Alle Herausforderungen des Lebens wie Wachstum und Entwicklung, Arbeit und Bewegung sowie die Reproduktion erfordern Energie. Der Energieverbrauch des Körpers wird in einem engen Bereich reguliert, er ist eine **vitale Kenngröße,** welche die **Gesamtheit der Körperfunktionen** abbildet. Er ist mit physiologischen Parametern wie Körpertemperatur, Blutdruck, Herz- und Atemfrequenz sowie mit der glomerulären Filtrationsrate assoziiert. Die Kenntnis des Energieverbrauchs erlaubt die Berechnung des täglichen **Kalorienbedarfs.**

INFO

Der Energieumsatz eines **aktiven, gesunden Erwachsenen mittleren Alters** beträgt 2.000 bis 2.900 kcal/Tag. Ein „biologischer" Energieverbrauch von 2.000 kcal/Tag entspricht etwa 100 W; demgegenüber beträgt unser „sozialer" Energieverbrauch für Strom, Heizung, Arbeit, Mobilität etc. etwa 11.000 W/Tag.

Der Energieverbrauch des Körpers ist die Summe des Energieverbrauchs von Organen und Geweben (Heymsfield et al. 2018). Er verändert sich während eines Tages, über Zeiträume von Wochen und Monaten, während verschiedener Lebensphasen wie Wachstum und Entwicklung, Schwangerschaft, Stillperiode, Alter und Krankheiten. Zwischen dem 20. und 60. Lebensjahr ist der Energieverbrauch – ein relativ konstantes

Körpergewicht vorausgesetzt – relativ konstant. Mögliche Veränderungen sind abhängig von Gewichtsveränderungen und der Energiebilanz bei Übergewicht bzw. Malnutrition, längerer Kälteexposition, Störungen der Schilddrüsenfunktion sowie als Antwort auf Stress und Entzündungen bei akuten und chronischen Krankheiten.

Männer haben einen höheren Energieverbrauch als Frauen; unter Berücksichtigung ihrer Körperzusammensetzung verschwinden diese Geschlechtsunterschiede. Sie sind daher dadurch erklärt, dass Männer eine größere **stoffwechselaktive fettfreie Masse** (= fettfreie Masse, FFM) haben als Frauen.

Während des Lebens ändert sich der Energieverbrauch durch intrinsische (d. h. vom Körpergewicht unabhängige) Veränderungen, welche Wachstum, Entwicklung, Pubertät, das Erwachsenenalter und das fortgeschrittene Alter kennzeichnen (Geisler et al. 2016, Müller et al. 2018, Pontzer et al. 2021).

Im ersten Lebensjahr steigt der Energieverbrauch auf etwa 50 % der Werte im Erwachsenenalter an. Es handelt sich um eine Phase der „metabolischen Beschleunigung", die eine kritische Periode in der Entwicklung charakterisiert. **Während der Kindheit** und bis vor der Pubertät nimmt der spezifische, d. h. auf das Körpergewicht bezogene Energieverbrauch weiter zu, **nach der Pubertät** bis zum Alter von 20 Jahren sinkt er wieder ab. Zwischen dem 20. und dem 60. Lebensjahr ist der spezifische Energieverbrauch relativ stabil.

Während einer **Schwangerschaft** ist der Energieverbrauch pro Kilogramm Körpergewicht nicht erhöht, Mutter und Fetus weisen ähnliche Stoffwechselraten auf.

Jenseits des 60. Lebensjahres erfolgt ein Abfall des Energieverbrauchs pro Kilogramm Körpergewicht, der geringere Energieverbrauch im Alter besteht auch unter Berücksichtigung der im Alter häufig geringeren Magermasse und höheren Fettmasse. Bei alten Menschen beträgt die vom Verlust der Magermasse unabhängige Abnahme 0,7 % pro Jahr, im Alter von 90 Jahren ist der Energieverbrauch um 26 % geringer als im mittleren Erwachsenenalter, was der Reduktion der organ- und gewebespezifischen Stoffwechselraten entspricht. Diese Veränderungen sind unabhängig vom Geschlecht.

INFO

Das Jugendalter sowie die Jahre um das 20. und um das 60. Lebensjahr werden als „inflection points" bezeichnet. Diese Zeiträume sind kritisch im Hinblick auf die Entwicklung von Adipositas bzw. von nicht übertragbaren Erkrankungen. Krankheitsverläufe (z. B. die Entstehung von Adipositas), der Nährstoffbedarf (z. B. für Protein) oder der Stoffwechsel von Medikamenten (z. B. veränderte Pharmakokinetik bei vermindertem Energiestoffwechsel der Leber) sind auch vor dem Hintergrund der mit den Lebensphasen assoziierten Stoffwechselraten zu sehen.

2.1.2 Nomenklatur des Energieverbrauchs

Der **Energieverbrauch pro 24 Stunden** (total energy expenditure, **TEE**) ist die Summe aus dem **Ruheenergieverbrauch** (resting energy expenditure, **REE**), der **nahrungsinduzierten Thermogenese** (diet induced thermogenesis **[DIT]** oder thermic effect of food **[TEF]**) und dem **Energieverbrauch bei körperlicher Aktivität** (activity energy expenditure, **AEE**). Bei Kälteexposition (d. h. bei einem bekleideten Erwachsenen interindividuell unterschiedlich unterhalb einer Temperatur von ca. 19–23 °C) und ohne Muskelzittern kommt noch die CIT (cold-induced thermogenesis) mit etwa 50–200 kcal/Tag dazu (Müller und Bosy-Westphal 2013, ➤ Abb. 2.1).

INFO

Bei gesunden und moderat aktiven Menschen betragen der REE 60–75 %, die DIT ~10 % und der AEE zwischen 15 und 30 % des TEE. Unterhalb des thermoneutralen Bereichs und bei tolerablen Umgebungstemperaturen unterhalb etwa 19 °C kann die CIT zwischen 50 und 200 kcal/Tag betragen (12–14). Darunter erfolgt Muskelzittern, welches dem AEE zugeordnet wird.

REE, DIT und AEE sind nicht einfach additiv. So erreicht die Beziehung zwischen körperlicher Arbeit

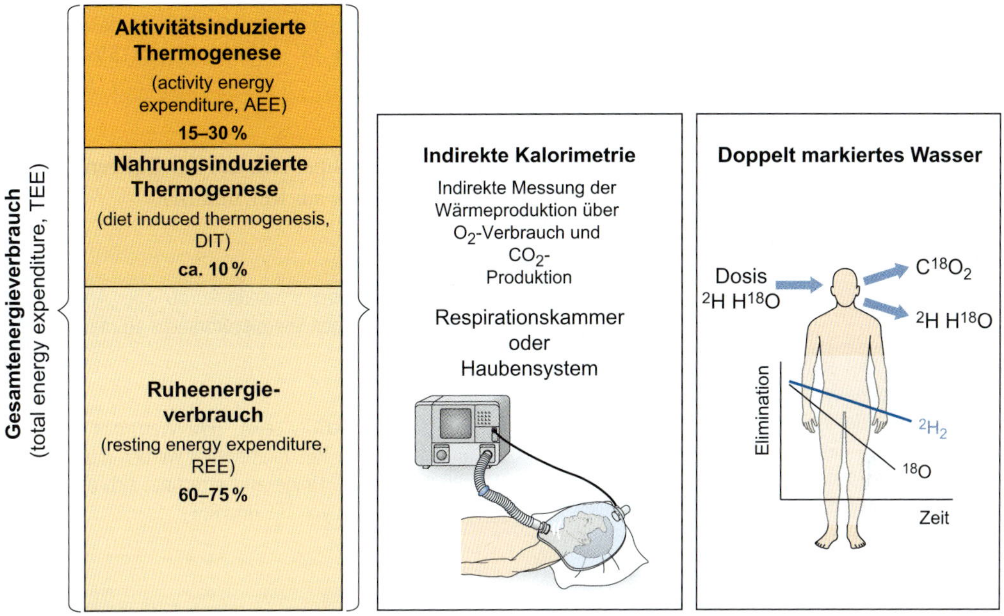

Abb. 2.1 Methoden zur Bestimmung des Gesamtenergieverbrauchs [L143]

und TEE bei hohem AEE ein Plateau, sie ist dann nicht mehr linear ansteigend. Dieses Phänomen wird als „Einschränkung" bzw. **„constraint TEE"** beschrieben (Pontzer et al. 2016, Careau et al. 2021): Das Plateau des TEE wird durch die bei **extremer Ausdauerleistung** zu beobachtende Abnahme des Körpergewichts, durch Ermüdung, die Obergrenze der Energieaufnahme (welche das ~2,5-Fache des REE beträgt) und durch eine Einsparung des REE aufgrund einer verminderten Immunfunktion sowie des Verlusts an reproduktiver Funktion (auffällig z. B. als sekundäre Amenorrhö bei Leistungssportlerinnen) erklärt.

Die einzelnen Komponenten des TEE unterliegen verschiedenen Einflussfaktoren. Geschlecht, Größe, Alter, Gewicht, Körperzusammensetzung (FFM [Muskulatur + innere Organe] und Fettmasse [FM]) und Ethnie erklären die interindividuellen Unterschiede des REE. Das Körpergewicht bestimmt bis zu ⅔ der interindividuellen Unterschiede im REE, die FFM bis zu ~80 % seiner Varianz (Bosy-Westphal et al. 2013).

MERKE

Der REE wird mithilfe einer Regressionsanalyse für die FFM adjustiert (Bosy-Westphal et al. 2013). Da die Beziehung zwischen REE und FFM nicht durch den Nullpunkt geht, darf der REE von Menschen mit unterschiedlicher FFM nicht einfach anhand eines Quotienten (REE/FFM) beschrieben werden; der interindividuelle Vergleich muss auch die Steigung der Korrelationsgeraden zwischen FFM und REE berücksichtigen (Müller et al. 2018, Heymsfield et al. 2021).

Der Anteil der **Muskulatur** beträgt etwa 47 % der FFM, während das Gewicht der hoch-stoffwechselaktiven **inneren Organe** (Gehirn, Herz, Leber und Nieren) im Vergleich zur Skelettmuskulatur gering ist und in seiner Summe nur 6–7 % der FFM ausmacht. Da der Energieverbrauch der Muskulatur in Ruhe nur 13 kcal/kg beträgt, während die inneren Organe 200 bis 440 kcal/kg verbrauchen, sind interindividuelle Unterschiede im REE bei gleichem Körpergewicht und gleicher FFM vor allem durch eine unterschiedliche Zusammensetzung der FFM erklärt

(Bosy-Westphal et al. 2013, Heymsfield et al. 2018 und 2021, Müller et al. 2018).

Wachstum, Schwangerschaft und **Stillen** erhöhen den REE. Bei akuten und chronischen **Krankheiten** bestimmen Krankheitsaktivität (Entzündung und systemische Reaktionen wie z. B. erhöhte Körpertemperatur, Herzrate, Atemfrequenz und Stressfaktoren) und **Medikamente** (z. B. Betablocker) intra- und interindividuelle Unterschiede im REE.

INFO

Abweichungen des REE von seinem anhand der FFM errechneten Normalwert finden sich als „Hypermetabolismus" (≥15 % der Vorhersage) z. B. bei Hyperthyreose, in akuten Phasen einer alkoholtoxischen Leberzirrhose, im Verlauf einer systemischen Entzündung (SIRS) und Stress sowie bei Verbrennungskrankheit. Dagegen sind eine Hypothyreose sowie Hungern und Untergewicht durch einen „Hypometabolismus" (≤10 % der Vorhersage) charakterisiert.

MERKE

Anpassungen des Stoffwechsels oder auch ein „Sparstoffwechsel" (= „adaptive Thermogenese") während einer Diät bzw. nach einem Gewichtsverlust sind eher gering, sie betragen um 80–130 kcal/Tag (Müller und Bosy-Westphal 2013, Müller et al. 2021). Quantitativ haben sie keine große Bedeutung für Gewichtsverläufe (z. B. beim Wiederanstieg des Körpergewichts nach einer vorherigen Gewichtsreduktion). Die Existenz spezifischer Phänotypen mit „sparsamem" oder „verschwenderischem" Stoffwechsel ist heute eher fraglich.

Die **DIT** (früher: spezifisch dynamische Wirkung der Makronährstoffe) beschreibt den über mindestens sechs Stunden nach einer Mahlzeit beobachteten und den REE übersteigenden Energieverbrauch. Die Fläche unter dem Anstieg des Energieverbrauchs wird in Prozent des Energiegehalts der Mahlzeit angegeben. Die DIT ist abhängig von der verzehrten **Kalorienmenge** und der **Zusammensetzung an Makronährstoffen** (z. B. haben Proteine bzw. Aminosäuren eine höhere „thermogene" Wirkung als Kohlenhydrate und Fett). Fette haben die niedrigste DIT, sie beträgt etwa 3 % ihres Kaloriengehalts. Während **Koffein** und **Nikotin** die DIT steigern, kann sie durch eine **Betablockade** gehemmt werden. Die DIT zeigt eine inverse Beziehung zur Fettmasse.

INFO

Bei einer hinsichtlich der Makronährstoffe gemischten Kost beträgt die DIT zwischen 8 und 15 %, im Mittel 10 % des TEE.

Der **AEE** errechnet sich aus der Differenz von TEE und der Summe aus REE und DIT.

INFO

Der AEE kann bei schwerer körperlicher Arbeit bis zu 40 % des täglichen Energieverbrauchs ausmachen.

MERKE

Der „Physical Activity Level" (PAL-Wert) gibt den Faktor an, mit dem der REE multipliziert werden muss, um den TEE zu erhalten. Umgekehrt errechnet sich der PAL aus dem Quotienten von TEE und REE.

INFO

Der PAL-Wert beträgt im Alltag Erwachsener 1,5–1,7 (der mittlere PAL-Wert in einer erwachsenen Bevölkerung liegt heute bei 1,63, was einer moderaten körperlichen Aktivität von etwa 730 Minuten pro Woche entspricht), bei einer sportlich-aktiven Lebensweise bis zu 2,0, selten werden Werte zwischen 2,0 und 2,5 erreicht. Leistungssportler erreichen während intensiver Trainings- und Wettkampfperioden PAL-Werte von 4,0 bis 5,0. Bei durch Bettruhe inaktiven Menschen sinkt der PAL-Wert auf 1,2 bis 1,4.

Bei Verwendung von **Schrittzählern** bzw. **Akzelerometern** entsprechen Aktivitäten von < 5.000 Schritten/Tag einem PAL-Wert von 1,2, von 5.000–7.500 Schritten/Tag einem PAL-Wert von 1,5 und von 10.000 Schritten/Tag einem PAL-Wert von etwa 1,7, während > 10.000 Schritte/Tag PAL-Werten von > 1,7 entsprechen.

Bei **Kälteexposition** wird die Wärmeproduktion gesteigert. Die kälteinduzierte Thermogenese dient dem Erhalt der Körpertemperatur. Sie umfasst die unterhalb eines thermoneutralen Bereichs (21–27 °C) bei einer leicht bekleideten Person sowohl bei Kälte (z. B. Umgebungstemperatur < 12 °C) durch Muskelzittern erhöhte Wärmeproduktion als auch die bei einer tolerablen Raumtemperatur von ca. 16–19 °C durch eine Aktivierung von **braunem Fettgewebe** erklärte Thermogenese. Braunes Fettgewebe erklärt ~4 % der Fettmasse, sein Volumen zeigt beim

Menschen eine hohe interindividuelle Varianz (zwischen 30 und 500 ml). Unter thermoneutralen Bedingungen hat der Stoffwechsel des braunen Fettgewebes anteilig keine Bedeutung für den täglichen Energieverbrauch. Kapsinoide (aus scharfem Chilipfeffer) und Katechine (z. B. in grünem Tee enthalten) stimulieren die Thermogenese im braunen Fettgewebe.

INFO

Unter thermoneutralen Bedingungen erklärt das braune Fettgewebe < 5 % des TEE und steigt unter Kälteexposition um maximal 16 % des REE bzw. etwa 300 kcal bei einem REE von 1.800 kcal/Tag.

2.2 Zelluläre und molekulare Aspekte des Energieverbrauchs

2.2.1 Physiologie der Zellatmung

Der **Elektronentransfer** von den Substraten (Glukose, Fettsäuren) erfolgt mit Carriern wie NAD^+, $NADP^+$ und FAD. Die Elektronen in Form von H^- (ein H mit einem extra Elektron) werden im **Mitochondrium** auf weitere membranassoziierte Carrier in den Enzymkomplexen der **Atmungskette** übertragen, bis schließlich der Sauerstoff die Elektronen aufnimmt, dabei selbst reduziert wird und Wasser entsteht. Während des Prozesses der **oxidativen Phosphorylierung** wird Energie frei, mit deren Hilfe Protonen durch die innere Mitochondrienmembran in den Intermembranraum gepumpt werden. Dadurch entsteht ein elektrochemischer Gradient, welcher die Protonen durch den Enzymkomplex der **ATP-Synthase** zurück in die Matrix treibt und ATP aus ADP entstehen lässt. Die „Kopplung" von Substratoxidation und ATP-Synthese ist nicht vollständig. Eine partielle **Entkopplung** („uncoupling") bzw. ein sog. **Protonenleck** („proton leak") vermindert den Energiegewinn und führt gleichzeitig zur Freisetzung von **Wärme** sowie zur Generierung **reaktiver Sauerstoffspezies.** Das Phänomen der Entkopplung ist zellspezifisch. Bei Kälte ist es im **braunen Fettgewebe** hoch, was durch die hohe Aktivität eines gewebespezifischen Entkopplungsproteins (**UCP1**, „uncoupling protein 1") erklärt wird.

2.2.2 Redoxstatus

Der **Redoxstatus** ist das Verhältnis der Elektronen-Carrier, die sich im reduzierten Zustand (energiereich z. B. als NADH) befinden, zu den Elektronen-Carriern in oxidierter Form („low energy" als NAD^+). Das bedeutet, dass der NAD^+/NADH-Quotient dem „energy charge" entspricht, d. h. dem Verhältnis von ATP zu ADP + AMP. Der Fluss durch einzelne Stoffwechselwege, die der Energiegewinnung dienen, wird durch die NAD^+/NADH-Ratio und somit durch den „energy charge" reguliert. Bei Gesunden wird dieser exogen durch die Substratzufuhr bestimmt, während im Hunger die endogene Bereitstellung energiereicher Substrate die Produktion von ATP erklärt. Der Redoxstatus spiegelt den Energiestoffwechsel wider. Das Verhältnis von NADH/NAD^+ im Mitochondrium entspricht dem Quotienten von **β-Hydroxybutyrat** zu **Acetoacetat** (βHB/AcAc). Ist die Atmungskette überlastet (d. h., dem Mitochondrium werden mehr Elektronen angeboten, als transportiert und letztendlich zur Produktion von ATP verwendet werden können), steigt der βHB/AcAc-Quotient. Der mitochondriale Redoxquotient steht im Gleichgewicht mit dem zytosolischen Redoxquotienten (abgebildet als Quotient von **Laktat** zu **Pyruvat,** Lac/Pyr-Quotient). Der Redoxstatus ist in den Zellen aller Gewebe gleich, er entspricht dem im Plasma gemessenen Redoxstatus.

2.3 Energiebilanz

➤ Abb. 2.2 zeigt eine schematische Darstellung der Energiebilanz sowie zwei Anwendungsbeispiele. Energieverbrauch und Energieaufnahme sind biologisch miteinander verbunden, sie verändern sich nicht unabhängig voneinander. Ihre Bedeutung für die **Kontrolle der Energiebilanz** kann nicht unabhängig voneinander untersucht werden. Bei hohem Energieverbrauch ist die Kontrolle von **Appetit und Hungergefühl** gut, während sie bei Inaktivität (z. B. während Trainingspausen oder nach Beendigung einer Sportkarriere) schlechter wird.

Das habituelle Niveau des **Energieumsatzes** hat eine wichtige Bedeutung für die individuelle

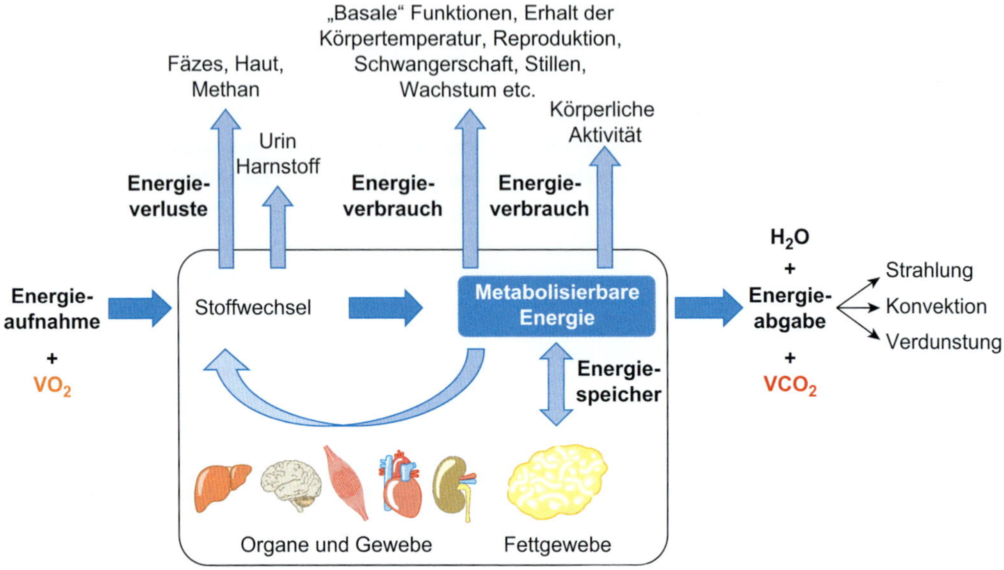

Abb. 2.2 Vom Energieverbrauch zur Energiebilanz [L143]

Anpassung der Energieaufnahme an den Energieverbrauch. Da eine Gewichtsabnahme mit einer Abnahme des Energieumsatzes einhergeht, erfolgt ein Anstieg des Appetits, was den Erfolg einer Gewichtsabnahme begrenzt und es erschwert, das erreichte Gewicht zu halten. Obwohl die Steigerung des Appetits proportional zur Gewichtsabnahme ist, ist sie doch nur anteilig durch eine Abnahme des Energieumsatzes erklärt. Der Energieverbrauch ist bei jedem verlorenen Kilogramm an Körpergewicht um ca. 25 kcal/Tag reduziert, während der kompensatorische Anstieg des Appetits pro Kilogramm „verlorenen" Körpergewichts ca. 100 kcal/Tag beträgt.

INFO

Veränderungen der Energiebilanz sind mit der Ausschüttung der den Stoffwechsel beeinflussenden Hormone (Insulin, Glukagon, T3, Wachstumshormon und Leptin) sowie mit der Aktivität des sympathischen Nervensystems assoziiert. Teleologisch sichert das veränderte endokrine Milieu das Wiedererreichen einer ausgeglichenen Energiebilanz (➤ Abb. 2.3).

Bei Hunger und Gewichtsverlust, hoher körperlicher Aktivität, in Phasen erhöhten Energiebedarfs (Wachstum, Stillen), bei Stoffwechselstörungen (z. B. Diabetes mellitus) oder Krankheiten, die durch eine Entzündung charakterisiert sind, besteht ein „Mismatch" zwischen Energieaufnahme und Energieverbrauch. In diesen Situationen beeinflussen der Ernährungszustand sowie adaptive Veränderungen des Stoffwechsels, welche dessen Flexibilität abbilden, die Energiebilanz.

2.4 Methoden zur Erfassung von Energieverbrauch und Energiebilanz

2.4.1 Erfassung des Energieverbrauchs

Die Erfassung des Energieverbrauchs erfolgt mithilfe der **indirekten Kalorimetrie** (als portables Haubensystem [➤ Abb. 2.1] oder in Form der Raumkalorimetrie) durch die Messung des Gasaustauschs (d. h. von **Sauerstoffverbrauch** und **Kohlendioxidproduktion**). Anhand der **kalorischen Äquivalente** wird die

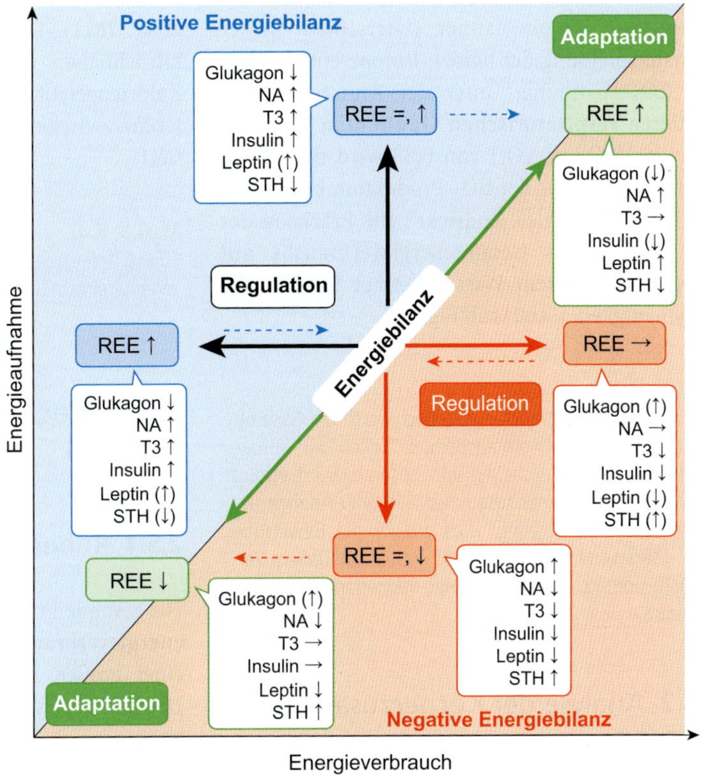

Abb. 2.3 Hormonelle Determinanten der Energiebilanz [F1143-001/F1144-001/L143]

Wärmeproduktion und damit der Energieverbrauch „indirekt" berechnet. Die Präzision der Messung beträgt 5 %, dies entspricht einer „Unschärfe" von ~90 kcal/d. Die „direkte" Messung der Wärmeabgabe des Körpers mithilfe der „direkten Kalorimetrie" ist spezialisierten Forschungszentren vorbehalten.

INFO

Der REE wird nach einer Nahrungskarenz von mindestens acht Stunden, bei Gewichtsstabilität (+/-500 g) während der letzten Wochen vor der Untersuchung (d. h. während isokalorischer Ernährung und moderater körperlicher Aktivität während der letzten drei Tage vor der Untersuchung) sowie nach ausreichendem Schlaf, wach und während „mentaler" Ruhe vor bzw. während der Untersuchung erfasst.

Bei jungen Frauen sollte die Untersuchung in der **1. Zyklusphase** stattfinden, in der Lutealphase ist der REE um ~7 % höher als in der follikulären Phase.

Eine Temperaturerhöhung um 1 °C bedeutet einen 13-prozentigen Anstieg des REE. In **Tiefschlafphasen** ist die Muskulatur relaxiert, Blutdruck, Körpertemperatur, Atemfrequenz und Sauerstoffverbrauch erreichen die im Vergleich zu anderen Tageszeiten niedrigsten Werte.

INFO

Der Energieverbrauch während des Schlafs (sleeping energy expenditure, SEE) ist um ~5–7 % niedriger als der REE. Er ist niedriger als der historische „Grundumsatz" (basal metabolic rate, BMR), welcher im Vergleich zum REE unter idealisierten Bedingungen gemessen wurde.

Über Zeiträume von bis zu drei Wochen kann der Energieverbrauch mithilfe der **„Isotopendilution"** (unter Verwendung von **doppelt markiertem Wasser,** $^{2}H_{2}{}^{18}O$) bestimmt werden. Die beiden Isotope verteilen sich in den Körperflüssigkeiten und werden über den Urin als $^{2}H_{2}{}^{18}O$

ausgeschieden bzw. im Fall von ^{18}O auch über die Lunge als $C^{18}O_2$ ausgeatmet. Unterschiede in der Urinausscheidung der beiden Isotope entsprechen der CO_2-Abatmung. Unter der Annahme eines mittleren **respiratorischen Quotienten** (Verhältnis von VCO_2 zu VO_2) von 0,85 wird der Sauerstoffverbrauch aus der CO_2-Produktion berechnet, die Methode ist also „indirekt". Die Präzision der Bestimmung des Gesamtenergieverbrauchs mit doppelt markiertem Wasser beträgt 5–10 %, die Ungenauigkeit > 100 kcal/Tag.

MERKE

Da der Energieverbrauch maßgeblich durch die Gesamtheit der sauerstoffverbrauchenden Zellen im Körper, welche in der FFM enthalten sind, bestimmt wird, erfolgt seine Messung immer zusammen mit einer Analyse der Körperzusammensetzung. Dies erlaubt die Bewertung der Messwerte (im inter- und intraindividuellen Vergleich) und die Berechnung ihrer massenunabhängigen Varianz.

2.4.2 Analyse der Körperzusammensetzung

Die Energiebilanz kann aus der **Differenz von Energieaufnahme und Energieverbrauch** berechnet werden. Alternativ (oder zum Vergleich im Hinblick auf eine Überprüfung der auf Fragebögen beruhenden Erfassung der Energieaufnahme) wird die Energiebilanz aus den **Veränderungen der Körperzusammensetzung,** d. h. anhand der Veränderungen des Energiegehalts von FM und FFM kalkuliert (Hall 2012). Dabei werden bei Gewichtszunahme Koeffizienten von 13,1 kcal/g für FM und von 2,2 kcal/g für die FFM angerechnet (diese Zahlen berücksichtigen sowohl den Energiegehalt der zugenommenen Körperkompartimente als auch den für deren Zunahme notwendigen Energieverbrauch), während bei Gewichtsabnahme 9,3 kcal/g für FM und 1,1 kcal/g für FFM angerechnet werden.

Unter Berücksichtigung des Ernährungszustands vor einer Gewichtsabnahme, den zu erwartenden Veränderungen im REE und der Kalorienrestriktion können die Gewichtsveränderungen unter einer Diät mit Algorithmen vorhergesagt werden (Hall et al. 2011). Die Vorhersage wird dann mit der tatsächlichen Gewichtsabnahme verglichen, der Kaloriengehalt der Diät wird entsprechend der Differenz zwischen Vorhersage und Messwert adjustiert.

MERKE

Die differenzierte Analyse der Körperzusammensetzung erlaubt eine indirekte Analyse der Energiebilanz.

2.5 Berechnung des Energiebedarfs

2.5.1 Ruheenergieverbrauch

Für gesunde Erwachsene kann ein **normaler Ruheenergieverbrauch (REE)** anhand folgender, von einer großen Datenbank für die Bevölkerung in Deutschland abgeleiteten Algorithmen berechnet werden:

$$\text{REE}\,(\text{MJ/Tag}) = (0{,}047 \times \text{Gewicht}\,[\text{kg}]) + (1{,}009 \times \text{Geschlecht}\,[\text{weiblich},0,\text{männlich},1]) - (0{,}01452 \times \text{Alter}\,[\text{Jahre}]) + 3{,}21$$

Da die Einflüsse von Alter und Geschlecht wesentlich durch die FFM bestimmt werden, gilt der folgende Algorithmus (Müller et al. 2004):

$$\text{REE}\,(\text{MJ/Tag}) = (0{,}086 \times \text{FFM}\,[\text{kg}]) + 1{,}989\,[\pm 0{,}905\,[\text{SE}]]$$ [1]

[1] Oder: REE (kcal/Tag) = (20,695 × FFM [kg]) + 475,418 [±216 [SE]].
Anmerkung: 1 MJ sind 239 kcal bzw. 1 kcal sind 0,0041868 MJ.

Die entsprechenden Algorithmen für Kinder und Jugendliche im Alter zwischen 5 und 17 Jahren aus Deutschland (Müller et al. 2004) lauten:

$$\text{REE}\left(\text{MJ/Tag}\right)=\left(0{,}02606\times\text{Gewicht}\left[\text{kg}\right]\right)+\left(0{,}04129\times\text{Größe}\left[\text{cm}\right]\right)+\left(0{,}311\times\text{Geschlecht}+\left[\text{weiblich, 0, männlich, 1}\right]\right)-\left(0{,}083369\times\text{Alter}\left[\text{Jahre}\right]\right)-0{,}808 \text{ bzw.}$$

$$\text{REE}\left(\text{MJ/Tag}\right)=\left(0{,}07885\times\text{FFM}\left[\text{kg}\right]\right)+\left(0{,}02132\times\text{FM}\left[\text{kg}\right]\right)+0{,}327\times\text{Geschlecht}\left(\text{weiblich, 0, männlich, 1}\right)+2{,}694.$$

Alternativ werden je nach Alter, Gewicht (kg) und Größe (m) die folgenden Gleichungen nach Henry (2005) verwendet, welche auf den Daten einer internationalen Datenbank beruhen (s. u.).

Jungen

- **0–3 Jahre:**
  - REE (MJ/Tag) = (0,118 × Gewicht) + (3,59 × Größe) – 1,55 bzw.
  - REE (kcal/Tag) = (28,2 × Gewicht) + (859 × Größe) – 371
- **3–10 Jahre:**
  - REE (MJ/Tag) = (0,0632 × Gewicht) + (1,31 × Größe) + 1,28 bzw.
  - REE (kcal/Tag) = (15,1 × Gewicht) + (74,2 × Größe) + 306
- **10–18 Jahre:**
  - REE (MJ/Tag) = (0,0651 × Gewicht) + (1,1 × Größe + 1,25) bzw.
  - REE (kcal/Tag) = (15,6 × Gewicht) + (266 × Größe) +299.

Mädchen

- **0–3 Jahre:**
  - REE (MJ/Tag) = (0,127 × Gewicht) + (2,94 × Größe) – 1,20 bzw.
  - REE (kcal/Tag) = (30,4 × Gewicht) + (703 × Größe) – 287
- **3–10 Jahre:**
  - REE (MJ/Tag) = (0,066 × Gewicht) + (0,878 × Größe) + 1,46 bzw.
  - REE (kcal/Tag) = (15,9 × Gewicht) + (210 × Größe) + 349
- **10–18 Jahre:**
  - REE (MJ/Tag) = (0,0393 × Gewicht) + (1,04 × Größe) + 1,93 bzw.
  - REE (kcal/Tag) = (9,40 × Gewicht) + (249 × Größe) + 462

Im Vergleich zur Berechnung ist ein Messwert **normal,** wenn er innerhalb eines Bereichs von ±10 % der Vorhersage liegt. Bei Abweichungen > 15 % besteht ein **Hypermetabolismus** (z. B. bei Fieber oder Hyperthyreose). Unterschreitet der Messwert die Vorhersage um > 10 %, liegt ein **Hypometabolismus** (z. B. bei ausgeprägter Malnutrition oder Hypothyreose) vor.

➤ Tab. 2.1 zeigt den **täglichen Energieverbrauch** (und somit den Energiebedarf) von normalgewichtigen Männern und Frauen in Deutschland (Müller et al. 2004) für Normalgewichtige und unter Annahme eines PAL-Wertes von 1,4 (leichte körperliche Aktivität, sitzende Tätigkeit) oder 1,6 (stärkere körperliche Aktivität).

Tab. 2.1 Energieverbrauch (Energiebedarf) von normalgewichtigen Männern und Frauen

PAL 1,4	PAL 1,6	Alter (in Jahren)
2.520/1.954 kcal/Tag	2.880/2.233 kcal/Tag	18–29
2.425/1.914 kcal/Tag	2.771/2.187 kcal/Tag	30–39
2.345/1.940 kcal/Tag	2.680/2.217 kcal/Tag	40–49
2.336/1.717 kcal/Tag	2.670/2.113 kcal/Tag	50–59
2.101/1.795 kcal/Tag	2.401/2.051 kcal/Tag	60–69
1.995/1.737 kcal/Tag	2.280/1.985 kcal/Tag	70–79
2.070/1.746 kcal/Tag	2.366/1.995 kcal/Tag	> 80

2.5.2 Anwendungen in der Ernährungsmedizin

Adipositas: Im Vergleich zu Normalgewichtigen ist der REE bei Übergewichtigen und Menschen mit Adipositas höher, bei Patienten mit einer ausgeprägten

2

Adipositas können die „Gruppenunterschiede“ 500 kcal/Tag betragen. Da das „Mehrgewicht“ der Patienten aus Fettgewebe, Muskulatur und inneren Organen besteht, wird der höhere Energieverbrauch durch die bei Übergewicht und Adipositas größere FFM und auch FM (und die mit ihr assoziierte Insulinresistenz und Entzündung) erklärt. DIT und AEE sind bei Patienten mit Adipositas variabel und eher niedrig, die CIT ist aufgrund der höheren FM (= gute Isolation) und der geringen Masse an braunem Fettgewebe vermindert.

Die Heritabilität des REE erreicht mit 0,30 einen mittleren Schätzwert, d. h., die biologischen Einflüsse sind moderat (Bosy-Westphal et al. 2008). Bei seltenen genetischen Störungen (z. B. bei Adipösen mit Leptinmangel, Polymorphismen des Melanocortin-3-Rezeptorgens oder bei syndromalen Formen der Adipositas [Prader-Willi-Syndrom]) ist der REE unter Berücksichtigung der Körperzusammensetzung nicht verändert, der TEE ist aufgrund der meist geringen AEE meistens niedrig.

Längeres **Fasten** oder sog. **Crash-Diäten** (Energiegehalt < 1.200 kcal/Tag) senken den REE um ca. 10 %. Patientinnen mit einer **Anorexia nervosa** zeigen eine Reduktion des REE um 20–25 %, nach Adjustierung um FFM (d. h. unter Berücksichtigung ihrer Malnutrition) beträgt der Unterschied zu normalgewichtigen jungen Frauen 15 % (Haas et al. 2005).

Im 2. Trimenon der **Schwangerschaft** steigt der REE um ca. 10 % oder im Mittel um etwa 160 kcal/Tag, im 3. Trimenon um 270 kcal/Tag. Wenn eine normalgewichtige Mutter vollständig **stillt,** beträgt ihr Mehrbedarf ca. 400 kcal/Tag.

Tropisches Klima senkt den REE um 10 bis 20 %. Bei einer **Schilddrüsenüberfunktion** ist der REE um 10 bis 15 % erhöht. Es können auch höhere Werte erreicht werden. Eine **Schilddrüsenunterfunktion** senkt den REE.

Eine Behandlung mit **Antidepressiva** kann den REE senken.

INFO

Steigt die Körpertemperatur um 1 °C, erhöht sich der REE um ca. 13 %. Bei hohem Fieber kann der REE um bis zu 40 % steigen.

Eine Erfassung des Energieverbrauchs ist bei den folgenden medizinischen Fragestellungen zur Einschätzung von Krankheitsaktivität und deren Ursache sinnvoll:

- Unklare Gewichtsveränderungen, z. B. bei Malnutrition (z. B. Anorexia nervosa, Tumorkachexie)
- Hyper-/Hypothyreose
- Erkrankungen der Nebennieren (z. B. Morbus Addison, Phäochromozytom)
- Fieber, Entzündungen (bei akuten und chronischen Erkrankungen), Verbrennungen
- Gastroenterologische Erkrankungen (z. B. äthyltoxische Leberzirrhose)

Spezielle Anwendungsbereiche der indirekten Kalorimetrie sind Lungenerkrankungen, beatmete Patienten sowie Untersuchungen im Rahmen der kardiologischen bzw. sportmedizinischen Erfassung der kardiorespiratorischen Fitness.

LITERATUR

Bosy-Westphal A, Wolf A, Bührens F, Hitze B, Czech N, Mönig H, Selberg O, Settler U, Pfeuffer M, Schrezenmeir J, Krawczak M, Müller MJ. Familial influences and obesity-associated metabolic risk factors contribute to the variation in resting energy expenditure: the Kiel Obesity Prevention Study. Am J Clin Nutr, 2008;87: 1695–1701.

Bosy-Westphal A, Braun W, Schautz B, Müller MJ. Issues in characterizing energy expenditure in obesity and after weight loss. Front Physiol, 2013;4: 47.

Careau V, Halsey LG, Pontzer H, Ainslie PN, Andersen LF, Anderson LJ et al. Energy compensation and adiposity in humans. Curr Biol, 2021;31: 4659–4666.

Geisler C, Braun W, Pourhassan M et al. Gender-Specific Associations in Age-Related Changes in Resting Energy Expenditure (REE) and MRI Measured Body Composition in Healthy Caucasians. J Gerontol A Biol Sci Med Sci, 2016;71: 941–946.

Haas V, Onur S, Paul T, Nutzinger D, Bosy-Westphal A, Hauer M, Brabant G, Klein H, Müller MJ. Leptin and body weight regulation in patients with anorexia nervosa before and dring weight recovery. Am J Clin Nutr, 2005;81: 889–96.

Hall KD, Sacks G, Chandramohan D et al. Quantification of the effect of energy imbalance on bodyweight. Lancet, 2011;27;378(9793): 826–37.

Hall KD. Modeling metabolic adaptations and energy regulations in humans. Ann Rev Nutr, 2012;32: 35–54.

Henry CJK. Basal metabolic rate studies in humans: measurement and development of new equations. Public Health Nutrition, 2005;8: 1133–1152.

Heymsfield SB, Peterson CM, Bourgeois B, Thomas DM, Gallagher D, Strauss B, Müller MJ, Bosy-Westphal A. Human energy expenditure: advances in organ-tissue prediction models. Obes Rev, 2018;19: 1177–1188.

Heymsfield SB, Smith B, Dahle J, Kennedy S, Fernbach N, Thomas D, Bosy-Westphal A, Müller MJ. Resting energy

expenditure: From cellular to whole body level, a mechanistic historical perspective. Obesity, 2021;29: 500–511.
Müller MJ, Bosy-Westphal A, Klaus S et al. World-Health Organization equations have shortcomings for predicting resting energy expenditure in persons from a modern, affluent population: generation of a new reference standard from a retrospective analysis of a German database of resting energy expenditure. Am J Clin Nutr, 2004;80: 1379–1390.
Müller MJ, Bosy-Westphal A. Adaptive thermogenesis with weight loss in humans. Obesity, 2013;21: 218–228.
Müller MJ, Geisler C, Hübers M, Pourhassan M, Braun W, Bosy-Westphal A. Normalzing resting energy expenditure across life course in humans: challenges and hopes. Eur J Clin Nutr, 2018;72: 628–637.
Müller MJ, Heymsfield SB, Bosy-Westphal A. Are metabolic adaptations to weight changes an artefact? Am J Clin Nutr, 2021;114: 1386–1395.
Pontzer H, Durazo-Arvizu R, Duagas LR et al. Constrained total energy expenditure and metabolic adaptation to physical activity in adult humans. Curr Biol, 2016;26: 410–417.
Pontzer H, Yamada Y, Sagayama H et al. Daily energy expenditure through the human life course. Science, 2021;373: 808–812.

KAPITEL

3

Luzia Valentini

Bestimmung des Ernährungszustands in der (haus-)ärztlichen Praxis

Zusammenfassung

- Die **regelmäßige Bestimmung des Ernährungszustands** sollte auch in der hausärztlichen Praxis erfolgen.
- Sie liefert wichtige Informationen für eine **frühzeitige Ernährungsintervention.**
- Sie gewährleistet eine lückenlose Dokumentation ernährungsmedizinisch relevanter Daten im Patientenverlauf über die verschiedenen Sektoren des Gesundheitssystems.
- Das Toolkit für die hausärztliche Praxis lässt sich bei Verwendung zeitgemäßer Werkzeuge auf drei Geräte reduzieren.
- Die Bestimmung der Körperzusammensetzung über die **bioelektrische Impedanzanalyse (BIA)** ist ausreichend valide, schnell durchführbar sowie ernährungsdiagnostisch relevant.
- Die **Handkraft** ist für die schnelle Einschätzung der Muskelfunktion gut geeignet.

3.1 Einleitung

Die hausärztliche Praxis ist das Zentrum der ambulanten medizinischen Versorgung und das Bindeglied zum stationären Bereich und zu Facharztpraxen. Über sie erfolgt die Früherkennung von Ernährungsproblemen und Ernährungsrisiken, die Indikationsstellung für eine Ernährungsberatung und damit die zeitgerechte Überweisung an Ernährungsfachkräfte. Der Hausarzt kann mangelernährte Patienten poststationär nachbetreuen und durch Verordnung oraler Nahrungssupplemente (Trinknahrungen) den Therapieverlauf positiv unterstützen. Die hausärztliche Praxis bietet durch die Patientenbindung die einzigartige Möglichkeit **der lückenlosen Dokumentation von Ernährungszustandsdaten** über die Zeit, die zur Einschätzung des Patientenverlaufs und zum frühen Handeln auch für andere Beteiligte im Gesundheitssystem wertvolle Informationen liefern können, die derzeit oft noch fehlen.

Das Zeitbudget in der hausärztlichen Praxis ist begrenzt und die Machbarkeit von Untersuchungsmethoden ein entscheidender Faktor für ihre Anwendung. Im Folgenden werden die wesentlichen Bestandteile der Ernährungszustandsbestimmung für die hausärztliche Praxis nach wissenschaftlichen Standards praxisnah präsentiert. Vorgestellt werden zeitsparende und einfache Methoden, die dennoch valide und international akzeptiert sind.

MERKE

Eine Voraussetzung für die lückenlose Dokumentation des Ernährungszustands ist die **systematische Integration von Ernährungszustandserhebungen in den Praxisablauf.** Diese kann nur erfolgen, wenn die Datenerhebung strukturell zeiteffizient und durch medizinische Fachangestellte gestützt stattfindet.

3.2 Gewichtsmessung und -klassifizierung

Die Gewichtsmessung und -klassifizierung zählen zu den einfachsten Methoden der Ernährungszustandsbestimmung.

Die Bedeutung von **unbeabsichtigten Gewichtsverlusten** für die Morbidität und Mortalität bei Erkrankungen gilt als gesichert und kann in vielen Fällen nur durch regelmäßige Gewichtsmessungen erfasst werden. Nur das frühzeitige Erkennen von schleichenden Gewichtsverlusten ermöglicht das zeitgerechte Einleiten von ernährungstherapeutischen Maßnahmen. So zeigt eine aktuelle Studie bei Krebspatienten mit metastasierendem Kolorektalkarzinom (Liu 2022), dass der frühzeitige Gewichtsverlust von mehr als 5 % des Ausgangsgewichts bis drei Monate nach Diagnosestellung bereits mit einer schlechteren klinischen Prognose verbunden ist.

3.2.1 Zeitpunkt für eine Gewichtsmessung

Gewichtsmessungen können in der hausärztlichen Praxis aus Zeitgründen oft nicht routinemäßig durchgeführt werden. Dennoch sollte zur Rekonstruktion von Patientenverläufen das aktuelle Körpergewicht zumindest dokumentiert werden.

Personenwaagen zu Hause sind nicht geeicht und galten lange Zeit als zu ungenau, um sie als Referenz verwenden zu können. Dies traf vor allem für analoge Personenwaagen zu. Die mittlerweile erhältlichen **digitalen Personenwaagen** liefern jedoch ausreichend genaue und konsistente Gewichtsangaben.

Daher sind Selbstangaben zum Körpergewicht vor allem bei normalgewichtigen Personen oft zuverlässig. Übergewichtige und adipöse Menschen geben ihr Körpergewicht jedoch häufig als zu niedrig an. Die wahrscheinliche Ursache ist soziale Erwünschtheit. Sowohl Männer als auch Frauen haben Schwierigkeiten, Übergewicht bzw. Adipositas an sich selbst zu erkennen. In einer aktuellen Studie schätzen sich 53 % der übergewichtigen Männer und 14 % der übergewichtigen Frauen als normalgewichtig ein (Haakstad 2021), nur ein Drittel der fettleibigen Männer und Frauen stufte sich selbst als adipös ein.

Bei beginnenden konsumierenden oder neurodegenerativen Erkrankungen werden Gewichtsverluste von den Patienten oft selbst nicht erkannt.

Gewichtsmessungen sollten in der hausärztlichen Praxis vorwiegend bei folgenden Personengruppen stattfinden:

- **Übergewichtige und adipöse Patienten** zur Überwachung von Gewichtsverläufen, im Rahmen der konservativen Adipositastherapie oder in der postbariatrischen Nachsorge
- **Patienten mit konsumierenden und neurodegenerativen Erkrankungen** zur Früherkennung von unbeabsichtigten Gewichtsverlusten als Leitsymptom der krankheitsassoziierten Mangelernährung
- **Hochbetagte Patienten**

3.2.2 Anforderungen an Körperwaagen

Körperwaagen in der hausärztlichen Praxis müssen nach **Eichklasse III** geeicht sein und gemäß Mess- und Eichverordnung (§ 1 Abs. 2 Nr. 3) über eine **Ersteichung** verfügen. Eine Nacheichung ist im Gegensatz zur Anwendung in Krankenhäusern nicht erforderlich. Die Ersteichung einer medizinischen Personenwaage erfolgt durch den Hersteller.

Für die Anwendung in der hausärztlichen Praxis werden digitale Personenwaagen, ggf. mit Fernanzeige, empfohlen. Die Messwerte können z. T. mit Funktechnologie an den Drucker oder PC versendet werden, sodass sie für die elektronische Dokumentation in der Patientenakte zur Verfügung stehen.

Geeignete Geräte mit den jeweiligen Vorteilen

- **(Mobile) digitale geeichte Personen- bzw. Flachwaage** (300–400 Euro netto):
  - Auch für Hausbesuche geeignet.
- **Digitale geeichte Säulenwaage** bzw. **Ultraschallmessstation** (400–900 Euro netto):
  - Bequeme Lesehöhe der digitalen Anzeige.
  - Misst mit höherer Wiegegenauigkeit als Flachwaagen.
- **Digital geeichte (multifunktionale) Stehhilfenwaage** (ca. 1.200 Euro):
  - Sicheres Wiegen von Personen durch stabile Reling.
  - Messbereich bis zu 300 kg.
  - Drahtlose Übertragung der Daten an Funkdrucker oder PC.

3.2.3 Durchführung der Gewichtsmessung

Zur Durchführung der Gewichtsmessung muss die Körperwaage auf festem Untergrund stehen und eben ausgerichtet sein.

Messperson: Die Messungen erfolgen mit leichter Innenraumbekleidung, ohne Schuhe und mit entleerter Blase. Die Masse der leichten Innenraumbekleidung wird pauschal auf 1 kg geschätzt. Es wird empfohlen, diesen Betrag als Pre-Tara-Wert im Gerät zu speichern, damit der Abzug vom aktuell gemessenen Gewicht automatisiert erfolgen kann.

Die Messung unter Nüchternbedingungen am Morgen ist im Routineablauf der hausärztlichen Praxis nicht zu gewährleisten und keine unbedingte Voraussetzung.

Sichtbare Wassereinlagerungen wie periphere Ödeme oder Aszites sollten dokumentiert werden. Für die Gewichtskorrektur bei Störungen des Flüssigkeitshaushalts stehen derzeit nur allgemeine Schätzangaben zur Verfügung (Todorovic, Russel und Elia 2011):

- Abzug bei kaum sichtbaren peripheren Ödemen: ca. 2 kg
- Abzug bei ausgeprägten Ödemen (z. B. Aszites): bis > 10 kg

Für die **Berechnung des BMI nach Amputationen** ist die Einschätzung des mutmaßlichen Körpergewichts bei Vorhandensein aller Gliedmaßen notwendig. Diese kann durch die Anwendung von Korrekturformeln erfolgen (➤ Tab. 3.1).

Tab. 3.1 Korrekturformeln nach Amputationen zur Einschätzung des theoretischen Gesamtkörpergewichts (Todorovic, Russel und Elia 2011)

Amputation	Berechnung
Unterhalb des Knies	Aktuelles Körpergewicht (kg) × 1,063
Gesamtes Bein	Aktuelles Körpergewicht (kg) × 1,18
Unterarm	Aktuelles Körpergewicht (kg) × 1,022
Vollständiger Arm	Aktuelles Körpergewicht (kg) × 1,05

Auch für den Gewichtsabzug nach Anlage eines **Gipsverbandes** oder einer **Schiene** stehen Empfehlungen zur Verfügung (Todorovic, Russel und Elia 2011):

- Arm: bis zu 1 kg
- Unterschenkel und Rücken: 0,9 bis 4,5 kg

MERKE

Unbeabsichtigte Gewichtsverluste, welche im Rahmen von Erkrankungen schleichend stattfinden und den klinischen Krankheitsverlauf negativ beeinflussen, werden oft nicht frühzeitig erkannt. Dies kann die Einleitung ernährungstherapeutischer Maßnahmen unnötig verzögern. Bei ausgewählten Patientenkollektiven (z. B. Patienten mit konsumierenden oder neurologischen Erkrankungen) sowie bei Hochbetagten ist daher die regelmäßige Gewichtsmessung in der hausärztlichen Praxis ein wichtiger Beitrag zur Patientenversorgung.

3.2.4 Gewichtsklassifizierung

Der **Body-Mass-Index (BMI)** ist ein einfacher Index für das Verhältnis von Gewicht zu Körpergröße, der häufig zur Klassifizierung von Untergewicht, Übergewicht und Adipositas bei Erwachsenen verwendet wird. Der BMI hat die Interpretation des Körpergewichts über die Verwendung von „Normal-“ bzw. „Idealgewichten“ oder über den Broca-Index abgelöst. Diese gelten heute als obsolet.

Trotz der bekannten Limitationen der Aussagekraft des BMI zur Abschätzung des Körperfettanteils (Mumm und Hermanussen 2021) beispielsweise bei **(Leistungs-)Sportlern,** wird er für klinische Prognosen, wie zum Beispiel der Einschätzung des Diabetesrisikos, oder zur Diagnose einer krankheitsassoziierten Mangelernährung verwendet. In der Epidemiologie dient er auch zur Schätzung des Anteils von Übergewicht und Adipositas in der Bevölkerung und der damit verbundenen erhöhten Morbidität und Mortalität.

Der BMI errechnet sich aus gemessener Körpermasse, bezogen auf die Körpergröße im Quadrat.

$$\text{BMI} = \text{Körpergewicht}\left(\text{kg} / \left[\text{Körpergröße}\left(\text{m}\right)\right]^2\right)$$

Für den europäischen bzw. US-amerikanischen Bereich gibt es für den BMI zwei Klassifizierungssysteme, die sich nur durch die unterschiedliche

Definition des Begriffs „Übergewicht" unterscheiden. Das Einteilungssystem der European Association of the Study of Obesity (EASO) definiert den Begriff „Übergewicht" für alle BMI-Bereiche ab 25 kg/m², das Einteilungssystem der Centers for Disease Control and Prevention (CDC) verwendet ihn ausschließlich für den BMI-Bereich von 25 bis 29,9 kg/m² (➤ Tab. 3.2).

Für **Menschen asiatischer Herkunft** wird bereits ein BMI ab 23 bis 27,4 kg/m² als Präadipositasbereich definiert, ab 27,5 kg/m² gelten Asiaten als adipös (WHO Expert Consultation 2004).

In speziellen Situationen wird zur Berechnung des BMI das korrigierte Gewicht verwendet (➤ Kap. 3.2.3).

Tab. 3.2 Die zwei Klassifizierungsmodelle zur Einteilung des BMI für den europäischen bzw. US-amerikanischen Raum

Nach DAG[1], EASO[2]			Nach CDC[3]	
Kategorie		BMI (kg/m²)	Kategorie	BMI (kg/m²)
Untergewicht		< 18,5	Untergewicht	< 18,5
Normalgewicht		18,5–24,9	Normalgewicht	18,5–24,9
Übergewicht		≥25	–	–
	Präadipositas	25–29,9	Übergewicht (Präadipositas)	25–29,9
	Adipositas Grad I	30–34,9	Adipositas Grad I	30–34,9
	Adipositas Grad II	35–39,9	Adipositas Grad II	35–39,9
	Adipositas Grad III	≥40	Adipositas Grad III	≥40

[1] Deutsche Adipositasgesellschaft (DAG): www.adipositas-gesellschaft.de/ueber-adipositas/definition-von-adipositas (letzter Zugriff: 1.12.22)
[2] European Association for the Study of Obesity (EASO): www.easo.org/education/about-obesity (letzter Zugriff, 1.12.2022)
[3] Centers for Disease Control and Prevention (CDC): www.cdc.gov/obesity (letzter Zugriff, 1.12.2022)

INFO

Im Folgenden wird davon ausgegangen, dass in der hausärztlichen Praxis bereits Möglichkeiten zur Messung der Körpergröße vorhanden sind. Für die Ernährungszustandsbestimmung bei Erwachsenen ist die Messung der Körpergröße vor allem bei Menschen ab 70 Jahren zu empfehlen, da die altersbedingte Verringerung der Körpergröße für die Berechnung des BMI und für die Durchführung der BIA (➤ Kap. 3.4) relevant sein kann (Peter et al. 2014).

3.3 Messung von Körperumfängen

Die Messung von Körperumfängen bleibt trotz der technologischen Weiterentwicklungen Teil der Ernährungszustandsbestimmung.

3.3.1 Zeitpunkt für die Messung von Körperumfängen

Es gibt vorrangig drei Indikationen zur Messung von Körperumfängen in der hausärztlichen Praxis:

- Bestimmung des kardiovaskulären Risikos über das **Taillen-Hüft-Verhältnis** (Waist-to-Hip-Ratio, WHR).
- Falls die Bestimmung des Körpergewichts und/oder der Körpergröße nicht möglich ist, kann der **Oberarmumfang** als Surrogatparameter für den BMI verwendet werden.
- Der **Wadenumfang** kann bei der Diagnostik der Mangelernährung und sarkopenischen Adipositas als Surrogatparameter für eine verminderte Muskelmasse verwendet werden.

3.3.2 Anforderungen an das Umfangsmessband

Die Kosten für ein konventionelles Messband zur Bestimmung der Körperumfänge liegen im einstelligen Eurobereich. Es kann für alle Messungen von Körperumfängen verwendet werden, daher sollte der Messbereich mindestens 2 m betragen.

Stufenlos ausziehbare Messbänder, die die Fixierung des Messbandanfangs am Aufrollmechanismus erlauben, erleichtern die Handhabung durch Einhandbedienung. Messbänder mit integriertem Waist-to-Hip-Ratio-Rechner erlauben die schnelle Ermittlung des kardiovaskulären Risikos.

3.3.3 Durchführung von Umfangsmessungen

Messung des Taillenumfangs

Es wird empfohlen, den Taillenumfang nach der WHO-Methode zu bestimmen:

- Patient wird gebeten, den Bauch frei zu machen.
- Patient steht mit entspannt herunterhängenden Armen und entspannten Bauchmuskeln, das Gewicht ist gleichmäßig auf beide Beine verteilt.
- Die obere Kante des Beckenkamms (Crista iliaca) und der untere Rippenbogen werden mit einem Hautstift markiert.
- Das Maßband wird nun horizontal in der Mitte angelegt.
- Gemessen wird nach einigen Atemzügen am Ende einer normalen Ausatmung, wobei das Maßband an der Haut anliegt.
- Der Messwert wird auf 0,1 cm genau abgelesen.

Für die strenge Standardisierung sollte die Messung wiederholt werden. Ist der Unterschied < 1 cm, wird der Durchschnitt beider Messungen notiert. Ist der Unterschied größer, sollten die zwei Messungen wiederholt werden.

Messung des Hüftumfangs

- Der Hüftumfang wird horizontal zum Fußboden, in Höhe des größten Gesäßumfangs, d. h. auf Höhe der Symphyse gemessen (entspricht der Höhe des großen Trochanters).
- Das Maßband sollte an der Haut/Strumpfhose anliegen, aber die Haut nicht zusammendrücken.
- Nach einigen normalen Atemzügen wird am Ende einer normalen Ausatmung gemessen.

Messung des Oberarmumfangs

- Die Messung erfolgt stehend am entspannt hängenden Arm auf halber Höhe zwischen Akromion und Olekranon.
- Der Ellenbogen ist während der Messung um 90° gebeugt.

Messung des Wadenumfangs

Die Messung erfolgt an der breitesten Stelle der Wade.

3.3.4 Interpretation der Messergebnisse

Taillen-Hüft-Verhältnis (Waist-to-Hip-Ratio, WHR)

Das Taillen-Hüft-Verhältnis errechnet sich aus dem Quotienten des Taillenumfangs (cm) durch den Hüftumfang (cm) und ist dadurch dimensionslos. Es ist ein Maß für das kardiovaskuläre Risiko (➤ Tab. 3.3) und definiert nach WHO die abdominelle Adipositas (Männer > 0,90, Frauen > 0,85).

Tab. 3.3 Risikobewertung für koronare Herzerkrankungen auf Basis des Taillen-Hüft-Verhältnisses (Yusuf 2004)

	Männer	Frauen
Risikobasiswert 1,0	< 0,860	< 0,720
1,59 × erhöhtes Risiko	0,860–0,909	0,720–0,759
2,32 × erhöhtes Risiko	0,910–0,949	0,760–0,799
2,85 × erhöhtes Risiko	0,950–0,999	0,800–0,839
3,57 × erhöhtes Risiko	1,000–1,040	0,840–0,879
5,04 × erhöhtes Risiko	> 1,040	> 0,880

Tab. 3.4 Bestimmung der verminderten Muskelmasse über den Wadenumfang (nach Gonzales 2021)

Verminderter Wadenumfang	Männer	Frauen
Moderat	< 34 cm	< 33 cm
Stark	< 32 cm	< 31 cm
Adjustierung für BMI außerhalb des Normalgewichtbereichs (18,5–24,9 kg/m²): Nach Messung • BMI < 18,5 kg/m²: +4 cm • BMI 25–29 kg/m²: -3 cm • BMI 30–39 kg/m²: -7 cm • BMI ≥40 kg/m²: -12 cm		

Wadenumfang

Der Wadenumfang ist bei der Bestimmung von Mangelernährung und sarkopenischer Adipositas eine Surrogatmethode zur Bestimmung einer verminderten Muskelmasse, wenn die BIA nicht zur Verfügung steht (➤ Tab. 3.4) oder durch Wassereinlagerungen eine valide Berechnung der Körperkompartimente nicht möglich ist.

Oberarmumfang

Können weder Größe noch Gewicht bestimmt werden, spricht ein **Oberarmumfang** von weniger als 23,6 cm für einen BMI < 20 kg/m².

3.4 Bioelektrische Impedanzanalyse (BIA)

Klinisch relevante Veränderungen des Ernährungsstatus während des Krankheitsverlaufs oder natürlichen Alterungsprozesses können mit Veränderungen der Körperzusammensetzung einhergehen, die über die ausschließliche Bestimmung des Körpergewichts und des BMI nicht sichtbar sind. So kann der unverhältnismäßig große Verlust von Muskelmasse in Relation zur Fettmasse Körperfunktionen beeinträchtigen und zu einem verschlechterten Krankheitsverlauf führen.

Daher wird zur genauen Erhebung des Ernährungszustands die **Bestimmung und Überwachung der Körperzusammensetzung** empfohlen. Zu den Referenzmethoden der Körperzusammensetzung zählen die Magnetresonanztomografie, Computertomografie und die Dual-Energy X-Ray Absorptiometry (DXA). Diese sind in der täglichen medizinischen Praxis für diese Indikation zu kosten- und personalaufwendig und nicht zu realisieren.

Die BIA ist eine im medizinischen Alltag praktikable Alternative, die sich wegen der einfachen und zeitsparenden Durchführung sowie der ausreichenden Genauigkeit (Earthman 2015) durchsetzen konnte. Sie ist inzwischen die am häufigsten angewendete Methode zur Bestimmung der Körperzusammensetzung.

Wichtig für die ärztliche Praxis ist die Gerätequalität (➤ Kap. 3.4.3).

INFO

Leistungsverrechnung

Die Abrechnung der BIA kann über die Gebührenordnung für Ärzte (GOÄ) erfolgen. Es handelt sich um eine individuelle Gesundheitsleistung (IGeL). Private Krankenversicherungen übernehmen in der Regel die Kosten dieser Untersuchung.

3.4.1 Zeitpunkt für die Durchführung einer BIA

- Diagnostisch zur Feststellung einer Mangelernährung, Sarkopenie oder sarkopenischen Adipositas durch Bestimmung einer verminderten Skelettmuskelmasse.
- Zur differenzierten Überwachung des klinischen Verlaufs oder des Ansprechens auf Ernährungstherapien bezüglich spezifischer Komponenten (Muskelmasse, Körperzellmasse, Körperfettmasse) wie z. B. im Rahmen der konservativen Adipositastherapie oder der Therapie der Mangelernährung.
- Zur Einschätzung des Hydratationsstatus bei Patienten mit Nieren- oder Leberinsuffizienz.
- Zum Monitoring von Rohwerten mit prädiktiver Aussage (z. B. Phasenwinkel, bioelektrische Impedanz-Vektor-Analyse [BIVA]).

3

3.4.2 Das Messprinzip der BIA

Bei der BIA wird über vier bis acht Hautelektroden ein homogenes elektrisches Wechselstromfeld mit einer geräteabhängig konstanten Stromstärke von 100 bis 800 µA im Körper erzeugt.

Gemessen werden die elektrischen Widerstände im Wechselstromfeld in Ω (Ohm). Die **Impedanz** ist der Gesamtwiderstand, welcher aus zwei Teilwiderständen, der Resistanz (R) und der Reaktanz (Xc), besteht. Die beiden Teilwiderstände werden als Rohwerte der BIA bezeichnet.

- **Die Resistanz (R, ohmscher Widerstand)** ist die Widerstandskomponente, die hauptsächlich mit der elektrolythaltigen Körperwassermenge in Verbindung steht und damit vom Gehalt und der Verteilung von Wasser und Elektrolyten abhängig ist. Die Resistanz macht beim Menschen ca. 90 % der Impedanz aus.
- **Die Reaktanz (Xc, kapazitativer Widerstand)** ist der Widerstand, der durch die Gewebsschnittstellen und Zellmembranen entsteht. Die Reaktanz macht beim Menschen ca. 10 % der Impedanz aus.

Sehr wichtig zu wissen ist, dass die BIA die einzelnen stromleitenden Körperkompartimente wie Gesamtwassergehalt, fettfreie Masse, Körperzellmasse oder Muskelmasse nicht misst, sondern sie unter Verwendung der Rohwerte, des Alters und des Körpergewichts über Regressionsformeln berechnet (Pirlich und Norman 2018). **Die BIA zählt somit zu den doppelt indirekten Methoden.** Das heißt, sie misst nicht nur nicht direkt das Körperkompartiment, sondern muss zusätzlich Annahmen erstellen, die über mathematische Regressionsmodelle einen Zusammenhang mit einer Referenzpopulation herstellen.

Wird eine Modellannahme nicht erfüllt, werden die Körperkompartimente nicht korrekt berechnet. Ein Beispiel ist die Verletzung der Annahme der konstanten Hydration der fettfreien Masse mit 73,2 % bei Wasserüberladungen.

Da die **Fettmasse** selbst keinen Strom leitet, wird sie berechnet, indem die fettfreie Masse vom Körpergewicht subtrahiert wird. Die Fettmasse ist damit der fehleranfälligste Ergebnisparameter der BIA.

Trotz dieser methodischen Einschränkungen ist die **Präzision der Methode** mit 1–2 % sehr gut, unabhängig davon, ob man Monofrequenz- oder Multifrequenzgeräte verwendet (Earthman 2015). Die Genauigkeit ist jedoch bei Menschen mit Wasserüberladung schlechter (Earthman 2015).

Der **Phasenwinkel (α oder PhA)** nimmt als Ergebnisparameter eine Sonderstellung ein, da er kein Körperkompartiment darstellt, sondern eine gewichtsunabhängige Beurteilung des funktionellen Zustands der Körperzellen zulässt (Stobäus, Norman und Pirlich 2010). Er spiegelt die relative Verteilung von Flüssigkeit (Resistanz) und Zellmembranen (Reaktanz) wider und steht im positiven Zusammenhang mit der Körperzellmasse (Pirlich und Norman 2011). Der Phasenwinkel wird in den meisten BIA-Geräten aus den Rohwerten Resistanz und Reaktanz berechnet und nicht gemessen. Als elektrophysiologische Größe ist seine Berechnung jedoch nicht auf Regressionsformeln angewiesen und daher gegenüber Verletzungen von Modellannahmen robust.

Der Phasenwinkel kann daher als eigenständiger diagnostischer Marker verwendet werden. Er ist ein unabhängiger prognostischer Marker für die Mortalität (Garlini et al. 2019). Niedrige Phasenwinkel sind mit einem ungünstigen Krankheitsverlauf und Komplikationen assoziiert (Yu et al. 2019). Prinzipiell gilt: Je niedriger der Phasenwinkel, desto schlechter die Prognose.

INFO

Die **Hautfaltenmessung (Calipometrie)** wird nicht empfohlen. Die Hautfaltendicke ist ein anthropometrischer Indikator zur Bestimmung der subkutanen Fettmasse, zur Berechnung des Oberarmmuskelumfangs und der Armmuskelfläche. Diese Methode zeichnet sich durch eine hohe Messungenauigkeit der Untersucher (sowohl intraindividuell als auch interindividuell) aus. Sie liefert keine zusätzlichen Vorteile gegenüber der BIA und ist durch die höhere Präzision, Genauigkeit und die breite Verfügbarkeit der BIA überholt.

Bei der Calipometrie werden Hautfalten an festgelegten Referenzpunkten des Körpers mit einer Spezialzange (Caliper) gemessen. Die häufigsten Messorte sind am Trizeps, Bizeps, über dem Hüftbein (suprailiakal) und am Rücken unterhalb des Schulterblatts (subskapular). Über die Summe der vier Hautfalten kann über Regressionsformeln der Fettgewebsanteil berechnet werden. Da die Methode selten angewendet wird, fehlen für Erwachsene aktuelle Referenzwerte aus der europäischen Bevölkerung (die aktuellen Werte stammen aus den 1970er Jahren). Für Erwachsene gibt es aktuell ausschließlich Referenzdaten aus der amerikanischen NHANES-Studie mit Updates bis 2021 (Fryar 2021).

3.4.3 Anforderungen an BIA-Geräte

BIA-Waagen, die für den Wellness- oder Haushaltsbereich angeboten werden, genügen den Anforderungen für Geräte im medizinischen Bereich nicht. Auch einige im medizinischen Bereich angebotene Geräte sind nicht ausreichend validiert. Daher sollten Ärzte bei der Anschaffung eines BIA-Geräts für ihre Praxis die in der Info-Box genannten Schlüsselfragen stellen. Hersteller sollten diese positiv beantworten können.

INFO

Schlüsselfragen bei der Anschaffung eines BIA-Geräts

- Handelt es sich um ein geeichtes Medizinprodukt?
- Wie wurde die Bestimmung der Körperkompartimente validiert?
  - Dies sollte auf Basis von Goldstandardmethoden erfolgt sein (z. B. Ganzkörper-MRT oder -CT für Muskelmasse, 4C-Modelle für Fettmasse).
- Liegen international publizierte Validierungsstudien vor und wenn ja, für welche Ergebnisparameter? (Bitten Sie den Hersteller um Zusendung.)
- Wie groß ist das hinterlegte Referenzkollektiv für Menschen kaukasischer Abstammung (Europäer/US-Amerikaner), woher stammt es und welche BMI- und Altersbereiche umfasst es?
  - Das Referenzkollektiv ist wichtig, da die Messergebnisse mit dieser „Norm" verglichen werden. Es sollte möglichst groß sein und die BMI- und Altersbereiche Ihres Patientenkollektivs umfassen.

Die BIA kann mit einem mobilen Gerät (➤ Abb. 3.1) oder mit einem Standgerät (➤ Abb. 3.2) durchgeführt werden. Bei den BIA-Standgeräten sind die Elektroden in das Gerät integriert, bei den mobilen Geräten werden gerätespezifische Elektroden auf ausgewiesene Stellen an den Händen und Füßen appliziert.

Für die allgemeinmedizinische Praxis bieten **Standgeräte** (➤ Abb. 3.2) den großen Vorteil, dass Messungen schnell und mit geringer personeller Belastung durchgeführt werden können. Standgeräte verfügen meist über Standhilfen und integrierte Körperwaagen der Eichklasse III. Neu auf dem Markt sind Geräte mit automatisierter Größenmessung über Ultraschalltechnologie ohne zusätzliche Geräte. Viele dieser höherpreisigen Geräte bieten die integrationsfähige Übertragung der Messergebnisse in die digitale Patientenakte an.

Mobile Geräte (➤ Abb. 3.1) haben gegenüber Standgeräten die Vorteile, dass sie bei Hausbesuchen

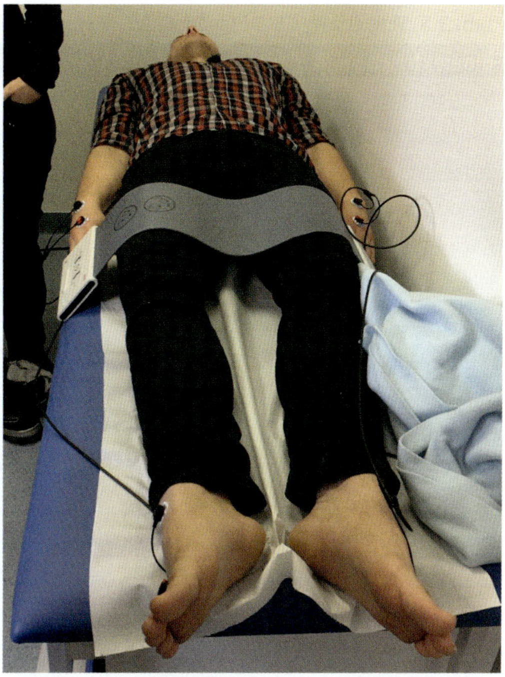

Abb. 3.1 Beispiel für ein mobiles BIA-Gerät [M1213/T1307]

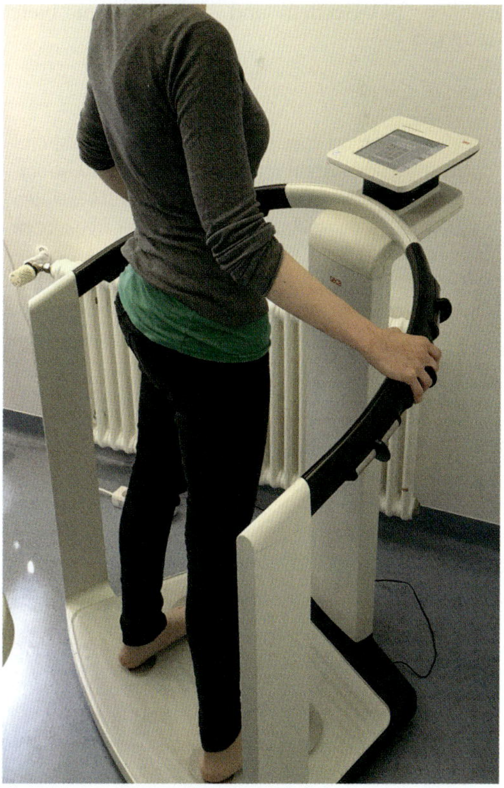

Abb. 3.2 Beispiel für ein BIA-Standgerät [M1213/T1307]

Tab. 3.5 Vergleich von BIA-Standgeräten und mobilen BIA-Geräten

Bioelektrische Impedanzanalyse	Standgerät	Mobiles Gerät
Messmethode	8 Messpunkte	4 oder 8 Messpunkte
Liegezeit vor Messung	Nein	10 min
Zeitbedarf bis Messende	Ca. 5 min	Ca. 15 min
Personalzeit gesamt	Ca. 10 min	Ca. 20 min
Liege erforderlich	Nein	Ja
Integrierte Körperwaage	(meist) Ja	Nein
Platzierung von Einwegelektroden	Nein	Ja
Messdauer	Wenige Sekunden	Wenige Sekunden
Für Hausbesuche geeignet	Nein	Ja
Beidseitige Messung	Ja	Teilweise
Raumbedarf	Ca. 1 × 1 m (B x T)	–
Automatisierte BMI-Berechnung	Ja	Ja
Wartungsfrequenz	Meist 1 × jährlich	Meist 1 × jährlich
Kosten	Ca. 16.000–20.000 EUR	Ca. 4.000–6.000 EUR

eingesetzt werden können und wesentlich günstiger in der Anschaffung sind.

Einen Vergleich der Vor- und Nachteile von mobilen BIA-Geräten und -Standgeräten bietet ➤ Tab. 3.5.

MERKE

Die **Frequenz** bei Wechselstrom bzw. Wechselstromspannung ist die Anzahl von Zyklen einer Wechselstrom-Sinuskurve pro Sekunde. Einige Anbieter von BIA-Geräten werben mit der hohen Anzahl bereitgestellter Frequenzen für ihre Geräte. Diese suggerieren eine höhere Genauigkeit der Messergebnisse. Tatsächlich zeigten bereits ältere Untersuchungen, dass für die Bestimmung nahezu aller Körperkompartimente Multifrequenzmessungen gegenüber der Bestimmung bei einer einzigen Frequenz (50 kHz) keine zusätzlichen Vorteile zeigen. Nur zur weiteren Differenzierung des Gesamtwassers in extra- und interzelluläres Wasser wird zumindest eine weitere, niedrigere Frequenz benötigt. Daher sind Geräte, die zwei bis vier unterschiedliche Frequenzen zur Bestimmung aller Körperkompartimente zur Verfügung stellen, für die tägliche medizinische Praxis ausreichend.

3.4.4 Durchführung der BIA-Messung

Bei der Durchführung der BIA-Messung sind gerätespezifische Angaben zu berücksichtigen. Bei mobilen Geräten ist besonders auf die genaue Elektrodenplatzierung zu achten, die gerätespezifisch etwas unterschiedlich sein kann. Es sollen ausschließlich die vom Hersteller empfohlenen Elektroden verwendet werden. Unter Berücksichtigung dieser Vorgaben ist die Messung der Körperzusammensetzung einfach und schnell durchführbar. In der Regel bieten die Hersteller beim Kauf eines Geräts eine Einschulung vor Ort an.

Die einzige **Kontraindikation** für die BIA sind In-situ-Herzschrittmacher und andere implantierte, elektronische Geräte, die für den Messzeitraum nicht deaktiviert werden können.

Für eine ausreichende **Messqualität** sind geräteunabhängig folgende Standardisierungen zu beachten:

- Nur bei mobilen Geräten: Liegezeit der Messperson vor der Messung soll 10 bis 15 Minuten betragen.
- Der Abstand zur letzten Nahrungsaufnahme soll mindestens vier Stunden betragen (im Idealfall mindestens acht Stunden, dies ist aber in der hausärztlichen Praxis – wie auch im stationären Bereich – selten realisierbar).
- Die letzte sportliche Betätigung sollte möglichst mindestens 12 Stunden zurückliegen.
- Der letzte Alkoholkonsum sollte möglichst 24 Stunden zurückliegen.
- Die Haut sollte möglichst fettfrei sein, um einen optimalen Kontakt der Elektrode mit der Haut zu gewährleisten.
- Die Harnblase sollte vor der Messung entleert werden.

CAVE

Die BIA darf nicht angewendet werden bei Patienten mit Herzschrittmachern, Defibrillatoren oder anderen implantierten automatischen, elektronischen Geräten (z.B. implantierte substanzverabreichende Systeme).

3.5 Einschätzung der Muskelkraft

Die Handkraftmessung dient zur einfachen und zeitsparenden Einschätzung der Muskelkraft.

3.5.1 Zeitpunkt für die Durchführung der Handkraftmessung

Die Messung der Handkraft ist in folgenden Situationen sinnvoll:

- Für die Sarkopeniediagnostik mit den EWGSOP2-Kriterien (Cruz-Jentoft 2019). Die verminderte Handkraft ist hier Leitsymptom.
- Für das Monitoring des Ansprechens auf ernährungstherapeutische Maßnahmen.
- Als zusätzliches Kriterium für die sarkopenieassoziierte Prognose (Cereda 2022), da die Handkraft mit der Muskelmasse und der Krankheitsschwere korreliert (Norman 2011).
- Als unabhängiger Prädiktor für die Frailty (Gebrechlichkeit).

3.5.2 Geeignete Geräte zur Messung der Handkraft

Geräte zur Messung der Handkraftstärke werden als **Handdynamometer** und **Handvigorimeter** angeboten. Allgemein anerkannt ist der Jamar®-Handdynamometer (➤ Kap. 3.4.3, ➤ Abb. 3.3), welcher auch in wissenschaftlichen Studien eingesetzt wird. Er ist wahlweise mit digitalem oder analogem Display erhältlich und kostet zwischen 300 und 600 Euro.

Es gibt auch deutlich kostengünstigere Handkraftmessgeräte, über deren Genauigkeit und Präzision keine Erfahrungen vorliegen. Deshalb können keine

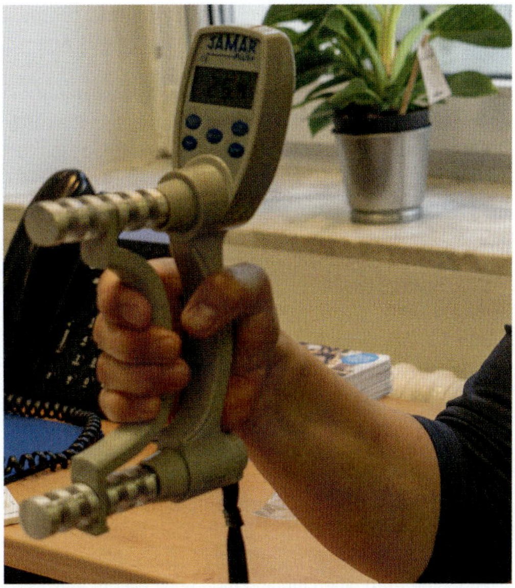

Abb. 3.3 Handkraftmessung i. d. R. am dominanten Arm in entspannter Sitzhaltung mit vorgestreckter Hand, Ellenbogen 90 Grad angewinkelt [M1213/T1307]

Aussagen zur Eignung solcher Geräte für die hausärztliche Praxis getroffen werden.

3.5.3 Durchführung der Handkraftbestimmung

Bei der Messung der Handkraft (➤ Abb. 3.3) ist Folgendes zu beachten:

- Die Messung erfolgt am dominanten Arm.
- Die Messperson sitzt entspannt am Untersuchungstisch, mit gerade dominanter vorgestreckter Hand, das Messgerät haltend und den Ellenbogen 90 Grad angewinkelt auf dem Tisch.
- Die Messperson führt drei maximale isometrische Kontraktionen durch (5 Sekunden Spannung halten) mit einer Ruhephase von 30 bis 60 Sekunden zwischen den Messungen
- Der höchste Wert wird dokumentiert.

LITERATUR

Cereda E, Tancredi R, Klersy K et al. Muscle weakness as an additional criterion for gradin sarcopenia-related prognosis in patients with cancer. Cancer Med, 2022;11(2): 308–316.

3

Cruz-Jentoft AJ, Bahat G, Bauer J et al. Sarcopenia: revised European consensus on definition and diagnosis. Age Ageing, 2019;48(1): 16–31.

Earthman CP. Body Composition Tools for Assessment of Adult Malnutrition at the bedside: A Tutorial on Research Considerations and Clinical Applications Introduction to Lean Tissue Terminology. JPEN, 2015;39(7): 787–822.

Fryar CD, Carroll MD, Gu Q, Afful J Ogden CL. Anthropometric reference data for children and adults: United States, 2015–2018. National Center for Health Statistics. Vital Health Stat, 2021;3(46). Aus: www.cdc.gov/nchs/data/series/sr_03/sr03-046-508.pdf (letzter Zugriff: 30.11.2022).

Garlini LM, Alves FD, Ceretta LB et al. Phase angle and mortality: a systematic review. Eur J Clin Nutr, 2019;73(4): 495–508.

Gonzales MC, Mehrnezhad A, Razaviarab N et al. Calf circumference: cutoff values from the NHANES 1999–2006. Calf circumference: cutoff values from the NHANES 1999–2006. Am J Clin Nutr, 2021;13(6): 1679–1687.

Haakstad LAH, Stensrud T, Gjestvang C. Does self-perseption equal the truth when judging own body weight and height? Int J Environ Res Public Health, 2021;18: 8502.

Kleiser C. Determinants and health risks of overweight and obesity among children and adolescents in Germany. Dissertation, Rheinische Friedrich-Wilhelms-Universität. Bonn 2010. Aus: https://bonndoc.ulb.uni-bonn.de/xmlui/handle/20.500.11811/4195 (letzter Zugriff: 30.11.2022).

Liu L, Erickson NT, Ricardo I et al. Early weight loss is an independent risk factor for shorter survival and increased side effects in patients with metastatic colorectal cancer undergoing first-line treatment within the randomized Phase III trial FIRE-3 (AIO KRK-0306). Int J Cancer, 2022;150(1): 112–23.

Mumm R, Hermanussen M. A short note on the BMI and its secular changes. HBPH, 2021;2: 1–3.

Neuhauser H, Schienkiewitz A, Schaffrath Rosario A et al. Referenzperzentile für anthropometrische Maßzahlen und Blutdruck aus der Studie zur Gesundheit von Kindern und Jugendlichen in Deutschland (KiGGS). In: Robert Koch-Institut (Hrsg.). Beiträge zur Gesundheitsberichterstattung des Bundes. 2. A., 2013. Aus: www.rki.de/DE/Content/Gesundheitsmonitoring/Gesundheitsberichterstattung/GBEDownloadsB/KiGGS_Referenzperzentile.pdf?__blob=publicationFile (letzter Zugriff 30.11.2022).

Norman K, Stobäus N, Gonzalez MC et al. Hand grip strength: outcome predictor and marker of nutritional status. Clin Nutr, 2011;30(2): 135–42.

Peter RS, Fromm E, Klenk J, Concin H, Nagel G. Change in height, weight, and body mass index: Longitudinal data from Austria. Am J Hum Biol, 2014;26: 6090–696.

Pirlich M, Norman K. Bestimmung des Ernährungszustands: moderne Standards. Aktuel Ernahrungsmed, 2011;36: 248–64.

Pirlich M, Norman K. Bestimmung des Ernährungszustandes (inkl. Bestimmung der Körperzusammensetzung und ernährungsmedizinischem Screening). In: Biesalski H et al. (Hrsg.). Ernährungsmedizin. 5. A. Stuttgart:Thieme, 2018; 450–468.

Stobäus N, Norman K, Pirlich M. Phasenwinkel und bioelektrische Impedanzvektoranalyse – Klinische Anwendbarkeit der Impedanzparameter. Aktuel Ernahrungsmed, 2010;35: 124–130.

Todorovic V, Russel C, Elia M. Malnutrition Action Group, BAPEN. Das MUST Erläuterungsheft, 2011. Aus: www.bapen.org.uk/pdfs/must/must_explan.pdf (letzter Zugriff: 30.11.2022).

WHO Expert Consultation. Appropriate body-mass-index für Asian populations and its implications for policy and intervention strategies. Lancet, 2004;363(9403): 157–61.

Yu B, Park KB, Park JY, Lee SS, Kwon OK, Chung HY. Bioelectrical Impedance Analysis for Prediction of Early Complications after Gastrectomy in Elderly Patients with Gastric Cancer: the Phase Angle Measured Using Bioelectrical Impedance Analysis. J Gastric Cancer, 2019;19(3): 278–289.

Yusuf S, Hawken S, Ounpuu S et al. Effect of potentially modifiable risk factors associated with myocardial infarction in 52 countries (the INTERHEART study): case-control study. Lancet, 2004;364: 937–52.

KAPITEL

4 Alternative Ernährungsformen und Fasten

Jürgen Stein, Sandra Ulrich-Rückert

Zusammenfassung

- Alternative Ernährungsformen umfassen eine Vielzahl von Ernährungsweisen, die von der traditionellen Ernährungsweise in einer Gesellschaft abweichen.
- Die häufigsten sind die vegetarischen Ernährungsformen bis hin zur veganen Ernährung.
- **Vegetarische Ernährungsweisen** gelten als vorteilhaft bei der Behandlung und Prävention von Zivilisationskrankheiten.
- Bei **veganer Ernährung** besteht das Risiko einer Unterversorgung mit Mineralstoffen und Vitaminen; eine Nahrungsergänzung ist erforderlich.
- **Fasten** umfasst kurzzeitige Fastenformen wie z. B. das Buchinger-Fasten mit teilweise positiven Stoffwechselauswirkungen auf Lipide, Kohlenhydrate und Entzündungsparameter.
- **Intervallfasten** erfreut sich zunehmender Beliebtheit, die Auswirkungen auf eine Gewichtsreduktion sind anderen Formen der Kalorienreduktion aber nicht überlegen.

4.1 Einleitung

Eine Ernährungsform wird als alternativ bezeichnet, wenn sie von den in einer Gesellschaft traditionell und kulturell geprägten üblichen Ernährungsmustern langfristig abweicht. Alternative Ernährungsformen verstehen sich als **dauerhafte, ganzheitliche und präventive Ernährungsweisen.** Dadurch grenzen sie sich klar von eher kurzfristig angelegten Diäten zur Gewichtsreduktion (z. B. Brigitte-Diät, Kohlsuppendiät) oder von Ernährungskuren (z. B. Mayr-Kur, Schrothkur [➤ Kap. 4.4]) ab. Auch dauerhafte **therapeutische Ernährungskonzepte** (z. B. glutenfreie Diät bei Zöliakie, Meiden von Lebensmitteln und Lebensmittelgruppen im Rahmen von Nahrungsmittelallergien/-unverträglichkeiten [➤ Kap. 28]) werden nicht den alternativen Ernährungsformen zugeordnet.

Anhänger alternativer Ernährungsformen orientieren sich bei der Lebensmittelauswahl in der Regel an Ernährungskonzepten, die üblicherweise auf philosophischen, ethischen oder gesundheitlichen Überlegungen, teilweise aber auch auf einer eigenen Interpretation natur- oder ernährungswissenschaftlicher Erkenntnisse beruhen. Daneben können auch religiöse/spirituelle, ökologische, hygienische, ökonomische und soziale Aspekte eine Rolle spielen (➤ Tab. 4.1).

Nach Claus Leitzmann ließen sich die alternativen Ernährungsformen unter historischen und ideologischen Gesichtspunkten lange Zeit in drei Gruppen einteilen (Leitzmann 2005):

- **Antike und traditionell asiatische Epoche:** Die Ernährungsweisen dieser Epoche basieren auf philosophisch oder religiös beeinflussten ganzheitlichen Lebenskonzepten (z. B. Vegetarismus, Ernährung im Ayurveda).
- **Lebensreformbewegung:** Gegenbewegung zur Industrialisierung in den USA und Mitteleuropa im 19. Jahrhundert. Der Hauptfokus lag auf der Entwicklung weg von industriell erzeugten Lebensmitteln zurück zu natürlichen Produkten (z. B. Hay'sche Trennkost).
- **Neuzeitliche Ernährungsformen:** Diese Ernährungsformen basieren auf Reformbewegungen oder asiatischen Ernährungssystemen (z. B. Vollwerternährung, Schnitzer-Normalkost).

Tab. 4.1 Einteilung alternativer Ernährungsformen nach ihrer Ausrichtung

Weltanschauliche Orientierung		Gesundheitliche Orientierung		Naturwissenschaftliche Orientierung	
Kostform	Lebensmittelauswahl	Kostform	Lebensmittelauswahl	Kostform	Lebensmittelauswahl
Vegane Ernährung	Vegan	Schnitzer-Intensivkost	Vegan	Paleo-Diät, Steinzeiternährung	Fleischbetont; reich an Gemüse und Obst
Vegetarische Ernährung	Vegetarisch	Fit for Life	Vegan orientiert	Zonen-Diät	Gemüse- und obstbetont mit Fisch, Geflügel und Nüssen
Mazdaznan-Ernährung	Lakto-ovovegetarisch	Rohkosternährung	Vegan orientiert	South-Beach-Diät, LOGI-Methode*	Reich an stärkefreiem bzw. stärkearmem Gemüse und Obst sowie an pflanzlichen Ölen, Fleisch erlaubt
Makrobiotische Ernährung	Vegan orientiert	Waerland-Kost	Laktovegetarisch		
Ayurvedische Ernährung	Laktovegetarisch orientiert	Evers-Diät	Lakto-ovovegetarisch		
Anthroposophische Ernährung	Lakto-ovovegetarisch orientiert	Schnitzer-Normalkost	Lakto-ovovegetarisch		
Ernährung in der TCM**	Vegetarisch orientiert	Hay'sche Trennkost	Vegetarisch orientiert		
		Vitalstoffreiche Vollwertkost	Vegetarisch orientiert		
		Vollwerternährung	Vegetarisch orientiert		

* LOGI: niedriger Blutzucker- und Insulinspiegel
** TCM: traditionelle chinesische Medizin

Seit einigen Jahren spielen zunehmend **naturwissenschaftliche und physiologische Überlegungen und Fragestellungen** eine Rolle bei der Etablierung neuer alternativer Ernährungsformen, sodass die Einteilung nach Leitzmann aus heutiger Sicht nicht mehr ausreichend ist.

Da belastbare Daten weitgehend fehlen, ist kaum bekannt, wie viele Menschen tatsächlich eine alternative Ernährungsform praktizieren. Schätzungen für Deutschland gehen von 13 bis 18 Prozent der Bevölkerung aus, wobei unklar ist, inwieweit tatsächlich eine dauerhafte Hinwendung zur jeweiligen Ernährungsweise erfolgt.

Viele alternative Ernährungsformen nehmen für sich in Anspruch, krankheitsvorbeugend oder sogar heilend zu wirken. Abgesehen von wenigen Ausnahmen (z. B. vegetarische Ernährung, Makrobiotik, Vollwerternährung, Rohkosternährung) wurden die meisten alternativen Ernährungsformen aber dahingehend bisher nicht wissenschaftlich untersucht.

Unstrittig ist, dass unter den alternativen Ernährungsformen die **vegetarischen Kostformen** die größte quantitative Bedeutung haben, mit steigender Tendenz. Der Ernährungsreport des Bundesministeriums für Ernährung und Landwirtschaft (BMEL) gibt an, dass sich inzwischen 10 % (8,3 Mio.) der

Tab. 4.2 Formen des Vegetarismus bzw. der vegetarisch orientierten Ernährung

Gruppe	Lebensmittel, die gegessen werden dürfen	Lebensmittel, die gemieden werden
Pesco-Vegetarier	Pflanzliche Lebensmittel, Eier, Milch und Milchprodukte, Fisch	Fleisch sowie alle daraus gewonnenen Produkte, Fisch ist erlaubt
Ovo-Lakto-Vegetarier	Pflanzliche Lebensmittel, Eier, Milch und Milchprodukte	Fleisch, Fisch (einschließlich anderer aquatischer Tiere) sowie alle daraus gewonnenen Produkte
Lakto-Vegetarier	Pflanzliche Lebensmittel, Milch und Milchprodukte	Fleisch, Fisch (einschließlich anderer aquatischer Tiere), Eier sowie alle daraus gewonnenen Produkte
Ovo-Vegetarier	Pflanzliche Lebensmittel, Eier	Fleisch, Fisch (einschließlich anderer aquatischer Tiere), Milch und Milchprodukte sowie alle daraus gewonnenen Produkte
Veganer (➤ Kap. 4.2.3)	Pflanzliche Lebensmittel	Alle tierischen Lebensmittel, auch Honig
Fruganer, Frutarier	Nur Früchte von Nutzpflanzen, die nicht die Zerstörung der Pflanze zur Folge haben (z. B. Obst, Nüsse, Samen)	–
„Puddingvegetarier/ -veganer"	Überwiegender Verzehr von Fertigprodukten	–

Deutschen vegetarisch ernähren und ca. 2 % (1,6 Mio.) vegan. Weiterhin bezeichnen sich mittlerweile 55 % der Befragten als **Flexitarier,** die sich bewusst für weniger tierische Lebensmittel auf dem Teller entscheiden. (BMEL 2020, BMEL 2021)

4.2 Vegetarische Ernährungsformen

4.2.1 Definition und Ausprägungen

Der Begriff „vegetarisch" leitet sich vom lateinischen „vegetare" (wachsen, beleben) ab. Nach Pythagoras (570–490 v. Chr.), dem Vater des klassischen Vegetarismus, handelt es sich somit um eine „belebende" Kost, bei der überwiegend pflanzliche Lebensmittel sowie Lebensmittel vom lebenden Tier (Milch, Käse, Eier) verzehrt werden.

Hauptmotive für eine vegetarische Ernährungsweise sind häufig ethische Gründe (z. B. Ablehnung der Massentierhaltung), Aspekte der Ökologie und Nachhaltigkeit oder gesundheitliche Überlegungen (➤ Tab. 4.1).

Vegetarismus ist keine einheitliche Ernährungsform. Je nach Form des Vegetarismus (➤ Tab. 4.2) werden neben pflanzlichen Lebensmitteln auch ausgewählte, vom lebenden Tier stammende Lebensmittel verzehrt (z. B. Eier, Milch) oder tierische Lebensmittel und Zusatzstoffe sowie Lebensmittel, bei deren Herstellungsprozessen tierische Bestandteile verwendet werden, komplett gemieden.

Die **vegane Ernährung** ist eine sehr strenge Form der vegetarischen Ernährung. Veganer verzehren ausschließlich pflanzliche Lebensmittel und lehnen alle tierischen Lebensmittel sowie Lebensmittel, bei deren Herstellungsprozess tierische Bestandteile verwendet werden, vollständig ab. Zum Teil werden auch Produkte abgelehnt, bei deren Herstellung Tiere auf unnatürliche Weise genutzt oder ausgebeutet werden, z. B. Honig oder andere Lebensmittel aus der Wanderimkerei (Migratory Beekeeping) oder Gebrauchsgegenstände aus Tierkörperteilen (z. B. Fell, Leder). Noch einen Schritt weiter gehen **Fruganer bzw. Frutarier,** die nur Teile von Pflanzen verzehren, bei denen die Stammpflanze nicht zerstört wird (z. B. Obst, Nüsse, Samen).

4

4.2.2 Ernährungsphysiologische Bewertung der vegetarischen Ernährung

Es gibt nur wenige Studien, die die ernährungsphysiologische Qualität restriktiver Ernährungsformen wie z. B. der veganen Ernährung untersuchen und mit anderen Ernährungsformen vergleichen. Die Zufuhr von Mengenelementen (Magnesium, Kalium) ist bei Vegetariern (i. d. R.) günstiger zu bewerten als bei Mischköstlern. So liegt die Aufnahme von Natrium vergleichsweise niedriger, die Kalium- und Magnesiumzufuhr dagegen höher als bei Nichtvegetariern. Während bei ovo-lakto-vegetarischer Ernährung die Kalziumaufnahme meist mehr als ausreichend ist, kann die Versorgung bei veganer Lebensmittelauswahl mit einer Zufuhr von 500–600 mg pro Tag kritisch sein (➤ Kap. 4.2.3).

Pflanzenbetonte Ernährungsweisen wie die vegetarischen Ernährungsformen gehen mit einer guten Versorgung mit einigen Vitaminen (C, E, B_1, Folat), mit Mineralstoffen (Magnesium, Kalium) sowie Ballaststoffen bzw. sekundären Pflanzenstoffen einher. Im Vergleich zu einer Mischkost enthalten alle vegetarischen Ernährungsformen außerdem z. B. weniger gesättigte Fettsäuren und Cholesterol.

4.2.3 Vegane Ernährung

Bei veganer Ernährung ist eine ausreichende Versorgung mit einigen Nährstoffen nicht oder nur schwer möglich. Als kritischster Nährstoff gilt **Vitamin B_{12}.** Als potenziell kritische Nährstoffe gelten außerdem **Protein** bzw. **unentbehrliche Aminosäuren** und langkettige Omega-3-Fettsäuren (EPA, DHA) sowie weitere Vitamine (B_2, D) und Mineralstoffe (Kalzium, Eisen, Iod, Zink, Selen). Eine vegane Ernährung ist nur dann bedarfsgerecht möglich, wenn Folgendes beachtet wird:

- Dauerhaft ein Vitamin-B_{12}-Präparat einnehmen sowie die Versorgung mit Vitamin B_{12} regelmäßig ärztlich überprüfen lassen.
- Gezielt nährstoffdichte Lebensmittel und angereicherte Lebensmittel auswählen, um die Nährstoffversorgung (v. a. die Versorgung mit kritischen Nährstoffen, ➤ Tab. 4.3) sicherzustellen.

Gegebenenfalls sollte man die Versorgung mit weiteren kritischen Nährstoffen regelmäßig ärztlich überprüfen lassen und generell bei einem festgestellten oder möglichen Nährstoffmangel sowohl die Ernährung umstellen als auch über Nährstoffpräparate oder angereicherte Lebensmittel die kritischen Nährstoffe so lange zuführen, bis der Nährstoffmangel behoben ist.

Tab. 4.3 Empfehlungen zur Sicherstellung der Versorgung mit kritischen Nährstoffen bei veganer Ernährung

Nährstoff	Empfehlungen
Eisen	• Die Verfügbarkeit der in pflanzlichen Nahrungsmitteln enthaltenen anorganischen Eisenverbindungen (meist Fe^{3+}) ist eingeschränkt und liegt im Mittel zwischen 1–7 % (Fleisch und Fleischwaren: ca. 20 %; Fisch: 9–13 %). • Die Absorption von Nichthämeisen lässt sich verbessern, indem vermehrt reduktiv wirksame Substanzen wie Vitamin C und organische Säuren (Zitrat, Milchsäure) mit der Nahrung zugeführt werden. Eisen aus Sauerkraut ist mit 25–30 % sehr gut bioverfügbar. • Zur Sicherstellung der Eisenversorgung wird Vegetariern eine um den Faktor 1,8 höhere Eisenzufuhr empfohlen als Mischköstlern (Erwachsene: 22 mg Eisen/Tag).
Iod	• Die Empfehlung, ausschließlich Iodsalz zu verwenden und auch bei Brot und anderen Backwaren mit Iodsalz hergestellte Produkte zu bevorzugen, richtet sich sowohl an Mischköstler als auch an Vegetarier und Veganer. • Veganer können ihre Iodversorgung durch den Verzehr kleiner Mengen an Speisealgen (z. B. Nori, Arame) decken. Ggf. ist die Verwendung eines Nahrungsergänzungspräparats („A–Z-Variante") sinnvoll.
Kalzium	• Kalziumreiche Lebensmittel (dunkelgrünes Blattgemüse, Nüsse, Samen [z. B. Mandeln]) oder kalziumangereicherte Lebensmittel (z. B. Sojaprodukte mit Kalziumzusatz) sollten regelmäßig verzehrt werden. • Häufiger Konsum kalziumreichen Mineralwassers (> 150 mg/l), bei Säften ggf. auf Kalziumanreicherung achten. • Manche Lebensmittelinhaltsstoffe behindern die Aufnahme oder den Einbau von Kalzium in den Knochen (z. B. Oxalsäure, Phytin, Phosphat, Koffein). Diese Lebensmittel sollten selten oder zeitlich getrennt von kalziumreichen Lebensmitteln verzehrt werden.

Tab. 4.3 Empfehlungen zur Sicherstellung der Versorgung mit kritischen Nährstoffen bei veganer Ernährung *(Forts.)*

Nährstoff	Empfehlungen
Vitamin B_{12}	• Aufgrund der Gefahr irreversibler neurologischer Schäden (funikuläre Myelose) und eines potenziell erhöhten Schlaganfallrisikos infolge eines Vitamin-B_{12}-Defizits bzw. einer hierdurch bedingten Homozysteinämie sollten Veganer mit Vitamin B_{12} angereicherte Lebensmittel verzehren oder auf Vitamin-B_{12}-Supplemente zurückgreifen. • Algen, die häufig als alternative Vitamin-B_{12}-Träger ausgelobt werden, enthalten vorwiegend unwirksame Analoga, die die Stoffwechselfunktionen des biologisch aktiven Vitamins blockieren können. Auch Hefe enthält kein für den Menschen verfügbares Vitamin B_{12}.
Vitamin D	• Vegetarier, v. a. Veganer, sollten zur Optimierung der Vitamin-D-Versorgung auf eine regelmäßige Sonnenexposition achten. • In den Wintermonaten sowie bei Personen, die sich überwiegend in geschlossenen Räumen aufhalten, ist (wie bei Mischköstlern) eine Supplementierung zu empfehlen (20–50 µg/Tag; Soll-Serum-Spiegel an Calcidiol mind. 50 nmol/l, besser ≥ 75 nmol/l).
Zink	• Allgemein erhöhen tierisches Protein und Histidin die Bioverfügbarkeit; hemmend auf die Absorption wirken Phytate (Vollkorn) und Tannine (Kaffee, Tee). • Geeignete Lebensmittel sind Hülsenfrüchte (z. B. Soja, Linsen, Kichererbsen) und Getreideprodukte (z. B. Haferflocken, Roggen, Vollkornpasta). • Zur Sicherstellung der Zinkversorgung wird Vegetariern eine um 50 % höhere Zinkzufuhr empfohlen als Mischköstlern.

Das Risiko für eine **Nährstoffunterversorgung bzw. einen Nährstoffmangel** ist bei **Personen in sensiblen Lebensphasen** wie Schwangerschaft und Stillzeit (➤ Kap. 8) sowie bei Säuglingen, Kindern und Jugendlichen (➤ Kap. 9), die sich vegan ernähren bzw. vegan ernährt werden, höher als bei gesunden Erwachsenen mit dieser Ernährungsweise. Eine vegan ausgerichtete Ernährung ohne angereicherte Lebensmittel bzw. Nährstoffpräparate führt bei einigen Nährstoffen zu einer unzureichenden Zufuhr, die mit zum Teil erheblichen negativen Folgen für die Gesundheit einhergehen kann. Da sich mit dem Verzicht auf jegliche tierische Lebensmittel das Risiko für Nährstoffdefizite und damit das Risiko für Gesundheitsstörungen erhöht, wird eine vegane Ernährung in Schwangerschaft und Stillzeit sowie im gesamten Kindes- und Jugendalter von der DGE nicht empfohlen.

CAVE

Eine vegane Ernährung bietet Vorteile bei der Prävention von Stoffwechselkrankheiten, birgt aber die Gefahr einer Mangelversorgung mit Vitamin- und Mineralstoffen. Eine regelmäßige Supplementation von Vitamin B_{12}, ggf. auch Vitamin D, und eine sorgfältige Auswahl nährstoffreicher Lebensmittel sind notwendig. Ärztliche Kontrollen von relevanten Laborparametern sollten zur Vermeidung von Mangelerkrankungen erfolgen.

4.3 Paleo-Ernährung

Neben der vegetarischen und der veganen Ernährung stößt auch die sogenannte **Steinzeiternährung** (auch paleolithische Ernährung oder Paleo-Diät) als weitere alternative Ernährungsweise auf zunehmendes Interesse. Als Begründer der modernen Paleo-Bewegung gelten der Mediziner Stanley B. Eaton und der Anthropologe Melvin Konner, die 1985 im New England Journal of Medicine einen Artikel zu den präventivmedizinischen Implikationen der Steinzeiternährung veröffentlichten (Konner und Eaton 1985). Kernelement dieses Konzepts ist die **Anpassungsthese,** die davon ausgeht, dass der Stoffwechsel des heutigen Menschen immer noch an die Ernährungsweise der Menschen aus der Altsteinzeit angepasst ist. Es wird postuliert, dass die moderne, von der altsteinzeitlichen Kost abweichende Ernährung die Hauptursache für typische „Zivilisationskrankheiten“ wie Adipositas, Typ-2-Diabetes, Fettstoffwechselerkrankungen, Bluthochdruck, bestimmte Krebsformen und verschiedene Autoimmunerkrankungen darstellt, da der Mensch seit der Einführung des Ackerbaus und der Viehzucht vor 12.000 bis 10.000 Jahren keine Möglichkeit gehabt habe, sich genetisch an die neuartigen Ernährungsverhältnisse anzupassen. So gelten insbesondere Milch- und Getreideprodukte als „nicht artgerecht“ und werden bei der Paleo-Ernährung weitestgehend abgelehnt.

4.3.1 Lebensmittelauswahl

Die Lebensmittelauswahl orientiert sich an den in der Steinzeit vermeintlich verfügbaren Lebensmitteln. Das heißt, verzehrt wird alles, was zur damaligen Zeit gesammelt, gejagt, gepflückt oder gefischt werden konnte.

„Erlaubte" Lebensmittel

- Gemüse, Obst (v. a. Beeren), Nüsse und Samen, Fleisch, Fisch, Eier
- Honig und Ahornsirup zum Süßen
- „Gesunde“ Fette: Ghee (geklärte Butter), Kokosöl, Olivenöl, Avocadoöl, Öle aus Nüssen und Samen, Palmöl, Speck, Schmalz
- Eingeschränkt erlaubt: Kartoffeln und Reis

„Verbotene" Lebensmittel

- Getreide und Getreideprodukte, v. a. Weißmehl (bei einigen Versionen der Paleo-Diät ist Vollkorngetreide in Maßen erlaubt)
- Milch und Milchprodukte
- Hülsenfrüchte
- Industriell verarbeitete Lebensmittel (Wurst- und Fleischwaren, Fertigprodukte, Junkfood)
- Raffinierte Pflanzenöle und -fette
- Zucker, Zuckerersatzstoffe, Süßstoffe, Agavendicksaft, Süßigkeiten
- Zusatzstoffe

Für die Durchführung einer Paleo-Diät gibt es kein einheitliches Konzept. Während bis Ende der 1990er Jahre eine überwiegend pflanzlich dominierte, fettarme Ernährung (Anteil pflanzlicher vs. tierischer Lebensmittel 65:35, ca. 20 En% durch Fett) als „artgerecht“ galt, wird heutzutage zum Teil eine deutlich fettreichere Ernährung mit hohem Fleisch- und Fischanteil (Anteil pflanzlicher vs. tierischer Lebensmittel 50:50 bis 30:70, bis zu 40 En% Fett) als „paläolithisch“ und entsprechend als optimal angesehen.

Die biowissenschaftlichen Kernthesen des Paleo-Konzepts werden in Fachkreisen kontrovers diskutiert. Gegen die Argumentation der Paleo-Verfechter sprechen hierbei verschiedene Aspekte.

Schon die Tatsache, dass die Epoche der Altsteinzeit etwa 2,6 Millionen Jahre umfasst, schließt das Konzept der „Steinzeitkost“ weitestgehend aus. Unterschiedliche Umweltverhältnisse, Temperaturschwankungen sowie kulturell-technologische Entwicklungen (Einsatz von Feuer, Etablierung komplexer Werkzeuge) hatten vermutlich wesentlichen Einfluss auf die Nahrungsmittelverfügbarkeit und -auswahl unterschiedlicher Unterepochen und damit auch auf die jeweilige Ernährungsweise. Generell ist es schwierig, die altsteinzeitliche Ernährung umfassend zu rekonstruieren. Archäologische Funde und chemisch-physikalische Auswertungen lassen lediglich Tendenzen im Essverhalten prähistorischer Menschen erkennen.

Als Beleg für **potenziell präventive Effekte** der Steinzeiternährung wird oft auf den Gesundheitszustand neuzeitlicher Kulturvölker verwiesen. Tatsächlich weisen moderne Jäger und Sammler häufig eine sehr geringe Prävalenz typischer Zivilisationskrankheiten wie Übergewicht, Diabetes mellitus Typ 2, Herz-Kreislauf-Erkrankungen oder Hypertonie auf. Allerdings zeigen auch andere traditionell lebende Völker ähnlich gute Stoffwechselparameter, obwohl die einzelnen Ernährungsmuster teils erheblich vom steinzeitlichen Speiseplan abweichen. Neben der steinzeitlichen Lebensmittelauswahl dürften somit weitere grundlegende Lebensstilfaktoren (Bewegung, Schlafverhalten etc.) für die gesundheitlichen Effekte verantwortlich sein. Ebenfalls bedacht werden sollte die Tatsache, dass die Lebenserwartung des Steinzeitmenschen gegenüber der heutigen Bevölkerung deutlich geringer war, sodass sich die heutzutage typischen Alterserkrankungen gar nicht manifestieren konnten.

Es gibt inzwischen zahlreiche Belege dafür, dass der Mensch durchaus in der Lage ist, sich auch genetisch an neuartige Lebensmittel anzupassen. Das bekannteste Beispiel ist die Verträglichkeit von Milchzucker bei Erwachsenen durch ein durch Punktmutationen dauerhaft aktiviertes Laktasegen. Diese Fähigkeit trat unabhängig voneinander in den zurückliegenden 10.000 Jahren in unterschiedlichen Teilen der Welt auf und verschaffte in Zeiten von

Hungersnöten durch die Nutzung von Milch als Nahrungsmittel einen deutlichen Selektionsvorteil.

4.3.2 Ernährungsphysiologische und gesundheitliche Bewertung

Die moderne Paleo-Ernährung ist proteinreich, mit geringen bis moderaten Kohlenhydratanteilen und weist eine hohe Nährstoffdichte auf. Sie ist insgesamt als Dauerkostform geeignet.

Positiv zu bemerken ist, dass auf Zucker, Softdrinks, ernährungsphysiologisch ungünstige Fette (wie trans-Fettsäuren), Fast Food und hochverarbeitete Lebensmittel verzichtet wird und der Fokus auf naturbelassenen Lebensmitteln liegt.

Der tägliche hohe Verzehr tierischer Lebensmittel (Fleisch, Fisch, Eier) ist unter Gesundheits- und Nachhaltigkeitsaspekten allerdings kritisch zu sehen. Außerdem kann der völlige Verzicht auf Lebensmittel wie Getreideprodukte, Hülsenfrüchte und Milchprodukte zu selektiven Nährstoffmangelzuständen führen.

Verschiedene Interventionsstudien kamen zu dem Schluss, dass die Paleo-Ernährung für **Patienten mit metabolischem Syndrom** eine mögliche empfehlenswerte Diätvariante darstellt. Ähnliche oder zum Teil bessere Effekte lassen sich aber auch mit einer kohlenhydratreduzierten mediterranen Ernährung oder mit dem OmniHeart (Optimal Macronutrient Intake to Prevent Heart Disease)-Prinzip (beides Mischkostformen) erzielen.

4.4 Weitere alternative Ernährungsformen

Neben den genannten alternativen Ernährungsformen der vegetarischen Ernährungsweise (➤ Kap. 4.2) und der Paleo-Ernährung (➤ Kap. 4.3) gibt es eine weitere Gruppe wechselnder populärer Ernährungsformen. Diese nehmen für sich in Anspruch, für eine dauerhafte Ernährungsumstellung geeignet zu sein, stellen jedoch meist auch eine Körpergewichtsreduktion in Aussicht. Einige basieren auf einer proteinreichen und kohlenhydratarmen Lebensmittelauswahl und/oder einer Lebensmittelwahl mit möglichst geringem glykämischem Index. Die regelhaft vorgegebenen naturwissenschaftlichen Begründungen halten selten/kaum einer inhaltlichen und methodischen Prüfung stand. Beispiele für populäre Kostformen:

- Atkins-Diät
- Blutgruppendiät (D'Adamo)
- Dukan-Diät
- Glyx-Diät
- Montignac-Methode
- Schlank im Schlaf (Insulin-Trennkost nach Pape)
- Sears-Diät (Zone-Diät)
- LOGI-Diät (➤ Tab. 4.1)

MERKE

Alternative Ernährungsformen sind von der derzeit üblichen Mischkost abweichende Ernährungsrichtungen, die für eine dauerhafte Ernährung empfohlen werden. Sie basieren auf ethischen, philosophischen und gesundheitlichen Erwägungen und führen zu sehr unterschiedlichen Empfehlungen bei der Lebensmittelauswahl.

Auch innerhalb einer bestimmten alternativen Ernährungsform findet sich meist ein breites Spektrum an Varianten, sodass eine generalisierte Bewertung, auch einzelner Ernährungsweisen, nur bedingt möglich ist. Relativ gut sind vegetarische Ernährungsformen untersucht. Pflanzlich ausgerichtete Ernährungsweisen wie die vegetarische Ernährung sind als Dauerernährung geeignet und können gesundheitliche Vorteile gegenüber der derzeit im Durchschnitt praktizierten Ernährung bieten.

Kritischer zu bewerten sind vegane Ernährungsformen, da sie mit einem erhöhten Risiko für einzelne Nährstoffdefizite verbunden sind. Bei einer gezielten Auswahl geeigneter (angereicherter) Lebensmittel, einer guten Kostplanung und unter Berücksichtigung spezifischer Empfehlungen kann die vegane Ernährung aber bei gesunden Erwachsenen als Dauerkostform geeignet sein. Bei Personen in sensiblen Lebensphasen kann die vegane Ernährung nicht uneingeschränkt empfohlen werden (➤ Kap. 4.2.3).

Schon immer spielten insbesondere bei pflanzenbasierten alternativen Ernährungsformen neben gesundheitlichen Fragestellungen auch Aspekte der Nachhaltigkeit und des Umweltschutzes eine wesentliche Rolle, was bei der Entwicklung künftiger Ernährungskonzepte sicherlich noch einen deutlich größeren Stellenwert einnehmen wird.

4.5 Fasten

Fasten bedeutet im Allgemeinen den freiwilligen Verzicht auf (ausgewählte) Nahrung bzw. Nahrungsbestandteile oder Genussmittel für begrenzte Zeit (➤ Tab. 4.4). Unterschieden wird üblicherweise zwischen dem **Heilfasten** und dem **kultischen/religiösen Fasten.** Kulturgeschichtlich ist der genaue Ursprung des Fastens schwer zu bestimmen, sicher bekannt ist, dass das Fasten in allen großen Weltreligionen seit Jahrtausenden Anwendung findet und dass bereits Hippokrates (ca. 460–370 v. Chr.) und Galenus (ca. 129–216 n. Chr.) dem Fasten eine heilende Wirkung zugesprochen haben.

Fasten wird häufig als ganzheitlicher Prozess betrachtet, der aus **drei Dimensionen** besteht: einer körperlichen Dimension (die Physiologie des Fastens und mögliche therapeutische Wirkungen), einer sozialen Dimension (die Gruppendynamik des gemeinsamen Fastens) und einer spirituellen Dimension (Zugang zu höheren Bewusstseinszuständen).

4.5.1 Heilfasten

Heilfasten, eine Form des nicht religiös motivierten Fastens, wird seit Jahrtausenden in unterschiedlichen Ausprägungen praktiziert, um gesundheitlichen Problemen präventiv oder therapeutisch zu begegnen. In Mitteleuropa wurde das Heilfasten insbesondere durch den deutschen Arzt **Otto Buchinger** (1878–1966) als eine stationär durchgeführte, ärztlich betreute und multidisziplinäre Heilmethode etabliert.

Eine **Heilfastenkur** dauert üblicherweise sieben bis zehn Tage. Zusätzlich sollten ein Vorbereitungstag sowie nach dem Fasten drei Tage zur Normalisierung des Essverhaltens eingeplant werden. Während der Fastentage wird dem Körper nur eine sehr geringe Energiemenge von max. 500 kcal/Tag in Form flüssiger Nahrung (z. B. Gemüsebrühe, Obstsäfte, Tee, Wasser, Honig) zugeführt. Initial kommt es beim Heilfasten zu einer schnellen Gewichtsreduktion, was in erster Linie auf den Abbau der Glykogenspeicher und der Freisetzung des daran gebundenen Hydratationswassers beruht. Diese Art des Fastens kann daher zur Gewichtsabnahme ein Einstieg sein, zum langfristigen Abnehmen ist sie aber aufgrund eines zu erwartenden „Jo-Jo-Effekts" (schnelle kompensatorische Gewichtswiederzunahme aufgrund einer physiologisch initiierten Hyperphagie, die häufig über das Ursprungsgewicht hinausgeht) nicht geeignet (➤ Tab. 4.4).

INFO

Die dem Heilfasten zugeschriebenen Wirkungen, insbesondere die Vorstellung des „Entschlackens", beruhen zum Teil auf nicht belegten medizinischen Annahmen. Daneben gibt es aber auch wissenschaftlich belegte positive Auswirkungen des Fastens, z. B. auf den Lipid- und Kohlenhydratstoffwechsel. Häufig steht beim Heilfasten auch der Wunsch nach einer „seelischen Reinigung" im Vordergrund.

Tab. 4.4 Verschiedene Formen des Fastens (Auswahl)

Fastenform	Begründer	Fastengetränke, Besonderheiten
Buchinger Fasten	Otto Buchinger (1878–1966)	Ca. 0,4 l Obst- und Gemüsesäfte und 0,2 l Brühe pro Tag; Tee/Wasser ad libitum (200–500 kcal)
Guelpa-Fasten	Guillaume Guelpa (1850–1930)	Periodisch in 14 Tagen wiederholtes Fasten an 3–5 Tagen
Mayr-Therapie	Franz Xaver Mayr (1875–1965)	Strenges Teefasten, Tee ad libitum bzw. 0,5 l Kuh-(Soja-, Mandel-)Milch plus 2–3 altbackene Semmeln
Molkefasten	Anonymus, Ursprung im Kanton Appenzell (CH), später u. a. Helmut Anemüller (1920–2000)	1 l frische Kuhmilchmolke pro Tag in ca. 8 Portionen; Tee/Wasser ad libitum
Schleimfasten	Anonymus	Ca. 0,5 l Schleim pro Tag (z. B. aus Leinsamen, Reis, Hafer); Tee/Wasser ad libitum
Schrothkur	Johann Schroth (1798–1856)	Große und kleine Trinktage, Semmeln, fakultativ trockener Weißwein; Tee/Wasser ad libitum
Shelton-Fasten	Herbert M. Shelton (1895–1985)	Tee/Wasser ad libitum

4.5.2 Basenfasten

Die Grundhypothese des Basenfastens (erstmals im 17. Jahrhundert aufgestellt und Anfang des 20. Jahrhunderts u. a. durch Howard Hay und Franz Xaver Mayr wieder aufgegriffen) basiert auf der Annahme, dass eine ernährungsbedingte chronische Übersäuerung des Körpergewebes (im Sinne einer alimentären chronischen Gewebeazidose) krankheitsfördernd wirke und daher ursächlich für zahlreiche Zivilisationskrankheiten sei. Entsprechend dürfen Basenfastende nur **„basenbildende" Lebensmittel** verzehren, z. B. Gemüse, Obst sowie einige Nüsse und hochwertiges Lein-, Oliven- oder Rapsöl. **Säurebildende Lebensmittel** wie Fleisch, Fisch, Eier, Käse sowie Getreideprodukte sind hingegen zu meiden. Als Getränke stehen Quellwasser sowie verdünnte Kräutertees zur Verfügung.

Ein **Wirksamkeitsnachweis** der basischen Ernährung zur Vermeidung von Krankheiten bei gesunden Menschen wurde nie erbracht, es fehlen zudem der wissenschaftliche Nachweis der Übersäuerungstheorie sowie ein plausibler Wirkmechanismus. Der pH-Wert des Körpers wird bei gesunden Menschen über verschiedene Puffersysteme streng reguliert. Dies geschieht ohne einen relevanten Einfluss durch Elimination überschüssiger Säurevalenzen aus dem Organismus und ist kein sicherer Anhaltspunkt für eine Übersäuerung der Ernährung. Auch die häufig für die Übersäuerungstheorie herangezogene Messung des Urin-pH-Werts ist eher ein weiterer Beleg für eine gut funktionierende renale Säure- und Basenelimination des Körpers. Als Beleg für die Übersäuerungstherorie müsste vielmehr der Blut-pH-Wert ermittelt werden. Nichtsdestotrotz kann aber eine eher „basische" Ernährung mit einem hohen Anteil an Gemüse und Obst und einer reduzierten Aufnahme tierischer Lebensmittel allgemeine Vorteile für die Gesundheit bieten und u. a. mit einer geringeren Prävalenz an Übergewicht, Bluthochdruck, Gicht und Nierensteinen einhergehen.

4

4.5.3 Intervallfasten

Intervallfasten (intermittierendes Fasten) ist eine Fastenform, bei der tage- oder stundenweise auf Nahrung verzichtet wird. In der Regel ist das Ziel eine langfristige Gewichtsreduktion. Im Gegensatz zu anderen Fastenformen soll das Intervallfasten als **Dauerkostform** angewendet werden. Die verschiedenen Formen des Intervallfastens unterscheiden sich bezüglich Dauer und Häufigkeit des Nahrungsverzichts (➤ Tab. 4.5).

Tab. 4.5 Varianten des intermittierenden Fastens (Auswahl)

Fastenform	Begründer	Besonderheiten
„The Fast Diet", „5:2 Diet"	Michael Mosley, Tony Howell	• Tag 1–2: kohlenhydratarme (max. 40 % der Energiezufuhr), proteinreiche Lebensmittel (Fisch, Huhn, Ei, Milchprodukte, Tofu), Gemüse und Obst. • Tag 3–7: klassische mediterrane Ernährungsweise.
Die 2-Tage-Diät	Michelle Harvie 2013	• Tag 1–5: normal essen (→ Erhöhung der Compliance). • An Tag 6/7: 25 % der üblichen Energieaufnahme (v. a. Gemüse, Vollkorngetreide sowie proteinreiche Lebensmittel), reichlich Flüssigkeit. Die Fastentage sollten einem festen Rhythmus folgen (z. B. montags und donnerstags).
Alternate-Day-Fasting (Every-Other-Day Diet; Eat Stop Eat; Up-Day, Down-Day, alternierendes Fasten)	Krista Varady 2013	• An den Fastentagen nur ca. 25 % der sonst üblichen Energiemenge zuführen. • An den Nicht-Fastentagen gibt es keine Einschränkungen der Energiezufuhr.
Dinner-Cancelling (Abendfasten)	–	• 2–3 Tage/Wo. kein Abendessen, erlaubt sind Wasser, ungesüßter Tee oder andere kalorienfreie Getränke. • → Essenspause bis zum Frühstück ≥ 14 h.
16:8-Diät/8-Stunden-Diät (Leangains-Protokoll)	Martin Berkhan	16-stündige Fastenperiode (i. d. R. 20–12 Uhr), gefolgt von einer 8-stündigen Essensphase.
Warrior-Diät	Ori Hofmekler	Nur abends eine Mahlzeit.

In verschiedenen Tiermodellen führt intermittierendes Fasten bei den so ernährten Tieren – im Vergleich zu Tieren mit konventioneller Ernährung – zu einer höheren Lebenserwartung und zu einer geringeren Rate chronischer Krankheiten (Diabetes mellitus Typ 2, Herz-Kreislauf-Krankheiten, neurologische Krankheiten und Krebs).

Die bisherigen Daten deuten darauf hin, dass das intermittierende Fasten sich positiv auf die Gesundheit und die Gewichtsabnahme (v. a. auf den geringeren Abbau von fettfreier Masse) auswirken kann bzw. einer kontinuierlichen Energierestriktion ebenbürtig zu sein scheint und keine negativen Nebenwirkungen aufweist. Ob die Compliance im Vergleich zu anderen Diätformen größer ist, bleibt abzuwarten. Studien, insbesondere Langzeitdaten mit ausreichend großer Studienpopulation fehlen ebenfalls. Inwiefern das intermittierende Fasten andere Parameter wie die Stimmung, die körperliche Belastbarkeit, kognitive Leistungsfähigkeit oder das Risiko für Essstörungen beeinflusst, kann derzeit nicht beurteilt werden.

Die Auswertung der bisher nur in geringer Anzahl vorhandenen klinischen Humanstudien wird nicht nur durch die vielen unterschiedlichen Formen des intermittierenden Fastens (alternierendes Fasten, 5:2-Fasten u. a.), sondern auch durch die verschiedenen Studienpopulationen (Übergewichtige, Normalgewichtige, Adipöse) und durch die geringe Studienpopulation erschwert. Zudem liegen keine wissenschaftlichen Studien zu Langzeitfolgen des Intervallfastens vor.

INFO

Die meisten Konzepte des Intervallfastens beinhalten keine oder nur sehr vage Empfehlungen zur Lebensmittelauswahl. Daher findet allein durch das intermittierende Fasten in der Regel keine Ernährungsumstellung hin zu einer ernährungsphysiologisch günstigen Lebensmittelauswahl statt. Neuere Studien kommen zu dem Ergebnis, dass sich das Intervallfasten in seiner Wirkung nicht bzw. nur wenig von anderen Diätformen unterscheidet.

LITERATUR

Backes G. Heilfasten, Basenfasten, Intervallfasten – ein Überblick, in: DGE info 02/2018, S. 18–25.

Bundesministerium für Ernährung und Landwirtschaft (BMEL). Deutschland, wie es isst – Der BMEL-Ernährungsreport 2020. Aus: www.bmel.de/SharedDocs/Downloads/DE/Broschueren/ernaehrungsreport-2020.pdf?__blob=publicationFile&v=27 (letzter Zugriff: 3.1.2023).

Bundesministerium für Ernährung und Landwirtschaft (BMEL). Deutschland, wie es isst – Der BMEL-Ernährungsreport 2021. Aus: www.bmel.de/SharedDocs/Downloads/DE/Broschueren/ernaehrungsreport-2021.pdf?__blob=publicationFile&v=6 (letzter Zugriff: 3.1.2023).

Eaton SB, Konner M. Paleolithic nutrition. A consideration of its nature and current implications. N Engl J Med. 1985;312(5):283–9.

Headland M, Clifton PM, Carter S et al. Weight-Loss Outcomes: A Systematic Review and Meta-Analysis of Intermittent Energy Restriction Trials Lasting a Minimum of 6 Months. Nutrients, 2016;8: 364–376.

Henry AG. Die Evolution menschlicher Ernährungsweisen. Ern Umsch, 2016;6: M351–358.

Jamka M, Kulczynski B, Juruc A et al. The Effect of the Paleolithic Diet vs. Healty Diets on Glucose and Insulin Homeostasis: A systematic review and Meta-Analysis of randomized controlles trials. J Clin Med, 2020;9(2): 296.

Klein AV, Kiat H. Detox diets for toxin elimination and weight management: a critical review of the evidence. J Hum Nutr Diet, 2015;28: 675–86.

Leitzmann C, Keller M, Hahn A. Alternative Ernährungsformen. Stuttgart: Hippokrates, 2005.

Richter M, Boening H, Gründewald-Funk D et al. Vegan Diet – Position of the German Nutrition Society (DGE). Ern Umsch, 2016;63(4): 92–102.

Richter M. Fasten im Ramadan. Ernährungsumschau, 2017:5: S17–S22.

Richter M, Kroke A, Gründewald-Funk D et al. Update to the position of the German Nutrition Society on vegan diets in population groups with special nutritional requirements. Ern Umsch, 2020; Sonderheft (5) Vegan.

Seimon RV, Roekenes JA, Zibellini J et al. Do intermittent diets provide physiological benefits over continuous diets for weight loss? A systematic review of clinical trials. Mol Cell Endocrinol, 2015;418:153–72.

Siener R. Säure-Basen-Haushalt und Ernährung. Ernährungsumschau 2011;10: 562–658.

Stange R, Leitzmann C (Hrsg.). Ernährung und Fasten als Therapie. 2. A. Berlin: Springer, 2017.

Stange R. Fasten – präventiv, therapeutisch, kontinuierlich, intermittierend? Ernährungsumschau 2017;11: 630–638.

Stange R, Leitzmann C. Ernährung und Fasten als Therapie 2. A. Berlin: Springer, 2018.

Ströhle A, Behrendt I, Behrendt P et al. Alternative Ernährungsformen; Teil 2: Die Paleo-Ernährung – Naturgeschichte trifft moderne Stoffwechselforschung. Aktuel Ernahrungsmed, 2016a;41: 120–38.

Ströhle A, Löser C, Behrendt I et al. Alternative Ernährungsformen; Teil 1: Allgemeine Aspekte und vegetarische Kostformen. Aktuel Ernahrungsmed, 2016b;41: 47–65.

Trepanowski JF, Kroeger CM, Barnosky A et al. Effect of Alternate-Day Fasting on Weight Loss, Weight Maintenance, and Cardioprotection Among Metabolically Healthy Obese Adults: A Randomized Clinical Trial. JAMA Intern Med, 2017;177: 930–938.

4

KAPITEL

5 Nahrungsergänzungsmittel

Martin Smollich

Zusammenfassung

- Die Einschätzung von Nahrungsergänzungsmitteln soll nicht pauschal, sondern immer individuell und differenziert erfolgen.
- Als Grundlage zur **Beurteilung der Zusammensetzung und Dosierung von Nahrungsergänzungsmitteln** sollen ausschließlich wissenschaftlich fundierte und wirtschaftlich unabhängige Quellen genutzt werden.
- Die gezielte Anwendung von Nahrungsergänzungsmitteln kann im Einzelfall sinnvoll sein. Jeder Anwendung sollen eine **individuelle Nutzen-Risiko-Bewertung** sowie eine **Interaktionsprüfung** mit ggf. bestehender Medikation vorausgehen.

5.1 Einleitung

Rund ein Drittel aller Menschen in Deutschland nimmt regelmäßig Nahrungsergänzungsmittel (NEM) ein. Auch in Fachkreisen sind NEM häufig Gegenstand kontroverser Diskussionen, die sich zwischen zwei Extrempositionen bewegen. Einerseits wird behauptet, die Anwendung von NEM sei *immer* unnötig, da der Bedarf sämtlicher Mikronährstoffe über die tägliche Ernährung problemlos zu decken sei. Andererseits werden NEM empfohlen und eingenommen, um vermeintlich weitverbreitete, latente Mikronährstoffdefizite zu adressieren oder nicht belegte therapeutische Wirkungen zu nutzen.

Beide Positionen werden weder den individuell höchst unterschiedlichen Ernährungsweisen noch der Vielfalt an NEM gerecht. Abhängig von der spezifischen Zusammensetzung eines NEM sowie der gesundheitlichen Situation des jeweiligen Konsumenten, kann die Anwendung von NEM harmlos (aber ohne Vor- und Nachteil), gesundheitsförderlich oder gesundheitsschädlich sein. Pauschalbewertungen von NEM wie „immer sinnvoll“, „immer unnötig“ oder „zumindest schaden sie nicht“ werden der Komplexität der Thematik nicht gerecht.

Grundlage der **evidenzbasierten Beratung** zur individuellen Sinnhaftigkeit der NEM-Anwendung ist daher die differenzierte und individuelle **Nutzen-Risiko-Bewertung.** Essenziell dafür ist die Nutzung seriöser und unabhängiger Informationsquellen (➤ Kap. 5.4).

5.2 Regulatorischer Hintergrund

Rechtlich gesehen gilt: **Nahrungsergänzungsmittel sind Lebensmittel.** Enthalten sein dürfen Vitamine, Mineralstoffe sowie sonstige Stoffe mit ernährungsspezifischer oder physiologischer Wirkung (s. u. Kasten „Definition“). Sie werden in dosierten Formen wie Tabletten, Kapseln u. Ä. in Verkehr gebracht. Dabei gibt es einige Besonderheiten:

- NEM dürfen keine pharmakologische Wirkung besitzen und in ihrer Bewerbung und Aufmachung auch nicht den Eindruck erwecken, sie besäßen eine derartige Wirkung.
- NEM dürfen kein nicht zugelassenes neuartiges Lebensmittel (novel food) enthalten oder ein solches sein.

INFO

Definition „Nahrungsergänzungsmittel"

Nahrungsergänzungsmittel sind gemäß § 1 Abs. 1 Nahrungsergänzungsmittelverordnung (NemV) Lebensmittel, die dazu bestimmt sind, die **allgemeine Ernährung zu ergänzen.** Sie stellen ein **Konzentrat von Vitaminen, Mineralstoffen oder sonstigen Stoffen mit ernährungsspezifischer oder physiologischer Wirkung** dar und werden in dosierter Form in den Verkehr gebracht.

Eine behördliche Zulassung vor Inverkehrbringen von Nahrungsergänzungsmitteln ist in Deutschland ebenso wenig erforderlich wie eine Prüfung von Dosierung oder Unbedenklichkeit (Sicherheit).

Inverkehrbringen von NEM

Anders als oft angenommen müssen NEM vor dem ersten Inverkehrbringen nicht behördlich zugelassen werden; eine Prüfung, Bewertung oder Genehmigung durch eine Behörde ist nicht erforderlich. Das gilt für sämtliche Aspekte des NEM, also für die Zusammensetzung, die Dosierung, die Bewerbung und die Gestaltung der Verpackung. Folglich sind bei NEM die Inverkehrbringer selbst für die gesundheitliche Unbedenklichkeit und gesetzliche Konformität ihrer Produkte verantwortlich.

Einzige formale Voraussetzung für das Inverkehrbringen von NEM ist in Deutschland gemäß § 5 NemV die Anzeige des Produkts beim Bundesamt für Verbraucherschutz und Lebensmittelsicherheit (BVL). Diese Anzeige wird vom BVL an die zuständigen Behörden der Länder sowie an das Bundesministerium für Ernährung und Landwirtschaft (BMEL) weitergeleitet.

Zusatz von Vitaminen und Mineralstoffen

Die zulässigen Vitamin- und Mineralstoffverbindungen sind gesetzlich festgelegt (Richtlinie 2002/46/EG, NemV). Gleichzeitig existieren für diese Vitamine und Mineralstoffe jedoch keine rechtsverbindlichen Höchstmengen. In der Praxis jedoch können die Höchstmengenempfehlungen des Bundesinstituts für Risikobewertung (BfR) zur inhaltlichen Einschätzung der Dosierungen herangezogen werden (➤ Kap. 5.4).

Zusatz von sonstigen Stoffen

Definitionsgemäß dürfen NEM auch „sonstige Stoffe mit ernährungsspezifischer oder physiologischer Wirkung" enthalten. Dieser Bereich ist rechtlich nicht im Einzelnen geregelt und umfasst beispielsweise Aminosäuren, Fettsäuren, Pilze, Algen, Pflanzen, Pflanzenteile und Pflanzenextrakte. Auf europäischer Ebene kann der Zusatz sonstiger Stoffe zu NEM im Anhang der Verordnung (EG) 1925/2006 geregelt werden.

5.3 Risiken von Nahrungsergänzungsmitteln

Die Tatsache, dass ein NEM im Handel verfügbar ist, kann nicht implizit als Beleg seiner Sicherheit bzw. Unbedenklichkeit gewertet werden (➤ Kap. 5.1). Vielmehr birgt die Anwendung von NEM potenzielle Risiken, die im Einzelfall berücksichtigt werden müssen. Die folgenden Punkte geben ohne Anspruch auf Vollständigkeit typische Praxisbeispiele zu Risiken von NEM:

- **Direkte Gesundheitsrisiken:**
  - durch gesundheitsschädliche Inhaltsstoffe/Überdosierungen:
    - Pyrrolizidin-Alkaloide in pflanzlichen NEM: Hepatotoxizität
    - Vitamin-D-Überdosierung: Hyperkalzämie und Nephrokalzinose
  - durch subgruppenspezifische unerwünschte Wirkungen in allgemein unkritischen Dosierungen:
    - Algenhaltige NEM: Hyperthyreose
    - β-Carotin: Risikoerhöhung für Lungenkrebs (Raucher, Ex-Raucher)
    - Grüntee-Extrakte: Hepatotoxizität
    - Vitamin A: teratogene Wirkung in der Schwangerschaft
    - Vitamin B_{12}: Risikoerhöhung für Lungenkrebs (v. a. Raucher, Ex-Raucher)

- **Indirekte Gesundheitsrisiken durch nicht deklarierte Inhaltsstoffe in gepanschten NEM:**
  - NEM zur Anwendung bei alkoholbedingten Beschwerden („Anti-Hangover"): oft gepanscht mit nichtsteroidalen Antiphlogistika (NSAR)
  - NEM zur Anwendung bei Erektionsstörungen: oft gepanscht mit Sildenafil
  - NEM zur Gewichtsreduktion: oft gepanscht mit Sibutramin/Amphetaminen
- **Indirekte Gesundheitsrisiken durch Untertherapie** (Verzicht auf indizierte Arzneimitteltherapie zugunsten unwirksamer NEM-Anwendung):
  - NEM mit Arginin, Resveratrol, Probiotika oder Magnesium bei Hypertonie
  - NEM mit Fischöl bei kardiovaskulären Erkrankungen
  - NEM mit Rotschimmelreis bei Fettstoffwechselstörungen
  - NEM mit Zimt bei Diabetes mellitus
- **Interaktionen von NEM mit gleichzeitig eingenommenen Arzneimitteln** (dadurch Abschwächung/Verlust der Wirkung oder Verstärkung der Wirkung/Toxizität):
  - Eisenhaltige NEM in Kombination mit Levothyroxin (reduzierte Bioverfügbarkeit)
  - Kaliumhaltige NEM in Kombination mit kaliumsparenden Diuretika (Hyperkaliämie)
  - Kalziumhaltige NEM in Kombination mit Bisphosphonaten (Wirkverlust bei Einnahme ohne ausreichenden Zeitabstand), Antibiotika (Wirkungsabschwächung) oder Kalziumkanalblockern (Wirkungsabschwächung)
  - Magnesiumhaltige NEM in Kombination mit Antibiotika (Wirkungsabschwächung)
  - NEM mit Rotschimmelreis in Kombination mit Arzneistoffen, die über CYP3A4 metabolisiert werden (Toxizität)
  - Vitamin-K-haltige NEM in Kombination mit Phenprocoumon (Wirkungsabschwächung)

Klinisch besonders relevant ist das Interaktionspotenzial von NEM mit **Arzneimitteln in der Onkologie** (➤ Tab. 5.1).

Tab. 5.1 Wechselwirkungen von Nahrungsergänzungsmitteln (NEM) mit onkologischen Wirkstoffen (nach Ostermann und Smollich 2022)

NEM/Lebensmittel	Effekt auf die Pharmakotherapie	Art des Effekts
Grapefruit, Pomelo	Abemaciclib (Verzenios®)	Toxizität ↑
	Cyclophosphamid	Wirksamkeit ↓
	Olaparib (Lynparza®)	Toxizität ↑
	Palbociclib (Ibrance®)	Toxizität ↑
	Ribociclib (Kisqali®)	Toxizität ↑
	Talazoparib (Talzenna®)	Toxizität ↑
	Trastuzumab-Emtansin (Kadcyla®)	Toxizität ↑
Grüntee-Extrakt	Tamoxifen	Relevanz fraglich
Grüner Tee	Tamoxifen	Nicht relevant in verzehrüblichen Mengen
Johanniskraut	Abemaciclib (Verzenios®)	Wirksamkeit ↓
	Cyclophosphamid	Toxizität ↑
	Doxorubicin	Wirksamkeit ↓
	(nab)Paclitaxel, Docetaxel	Wirksamkeit ↓
	Olaparib (Lynparza®)	Relevanz fraglich
	Palbociclib (Ibrance®)	Wirksamkeit ↓
	Ribociclib (Kisqali®)	Wirksamkeit ↓
	Talazoparib (Talzenna®)	Relevanz fraglich
	Trastuzumab-Emtansin (Kadcyla®)	Wirksamkeit ↓

Tab. 5.1 Wechselwirkungen von Nahrungsergänzungsmitteln (NEM) mit onkologischen Wirkstoffen (nach Ostermann und Smollich 2022) *(Forts.)*

NEM/Lebensmittel	Effekt auf die Pharmakotherapie	Art des Effekts
Kalzium, Eisen, Magnesium, Zink	Bisphosphonate	Bioverfügbarkeit ↓
Kurkuma (Kurkumin)	Olaparib (Lynparza®)	Toxizität ↑
	Cyclophosphamid	Wirksamkeit ↓
	Palbociclib (Ibrance®)	Relevanz fraglich
Mariendistel	Talazoparib (Talzenna®)	Toxizität ↑
Rotklee	Anastrozol, Exemestan, Fulvestrant, Letrozol, Tamoxifen	Relevanz fraglich
Sojaisoflavone (angereicherte Extrakte)	Anastrozol, Exemestan, Fulvestrant, Letrozol, Tamoxifen	Relevanz fraglich
Traubensilberkerze	Anastrozol, Exemestan, Fulvestrant, Letrozol, Tamoxifen	Relevanz fraglich

5

5.4 Seriöse Informationsquellen

In der Praxis besteht die Herausforderung oft darin, konkrete Marketingaussagen von Nahrungsergänzungsmitteln medizinisch-wissenschaftlich überprüfen zu müssen. Sehr viele auf den ersten Blick seriös wirkende Internetseiten sind nicht unabhängig und enthalten wirtschaftlich motivierte NEM-Empfehlungen. Neben den bekannten wissenschaftlichen Datenbanken können die im Folgenden genannten Angebote zur ersten Einschätzung der Sicherheit, Dosierung und ggf. Wirksamkeit von NEM genutzt werden.

Höchstmengenvorschläge des BfR

Das Bundesinstitut für Risikobewertung (BfR) veröffentlicht die sog. **Höchstmengenvorschläge für Vitamine und Mineralstoffe** in Nahrungsergänzungsmitteln und angereicherten Lebensmitteln (www.bfr.bund.de/de/presseinformation/2021/11/hoechstmengen_fuer_vitamine_und_mineralstoffe_in_nahrungsergaenzungsmitteln_und_angereicherten_lebensmitteln-269582.html). Diese Höchstmengenvorschläge sollen einerseits dazu dienen, zusätzliche Nährstoffaufnahmen über NEM zu ermöglichen, andererseits aber auch vor Überdosierungen und Toxizität schützen.

Anhand dieser Angaben kann leicht überprüft werden, ob die Dosierung eines konkreten Nahrungsergänzungsmittels oder eines angereicherten Lebensmittels für die unspezifische Einnahme zu hoch ist. Davon unberührt bleiben höhere Dosierungen, deren Anwendung im Einzelfall (z. B. bei manifestem Mangel), medizinisch indiziert, sinnvoll sein kann.

INFO

BfR-Höchstmengenvorschläge: wissenschaftlich fundiert, aber gesetzlich unverbindlich

Die vom BfR publizierten Höchstmengenvorschläge sind zwar wissenschaftlich fundiert und können sehr gut zur Einschätzung von Nahrungsergänzungsmitteln verwendet werden. Allerdings sind sie gesetzlich nicht bindend. Das heißt: Auch eine deutliche Überschreitung dieser Höchstmengen ist legal möglich.

Klartext Nahrungsergänzung

„Klartext Nahrungsergänzung" ist ein vom Bundesministerium für Ernährung und Landwirtschaft (BMEL) gefördertes Angebot der Verbraucherzentralen (www.klartext-nahrungsergaenzung.de). Sowohl Verbraucher als auch Fachkräfte finden hier wissenschaftlich fundierte und unabhängige Informationen rund um Nahrungsergänzungsmittel. Zusätzlich besteht die Möglichkeit der kostenlosen Beratung zu Wirkungen und gesundheitlichen Risiken von Nahrungsergänzungsmitteln.

Medizin-Transparent

Medizin-Transparent ist ein Service des Departments für evidenzbasierte Medizin und Evaluation an der Donau-Universität Krems sowie von Cochrane Österreich (www.medizin-transparent.at). Auf der Webseite werden evidenzbasierte Bewertungen von Gesundheitsinformationen bereitgestellt, u. a. auch von Nahrungsergänzungsmitteln.

Health-Claims-Liste

Oft stellt sich bei der Beurteilung von NEM die Frage, ob im Marketing gemachte gesundheitsbezogene Angaben (Health Claims) durch wissenschaftliche Daten untermauert sind. Dies kann mithilfe der sog. Gemeinschaftsliste der Europäischen Union geprüft werden (www.ec.europa.eu/food/safety/labelling_nutrition/claims/register/public/?event=search). Sämtliche gesundheitsbezogenen Angaben von NEM müssen in der EU von der European Food Safety Authority (EFSA) substanziell geprüft und genehmigt werden. Health Claims, die in der Gemeinschaftsliste nicht genannt werden, sind unzulässig.

5.5 Unspezifische Supplementation und angereicherte Lebensmittel

Die Nährstoffanreicherung von Grundnahrungsmitteln und Trinkwasser (Fortifikation) wird seit den 1920er Jahren praktiziert und stellt eine präventivmedizinische bevölkerungsbezogene Maßnahme zur Verbesserung der (Mikro)Nährstoffversorgung dar. Während in verschiedenen Staaten beispielsweise die Fortifikation mit Vitamin D, Folsäure und Fluorid weitverbreitet bzw. sogar gesetzlich vorgeschrieben ist, besitzt in Deutschland allein die Iodanreicherung von Speisesalz eine Relevanz.

Iodsalz

Ein Großteil der Bevölkerung in Deutschland ist nicht optimal mit Iod versorgt. Bei ca. 30 % der Erwachsenen und ca. 44 % der Kinder und Jugendlichen besteht das Risiko einer zu geringen Iodaufnahme (BfR 2020). Ohne Berücksichtigung von iodiertem Speisesalz liegt die mediane tägliche Iodaufnahme bei Erwachsenen bei ca. 75 µg; dies entspricht lediglich der Hälfte der von der EFSA publizierten angemessenen Aufnahme (adequate intake) für Erwachsene (150 µg/Tag) und nur 37 % der von der DGE empfohlenen Zufuhr für Erwachsene unter 51 Jahren (200 µg/Tag).

Iodsalz enthält bis zu 25 mg Iod (als Iodat) pro Kilogramm Salz; die Iodierung von Speisesalz bzw. die Verwendung von Iodsalz ist in Deutschland allerdings nicht gesetzlich vorgeschrieben.

Vor diesem Hintergrund ist die grundsätzliche Verwendung von Iodsalz sinnvoll und sollte nach dem Grundsatz **„Wenn Salz, dann Iodsalz!"** unterstützt werden. Dies gilt sowohl für die eigene Speisenzubereitung als auch für die Verwendung durch die Lebensmittelindustrie. Die Empfehlung der flächendeckenden Verwendung von Iodsalz zur Prophylaxe des Iodmangels ist Konsens der Empfehlungen von Vereinten Nationen, UNICEF, WHO, Deutscher Gesellschaft für Endokrinologie, Deutscher Gesellschaft für Ernährung und Bundesinstitut für Risikobewertung.

CAVE

Iod-Irrtümer

- **Hashimoto-Thyreoiditis** (Autoimmunthyreoiditis): Auch bei Vorliegen einer Hashimoto-Thyreoiditis ist kein Verzicht auf iodiertes Speisesalz erforderlich; eine insgesamt iodarme Ernährung bei Menschen mit Autoimmunthyreoiditis wird von den Fachgesellschaften nicht empfohlen (BfR 2020). Auf die Einnahme iodhaltiger NEM sollte allerdings verzichtet werden.
- **„Iodallergie":** Eine anamnestisch berichtete „Iodallergie" nach Anwendung iodhaltiger Kontrastmittel ist keine Kontraindikation gegen die Verwendung von

Iodsalz. Verantwortlich für die allergische Reaktion auf die Kontrastmittel ist das Trägermolekül, nicht das nicht allergene Iod/Iodid.
- **Algenpräparate:** Algenhaltige NEM sollten nicht gezielt zur Steigerung der Iodzufuhr verwendet werden. Die Iodgehalte der Naturprodukte schwanken stark, und selbst bei geringen Verzehrmengen können potenziell gesundheitsschädliche Iodexzesse mit Aufnahmemengen von über 500 µg/Tag auftreten.
- **Meersalz:** Natürliches Meersalz enthält kein Iod, außer es wird wie anderes Speisesalz iodiert. Die Verwendung von natürlichem Meersalz darf deshalb nicht irrtümlich als Iodquelle angesehen werden.

Andere Mikronährstoffe

In Deutschland werden vor allem pflanzliche Lebensmittel häufig mit **Vitamin D, Vitamin B_{12}** und **Kalzium** angereichert. Ist die systematische Fortifikation von Milchprodukten mit Vitamin D Bestandteil der nationalen Gesundheitsstrategie (z. B. in Finnland, USA, Kanada), tragen diese angereicherten Lebensmittel zwischen 28 und 63 % zur gesamten Vitamin-D-Aufnahme bei (Ikonen et al. 2018). Bei einer ausschließlich freiwilligen Fortifikation durch die Hersteller ist der Effekt auf Bevölkerungsebene dagegen vernachlässigbar. Empfehlenswert ist die Nutzung von mit Vitamin B_{12} und Kalzium angereicherten Lebensmitteln insbesondere für Menschen mit veganer Lebensweise.

5.6 Einsatz von NEM bei bestimmten Indikationen/Patientengruppen

Bei einigen Personengruppen kann die Einnahme von Nahrungsergänzungsmitteln besonders vorteilhaft bzw. besonders kritisch sein. Der Überblick in ➤ Tab. 5.2 darf nicht als pauschale Supplementa-

Tab. 5.2 Einsatz von Nahrungsergänzungsmitteln (NEM) bei bestimmten Personengruppen

Gruppe	Mögliche sinnvolle NEM	Hinweis
Menschen mit veganer Lebensweise	Vitamin B_{12}	Supplementation obligatorisch
Schwangere	• Alle: Folsäure 400 µg/d, Iod 100–150 µg/d + Jodsalz • Fakultativ: Vitamin D, Zink, Vitamin B_{12}, DHA • Nach Diagnostik: Eisen	• Folsäure-Supplementierung möglichst schon vor Beginn der Schwangerschaft initiieren • Gesamtiodzufuhr beachten; bei Schilddrüsenerkrankungen ärztliche Rücksprache vor Beginn der Iod-Supplementierung
Neugeborene, Säuglinge, Kleinkinder	• **Fluorid** (Tbl. 0,25 mg/d) von der Geburt bis zum Zahndurchbruch, danach Weiterführung der systemischen Fluoridanwendung (0,25 mg/d) oder Verwendung fluoridhaltiger Zahnpasta mit 1.000 ppm Fluorid (bis zu 2 × tgl.) (Berg et al. 2021) • **Vitamin D** (400–500 IE/d von der Geburt bis zum zweiten erlebten Frühsommer) • **Vitamin K** (3 × 2 mg als Tropfen bei den Vorsorgeuntersuchungen U1, U2 und U3; alternativ: einmalige ärztliche Injektion)	• Jeder Säugling (auch voll gestillte Kinder) sollen Fluorid, Vitamin D und Vitamin K erhalten. • **Fluorid:** Die Fluoridgabe soll fortgesetzt werden, bis die Anwendung einer fluoridhaltigen Zahnpasta erfolgen kann. Dabei sind die korrekte Dosierung und Anwendung unerlässlich, um eine zu hohe Fluoridaufnahme zu vermeiden. Enthält das Trinkwasser mehr als 0,7 mg/l Fluorid, sollen keine Fluoridsupplemente gegeben werden. • **Vitamin D:** kann als Kombinationspräparat mit Fluorid verwendet werden. • **Vitamin K:** kann statt der oralen Gabe auch einmalig ärztlich injiziert werden (1 mg i. m. unmittelbar postnatal)
Ältere Menschen	Vitamin B_{12}, Vitamin D	Defizite sehr häufig

Tab. 5.2 Einsatz von Nahrungsergänzungsmitteln (NEM) bei bestimmten Personengruppen (*Forts.*)

Gruppe	Mögliche sinnvolle NEM	Hinweis
AMD[1]-Kategorien 3 und 4	• AREDS1-Kombination[2] Vitamin C (500 mg/d) • Vitamin E (400 I.E./d) • Zinkoxid (80 mg/d) • Kupferoxid (2 mg/d) • β-Carotin (15 mg/d)	• **Cave:** Sehr viele AMD-Präparate entsprechen nicht der in klinischen Studien geprüften AREDS-Kombination • (Ex)Raucher: β-Carotin soll durch Lutein (10 mg/d) + Zeaxanthin (2 mg/d) ersetzt werden (AREDS2-Kombination)
Hypertriglyzeridämie	Omega-3-Fettsäuren (3–4 g/d)	Therapieversuch bei Patienten mit hohem kardiovaskulärem Risiko und persistierender Hypertriglyzeridämie
Menschen mit sehr hohem Risiko für Hautkrebs	Nicotinamid (Vitamin B_3) (1.000 mg/d)	Mögliche Hautkrebsprävention; Studienlage widersprüchlich
Alkoholabusus	Vitamin A, Vitamin-B-Komplex (v. a. Thiamin), Selen, Zink	**Cave:** dosisabhängige Neurotoxizität von Vitamin B_6 bei langfristiger Gabe von ≥ 50 mg/d beachten

[1] AMD: altersabhängige Makuladegeneration
[2] AREDS: Age Related Eye Disease Study

tionsempfehlung verstanden werden. Vielmehr sollte immer im Einzelfall und unter Berücksichtigung der individuellen Umstände (Ernährungsstatus, Ernährungsanamnese, Medikation, Grunderkrankungen) geprüft werden, ob eine Supplementation sinnvoll ist. Idealerweise sollte eine Supplementation nur bei laborchemisch nachgewiesenem Mangel und nach sorgfältiger Differenzialdiagnostik erfolgen.

Falls dagegen unspezifisch („präventiv“) supplementiert wird, sollten die **Höchstmengenempfehlungen des BfR** (➤ Kap. 5.4) bzw. die **Tolerable Upper Intake Level** der EFSA (EFSA 2018) nicht überschritten werden.

5.7 Medikationsspezifische Supplementation

Bestimmte Arzneimitteltherapien können das Risiko für **Mikronährstoffdefizite** erhöhen (➤ Tab. 5.3). Sinnvoller als die pauschale Supplementation („medikationsabhängige Supplementation“) ist es, die Angaben in ➤ Tab. 5.3 als Warnsignal (Red Flag) für die Diagnostik und die dann ggf. gezielt mögliche Supplementation von Mikronährstoffen zu nutzen. Damit können sowohl eine Unter- als auch eine Übertherapie vermieden werden.

5.8 Probiotika

Obwohl in der klinischen Praxis häufig angewendet, ist die Evidenz für die Anwendung von Probiotika meist gering. Gerade im Hinblick auf die Bedeutung des intestinalen Mikrobioms sind therapeutische Wirkungen von Probiotika zwar sehr plausibel, allerdings fehlen bislang zuverlässige prädiktive Faktoren zur Identifizierung von Patienten, die von einer Anwendung profitieren würden. Neben offenen Fragen zu galenischen Aspekten, Spezies-/Stammunterschieden sowie optimaler Dosierung und Anwendungsdauer ist bislang vor allem unklar, welche individuellen Faktoren über Wirksamkeit oder Unwirksamkeit einer Probiotikaanwendung entscheiden (Zmora et al. 2018, Suez et al. 2020).

Die besten Daten für die Anwendung von Probiotika liegen für folgende Indikationen vor (modifiziert nach Su et al. 2020):

Tab. 5.3 Arzneimittel, die häufig zu einem Mikronährstoffdefizit führen

Arzneistoff	Häufiges Mikronährstoff-defizit	Hinweis
ACE-Hemmer	Eisen	Der „ACE-Hemmer-Husten" kann durch Ausgleich eines Eisendefizits u. U. reduziert werden.
Antazida, Ranitidin	Vitamin B_{12}, Eisen	–
Antikonvulsiva (allgemein)	Vitamin-B-Komplex, Vitamin D	**Cave:** Überdosierung von Vitamin B_6 kann Wirksamkeit von Phenobarbital und Phenytoin ggf. verringern
Doxorubicin, Epirubicin	Selen, Vitamin B_2 (Riboflavin)	Defizit vor Therapiebeginn ausgleichen
Hydrochlorothiazid	Zink	–
Metformin	Vitamin B_{12}	**Cave:** Neurologische Symptome des Vitamin-B_{12}-Mangels werden häufig fälschlicherweise als diabetische Neuropathie oder alterstypische kognitive Beeinträchtigung gewertet
Orlistat	Vitamin A, D, E, K	Mind. 2 h Zeitabstand zwischen der Einnahme von Vitaminpräparaten und Orlistat
Protonenpumpenhemmer (PPI)	Vitamin B_{12}, Eisen (Kalzium, Magnesium)	Bei dauerhafter PPI-Anwendung ggf. parenterale Gabe von Vitamin B_{12} und Eisen erforderlich
Schleifendiuretika	Vitamin B_1 (Thiamin)	–
SSRI	Folsäure	–
Trizyklika	B-Vitamine	–
Triamteren	Folsäure	–
Valproinsäure	Selen, Zink	–

5

- **Prävention der antibiotikaassoziierten Diarrhö** (möglicherweise wirksam bei Kindern, Jugendlichen und Erwachsenen; keine aussagekräftigen Daten für Ältere)
- **Prävention einer C.-difficile-Infektion** (möglicherweise wirksam bei hospitalisierten Patienten)
- **Prävention der nekrotisierenden Enterokolitis (NEC)** bei Frühgeborenen (wirksam)
- **Therapie der Pouchitis** (vermutlich wirksam)
- **Therapie der chronischen Obstipation** (möglicherweise wirksam bei Kindern und älteren Menschen)

Details der Probiotikaanwendung in den genannten Indikationen finden sich in ➤ Kap. 23 (Gastrointestinale Erkrankungen), in den jeweiligen Leitlinien sowie bei Su et al. 2020.

LITERATUR

Berg B, Cremer M, Flothkötter M et al. Kariesprävention im Säuglings- und frühen Kindesalter. Handlungsempfehlungen des bundesweiten Netzwerks Gesund ins Leben. Monatsschr Kinderheilkd, 2021;169: 550–558.

Bundesinstitut für Risikobewertung (BfR). Jodversorgung in Deutschland wieder rückläufig – Tipps für eine gute Jodversorgung (Stand: Februar 2021). Aus: www.bfr.bund.de/cm/343/jodversorgung-in-deutschland-wieder-ruecklaeufig-tipps-fuer-eine-gute-jodversorgung.pdf (letzter Zugriff: 25.11.2022).

Chen AC et al. A phase 3 randomized trial of nicotinamide for skin-cancer chemoprevention. N Engl J Med, 2015;373: 1618–26.

European Food Safety Authority (EFSA). Overview on Tolerable Upper Intake Levels as derived by the Scientific Committee on Food (SCF) and the EFSA Panel on Dietetic Products, Nutrition and Allergies (NDA) (Stand: September 2018). Aus: www.efsa.europa.eu/sites/default/files/assets/UL_Summary_tables.pdf (letzter Zugriff: 25.11.2022).

Ikonen ST et al. Vitamin D fortification of fluid milk products and their contribution to Vitamin D intake and vitamin D status in observational studies. Nutrients, 2018;10(8): 1054.

Koletzko B et al. Diet and Lifestyle Before and During Pregnancy – Practical Recommendations of the Germany-wide Healthy Start – Young Family Network. Geburtshilfe Frauenheilkd, 2018 78(12):1262–1282.

Ostermann J, Smollich M. Ernährungsmedizinischer Bedarf und reale Versorgung von Brustkrebspatientinnen. Aktuel Ernahrungsmed, 2022;47: 1–9.

Podlogar J, Smollich M. Mikronährstoff-Supplementation bei altersabhängiger Makuladegeneration (AMD): Evidenz jenseits von AREDS? Med Monatsschr Pharm, 2017;5: 197–201.

Podlogar J, Smollich M. Vitamine, Mineralstoffe, Spurenelemente. Stuttgart: Wissenschaftliche Verlagsgesellschaft, 2019.

Smollich M, Podlogar J. Vitamin-D-Status in Deutschland: Evidenzbasierte Indikationen zur Supplementation. Pharmakon, 2019;2(7): 98–105.

Su GL et al. AGA Clinical Practice Guidelines on the Role of Probiotics in the Management of Gastrointestinal Disorders. Gastroenterology, 2020;159: 697–705.

Suez J et al. Probiotics in the next-generation sequencing era. Gut microbes, 2020; 1(1): 77–93.

Zmora N et al. Personalized gut mucosal colonization resistance to empiric probiotics is associated with unique host and microbiome features. Cell, 2018;174(6): 1388–1405.

KAPITEL

6

Martin Smollich

Ernährung und Arzneimittel

Zusammenfassung

- **Ernährung und Arzneimittelwirkungen können sich wechselseitig beeinflussen.** Die fehlende Berücksichtigung entsprechender Effekte kann den Therapieerfolg gefährden und ernährungsmedizinisch relevante Probleme verursachen.
- **Direkte Wechselwirkungen** zwischen einzelnen Lebensmitteln und Arzneimitteln müssen bei der Arzneimitteleinnahme berücksichtigt werden. In der klinischen Praxis stehen dazu neben Fachliteratur auch Softwarelösungen zur Verfügung.
- **Unerwünschte Arzneimittelwirkungen** wie Mundtrockenheit, Geschmacksstörungen, Appetitverlust und ungewollte Gewichtszunahme sind keine banalen Nebenwirkungen, sondern können den Ernährungszustand der Betroffenen massiv verschlechtern. Entsprechende Anzeichen sollten daher ernst genommen, frühzeitig berücksichtigt und angemessen adressiert werden.
- Die Anwendung bestimmter Arzneimittel kann direkte Effekte auf den Mikronährstoffstatus haben (vgl. hierzu ➤ Kap. 5.7 „Medikationsspezifische Supplementation“).

6.1 Einleitung

Die Wechselwirkungen zwischen Arzneimitteln und Lebensmitteln sind erheblich komplexer als die bekannten Arzneimittel-Arzneimittel-Interaktionen. Durch Einflüsse von Lebensmitteln auf Arzneimittel kann es unter Umständen zu gravierenden Risiken für die betroffenen Patienten kommen. So reichen die Folgen einer nicht erkannten Wechselwirkung zwischen einem Arzneimittel und bestimmten Lebensmitteln von Wirkungsabschwächung und völligem Wirkungsverlust bis hin zu lebensgefährlicher Toxizität. Umgekehrt besitzen bestimmte Arzneistoffe direkte Effekte auf den Appetit, das Körpergewicht und den Geschmackssinn, was zu Therapieversagen, vermeidbaren Nebenwirkungen, Überdiagnostik und Übertherapie führen kann.

Sowohl in der Arzneimittel- als auch in der Ernährungstherapie sollten die wechselseitigen Effekte von Arzneimitteln und Lebensmitteln im Detail bekannt sein und berücksichtigt werden (Smollich und Podlogar 2020).

6.2 Arzneimitteleffekte auf den Ernährungszustand

6.2.1 Arzneimittelwirkungen und Appetit

Sehr viele Arzneistoffe wirken sich direkt oder indirekt auf den Appetit aus, was sekundär relevante Veränderungen des Ernährungsverhaltens, des Körpergewichts und der Körperzusammensetzung nach sich ziehen kann (➤ Tab. 6.1). Einen direkten Effekt auf den Appetit im Sinne einer **Appetitminderung** besitzen Arzneistoffe, die zur medikamentösen Adipositastherapie eingesetzt werden (Alginsäure, Guar, GLP-1-Analoga). Während diese *direkt*

Tab. 6.1 Einfluss verschiedener Arzneistoffe auf den Appetit und das Körpergewicht

Auswirkung auf den Appetit	Appetitbeeinflussende Mechanismen		Wirkstoffgruppen (beispielhaft)*
Appetitminderung	Indirekt	Dysgeusie	➤ Tab. 6.2
		• Stomatitis, Mukositis • Übelkeit, Erbrechen	Zytostatika
		Xerostomie	• Antidepressiva • Neuroleptika • Nootropika
	Direkt	Simulation der Magenfüllung	Quellstoffe
		Monoamin-Freisetzung im Hypothalamus	Amphetamine („Anorektika")
Appetitsteigerung	Indirekt	Psychovegetative Entspannung	• Antidepressiva • Benzodiazepine
	Direkt	Wirkung auf den Noradrenalin-, Serotonin- und Dopamin-stoffwechsel	• Antidepressiva (trizyklisch, tetrazyklisch) • Cannabinoide • Cyproheptadin • Neuroleptika

* Antidepressiva sind in verschiedenen Kategorien genannt, da es sich dabei um wirkstoffspezifisch unterschiedliche Effekte handelt.

appetitmindernden Effekte therapeutisch beabsichtigt sind, leiden viele Patienten aber unter *indirekten,* unerwünschten, appetitmindernden Arzneimittelwirkungen. Ursache einer solchen Appetitminderung können unerwünschte Wirkungen wie arzneimittelbedingte Geschmacksveränderungen, Xerostomie, Stomatitis, Gewichtsverlust, Übelkeit und/oder Erbrechen sein.

Eine **direkte Appetitsteigerung** ist eine häufige unerwünschte Wirkung tri- und tetrazyklischer Antidepressiva (Berthold und Gundert-Remy 2006) bzw. bestimmter Neuroleptika (Deng 2013).

6.2.2 Arzneimittelbedingte Störungen des Geschmackssinns

Zahlreiche Arzneistoffe können zu anhaltenden Störungen des Geschmackssinns **(Dysgeusie)** führen (➤ Tab. 6.2). Die häufige Einordnung von Geschmacksstörungen als „Nebensächlichkeit" wird ihrer Bedeutung hinsichtlich ernährungsmedizinischer Konsequenzen und Auswirkungen auf die Therapieadhärenz jedoch nicht gerecht (Ijpma et al. 2015): Die Folgen einer arzneimittelbedingten Dysgeusie können die Lebensqualität und den Ernährungszustand des Betroffenen maßgeblich beeinträchtigen (Bahavand et al. 2013). Eine medikamentös verursachte Dysgeusie kann wenige Stunden oder Tage nach Therapiebeginn einsetzen und ist in der Regel nach Absetzen der Medikation reversibel; die vollständige Wiederherstellung eines normalen Geschmackssinns kann allerdings Wochen bis Monate dauern (Aronson 2015).

MERKE

Arzneimittelbedingte Geschmacksstörungen sind keine Nebensächlichkeit. Die daraus resultierenden Folgen können sehr belastend sein und die Lebensqualität und den Ernährungszustand des Patienten erheblich beeinträchtigen.

Typische Verursacher arzneimittelbedingter Dysgeusien sind die **Z-Substanzen** Zolpidem, Zopiclon und Zaleplon, die nach abendlicher Einnahme häufig zu einem metallisch-bitteren Geschmack am Morgen/Vormittag führen können (➤ Tab. 6.3). Sehr viele Psychopharmaka bewirken außerdem eine anhaltende Xerostomie, durch die das

Tab. 6.2 Verschiedene Arten arzneimittelbedingter Dysgeusien (modifiziert nach Touger-Decker et al. 2014)

Wirkstoffgruppe	Wirkstoffe (beispielhaft)	Mögliche Effekte auf den Geschmackssinn
Antibiotika	Ampicillin, Fluorchinolone, Makrolide, Metronidazol, Tetrazykline	Dysgeusie (metallisch)
Anticholinergika	Atropin, Butylscopolamin, Scopolamin	Hyposalivation/Xerostomie
Antihistaminika	Cetirizin, Loratadin	Hyposalivation/Xerostomie
Antihypertensiva	ACE-Hemmer, Diltiazem, Dipyridamol	• Dysgeusie (unterschiedlich) • Hyposalivation/Xerostomie
Antikonvulsiva	Carbamazepin, Phenytoin	Hypogeusie
Cholesterinsenker	Clofibrat, Statine	Dysgeusie (unterschiedlich)
Diuretika	Amilorid, Hydrochlorothiazid, Spironolacton	• Dysgeusie (salzig) • Ageusie
DMSO-haltige Dermatika	Dimethylsulfoxid	Dysgeusie (knoblauchartig)
Gichtmittel	Allopurinol, Colchicin	Dysgeusie (unterschiedlich)
Glaukommittel (Ophthalmika)	Acetazolamid, Dorzolamid	Dysgeusie (bitter)
Neuroleptika	Chlorpromazin, Perphenazin	Dysgeusie (metallisch)
Schlafmittel	Zaleplon, Zolpidem, Zopiclon	Dysgeusie (metallisch)
Trizyklische Antidepressiva	Amitriptylin, Clomipramol, Desipramin, Doxepin, Imipramin, Nortriptylin, Opipramol, Trimipramin	• Hyposalivation/Xerostomie • Dysgeusie (metallisch)

Tab. 6.3 Dysgeusie-Häufigkeit bei Psychopharmaka (modifiziert nach Schlumm et al. 2019)

Wirkstoffgruppe	Arzneistoffe (beispielhaft)	Häufigkeit arzneimittelbedingter Dysgeusien (% der Patienten)
Z-Substanzen	Zaleplon, Zolpidem, Zopiclon	> 30 %
Mood Stabilizer	Lithium	> 30 %
Antipsychotika	Chlorpromazin, Haloperidol, Loxapin	> 10 %
Trizyklika	Amitriptylin, Clomipramin, Desipramin, Imipramin, Nortriptylin, Trimipramin	5–10 %
SSRI[1]	Citalopram, Sertralin	5–10 %
NDRI[2]	Bupropion	5–10 %
MAO[3]-Hemmer	Moclobemid	5–10 %
Tetrazyklika	Maprotilin, Mianserin	< 5 %

1 SSRI: selektive Serotonin-Wiederaufnahmehemmer
2 NDRI: Noradrenalin-Dopamin-Wiederaufnahmehemmer
3 MAO: Monoaminooxidase

Geschmacksempfinden relevant beeinträchtigt sein kann. Zur Identifizierung der verursachenden Wirkstoffe stehen detaillierte Listen zur Verfügung (Doty et al. 2008, Ackerman und Kasbekar 1997).

6.2.3 Arzneimittel, Körpergewicht und unerwünschte metabolische Wirkungen

Besonders häufig ist eine unerwünschte Zunahme des Körpergewichts bei der **Anwendung von Psychopharmaka** (Schlumm et al. 2019) (➤ Tab. 6.4, ➤ Tab. 6.5). Vor allem bei Patienten unter Antipsychotika-Therapie sollten regelmäßig Kontrolluntersuchungen durchgeführt werden (Körpergewicht, Blutdruck, Blutzuckerspiegel, Cholesterin, Leber-/Nierenfunktion).

Wirkstoffspezifische metabolische Nebenwirkungen können antizipiert und durch geeignete Ernährungs- und Verhaltensinterventionen zumindest teilweise abgemildert oder verhindert werden. Eine Ernährungstherapie durch eine qualifizierte Ernährungsfachkraft sollte frühzeitig eingeleitet werden. Falls die Nebenwirkungen die Lebensqualität des

Tab. 6.4 Häufigkeiten metabolischer Nebenwirkungen der in Deutschland am häufigsten verordneten Antipsychotika (nach Schlumm et al. 2019)

Antipsychotikum	Unerwünschte metabolische Wirkung				
	Appetitsteigerung	Gewichtszunahme	Hyperglykämie	Diabetes mellitus	Fettstoffwechselstörungen
Konventionelle Antipsychotika der 1. Generation (KAP)					
Benperidol	–	N.b.	N.b.	Häufig	–
Chlorprothixen	Häufig	Sehr häufig	Selten	–	–
Flupentixol	Häufig	Häufig	Selten	–	–
Fluphenazin	–	N.b.	–	–	–
Haloperidol	–	Selten	–	–	–
Levomepromazin	–	Häufig	–	–	–
Melperon	–	Sehr selten	–	–	–
Perazin	–	Gelegentlich	Häufig	–	–
Perphenazin	–	N.b.	Gelegentlich	–	–
Pipamperon	–	–	–	–	–
Prothipendyl	–	Selten	–	–	–
Sulpirid	–	–	–	–	–
Thioridazin	–	N.b.	–	–	–
Zuclopenthixol	–	Häufig	–	–	–
Atypische Antipsychotika der 2. Generation (AAP)					
Amisulprid	–	Häufig	–	–	–
Aripiprazol	Gelegentlich	Selten	Gelegentlich	Häufig	Gelegentlich
Asenapin	–	Häufig	Gelegentlich	–	–
Clozapin	–	Sehr häufig	Sehr selten	Selten	Sehr selten
Olanzapin	Häufig	Sehr häufig	Häufig	Gelegentlich	Häufig
Paliperidon	Gelegentlich	Häufig	Häufig	Gelegentlich	Gelegentlich
Promethazin	–	N.b.	–	–	–
Quetiapin	Häufig	Häufig	Häufig	Gelegentlich	Sehr Häufig
Risperidon	Häufig	Häufig	Gelegentlich	Gelegentlich	Gelegentlich
Sertindol	–	Häufig	Gelegentlich	–	–
Ziprasidon	Gelegentlich	Selten	–	–	–

Patienten dennoch weiterhin relevant beeinträchtigen, kann auch ein Wirkstoffwechsel erwogen werden. Ist auch damit keine zufriedenstellende Gewichtskontrolle zu erreichen, kann als letzte Option die Anwendung von Metformin und Topiramat (Off-Label-Use) (DGPPN 2019).

Tab. 6.5 Häufigkeiten metabolischer Nebenwirkungen der in Deutschland am häufigsten verordneten Antidepressiva (nach Schlumm et al. 2019)

Antidepressivum	Unerwünschte metabolische Wirkung				
	Appetitsteigerung	Gewichtszunahme	Hyperglykämie	Diabetes mellitus	Fettstoffwechselstörungen
Selektive Serotonin-Wiederaufnahmehemmer (SSRI)					
Citalopram	Gelegentlich	Gelegentlich[a]	–	–	–
Escitalopram	Häufig	Häufig[b]	–	–	–
Fluoxetin	–	Gelegentlich[b]	–	–	–
Paroxetin	–	Häufig[b]	–	–	Häufig
Sertralin	Häufig	Gelegentlich[b]	N.b.	Selten	Selten
Nicht-selektive Monoaminwiederaufnahmehemmer (NSMRI)					
Amitriptylin	–	Sehr häufig	–	–	–
Clomipramin	Sehr häufig	Sehr häufig	–	Sehr häufig	–
Doxepin	–	Selten	–	–	–
Opipramol	–	Gelegentlich	–	–	–
Trimipramin	–	N.b.	N.b.	–	–
Andere selektive Wiederaufnahmehemmer (SRI)					
Bupropion	–	–	–	–	–
Duloxetin	–	Gelegentlich	Gelegentlich	–	Selten
Venlafaxin	–	Gelegentlich	–	–	Häufig
Andere Antidepressiva					
Agomelatin	–	Selten	–	–	–
Johanniskraut	–	–	–	–	–
Mirtazapin	Sehr häufig	Sehr häufig	–	–	–
Moclobemid	–	–	–	–	–
Tranylcypromin	–	Sehr häufig	–	–	–

a) Im Vergleich zu den übrigen SSRI ist die Gewichtszunahme unter Citalopram besonders ausgeprägt.
b) Auch wenn eine Gewichtszunahme unter Sertralin, Fluoxetin, Escitalopram bzw. Paroxetin ähnlich häufig oder sogar häufiger auftritt als unter Citalopram, so ist das Ausmaß der Gewichtszunahme bei diesen Substanzen jedoch meist sehr gering (< 2 kg) (Wharton et al. 2018)

6.3 Nahrungseffekte auf die Arzneimittelwirkung

6.3.1 Unspezifische Nahrungseffekte

Komplexbildung

Häufigste Ursachen für die Komplexierung von Arzneistoffen durch in der Nahrung enthaltene zwei- oder dreiwertige Kationen sind Magnesium, Kalzium, Zink, Eisen oder Aluminium. Relevante Lebensmittelquellen dieser polyvalenten Kationen sind **Milch und Milchprodukte, Mineralwässer, mit Kalzium angereicherte Lebensmittel** sowie **Obst und Gemüse.** Von dieser Interaktion betroffen sind Wirkstoffe aus den Gruppen der Bisphosphonate, der Gyrasehemmer oder das Levothyroxin. Die resultierenden Komplexe sind unter den Bedingungen des oberen Dünndarms schlecht löslich und schwer resorbierbar, was die Bioverfügbarkeit des jeweiligen Wirkstoffs maßgeblich reduzieren kann.

Schwerlösliche Arzneistoffkomplexe können sich auch mit den in **Kaffee und Tee** enthaltenen

Gerbstoffen bilden, was die Resorptionsgeschwindigkeit und Bioverfügbarkeit herabsetzt; diese Wechselwirkung tritt bei zahlreichen Antidepressiva und Neuroleptika auf.

Galenik

Magensaftresistente Arzneiformen sollten grundsätzlich auf nüchternen Magen eingenommen werden, da nur so gewährleistet ist, dass die Arzneiform im Magen auf ein ausreichend saures Milieu trifft und der Wirkstoff nicht vorzeitig freigesetzt wird. Bei **retardierten Arzneiformen** kann es je nach Art des Retardüberzugs zu dessen Schädigung durch gleichzeitig aufgenommene Nahrung kommen. Folge ist dann eine zu schnelle Wirkstofffreisetzung in einer viel zu hohen Dosierung. Bekanntes Beispiel hierfür sind Opioidpräparate, deren Retardüberzug sich durch alkoholische Getränke auflösen kann. Deshalb müssen bei Retardpräparaten (wirkstoffunabhängig) die Einnahmehinweise des Beipackzettels besonders sorgfältig beachtet werden.

Einfluss der Magenfüllung

In der Regel korreliert die Menge der im Magen vorhandenen Nahrung mit der Dauer der Magenpassage des Arzneimittels. Ein gefüllter Magen verzögert daher meist die Resorption des Arzneistoffs, sodass bei schnell freisetzenden Darreichungsformen wie Lösungen oder unretardierten Tabletten der Zeitpunkt des Erreichens der Spitzenkonzentration nach hinten verschoben wird; gleichzeitig sinkt die Spitzenkonzentration (Smollich und Podlogar 2020). Ob dies zu einer veränderten oder gar abgeschwächten Wirkung des Arzneistoffs führt, hängt vor allem von seinen pharmakodynamischen Eigenschaften und der jeweiligen medizinischen Indikation ab.

INFO

Praxistipps zur Arzneimitteleinnahme (nach Smollich und Podlogar 2020)

- Die **Einnahme fester oraler Darreichungsformen** sollte grundsätzlich mit aufrechtem Oberkörper und einem großen Glas Leitungswasser erfolgen, um ein Anhaften an der Speiseröhre zu vermeiden und die Lösung des Arzneistoffs als Voraussetzung für die Resorption zu gewährleisten.
- Bei **gleichzeitiger Aufnahme mit der Nahrung** ist in der Regel mit einer verzögerten systemischen Anflutung des Wirkstoffs zu rechnen. Ob die Nahrung darüber hinaus das Ausmaß der Bioverfügbarkeit beeinflusst, ist wirkstoffabhängig und muss im Einzelfall geprüft werden.
- **Magensaftresistent überzogene, monolithische Arzneiformen müssen nüchtern eingenommen werden,** da sie den Magen ansonsten unter Umständen erst in der nächsten nächtlichen Nüchternphase verlassen. Bei multipartikulären Darreichungsformen ist dies weniger relevant.
- **Monolithische Retardpräparate** können bei Einnahme zu einer Mahlzeit unter Umständen den ganzen Tag im Magen verbleiben. Da aus ihnen jedoch in der Regel kontinuierlich Wirkstoff freigesetzt wird, der den Magen mit dem Nahrungsbrei verlassen kann, ist dies weniger problematisch als bei magensaftresistent überzogenen Monolithen. Die Retardpräparate sollten aber möglichst immer im gleichen Abstand zu einer Mahlzeit eingenommen werden.

6.3.2 Spezifische Effekte bestimmter Lebensmittel

Die Effekte spezifischer Lebensmittel auf einzelne Arzneistoffe sind zahlreich und sehr komplex, weshalb dazu auf die einschlägige Fachliteratur verwiesen wird (Smollich und Podlogar 2020). Im Folgenden sind die wichtigsten Aspekte zusammengefasst.

Alkohol

Alkohol bewirkt nicht nur in Kombination mit Sedativa, sondern auch bei Wirkstoffgruppen mit sedierender Partialwirkung eine Verstärkung der sedierenden Effekte (Boullata und Armenti 2011). Gleiches gilt für die atemdepressiven Wirkungen. Besonders kritisch ist daher die Kombination von Alkohol mit Opioid-Analgetika, Benzodiazepinen sowie sedierenden Antidepressiva und Neuroleptika. Bekannt ist auch die Verstärkung hepatotoxischer Effekte (u. a. bei Paracetamol) durch Alkohol. Ebenfalls praxisrelevant ist das erhöhte Risiko gastrointestinaler Blutungen, wenn Alkohol parallel zur hoch dosierten oder längerfristigen Anwendung von ulzerogenen Wirkstoffen wie Acetylsalicylsäure, nichtsteroidalen Antiphlogistika (NSAR) oder Glukokortikoiden konsumiert wird.

Goji-Beeren

Mehrere Berichte deuten auf Wechselwirkungen zwischen Goji-Produkten und den gerinnungshemmenden Vitamin-K-Antagonisten (z. B. Marcumar®) hin (Rivera et al. 2012, Flügge 2013). Während es in anderen Ländern bereits Warnungen durch die Gesundheitsbehörden gibt, wird die Erstellung eines entsprechenden Warnhinweises durch die europäischen Behörden zurzeit noch diskutiert.

Grapefruit und Pomelo

Der pharmakologisch relevanteste Effekt der Grapefruit-Inhaltsstoffe besteht in der irreversiblen Hemmung *intestinaler* CYP3A4-Enzyme; *hepatische* CYP3A4 dagegen werden erst bei exzessivem Grapefruitkonsum relevant inhibiert (Dahan und Altmann 2004). Durch die CYP3A4-Hemmung kommt es bei Wirkstoffen, die sonst (teilweise) bereits in der Darmmukosa durch CYP3A4 enzymatisch inaktiviert werden, zum Anstieg der Bioverfügbarkeit mit dem Risiko vermehrter und verstärkter unerwünschter Wirkungen. Detaillierte Listen der betroffenen Wirkstoffe finden sich in der pharmakologischen Fachliteratur (Smollich und Podlogar 2020).

Da es sich bei der CYP3A4-Inhibition um eine irreversible Suizidhemmung handelt, ist der Effekt bereits kurz nach dem Verzehr üblicher Grapefruitmengen voll ausgeprägt und hält bis zu drei Tage an (Boullata und Armenti 2011). Selbst ein mehrstündiger Abstand zwischen Arzneimitteleinnahme und Grapefruitkonsum reicht deshalb nicht aus, um diese Interaktion zu verhindern. Gleiches gilt für die Pomelo als Kreuzungsprodukt zwischen Grapefruit und Pampelmuse.

Lakritz

Lakritz basiert auf dem eingedickten Extrakt der Wurzeln des Süßholzstrauchs *(Glycyrrhiza glabra),* der mit zahlreichen weiteren Zutaten zu den üblichen Lakritzvariationen verarbeitet wird. In diesen Produkten ist in variablen Mengen auch der Hauptinhaltsstoff der Süßholzwurzel, das Glycyrrhizin, enthalten. Die daraus gebildete Glycyrrhetinsäure führt über eine Hemmung der renalen 11β-Hydroxysteroid-Dehydrogenase 2 zur Kumulation von Kortisol, das dann vermehrt zu mineralokortikoiden Wirkungen führt. Die dadurch gesteigerte renale Natrium- und Wasserrückresorption sowie die erhöhte Kaliumausscheidung bewirken eine vermehrte Flüssigkeitsretention, Blutdrucksteigerung und Ödembildung.

Das Bundesinstitut für Risikobewertung (BfR) empfiehlt, die Glycyrrhizinzufuhr bei regelmäßigem Konsum auf maximal 100 mg/Tag zu beschränken. Da die meisten Lakritzprodukte deutlich weniger als die Glycyrrhizin-Höchstgrenze von 200 mg/100 g enthalten, wäre dieser restriktiv definierte Grenzwert erst bei 50–100 g Lakritz pro Tag erreicht.

Milch und Milchprodukte

Bei den Wechselwirkungen zwischen Milch/Milchprodukten und Arzneimitteln stehen pharmakokinetische Interaktionen im Vordergrund: Durch Kalzium kommt es mit bestimmten Wirkstoffen zur Chelatbildung, was die Absorption des entsprechenden Arzneistoffs reduziert. Davon betroffen sind bestimmte **Antibiotika** (Fluorchinolone, Tetrazykline) und die in der Osteoporosetherapie eingesetzten **Bisphosphonate.** Der Großteil der Milch-Arzneimittel-Interaktionen geht allerdings auf die Wirkstoffadsorption an Casein zurück (Pápai et al. 2010).

Proteinreiche Nahrung

Proteinreiche Nahrung kann die Wirksamkeit von gleichzeitig eingenommenem **Levodopa** reduzieren, das zur Therapie des Morbus Parkinson eingesetzt wird. Als Aminosäure konkurriert es im Duodenum mit den übrigen Nahrungsproteinen um die aktiven Transportmechanismen, weshalb die gleichzeitige Einnahme von Levodopa mit proteinreicher Nahrung die Absorption von Levodopa reduzieren kann. Möglicherweise hemmt eine erhöhte Proteinzufuhr auch den Transport von Levodopa über die

Blut-Hirn-Schranke, wodurch dem Gehirn dann weniger Dopamin zur Verfügung steht.

Trotz dieser möglichen Interaktion von Levodopa und Proteinen ist eine proteinarme Diät bei Parkinsonpatienten aus ernährungsmedizinischer Perspektive nicht empfehlenswert. Vorteilhaft ist es jedoch, die Proteinzufuhr am Tag möglichst gering zu halten und proteinreiche Mahlzeiten auf den Abend zu verlegen.

Besonders zu beachten ist außerdem, dass bei Parkinsonpatienten häufig eine reduzierte gastrointestinale Motilität vorliegt, wodurch auch die Magenentleerung verzögert sein kann. Ein sonst üblicher Sicherheitsabstand bei der Arzneimitteleinnahme nach den Mahlzeiten ist deshalb für Levodopa meist nicht ausreichend. Andererseits ist auch der häufig empfohlene Zeitabstand von zwei Stunden zwischen der Levodopagabe und einer Mahlzeit bei Notwendigkeit einer vier- bis sechsmaligen täglichen Anwendung unrealistisch und nicht praktikabel. In diesem Fall sollte in fortgeschrittenen Stadien mit starken On-off-Phänomenen die Möglichkeit der parenteralen Apomorphintherapie oder der intestinalen Pumpentherapie (Duodopa®-Pumpe [Levodopa, Carbidopa]) erwogen werden, um eine ausreichende Wirksamkeit sicherzustellen und eine zeitgleiche, häufig notwendige enterale Ernährungstherapie einzuleiten.

Schwarzer Tee, grüner Tee, Kaffee

Die in Kaffee und Tee enthaltenen Gerbstoffe bilden mit zahlreichen **Antidepressiva** und **Neuroleptika** schwerlösliche Präzipitate, wodurch deren Bioverfügbarkeit um bis zu 80 % reduziert werden kann. Ein Grund für das Therapieversagen einer antidepressiven Therapie kann also durchaus in der Antidepressivaeinnahme zusammen mit Schwarztee liegen. Bei den Tees sind von dieser Interaktion nur die gerbstoffreichen Zubereitungen der Teepflanze *Camellia sinensis* betroffen und nicht jeder beliebige Früchtetee.

Tyraminreiche Lebensmittel

Besonders tyraminreich sind Lebensmittel wie Käse, Joghurt, Salami, Sojaprodukte, Rotwein, Trockenfrüchte, Fleischextrakte, Schokolade, aber z. T. auch Früchte wie Avocado. Im Körper wirkt Tyramin als indirektes Sympathomimetikum, indem es zu einem Anstieg der Noradrenalinkonzentration führt. Normalerweise ist die Tyraminaufnahme mit der Nahrung unproblematisch, da es durch die beiden Monoaminoxidasen MAO-A und MAO-B rasch abgebaut wird. Bei Patienten unter **antidepressiver Therapie mit MAO-Hemmern** kann es durch den blockierten Abbau von Tyramin zu lebensbedrohlichen hypertensiven Krisen kommen. Besonders streng auf eine tyraminarme Ernährung müssen deshalb Patienten achten, die den unselektiv-irreversiblen MAO-Hemmer Tranylcypromin einnehmen.

INFO

Fazit für die Praxis

- Besonders wichtig ist die **Vermeidung von Wechselwirkungen bei Wirkstoffen mit geringer therapeutischer Breite** (z. B. Herzglykoside, Antikonvulsiva, Lithium). In diesen Fällen sollte jede kurzfristige und einseitige Ernährungsumstellung vermieden werden.
- Bei **magensaftresistenten und retardierten Arzneimitteln** sollten die Einnahmehinweise des konkreten Präparats sorgfältig beachtet werden. Magensaftresistente Arzneiformen sollten grundsätzlich nüchtern eingenommen werden.
- Bei der **regelmäßigen Einnahme einer Dauermedikation** sollten kurzfristige und einseitige Ernährungsumstellungen vermieden werden, da es dadurch zur Verstärkung oder Abschwächung der Arzneimittelwirkung kommen kann.
- **Grapefruit und Pomelo:** Patienten, die eine Pharmakotherapie mit CYP3A4-metabolisierten Wirkstoffen erhalten, sollten grapefruit- und pomelohaltige Lebensmittel vollständig meiden. Selbst ein mehrstündiger Zeitabstand ist nicht ausreichend. Da neben der CYP3A4-Wirkung der Grapefruit-/Pomelobestandteile allerdings teilweise auch andere pharmakokinetisch relevante Enzymsysteme gehemmt werden, empfiehlt es sich, immer dann eine professionelle Interaktionsprüfung durchzuführen, wenn Grapefruit-/Pomeloprodukte parallel zu *irgendeiner* Arzneimitteltherapie konsumiert werden sollen.
- **Milchprodukte und Mineralwasser:** Sowohl Fluorchinolone (z. B. Ciprofloxacin, Levofloxacin) als auch Tetrazykline (z. B. Doxycyclin) sollten frühestens vier Stunden nach Milchprodukten bzw. mindestens zwei Stunden vor Milchprodukten eingenommen werden. Zudem sollte die Einnahme nicht mit Mineralwasser erfolgen. Bisphosphonate (z. B. Alendronsäure,

Zoledronsäure) sollten nüchtern, aufrecht sitzend, mit Leitungswasser und mit zwei Stunden Abstand zu jeglicher Mahlzeit und zu Nahrungsergänzungsmitteln eingenommen werden, die größere Mengen zweiwertiger Kationen enthalten (**cave:** Kalziumtabletten, Multivitamintabletten).

- **Auf Alkohol** sollte bei Einnahme von Opioid-Analgetika, Beruhigungs-/Schlafmitteln, sedierenden Antidepressiva, Paracetamol, NSAR und Glukokortikoiden möglichst vollständig verzichtet werden.
- **Tyraminreiche Lebensmittel:** Patienten, die auf Tranylcypromin eingestellt werden sollen, müssen aufgrund der Vielzahl tyraminreicher Lebensmittel und der Schwere der möglichen Interaktion zu Therapiebeginn eine qualifizierte Ernährungsberatung erhalten.
- **Goji-Produkte:** Patienten, die gerinnungshemmende Vitamin-K-Antagonisten (z. B. Marcumar®) einnehmen, sollten Goji-haltige Lebensmittel sicherheitshalber meiden.
- **Kaffee und Tee** *(Camellia sinensis):* Bei vielen Antibiotika sowie den meisten Antidepressiva und Neuroleptika sollte ein sicherer Zeitabstand von ein bis zwei Stunden eingehalten werden.
- **Levodopa:** Das in der Parkinsontherapie eingesetzte Levodopa sollte 30 bis 60 Minuten vor einer Mahlzeit eingenommen werden. Auf keinen Fall sollten Levodopapräparate in proteinhaltige Speisen wie Quark, Joghurt oder Pudding eingerührt werden.
- **Lakritz:** Sicherheitshalber sollten Risikogruppen wie Hypertoniker, Diabetiker oder Schwangere auf den regelmäßigen Verzehr größerer Mengen (> 50 g/Tag) Lakritz verzichten. Der gelegentliche Konsum üblicher Verzehrmengen ist dagegen auch für diese Patienten aus pharmakologischer Sicht unbedenklich.

6

LITERATUR

Ackerman BH, Kasbekar N. Disturbances in taste and smell induced by drugs. Pharmacotherapy, 1997;17: 482–496.

Aronson JK. Meyler's Side Effects of Drugs. New York: Elsevier; 2015

Bahavand M et al. Taste alteration and impact on quality of life after head and neck radiotherapy. J Oral Pathol Med, 2013;42: 106–112.

Berthold H, Gundert-Remy U. Ernährungsrelevante Arzneimittel. In: Schauder P, Ollenschläger G. Ernährungsmedizin. München: Elsevier/Urban & Fischer; 2006.

Boullata JI, Armenti VT. Handbook of drug-nutrient interactions. 2. A. Totowa, New Jersey: Humana Press; 2011.

Deng C. Effects of antipsychotic medications on appetite, weight, and insulin resistance. Endocrinol Metab Clin North Am, 2013;42: 545–563.

Deutsche Gesellschaft für Psychiatrie und Psychotherapie, Psychosomatik und Nervenheilkunde (DGPPN) (Hrsg.). S3-Leitlinie Schizophrenie. AWMF-Register Nr. 038-009 (Stand: 15.3.2019). Aus: https://register.awmf.org/assets/guidelines/038-009l_S3_Schizophrenie_2019-03.pdf.

Doty RL, Shah M, Bromley SM. Drug-induced taste disorders. Drug Saf, 2008;31: 199–215.

Ijpma I et al. Metallic taste in cancer patients treated with chemotherapy. Cancer Treat Rev, 2015;41: 179–186.

Schlumm K, Sina C, Schröder T, Smollich M. Psychopharmaka-induzierte unerwünschte Wirkungen in der Ernährungstherapie. Aktuel Ernahrungsmed, 2019; 44: 322–330.

Smollich M. Einfluss von Arzneimitteln auf Appetit, Geschmackssinn und Körpergewicht. DGE info, 2015;11: 156–159.

Smollich M, Podlogar J. Wechselwirkungen zwischen Arzneimitteln und Lebensmitteln. 2. A. Stuttgart: Wissenschaftliche Verlagsgesellschaft; 2020.

Touger-Decker R, Mobley C, Epstein JB (Hrsg.). Nutrition and Oral Medicine. New York: Humana Press/Springer; 2014.

Wharton S, Raiber L, Serodio KJ et al. Medications that cause weight gain and alternatives in Canada: a narrative review. Diabetes Metab Syndr Obes Target Ther, 2018;11: 427–438.

KAPITEL

7 Ethische Aspekte der Ernährungstherapie

Arved Weimann

Zusammenfassung

- Anhand der Prinzipien der Bioethik ethische Aspekte der Ernährungstherapie erkennen.
- Einführung des Begriffs der **„Ernährungsfürsorge"**.
- Bedeutung der ethischen Fallbesprechung und systematisches Vorgehen.

7.1 Einleitung

INFO

Prinzipien der Bioethik von Beauchamp und Childress (2012)

- Respektierung der Autonomie
- Nichtschädigung
- Fürsorge
- Gerechtigkeit

Die klassischen Prinzipien der Bioethik von Beauchamp und Childress gelten auch für die ethischen Fragen der klinischen Ernährung.

In der von der Europäischen Gesellschaft für Klinische Ernährung und Stoffwechsel 2022 initiierten internationalen Wiener Deklaration **„Nutritional Care is a Human Right"** wird der ethische Rahmen für Nutritional Care klar umrissen und im Kontext des Menschenrechts auf Gesundheit und körperliche Unversehrtheit gesehen (Cardenas et al. 2021). Alle Menschen sollen Zugang zu Nahrung und – sofern medizinisch indiziert – zu evidenzbasierter Ernährungstherapie einschließlich sogenannter künstlicher Ernährung und Flüssigkeitszufuhr erhalten. Da beim kranken Menschen grundsätzlich das Risiko einer krankheitsassoziierten Mangelernährung besteht, bedeutet dieses Postulat, stationär und auch ambulant ein obligatorisches Screening ggf. mit genauer Erfassung des Ernährungsstatus und Einleitung einer individuellen, optimalen und zeitgerechten Ernährungstherapie durchzuführen. Ziele sind hierbei die Senkung der mangelernährungsassoziierten Morbidität und Letalität, aber auch präventiv die Vermeidung des Entstehens einer krankheitsassoziierten Mangelernährung. Das Recht auf Nutritional Care stellt jedoch keine Verpflichtung zur Ernährung in jeder Krankheits- und Lebensphase um jeden Preis dar.

Im Deutschen kann den Anspruch auf Nutritional Care das neue Wort der „Ernährungsfürsorge" definieren. **Ernährungsfürsorge** bedeutet interprofessionell nicht nur die ernährungsmedizinische Erfassung des Ernährungsstatus, die klinische Ernährung mit medizinischer Ernährungstherapie und -beratung, sondern auch holistisch die Beobachtung von Nahrungsaufnahme und Essverhalten mit eventuell erforderlicher pflegerischer und nicht ärztlicher therapeutischer Unterstützung (Weimann 2022). Hier besteht über der Ebene der klassischen ärztlichen Medizinethik eine interprofessionelle, auch diätologische und pflegerische Dimension der Zuwendung als Ethik der Gabe und Fürsorge (Maio 2014). Dies wird im Nutrition Care Process (NCP) zusammengefasst.

INFO

Ernährungsfürsorge (Nutritional Care)

Ernährungsfürsorge ist eine interprofessionelle Zuwendung mit Fokus auf die Bereitstellung von Nahrung, den Ernährungsstatus und die Beobachtung des Essverhaltens. Bei gegebener Indikation kann die Ernährungsfürsorge eine medizinische Ernährungstherapie einschließen.

7.2 Indikation und Ziele der medizinischen Ernährungstherapie

Die medizinische Ernährungstherapie bedarf einer medizinisch begründeten Indikationsstellung sowie einer ethischen Rechtfertigung. Im juristischen Sinn ist die Anlage einer perkutanen endoskopischen Gastrostomie (PEG), einer Feinnadelkatheterjejunostomie (FKJ)-Sonde oder eines zentralvenösen Portkatheters eine Körperverletzung, die erst nach ausführlicher individueller Aufklärung und Einholen eines schriftlichen Einverständnisses durchgeführt werden darf (Kern 2021). Wenn die subjektiven Empfindungen Hunger und Durst nicht und/oder der dezidierte Patientenwunsch nach einer medizinischen Ernährungstherapie nicht vorliegen, ist das Erreichen des Endstadiums einer infausten Tumorerkrankung mit eingeschränkter oraler Nahrungsaufnahme per se keine ausreichende medizinische Indikation für eine aktive Ernährungsintervention. Die Bundesärztekammer hat im Jahr 2004 und ergänzend im Jahr 2011 die Grundsätze für die ärztliche Sterbebegleitung festgelegt. Als **unverzichtbare Basisbetreuung am Ende des Lebens** werden eine menschenwürdige Unterbringung, Zuwendung, Körperpflege, Schmerzlinderung, Linderung von Atemnot und Übelkeit sowie Stillen von Hunger und Durst definiert. Nahrungs- und Flüssigkeitszufuhr gehören nicht zu den grundsätzlich zu gewährleistenden basisbetreuerischen Maßnahmen.

In der Sterbephase benötigen die meisten Patienten nur minimale Mengen an Nahrung und wenig Wasser zum Stillen von Hunger und Durst. Eine künstliche Ernährung, insbesondere von anhaltend somnolenten oder komatösen Patienten, die nicht mehr in der Lage sind, ihren Willen zu äußern, sollte unterbleiben. Geringe Flüssigkeitsmengen sind ausreichend, um durch Dehydratation induzierte Verwirrtheitszustände zu vermeiden. Die unverändert fortgeführte Nahrungs- und Flüssigkeitszufuhr kann den Sterbenden dagegen unzumutbar belasten.

(BÄK 2011, Oehmichen et al. 2013)

Die medizinische Indikation zur **künstlichen Ernährung** impliziert somit ein therapeutisches Ziel. Ziele sind primär Lebenserhalt bzw. Lebensverlängerung und Lebensqualität. So muss sich die Indikation zur Vermeidung eines weiteren Gewichtsverlusts bei infauster Erkrankung an der erreichbaren Verbesserung der Lebensqualität messen lassen. Diese sind mit dem Patienten im ausführlichen Aufklärungsgespräch (Shared Decision Making) gegen die Belastungen und Risiken der Implantation eines Zugangs zur künstlichen Ernährung sowie gegen die Einschränkungen durch die Applikation selbst abzuwägen (Grampp 2019).

Die Leitlinie der Deutschen Gesellschaft für Ernährungsmedizin (DGEM) „Ethische und rechtliche Gesichtspunkte der künstlichen Ernährung" sagt hierzu: *Die medizinische Behandlung erfolgt entweder mit dem Ziel der Verlängerung/Erhaltung des Lebens (ggf. unter Akzeptanz einer temporären Verschlechterung der Lebensqualität) oder mit dem Ziel der Erhöhung bzw. der Erhaltung der Lebensqualität (ggf. unter Akzeptanz der Verkürzung der Lebensdauer) (Oehmichen et al. 2013).*

Gemessen an dem therapeutischen Ziel und dem bereits Erreichten muss die Indikation zur künstlichen Ernährung in regelmäßigen Abständen überprüft werden.

Wenn im Krankheitsverlauf die ursprüngliche medizinische Indikation zur künstlichen Ernährung nicht mehr gegeben ist, sollte die Bereitschaft bestehen, diese auch wieder zu beenden und die Sonde wieder zu entfernen. Nicht nur der ursprüngliche Eingriff in die körperliche Integrität des Patienten zu Beginn der künstlichen Ernährung bedarf der Rechtfertigung durch die medizinische Indikation, sondern auch dessen Aufrechterhaltung.

(Oehmichen et al. 2013)

In der Terminalphase unheilbarer Erkrankungen kann das Sterben durch *Unterlassen, Begrenzen oder*

Beenden einer begonnenen medizinischen Behandlung (Behandlungsabbruch) ermöglicht werden, *wenn dies dem tatsächlichen oder mutmaßlichen Willen des Patienten entspricht und dazu dient, einem ohne Behandlung zum Tode führenden Krankheitsprozess seinen Lauf zu lassen. (BGH Urteil 2 StR 454/09 vom 25.06.2010)*

Dies gilt ebenfalls für die künstliche Ernährung und Flüssigkeitszufuhr und muss dem Patienten, ggf. seinem Stellvertreter/Bevollmächtigten, den Angehörigen und auch dem Behandlungsteam immer wieder vermittelt werden. Eine nicht mehr indizierte künstliche Ernährung ist demnach einzustellen.

7.3 Respektierung der Autonomie

INFO

Die medizinische Ernährungstherapie mit „künstlicher" Ernährung und Flüssigkeitstherapie ist eine medizinische Intervention, die einer klaren Indikation und eines therapeutischen Ziels mit Willen und **Zustimmung des entscheidungskompetenten Patienten** bedarf. (ESPEN-Leitlinie, vgl. Druml et al. 2016)

Entscheidungskompetenz bedeutet Autonomie. Die Philosophin Annemarie Pieper hat **Autonomie** als eine wohlüberlegte Selbstbestimmung aus Freiheit definiert. Ein entscheidungskompetenter Patient hat **das Recht,** nach adäquater Aufklärung eine Behandlung abzulehnen, auch wenn dies zum Tod führt (Recht zur Unvernunft) (Druml et al. 2016, Kern 2021, Simon und Meyer 2022).

Aus ärztlicher Sicht sollte die Ablehnung einer „künstlichen" Ernährung immer auch im Rahmen einer möglichen krankheitsbedingten Fatigue oder Depression betrachtet werden. Dies gilt noch mehr für den „freiwilligen Verzicht auf Nahrung und Flüssigkeit". Hier kann eine zu rasche Akzeptanz der Ablehnung einer medizinischen Ernährungstherapie als klarer Ausdruck der Patientenautonomie kritisch gesehen werden. Empfohlen wird das Angebot eines zeitlich befristeten Versuchs der Ernährungstherapie für eine Dauer von vier bis sechs Wochen mit Reevaluation zur Klärung der Frage einer Besserung von Funktionalität und Allgemeinbefinden vor einer weiteren Fortsetzung der Ernährungstherapie. Angeboten werden sollte auch eine psychologische Unterstützung.

INFO

Autonomie bedeutet nicht, dass der Patient das Recht hat, sich eine Therapie zu wünschen, für die in der jeweiligen Situation keine medizinische Indikation besteht (Druml et al. 2016, Simon und Meyer 2022).

Beim nicht einwilligungsfähigen bzw. urteilsfähigen Patienten ist vor Einleitung einer künstlichen Ernährung das Vorliegen einer Patientenverfügung zu prüfen. Sofern eine Patientenverfügung nicht vorliegt, entscheidet der Vertretungsberechtigte nach dem mutmaßlichen Willen des Patienten. Dieser muss ggf. ermittelt werden. Ziel ist eine Entscheidung im Konsens aller Beteiligten. (Oehmichen et al. 2013, *Druml et al. 2016)*

Eine langfristig antizipierende autonome Planung **(„Advance Care Planning")** mit Erarbeitung und Festhalten der konkreten Wünsche zur Therapieintensität kann helfen, ethische Probleme zu vermeiden (präventive Ethik; Schwartz 2013). Die SARS-CoV-2-Pandemie hat deutlich gemacht, wie bedeutend schon das kurzfristige Antizipieren bei der Aufnahme in das Krankenhaus ist. So sollten antizipierende Gespräche zum gewünschten Therapieausmaß für den Fall einer Zustandsverschlechterung sehr frühzeitig beginnen.

Diskutiert werden kann, wie konkret das individuelle Vorstellungsvermögen eine antizipierende „autonome" Planung wirklich zulässt. Für ein strukturiertes Vorgehen ist das kanadische „Let me Decide" hilfreich (Gillick 2006; ➤ Tab. 7.1).

Es ist bekannt, dass mit zunehmendem Alter und wachsender Gebrechlichkeit Einschränkungen in Kauf genommen werden, die Jahrzehnte früher als inakzeptabel empfunden wurden. Dies ist auch ein Grund dafür, warum eine **Patientenverfügung** in regelmäßigen Abständen aktualisiert werden sollte. Im Fall einer **Vorsorgevollmacht** sollten die Therapiewünsche idealerweise ebenso konkret kommuniziert werden. Es ist jedoch auch Ausdruck einer ethisch gerechtfertigten Autonomie, sich nicht einer antizipierenden Planung zu stellen und die Problemlösung dem/der Vorsorgebevollmächtigten im Dialog mit dem therapeutischen Team anzuvertrauen.

Tab. 7.1 Let me Decide (nach Gillick 2006)

Comfort Care	Grundversorgung mit Schmerztherapie, keine Krankenhauseinweisung
Limited Care	Weder invasive Maßnahmen noch Intensivbehandlung, aber Antibiotika- und Infusionstherapie, ggf. Krankenhausbehandlung
Surgical Care	Krankenhausbehandlung einschließlich Notfalloperationen, aber keine längerfristige Intensivbehandlung
Intensive Care	Keine Einschränkungen, maximale Ausschöpfung aller Therapieoptionen

Dass dies durchaus den Präferenzen vieler Patienten entsprechen kann, haben Sahm et al. (2005) gezeigt.

Analog zum Let me Decide (➤ Tab. 7.1) haben von Aretin und Oehmichen (2022) aus dem Arbeitskreis Ethik der Sächsischen Landesärztekammer einen „Notfallbogen“ zu den gewünschten Behandlungsmaßnahmen in einer „aus heutiger Sicht nicht unmittelbar bevorstehenden Situation“ konzipiert. Als Therapieziele wurden Lebensverlängerung und Linderung definiert und als Behandlungsformen Wiederbelebung, Beatmung mit Tubus oder Maske, Intensivstation und Krankenhaus. Operation und Ernährungstherapie werden nicht separat thematisiert. Bei diesem Bogen wird zudem Wert auf die Bestätigung der Einwilligungsfähigkeit durch den Arzt bzw. die Bestätigung des Willens durch den rechtlichen Vertreter gelegt.

7.4 Nichtschaden

Häufig werden Risiken und Kosten einer künstlichen Ernährung diskutiert, ohne dagegen die Risiken und Kosten der Nichterkennung eines Ernährungsdefizits und damit das Unterlassen einer indizierten Ernährungstherapie zunächst ethisch und rechtlich, jedoch letztlich auch ökonomisch abzuwägen. So muss das Nichtschaden auch im Kontext der Erkennung medizinischer Probleme gelten, die nicht im Vordergrund der Beschwerden des Patienten stehen. Noch ist ein Patientenscreening auf Mangelernährung bei der Aufnahme in ein Krankenhaus oder eine Pflegeeinrichtung nicht klinische Routine geworden. Es fehlt das Bewusstsein für das Problem (Awareness). So werden viele Risikopatienten nicht erkannt, eine Ernährungstherapie wird nicht frühzeitig eingeleitet, und der Ernährungszustand kann auch nicht in die Analyse des Falls einschließlich eingetretener Komplikationen, ggf. verlängerter Krankenhausverweildauer und ökonomischer Implikationen eingehen. In Anbetracht des Vorliegens klarer Daten zur prognostischen Bedeutung von Ernährungsstatus und Nahrungsaufnahme während eines Krankenhausaufenthalts kann bereits die Nichterfassung des Ernährungszustands bei den bekannten Risikogruppen als Unterlassung entgegen dem Nichtschaden aufgefasst werden (Schuetz et al. 2019). Dieses Problem ist im klinischen Alltag noch nicht genügend angekommen, auch wenn vom Europarat bereits seit 2003 die Einführung eines ernährungsmedizinischen Screenings gefordert wird.

Bei vielen Patienten deckt die **Nahrungsaufnahme nach großen gastrointestinalen Operationen** (Gastrektomie, Ösophagusresektion, Pankreasresektion) auch bei primär unkompliziertem Verlauf nicht den Kalorienbedarf, was einen anhaltenden Gewichtsverlust mit möglicher Mangelernährung nach sich zieht. So kann nach radikaler Ösophagusresektion ein Gewichtsverlust von mehr als 15 % innerhalb von sechs Monaten bei 30 % der Patienten erwartet werden (Baker et al. 2016). In einer niederländischen Kohortenstudie hatten lediglich 10 % der Patienten nach einer Ösophagusresektion eine ausreichende, den allgemeinen Empfehlungen folgende Aufnahme von Vitaminen und Spurenelementen (Haverkort et al. 2012). Mögliche Gründe sind Verminderung des Appetits, verminderte enterale Toleranz mit Dumping-Syndrom, Meteorismus und Diarrhö. Verstärkend können sich auch die Nebenwirkungen einer adjuvanten Radio-/Chemotherapie auswirken. Bei diesen Patienten stellt das poststationäre Fehlen einer ernährungsmedizinischen Verlaufskontrolle zur Frage einer Supplementierung der Ernährung eine vermeidbare, für den Patienten potenziell schädliche Unterlassung dar (Wobith et al. 2021).

Ernährungsmedizinische S3-Leitlinien und ein 2017 aktualisierter Expertenstandard „Ernährungsmanagement zur Sicherstellung und Förderung der oralen Ernährung in der Pflege" des Deutschen Netzwerks für Qualitätsentwicklung in der Pflege (DNQP) liegen vor. Außerdem wurde die Ernährungsmedizin in die ärztliche Zusatzweiterbildung der Ärztekammern aufgenommen. Mit dem 2019 vom Institut für das Entgeltsystem im Krankenhaus (InEK) eingeführten OPS-Kode „Ernährungsmedizinische Komplexbehandlung" ist die Grundlage zur Dokumentation einer abbildbaren erlösrelevanten Leistung geschaffen worden. Noch ist die endgültige Implementierung eine Frage der bedarfsrelevanten Kodierung der Kalkulationskrankenhäuser.

Immer wieder wird gerade die **Ernährungsfürsorge** mit intravenöser Flüssigkeitszufuhr und **künstlicher Ernährung** im Kontext eines unwürdigen Sterbens durch unmenschliche Lebensverlängerung diskutiert. Besonders in Situationen, in denen therapeutische Angebote nicht mit dem Patienten kommuniziert werden können und der Behandlungswunsch des Patienten für die jeweilige klinische Situation nicht bekannt ist, müssen bei der Entscheidungsfindung über die Einleitung einer künstlichen Ernährung Konflikte zwischen Nichtschaden und Fürsorge diskutiert und abgewogen werden. Es besteht die Gefahr, dass der hilfsbedürftige Mensch über die Ernährungstherapie hinaus zum Objekt wird (Eibach 2014). Hier ist mit der Frage nach den Therapiezielen auch der Begriff der **Futility** als Vergeblichkeit der Intervention zu thematisieren.

INFO

Definition der Futility nach Lipp und Brauer (2013)

- Maßnahme ist nicht mehr dafür geeignet, das Leben zu verlängern.
- Maßnahme hat keinen physiologischen Effekt mehr auf den Körper.
- Maßnahme hat keinen Effekt, den der Patient als Benefit empfindet.

MERKE

Eine Therapie, die unter Umständen die Sterbephase unnötig verlängert, muss vermieden werden (Oehmichen et al. 2013, Druml et al. 2016).

7.5 Ethikberatung

MERKE

Für die klinische Ethikberatung wird Zeit benötigt, die unter dem Druck des klinischen Alltags medizinisch vertretbar herausgearbeitet werden muss. Zeitdruck sollte unbedingt vermieden werden.

Im klinischen Alltag wird gerade beim bewusstlosen Patienten mit „infauster Prognose" bei der Frage nach der Therapiebegrenzung häufig mit der **Menschenwürde** und dem **würdigen Sterben** argumentiert. Das Konzept der Menschenwürde ist im klinischen Alltag schwierig zu operationalisieren, da die individuellen Vorstellungen sehr unterschiedlich und persönlich sind. Ein Forschungsprojekt „Menschenwürde in der Medizin" hat die Schwierigkeiten des Konzepts selbst für Wissenschaftler deutlich zum Ausdruck gebracht (Joerden et al. 2012). Es besteht die Gefahr, die eigene, individuelle Sicht auf den Patienten zu übertragen. Unterschiedliche Vorstellungen des individuell **„intuitiv Richtigen"** als vermeintlicher „ethischer Standard" können aufeinanderprallen. Fehlt eine Patientenverfügung, können Konflikte im Behandlungsteam auftreten. Für die Diskussion um den Begriff der „Menschenwürde" hat Thiele 2012 vorgeschlagen, diese als *ein nicht genau bestimmtes, aber allgemein akzeptiertes Ideal, eine gemeinsame Basis mit Ausgangspunkt für eine kontinuierliche Standortbestimmung moralischer Sichtweisen im ethischen Diskurs zu definieren.* Für die konkrete Lösung empfiehlt er die Orientierung an spezifischen und weniger abstrakten Konzepten wie der personellen **Integrität und Identität.** Diese Konzepte müssen in der klinischen Ethikberatung für die Lösung spezifischer Probleme unter dem Aspekt der individuellen Lebensqualität im soziokulturellen Kontext des Patienten herausgearbeitet und konkretisiert werden.

Gerade in **End-of-Life**-Fragen ist es wünschenswert, zur Konfliktvermeidung bzw. -lösung ein **klinisches Ethikkomitee** einzubeziehen (Doerries et al. 2009, Barrocas et al. 2020). In den vergangenen Jahren haben viele Krankenhäuser eine klinische Ethikberatung für solche Konfliktfälle etabliert. Klinische Ethikkomitees sollten interprofessionell unter Einbeziehung aller

Berufsgruppen zusammengesetzt sein. Die Verfügbarkeit erweist sich jedoch erst da als Vorteil, wo die Sensibilität des Behandlungsteams für ethische Konfliktsituationen mit der Bereitschaft zum Einholen eines Rats einhergeht. Viele Ethikkomitees berichten über eine – gemessen an der anzunehmenden Zahl ethischer Konfliktsituationen – eher geringe Nachfrage. Für das praktische Vorgehen empfohlen wird ein strukturiertes Vorgehen z. B. nach dem im folgenden Kasten vorgestellten Schema (Ferrie et al. 2006, Paul 2016).

INFO

Strukturierung der ethischen Fallbesprechung nach Ferrie et al. (2006)

- Klare Definition des Problems.
- Vorliegen von Leitlinien?
- Zusammenstellung der objektiven Informationen.
- Ernährungsstatus.
- Entscheidungskompetenz des Patienten.
- Therapierisiken – Lebensqualität?
- Suche nach Konsens.

Strukturierung der ethischen Fallbesprechung nach Paul (2013)

- Ergibt sich aus der Behandlung zusätzliches Leiden?
- Ist die Behandlung unvermeidbar, um größeres Leiden zu verhindern?
- Welchen Willen äußert der Patient bzw. sein Betreuer?
- Sind die Verfahren bedarfs- und leistungsgerecht durchführbar?
- Normative Bewertung: Wünschbarkeit, Anwendbarkeit, Rechtfertigbarkeit.

Dieses Vorgehen muss nicht starr eingehalten werden. Die möglichst im Konsens erarbeitete, der jeweiligen Situation angepasste, individuelle Empfehlung ist für das Behandlungsteam, das die Therapiehoheit behält, nicht bindend. Wichtig sind Transparenz und gute Dokumentation der Empfehlungen.

INFO

Die Ethikberatung kann derzeit im G-DRG-System nicht abgebildet werden.

FALLBEISPIEL

Eine 86-jährige Patientin auf der Intensivstation wird nach schwerem Hirninfarkt wegen einer Pneumonie langzeitbeatmet. Die tracheotomierte Patientin wird trotz fehlender Sedierung nicht wach. Die neurologische Prognose ist bei deutlich erhöhtem Brain Natriuretic Peptide (BNP) ungewiss. Eine Patientenverfügung liegt nicht vor. Von den behandelnden Ärzten wird die Anlage einer PEG (perkutane endoskopische Gastrostomie) diskutiert und das Ethikkomitee zur Beratung zugezogen.

7.5.1 Fürsorge

Aus dem Nichtschaden erwächst die Fürsorge in der klinischen Ernährung, die die medizinische Ernährungstherapie einschließlich enteraler und parenteraler Substratzufuhr umfasst. Konsens besteht darin, dass – wann immer es möglich ist – der enteralen Ernährung der Vorzug zu geben ist und eine Sondenernährung nicht unkritisch zur Pflegeerleichterung und Ersparnis persönlicher Zuwendung mit Unterstützung bei der Nahrungsaufnahme eingesetzt werden soll.

Perkutane endoskopische Gastrostomie (PEG)

Eine PEG ist indiziert, wenn die Notwendigkeit einer enteralen Ernährung die Zeitdauer von mindestens vier Wochen überschreitet (Wallstabe et al. 2013).

Bereits in wenigen Jahren wird der zunehmende Pflegenotstand jedoch möglicherweise einen Paradigmenwechsel bedeuten. Nach dem Fürsorgeprinzip könnte die PEG in einem ethischen Dilemma zwischen Zuwendung und Ermangelung geeigneter Pflegepersonen in Alten- und Pflegeheimen sogar ethisch geboten sein, um eine ausreichende Nahrungszufuhr zu gewährleisten.

Bei Patienten mit fortgeschrittener Demenz gibt es keine klare Evidenz für den Nutzen einer enteralen oder sogar parenteralen Ernährung.

INFO

Eine PEG ist nach DGEM-Leitlinie indiziert (Oehmichen et al. 2013), sofern

- alle anderen Möglichkeiten einer bedarfsgerechten natürlichen Nahrungsaufnahme ausgeschöpft sind,
- ein klares therapeutisches Ziel und eine medizinische Indikation vorliegen,
- die Ernährungssonde supportiv eingesetzt wird und

- ein Nutzen für den betroffenen Patienten selbst absehbar ist, etwa weil die eingesparte Zeit für den Betroffenen eingesetzt und so z. B. eine Versorgung im eigenen Zuhause ermöglicht wird.

PEG und Lebensqualität

Für Patienten mit enteraler Ernährung über eine PEG haben Löser et al. (2003) eindrucksvoll die günstigen Auswirkungen auf die Lebensqualität, hierbei vor allem die Verminderung der Fatigue und die Verbesserung der Körperfunktionalität gezeigt. Diese zu erwartenden Verbesserungen müssen besonders Patienten deutlich gemacht werden, bei denen Fatigue oder sogar Depression möglicherweise die Ablehnung einer enteralen Ernährung beeinflussen.

PEG und Komplikationen

Die häufigste Komplikation bei einer PEG-Anlage ist die peristomale Wundinfektion im Bereich der Bauchdecke (ca. 8–30 %). Ursächlich sind häufig der durch die Grunderkrankung und/oder eine manifeste Mangelernährung reduzierte Allgemeinzustand des Patienten sowie Probleme beim Verbandswechsel. Die Rate schwerer Komplikationen ist bei adäquater Pflege insgesamt niedrig und wird mit 1–4 % angegeben (Wallstabe et al. 2013), ist jedoch nach Erfahrung des Autors im Stadium der fortgeschrittenen Mangelernährung bei eingeschränkter Verklebung des Magens mit der Bauchwand deutlich höher anzusetzen.

PEG als Auftragsleistung

In vielen Kliniken wird die PEG häufig als Auftragsleistung implantiert, ohne dass vom verantwortlichen Endoskopiker die Indikation hinterfragt und überprüft werden kann. Empfehlenswert ist die Etablierung eines klinikinternen Standards (SOP) zur Transparenz der Indikationsstellung, sodass sich der Endoskopiker ohne größeren Zeitverlust bei der auftraggebenden Abteilung über Details informieren kann.

INFO

Ethische Fragen im Zusammenhang mit einer enteralen Ernährung bei fortgeschrittener Demenz nach der ESPEN-Leitlinie „Geriatrie" (Volkert et al. 2019):

- Ist die enterale Ernährung geeignet, um die Lebensqualität, die Funktionalität oder das Überleben des Patienten zu verbessern?
- Ist die Lebensverlängerung aus Sicht des Patienten wünschenswert?
- Gibt es eine frühere, antizipierende Willensbildung des Patienten?
- Sind die Risiken einer Sondenimplantation vertretbar gegenüber dem zu erwartenden Nutzen?

Vorzuziehen ist eine Strategie des Comfort Feeding, welche mit der Zuwendung des Fütterns eine inadäquate Kalorienabnahme in Kauf nimmt.

7.5.2 Gerechtigkeit als Maßstab für eine Priorisierung

Gerechtigkeit kann als die „grundlegende ethische Norm bei der Ver- und Zuteilung des distributiven Vorteils" definiert werden (Höffe 2009). Von der Gerechtigkeit werden Solidarität und Wohltätigkeit klar abgegrenzt. Höffe differenziert von anderen verschuldete Not, bei der Gerechtigkeit ihren Platz besitzt, von selbst verschuldeter Not, wo Hilfe aus Wohltätigkeit geboten ist. Solidarität wird da angesiedelt, wo weder eindeutiges Fremd- noch Selbstverschulden vorliegt. Im Gesundheitswesen mit Krankheit als unverschuldetem „Widerfahrnis" trifft dies in ganz besonderer Weise zu.

Mit dem Ziel, eine Rationierung zu vermeiden bzw. – wenn sie unvermeidbar ist – möglichst gerecht durchzuführen, hat dies bereits vor über zehn Jahren eine breite Diskussion über die Priorisierung von Leistungen der Gesundheitsversorgung initiiert. Im Fall verminderter Ressourcen bedarf es ethisch konsentierter und transparenter Kriterien (Weimann 2010). **Priorisierung** bedeutet die bewusste Wahl, bei der erwogene Alternativen nach bewusst gewählten Kriterien in eine Rangordnung gesetzt werden (Garpenby 2003). Für die Erstellung geeigneter Kriterien wurde ein öffentlicher Diskurs gefordert und teilweise bereits begonnen (Bürgersprechstunde). Vor dem Hintergrund der SARS-CoV-2-Pandemie und eines drohenden Mangels an Intensivbeatmungsplätzen hat das mögliche ethische Dilemma einer lebensentscheidenden Priorisierung als „Triage" eine intensive Diskussion über die „Allokation ex-ante und ex-post" in Gang gesetzt. Im Dezember 2021 hat das Bundesverfassungsgericht entschieden, dass aus dem Schutzauftrag für das verfassungsrechtlich höchstrangige Rechtsgut Leben für den Gesetzgeber eine Handlungspflicht zur Regelung erwächst (1BvR 1541/20). So seien bisherige interdisziplinär und diskursiv mit Medizinethikern und -rechtlern unter Leitung der Deutschen Interdisziplinären Vereinigung für Intensiv- und Notfallmedizin erarbeitete, von acht Fachgesellschaften mit dem Kriterium der Erfolgsaussicht getragene „Ethische Empfehlungen" rechtlich nicht verbindlich. Es bestehe das Risiko einer Benachteiligung von Behinderten bei der Zuteilung intensivmedizinischer Ressourcen.

7.6 Verordnung von Trinknahrung

7

FALLBEISPIEL

Ein 83-jähriger Patient, der allein lebt und sich selbst versorgt, hat mit einem BMI von 22,5 kg/m² nach einer Operation wegen einer Sigmadivertikulitis 3 kg Gewicht verloren. Er gibt verminderten Appetit an. Klinisch bestehen Zeichen der Sarkopenie. Zur Prävention einer manifesten Mangelernährung wird dem Patienten neben der Ausschöpfung von Maßnahmen zur Optimierung der Ernährungssituation die Einnahme einer energiereichen Trinknahrung empfohlen. Da formell die Voraussetzungen für eine Rezeptierung nicht gegeben sind, werden die Kosten dem Patienten übertragen. Ist dies vertretbar?

Eine Diskussion über Priorisierung kann auch für die Ernährung geführt werden. Hier kann die Grenze zwischen medizinischer Indikation zur Vermeidung oder Therapie einer krankheitsassoziierten Mangelernährung und dem physiologischen Grundbedürfnis nicht immer klar gezogen werden, insbesondere wenn es sich um die Supplementierung einer oralen Ernährung mit Trinknahrung handelt. Dies gilt ganz besonders für die medizinisch indizierte Prävention einer krankheitsassoziierten Mangelernährung. In Deutschland wurde die Verordnungsfähigkeit von Trinknahrungen und enteralen Diäten lange kontrovers diskutiert.

Probleme waren und sind:

- Die fehlende Implementierung eines systematischen Screenings sowohl stationär als ambulant.
- Das Fehlen einer einheitlichen Diagnose der Verordnungsbegründung der krankheitsbedingten Mangelernährung.
- Die Tatsache, dass Trinknahrungen rechtlich wie Medikamente behandelt werden (Arzneimittelrichtlinie), pharmakologisch jedoch keine Medikamente sind und dennoch in das Arzneimittelbudget eingerechnet werden.
- Das Fehlen klarer Zielparameter für eine ambulante Ernährungstherapie.

Mit dem Ziel, aus Evidenz und Expertenmeinung konsensbasierte, transparente Verordnungs- und Ausstiegskriterien für Trinknahrungen zu entwickeln, hat die Deutsche Gesellschaft für Ernährungsmedizin e. V. im Rahmen ihrer S3-Leitlinien mit etwa einhundert Experten aus Deutschland, der Schweiz und Österreich in einem unabhängigen und mit der Leitlinienentwicklung der AWMF konformen Prozess bereits 2012 einen **Algorithmus** erarbeitet (Weimann et al. 2012).

Eingang in den Algorithmus haben der Patientenwunsch und besonders ethische Aspekte in der palliativen Situation einer fortgeschrittenen Tumorerkrankung gefunden. Mit Blick auf den Patienten mit fortgeschrittener Demenz war es besonders wichtig, auch das soziale Umfeld unter Zugrundelegen des zuletzt im Jahr 2017 aktualisierten Expertenstandards „Ernährungsmanagement zur Sicherstellung und Förderung der oralen Ernährung in der Pflege" des DNQP zu berücksichtigen. Konsens bestand, dass vor der Verordnung systematisch alle Möglichkeiten der Verbesserung der oralen Nahrungszufuhr einschließlich diätetischer Beratung und Nahrungsanreicherung ausgeschöpft werden müssen.

Vor allem für die Intervalle der Verlaufskontrolle und die Zielparameter des Erfolgs der ernährungsmedizinischen Intervention durch den Einsatz von Trinklösungen fehlt die erforderliche Evidenz. Konsensuell definiert wurden Intervalle der Verlaufskontrolle von 2–6 Wochen sowie als Erfolgskriterium eine Gewichtszunahme von 2 kg unter der Einnahme der Trinknahrung. Der Algorithmus ist gut geeignet, die Transparenz der Indikation, der Verlaufskontrolle und der Beendigung zu dokumentieren, und hat sich im klinischen Einsatz in der Praxis bewährt.

INFO

Mit der im November 2021 in Kraft getretenen Änderung der Arzneimittelrichtlinie hat der Gemeinsame Bundesausschuss die seit 2005 bestehende Ersatzvornahme zur Verordnungsfähigkeit von Trinknahrungen abgelöst. „Versicherte haben Anspruch auf bilanzierte Diäten zur enteralen Ernährung, wenn eine diätetische Intervention mit bilanzierten Diäten medizinisch notwendig, zweckmäßig und wirtschaftlich ist." Ausgeschlossen sind von der Versorgung nach § 27 SGB V Lebensmittel, Nahrungsergänzungsmittel, sog. Krankenkost und diätetische Lebensmittel, einschließlich Produkte für Säuglinge oder Kleinkinder (www.g-ba.de/richtlinien/3).

7.7 Fazit für die Praxis

Aus ethischer Sicht sind sensible Aspekte:

- Die Nichtwahrnehmung eines drohenden oder manifesten Ernährungsdefizits
- Der Nichtbeginn einer indizierten leitlinienkonformen Ernährungstherapie
- Die Indikation zur Implantation invasiver Katheter- und Sondensysteme zur Durchführung einer „künstlichen" medizinischen Ernährungstherapie
- Die Arzt-Patienten-Interaktion mit Beratung des Patienten im Shared Decision Making
- Die Respektierung der Patientenautonomie mit Patientenverfügung
- Die konsensuelle Erarbeitung des mutmaßlichen Patientenwillens bei Nichtvorliegen einer Patientenverfügung gemeinsam mit den Angehörigen ggf. mit Unterstützung eines Ethikkomitees
- Die Verlaufskontrolle der definierten Ziele einer Ernährungstherapie mit Bereitschaft zur Beendigung

LITERATUR

Baker M, Halliday V, Williams RN, Bowrey DJ. A systematic review of the nutritional consequences of esophagectomy. Clin Nutr, 2016;35: 987–994. DOI: https://doi.org/10.1016/j.clnu.2015.08.010.

Barrocas A, Schwartz DB, Hasse JM et al. Ethical Framework for Nutrition Support Resource Allocation During Shortages: Lessons From COVID-19. Nutr Clin Pract, 2020;35: 599–605. DOI: https://doi.org/10.1002/ncp.10500.

Beauchamp TL, Childress JF. Principles of Biomedical Ethics. 7. A. Oxford University Press; 2012

Bundesärztekammer. Grundsätze der BÄK zur ärztlichen Sterbebegleitung. Dtsch Arztebl, 2011;108: C278–C280.

Bundesinstitut für Arzneimittel und Medizinprodukte (BfArM). OPS-Version 2022. Aus: www.dimdi.de/static/de/klassifikationen/ops/kode-suche/opshtml2022 (letzter Zugriff: 18.10.2022).

Bundesverfassungsgericht (BVerfG). Beschluss des Ersten Senats vom 16. Dezember 2021–1 BvR 1541/20, Rn. 1–31. Benachteiligungsrisiken von Menschen mit Behinderung in der Triage. Aus: www.bundesverfassungsgericht.de/e/rs20211216_1bvr154120.html (letzter Zugriff: 7.11.2022).

Cardenas D, Correia MITD, Ochoa JB et al. Clinical nutrition and human rights. An international position paper. Clin Nutr, 2021;40(6): 4029–4036. DOI: https://doi.org/10.1016/j.clnu.2021.02.039.

Council of Europe Resolution 12/11/2003. Food and Nutritional Care in Hospitals. 10 Key Characteristics of good nutritional care in hospitals. Aus: www.bapen.org.uk/pdfs/coe_leaflet.pdf (letzter Zugriff: 7.11.2022).

Deutsches Netzwerk für Qualitätsentwicklung in der Pflege (Hrsg.). Expertenstandard Ernährungsmanagement zur Sicherstellung und Förderung der oralen Ernährung in der Pflege. Osnabrück 2010 (1. Aktualisierung 2017).

Dörries A. Klinische Ethikberatung – Künstliche Ernährung und Ethische Fallbesprechungen. In: Weimann A, Körner U, Thiele F. (Hrsg.). Künstliche Ernährung und Ethik. Lengerich: Pabst; 2009. S. 136–144.

Druml C, Ballmer PE, Druml W et al. ESPEN guideline on ethical aspects of artificial nutrition and hydration. Clin Nutr, 2016;35(3): 545–56. DOI: https://doi.org/10.1016/j.clnu.2016.02.006.

Dudrick SJ, Wilmore DW, Vars HM, Rhoads JE. Can intravenous feeding as a sole means of nutrition support growth in the child and restore weight loss in adult? Ann Surg, 1969;169: 974–969.

Eibach U. Das Leben als Gabe und Aufgabe. Ethik der Gabe im Kontext einer Ethik der Fürsorge. In: Maio G (Hrsg.). Ethik der Gabe. Freiburg: Herder; 2014. S. 232–270

Ferrie S. A quick guide to ethical theory in health care: solving ethical dilemmas in nutrition support situations. Nutr Clin Pract, 2006;21: 113–117.

Garpenby P. Prioriteringsprocessen, Del I övergripande strategier, Rapport 2003: 3; Linköping PrioriteringsCentrum, National Centre for Priority Setting in Health Care.

Gauderer MWL, Ponsky JL, Izant Jr RJ. Gastrostomy without laparotomy: A percutaneous endoscopic technique. Pediatr Surg, 1980;15: 872–875.

Gillick MR. The use of advance care planning to guide decisions about artificial nutrition and hydration. Nutr Clin Pract, 2006;21(2): 126–33. DOI: https://doi.org/10.1177/0115426506021002126.

Grampp P. Partizipative Entscheidungsfindung als Lösung von Kommunikationsproblemen „schwieriger Gesprächssituationen". In: Weimann A, Schütz T, Fedders M et al. (Hrsg.).Ernährungsmedizin, Ernährungsmanagement, Ernährungstherapie. 2. A. Heidelberg: ecomed; 2019. S. 269–280.

Haverkort EB, Binnekade JM, de Haan RJ et al. Suboptimal intake of nutrients after esophagectomy with gastric tube reconstruction. J Acad Nutr Diet, 2012;112: 1080–1087.

Hiesmayr M, Schindler K, Pernicka E et al. Decreased food intake is a risk factor for mortality in hospitalized patients. The NutritionDay survey 2006. Clin Nutr, 2009;28: 484–491.

Höffe O. Ist die Demokratie zukunftsfähig? Über moderne Politik. München: C. H. Beck; 2009.

Joerden JC, Hilgendorf E, Petrillo N, Thiele F (Hrsg.). Menschenwürde in der Medizin: Quo vadis? Interdisziplinäre Studien zu Recht und Staat, Bd. 52. Baden-Baden: Nomos; 2012.

Kern BR. Künstliche Ernährung als medizinische Ernährungstherapie aus forensischer Sicht. In: Weimann A, Biesalski HK, Bischoff SC et al. (Hrsg.). Klinische Ernährung und Infusionstherapie. Stuttgart, New York: Thieme; 2021. S. 473–480.

Lipp V, Brauer D. Behandlungsbegrenzung und „Futility" aus rechtlicher Sicht. Z Palliativmed, 2013;14: 121–126.

Löser C, von Herz U, Küchler T et al. Quality of life and nutritional state in patients on home enteral tube feeding, Nutrition, 2003;19: 605–611.

Maio G (Hrsg.). Ethik der Gabe – Humane Medizin zwischen Leistungserbringung und Sorgen um den Anderen. Freiburg: Herder; 2014.

Oehmichen F, Ballmer PE, Druml C et al. Leitlinie der Deutschen Gesellschaft für Ernährungsmedizin (DGEM). Ethische und rechtliche Gesichtspunkte der künstlichen Ernährung. Aktuel Ernahrungsmed, 2013;38: 112–117.

Pieper A. Einführung in die Ethik. 7. A. Stuttgart: utb; 2017.

Sahm S, Will R, Hommel G. Attitudes towards and barriers to writing advance directives amongst cancer patients, healthy controls, and medical staff. J Med Ethics, 2005;31: 437–40. DOI: https://doi.org/10.1136/jme.2004.009605.

Schuetz P, Fehr R, Baechli V et al. Individualised nutritional support in medical inpatients at nutritional risk: a randomised clinical trial. Lancet, 2019;393(10188): 2312–2321. DOI: https://doi.org/10.1016/S0140-6736(18)32776-4.

Schwartz DB. Integrating patient-centered care and clinical ethics into nutrition practice. Nutr Clin Pract, 2013;28(5): 543–55. DOI: https://doi.org/10.1177/0884533613500507.

Schwartz DB, Posthauer ME, O'Sullivan Maillet J. Advancing Nutrition and Dietetics Practice: Dealing With Ethical Issues of Nutrition and Hydration. J Acad Nutr Diet, 2021;121(5): 823–831. DOI: https://doi.org/10.1016/j.jand.2020.07.028.

Simon A, Meyer F. Was müssen (Viszeral-)Chirurg*innen von Aspekten autonomer Entscheidung hinsichtlich Selbstbestimmung, Patient*innenverfügung und Suizid wissen. Chirurg, 2022;93(2): 152–157. DOI: https://doi.org/10.1007/s00104-021-01469-8.

Stumpf S, Hecker S, Raspe H. Kriterien für die Priorisierung medizinischer Leistungen im Licht eines regionalen Surveys – Ergebnisse und methodologische Fragen. Gesundheitswesen, 2014;76: 221–231.

Thiele F. Arzt-Patienten-Verhältnis und Menschenwürde. In: Joerden JC, Hilgendorf E, Thiele F (Hrsg.). Menschenwürde und Medizin. Ein interdisziplinäres Handbuch. Berlin: Duncker & Humblot; 2011. S. 557–570.

Volkert D, Beck AM, Cederholm T et al. ESPEN guideline on clinical nutrition and hydration in geriatrics. Clin Nutr, 2019;38(1): 10–47. DOI: https://doi.org/10.1016/j.clnu.2018.05.024.

von Aretin A, Oehmichen F. Notfallbogen. Ärzteblatt Sachsen, 2022;2: 5–6.

Wallstabe I, Tiedemann A, Schiefke I et al. Endoskopische und chirurgische Techniken zur enteralen Ernährung. Chirurg, 2013;84: 559–565.

Weimann A. Gerechtigkeit als Maßstab für Priorisierung und Rationierung im Gesundheitssystem. Lengerich: Pabst; 2011.

Weimann A, Schütz T, Lipp T et al. Supportiver Einsatz von Trinknahrung in der ambulanten Versorgung von erwachsenen Patienten – ein Algorithmus. Aktuel Ernahrungsmed, 2012;37: 282–286.

Weimann A. Ethische Aspekte in der Ernährungsmedizin. Aktuel Ernahrungsmed 2022;47: 309–323.

Wobith M, Wehle L, Haberzettl D, Acikgöz A, Weimann A. Needle Catheter Jejunostomy in Patients Undergoing Surgery for Upper Gastrointestinal and Pancreato-Biliary Cancer-Impact on Nutritional and Clinical Outcome in the Early and Late Postoperative Period. Nutrients, 2020; 2(9): 2564. DOI: https://doi.org/10.3390/nu12092564.

II Ernährung in besonderen Lebenssituationen

KAPITEL

8

Thomas Kauth

Ernährung in Schwangerschaft und Stillzeit

Zusammenfassung

- Es gibt in Deutschland aktuelle praxisorientierte Handlungsempfehlungen zur Ernährung und zu einem gesundheitsförderlichen Lebensstil in der Schwangerschaft und in der Stillzeit.
- **Die ersten 1.000 Tage im Leben eines Kindes** (Schwangerschaft und die ersten beiden Lebensjahre) prägen die spätere lebenslange Gesundheit von Kindern maßgeblich.
- Die Vorsorgeuntersuchungen in der Schwangerschaft und in den ersten beiden Lebensjahren, die bisher der Krankheitsfrüherkennung dienten, sollten daher um **präventive Beratungen** ergänzt werden. Dazu müssen die Mutterschaftsrichtlinien und die Kinderrichtlinien des Gemeinsamen Bundesausschusses ergänzt werden.

8.1 Einleitung

Die Ernährung von Kindern beginnt nicht erst mit der Geburt des Kindes, sondern bereits während der intrauterinen Phase, also während der Schwangerschaft der Mutter. Daher gehören die Ernährung in Schwangerschaft und Stillzeit sowie die Ernährung im Säuglingsalter und im Kindes- und Jugendalter (➤ Kap. 9) zusammen. Aus den Jugendlichen mit ihren Ernährungsgewohnheiten werden Erwachsene, die selbst wieder Eltern werden. Ernährungsgewohnheiten werden über Generationen weitergegeben und prägen den Lebensstil der Familien und deren Gesundheit.

8.2 Ernährung und frühkindliche Prägung (Epigenetik)

In der Schwangerschaft sowie im Säuglings- bzw. frühen Kleinkindalter beeinflussen unterschiedliche Faktoren das lebenslange Risiko für die spätere Entwicklung von Adipositas, Stoffwechsel- und Herz-Kreislauf-Erkrankungen. In diesen Lebensphasen können primärpräventive Maßnahmen helfen, das Risiko für die Entstehung von Übergewicht und Adipositas zu senken.

Diese prägende Phase der Schwangerschaft und der ersten beiden Lebensjahre wird als **die „ersten 1.000 Tage" im Leben eines Kindes** bezeichnet. Hier sind gesundheitsförderliche Maßnahmen bzgl. Ernährung und Bewegung besonders wichtig.

Schon seit Jahrzehnten ist bekannt, dass **perinatale Einflussfaktoren** im Zeitraum vor der Geburt (während der Schwangerschaft) und in der frühen Kindheit relevant sind für die spätere Gesundheit von Mutter und Kind (Bergmann et al. 2007).

8.2.1 Perinatale Programmierung

Bereits im Mutterleib wirken metabolische Faktoren auf den Fetus und beeinflussen langfristig den Organismus. Somit werden die Entwicklung und die Funktionsweise künftiger Organe bzw. Organsysteme des Kindes nicht nur durch genetische Faktoren, sondern auch durch externe Einflüsse wie mütterliche Ernährung, Bewegung sowie Hormone bestimmt (epigenetische Faktoren) (peb Transfer 2013).

Während der perinatalen Entwicklung ermöglichen zeitlich begrenzte Phasen eine Programmierung des Stoffwechsels, damit sich der Organismus an die aktuell vorherrschenden Umgebungsbedingungen anpassen kann. Eine gestörte frühkindliche Programmierung kann im späteren Leben die Entstehung von Übergewicht, Diabetes mellitus Typ 2 und weiteren chronischen Erkrankungen begünstigen (Brands und Koletzko 2012).

Drei zentrale Hypothesen erklären die frühe metabolische Programmierung von Übergewicht und die damit verbundenen Stoffwechselerkrankungen (peb Transfer 2013, ➤ Abb. 8.1):

- Die fetale Überversorgung
- Die akzelerierte postnatale Gewichtszunahme
- Die Fehlanpassung des prä- und postnatalen Wachstums durch Unterversorgung

Die Hypothese der **fetalen Überversorgung** geht davon aus, dass eine übermäßige Energieversorgung des Ungeborenen durch Glukose und Fettsäuren das Risiko für ein deutlich erhöhtes Geburtsgewicht und einen gesteigerten Körperfettgehalt erhöht. Zudem weisen diese Kinder häufiger Übergewicht in späteren Lebensjahren auf (Brands und Koletzko 2012). Eine solche Überversorgung kommt beispielsweise durch mütterliche Adipositas, eine diabetische Stoffwechsellage einschließlich Schwangerschaftsdiabetes oder durch eine starke Gewichtszunahme in der Schwangerschaft zustande und wird durch die Ernährung der Mutter und ihr Bewegungsverhalten in der Schwangerschaft beeinflusst. Die ursächliche Stoffwechselveränderung ist die Entwicklung eines fetalen Hyperinsulinismus.

Die Hypothese der **akzelerierten postnatalen Gewichtszunahme** beschreibt die Beziehung zwischen einer übermäßigen Zunahme des Körpergewichts im Säuglings- und Kleinkindalter und dem späteren Auftreten von Adipositas und den damit verbundenen Krankheiten (Koletzko et al. 2009). In den ersten zwei Lebensjahren soll eine übermäßige Gewichtszunahme vermieden werden, um das Risiko für die Entwicklung eines späteren Übergewichts und anderer Folgeerkrankungen zu minimieren. Hier spielt eine Überversorgung mit Nahrungsproteinen eine zentrale Rolle. Das Stillen zeigt einen protektiven Effekt, da Muttermilch einen deutlich geringeren Eiweißgehalt hat als die früher gebrauchten Säuglingsnahrungen. Mittlerweile wurden die

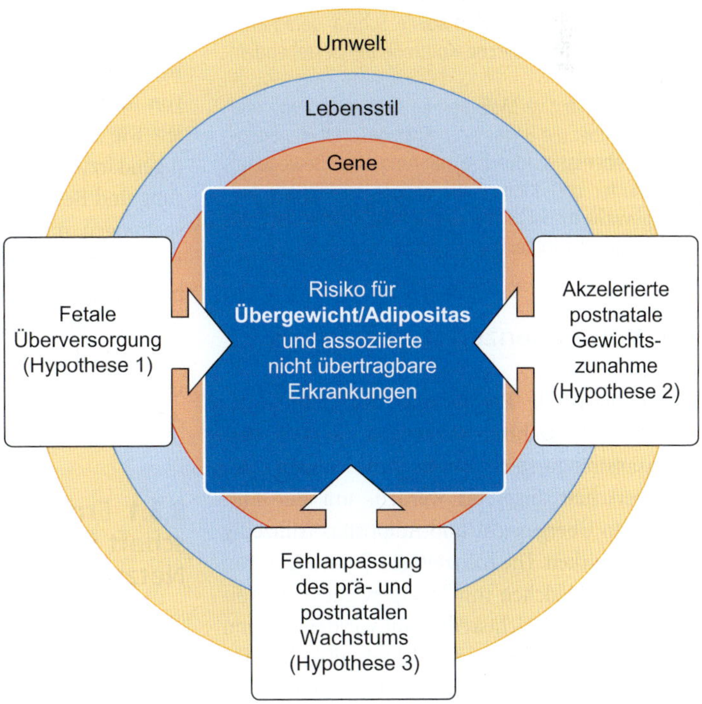

Abb. 8.1 Die frühkindliche Programmierung – Einflussfaktoren (peb Transfer 2013) [F705–019/L143]

neuen Säuglingsnahrungen an den Eiweißgehalt der Muttermilch angepasst. Zusätzlich zeigt das Stillen beim Säugling ein besseres Sättigungsgefühl als konventionelle Säuglingsmilchen.

Die Hypothese der **Fehlanpassung** geht davon aus, dass Kinder, die vor der Geburt nur ungenügend versorgt sind und sich an diese Situation gut angepasst haben, nach der Geburt einer adipogenen Umwelt ausgesetzt und nun überversorgt sind. Das Risiko für eine spätere Adipositas, Glukoseintoleranz und damit verbundene Gesundheitsschäden ist dadurch erhöht (Brands und Koletzko 2012).

Die Gesundheitsförderung während der Schwangerschaft und nach der Geburt wurde 2017 von der Gesundheitspolitik in die deutschen Gesundheitsziele (www.gesundheitsziele.de) aufgenommen.

MERKE

- Die perinatale Phase („Die ersten 1.000 Tage") beeinflusst maßgeblich das spätere Risiko von Übergewicht, Diabetes mellitus Typ 2, Herz-Kreislauf-Erkrankungen und mehr.
- Maßnahmen zur perinatalen Übergewichtsprävention sollen daher schon in der Schwangerschaft beginnen. Potenziell beeinflussbare Faktoren sind die Gewichtszunahme der Schwangeren und des Kindes im ersten Lebensjahr, Rauchen, Stillen sowie Schwangerschaftsdiabetes und metabolische Kontrolle bei bestehendem Diabetes.
- Wichtige präventive Maßnahmen sind Aufklärung und Beratung über die Bedeutung eines gesundheitsförderlichen Lebensstils (durch Ernährung und Bewegung) von Mutter und Kind, insbesondere in Hinblick auf Übergewicht in der Schwangerschaft, sowie die Still- und Bewegungsförderung (peb Transfer 2013)

8.2.2 Konsequenzen für die Praxis

Da eine perinatale Programmierung des Adipositasrisikos als wahrscheinlich gilt, sollten Präventionsanstrengungen bereits zu Beginn der Schwangerschaft angesetzt werden, um der Entstehung von Übergewicht und Adipositas frühzeitig entgegenzuwirken. Die frühzeitigen Beratungen von jugendlichen Mädchen mit Übergewicht oder Adipositas zur Übergewichtsreduktion vor dem Beginn einer Schwangerschaft sind gleichermaßen bedeutsam. Hier sind insbesondere die Frauenärzte, Hebammen sowie die Kinder- und Jugendärzte gefordert.

Wichtige Zielgrößen für die Beratungen in der Praxis sind ein unerkannter Schwangerschaftsdiabetes oder eine schlechte metabolische Kontrolle bei bestehendem Diabetes während der Schwangerschaft sowie Rauchen in der Schwangerschaft, aber auch zu kurzes Stillen und eine übermäßige Gewichtszunahme im ersten Lebensjahr. Relevante Maßnahmen sind beispielsweise Aufklärung und Beratung während sowie vor einer geplanten Schwangerschaft zu den Themen Übergewicht, überhöhte Gewichtszunahme und zur Bedeutung eines gesundheitsförderlichen Verhaltens einschließlich einer ausgewogenen Ernährung und ausreichend Bewegung. Ebenso sollten junge Mütter bestärkt und dabei unterstützt werden, ihre Kinder zu stillen.

8.3 Ernährung von Schwangeren und Stillenden

Die Schwangere und die Stillende ernähren nicht nur sich selbst, sondern auch das im Mutterleib heranwachsende und das nach der Geburt gestillte Kind. Daher muss bei der Ernährung der (werdenden) Mutter immer auch das Kind mitgedacht werden. Es ist daher von großer Bedeutung für die Gesundheit von Mutter und Kind, dass die betreuenden Experten wie Frauenärzte, Hebammen und Kinder- und Jugendärzte die Handlungsempfehlungen zur Ernährung und Bewegung im Rahmen der Vorsorgeuntersuchungen mit der Schwangeren und den jungen Familien besprechen und eventuell erforderliche Verhaltensänderungen veranlassen und unterstützen. Informationen und detaillierte Handlungsempfehlungen sind auf der Webseite des Netzwerks „Gesund ins Leben" (GiL) abrufbar (www.gesund-ins-leben.de/fuer-fachkreise/handlungsempfehlungen).

8.3.1 Ernährung in der Schwangerschaft (Handlungsempfehlungen des Netzwerks GiL)

Ein gesunder Lebensstil beugt Risiken für Schwangerschaftskomplikationen vor und prägt die

Gesundheit von Mutter und Kind ein Leben lang (frühkindliche Programmierung).

Lebensstiländerungen brauchen Zeit, deshalb ist es wünschenswert, gesundheitsförderliches Verhalten (ausgewogene Ernährung, reichlich Alltagsaktivitäten sowie Verzicht auf Rauchen und Alkoholkonsum) frühzeitig, also deutlich vor dem Kinderwunsch und der Schwangerschaft, auf den Weg zu bringen.

Berufsgruppen, die Frauen im gebärfähigen Alter, insbesondere Frauen mit konkretem Kinderwunsch, sowie schwangere Frauen betreuen, sollen sie zu ausgewogener Ernährung, körperlicher Aktivität und zu einem gesunden Lebensstil frühzeitig ermutigen und beraten. Dazu können Vorsorgeuntersuchungen von Jugendlichen (Jugendgesundheitsuntersuchungen J1 mit 12 bis 14 Jahren und J2 mit 16 bis 17 Jahren) beim Kinder- und Jugendarzt und Termine beim Frauenarzt genutzt werden.

Das Körpergewicht vor der Konzeption beeinflusst die Gewichtsentwicklung in der Schwangerschaft. Deshalb ist es schon vor der Schwangerschaft sinnvoll, eventuell vorhandenes Übergewicht zu reduzieren. Eine **bestmögliche Annäherung des Körpergewichts an ein Normalgewicht** ist wünschenswert.

Gewichtszunahme in der Schwangerschaft

Eine angemessene Gewichtszunahme in der Schwangerschaft liegt für normalgewichtige Frauen zwischen 10 und 16 kg. Bei Übergewicht und Adipositas ist eine geringere Gewichtszunahme in der Schwangerschaft wünschenswert. Bei untergewichtigen Frauen sollte auf eine ausreichende Gewichtszunahme in der Schwangerschaft geachtet werden.

Eine Orientierung zur **erwünschten Gewichtszunahme** in der Schwangerschaft liefern die Empfehlungen des Institute of Medicine (2011):

- Bei **Untergewicht** vor der Schwangerschaft (BMI < 18,5): zwischen 12,5 und 18 kg Gewichtszunahme während der Schwangerschaft
- Bei **Normalgewicht** vor der Schwangerschaft (BMI zwischen 18,5 und 24,9): zwischen 11,5 und 16 kg Gewichtszunahme
- Bei **Übergewicht** vor der Schwangerschaft (BMI zwischen 25 und 29,9): zwischen 7 und 11,5 kg Gewichtszunahme.
- Bei **Adipositas** vor der Schwangerschaft (BMI > 30): zwischen 5 und 9 kg Gewichtszunahme während der Schwangerschaft.

Energie- und Nährstoffbedarf in der Schwangerschaft

Schwangere Frauen sollten besonders auf die Qualität ihrer Ernährung achten. Der Bedarf an einzelnen Vitaminen und Mineralstoffen/Spurenelementen in der Schwangerschaft steigt deutlich an. Der Energiebedarf hingegen nimmt erst in den letzten Monaten der Schwangerschaft geringfügig zu (bis zu 10 %). Frauen sollten demnach in der Schwangerschaft kalorienmäßig nicht für zwei essen.

Ernährungsweise in der Schwangerschaft

Die Ernährung vor und in der Schwangerschaft soll ausgewogen und abwechslungsreich sein und sollte sich an den allgemeinen Empfehlungen für gesunde Erwachsene orientieren.

In einer ausgewogenen Ernährung werden die Lebensmittelgruppen unterschiedlich gewichtet:

- **Reichlich** kalorienfreie Getränke und pflanzliche Lebensmittel (Gemüse, Obst, Hülsenfrüchte, Vollkornprodukte)
- **Mäßig** tierische Lebensmittel (Milch und Milchprodukte, fettarmes Fleisch und fettarme Wurstwaren, fettreiche Meeresfische und Eier)
- **Sparsam** Süßigkeiten, zuckerhaltige Getränke und Snackprodukte sowie Fette mit hohem Anteil an gesättigten Fettsäuren (v. a. tierische Fette) und Öle; Pflanzenöle (z. B. Raps- und Olivenöl) als bevorzugte Fettquellen

Vegetarische und vegane Ernährung in der Schwangerschaft

Eine ausgewogene **vegetarische Ernährung** mit Verzehr von Milch(-produkten) und Eiern (ovolaktovegetarisch) kann grundsätzlich auch in der Schwangerschaft den Bedarf an den meisten Nährstoffen decken. Dennoch sollten Frauen, die sich in der Schwangerschaft ovolaktovegetarisch ernähren wollen, von ihrem Frauenarzt zur Ernährung in der Schwangerschaft beraten werden. Das Gleiche gilt für Frauen, die sich schon vor der Schwangerschaft vegetarisch ernährt haben.

Eine **rein pflanzliche (vegane) Ernährung** während der Schwangerschaft ist nicht sinnvoll, und es sollte davon abgeraten werden. Die Versorgung mit kritischen Nährstoffen muss ärztlich überprüft werden und eine individuelle Ernährungsberatung erfolgen. Nicht nur Jod und Folsäure, sondern auch zusätzliche Mikronährstoffsupplemente (v.a. Vitamin B_{12}) sollen eingenommen werden, um einem Nährstoffmangel und daraus folgenden Schädigungen der kindlichen Entwicklung vorzubeugen. Das Risiko für eine Mangelversorgung und Störung der Entwicklung des Nervensystems beim Ungeborenen ist bei veganer Ernährung während der Schwangerschaft zu groß.

Supplemente

Frauen, die eine Schwangerschaft planen, sollen zusätzlich zu einer ausgewogenen Ernährung 400 µg **Folsäure** pro Tag oder äquivalente Dosen anderer Folate in Form eines Supplements einnehmen. Die Einnahme beginnt mindestens vier Wochen vor der Konzeption und wird bis zum Ende des ersten Schwangerschaftsdrittels fortgesetzt.

Zusätzlich sollen Schwangere täglich ein Supplement mit 100 (bis 150) µg **Iod** einnehmen.

Eine gezielte **Eisensupplementierung** zusätzlich zu einer ausgewogenen Ernährung sollte nur nach einer ärztlich diagnostizierten Unterversorgung erfolgen.

Schwangeren ohne regelmäßigen Verzehr von fettreichem Meeresfisch wird empfohlen, **DHA** zu supplementieren.

Schutz vor Infektionen durch Lebensmittel in der Schwangerschaft

Schwangere sollen keine rohen tierischen Lebensmittel essen. Darüber hinaus sollten sie bei der Auswahl, Lagerung und Zubereitung von Lebensmitteln die Empfehlungen zur Vermeidung von Listeriose und Toxoplasmose (Koletzko et al. 2018) beachten. Schwangere Frauen sollen Eier nur verzehren, wenn Eigelb und Eiweiß durch Erhitzung fest sind.

Alkohol und Nikotin

MERKE
Alkohol und Nikotin müssen streng gemieden werden.

Frauen, die eine Schwangerschaft planen, und Schwangere sollten Alkohol meiden. Frauen/Paare, die eine Schwangerschaft planen, sollten nicht rauchen.

Schwangere sollen sich nicht in Räumen aufhalten, in denen geraucht wird oder wurde.

Koffeinhaltige Getränke in der Schwangerschaft

Schwangere sollten koffeinhaltige Getränke nur in moderaten Mengen trinken.

Vorbereitung auf das Stillen

Werdende Eltern sollten frühzeitig schon in der Schwangerschaft über das Stillen informiert und beraten werden, denn Stillen ist das Beste für Mutter und Kind.

Ernährung in der Schwangerschaft zur Allergieprävention beim Kind

Schwangere sollen zur Allergieprävention beim Kind keine Lebensmittel aus ihrer Ernährung ausschließen. Das Meiden bestimmter Lebensmittel in der Schwangerschaft hat keinen Nutzen für eine Allergieprävention beim Kind.

Schwangeren wird regelmäßiger Verzehr von fettreichem Fisch auch unter dem Gesichtspunkt der Allergieprävention empfohlen.

Mund- und Zahngesundheit

Frauen, die eine Schwangerschaft planen, sollten ihre Zahngesundheit überprüfen und ggf. eine gezielte Behandlung durchführen lassen.

8.3.2 Ernährung der stillenden Mutter (Handlungsempfehlungen des Netzwerks GiL)

Eine **ausgewogene Ernährung** der stillenden Mutter ist essenziell für die Ernährung des Säuglings. Daher sollen stillende Frauen abwechslungsreich, ausgewogen und regelmäßig essen. Sie sollten zweimal wöchentlich Meeresfisch verzehren, davon mindestens einmal wöchentlich fettreichen Fisch (z. B. Hering, Makrele, Lachs, Sardine). Stillende Frauen sollten keine starke Gewichtsabnahme durch Diäten anstreben und zur vermeintlichen Allergieprävention beim Kind keine Lebensmittel aus ihrer Ernährung ausschließen. Stillende Frauen sollten reichlich und regelmäßig trinken, z. B. ein Glas Wasser zu jeder Stillmahlzeit (Koletzko et al. 2018).

Vegetarische und vegane Ernährung

Eine vegetarische Ernährung mit Verzehr von Milch(-produkten) und Eiern (ovolaktovegetarisch) kann bei gezielter Lebensmittelauswahl auch in der Stillzeit den Nährstoffbedarf decken.

Eine vegane Ernährung der stillenden Mutter birgt ernsthafte gesundheitliche Risiken – insbesondere für die Entwicklung des kindlichen Nervensystems. Bei einer veganen Ernährung sind immer eine spezielle medizinische Beratung in Kombination mit einer Ernährungsberatung und die Einnahme von Mikronährstoffsupplementen notwendig.

Medikamente und Nährstoffsupplemente

Medikamente sollen während der Stillzeit nur nach ärztlicher Rücksprache eingenommen werden. Während der Stillzeit sollten zusätzlich zur Verwendung von Jodsalz (mit Jod angereichertem Kochsalz) Jodtabletten (100µg Jod/Tag) eingenommen werden.

Körperliche Aktivität

Auch in der Stillzeit sollten Frauen körperlich aktiv sein und sich mit moderater Intensität bewegen. Frauen sollten nach der Geburt ihre körperliche Aktivität nach ihrer persönlichen Verfassung auf mindestens 30 Minuten an möglichst vielen Tagen der Woche steigern.

8.4 Prävention durch ausgewogene Ernährung – Nutzung der gesetzlichen Vorsorgeuntersuchungen in der Schwangerschaft und im Kindesalter

Die gesetzlichen Vorsorgeuntersuchungen in der Schwangerschaft und in den ersten Lebensjahren zeichnen sich durch eine sehr hohe Erreichbarkeit von Schwangeren (100 %), Säuglingen (98 %) und Kleinkindern (95 %) aus.

Auf der Grundlage der Handlungsempfehlungen des Netzwerks „Gesund ins Leben" (Netzwerk Junge Familie) zur Ernährung und Bewegung in der Schwangerschaft und in den ersten Lebensjahren ist es möglich, dass Frauenärzte, Hebammen sowie Kinder- und Jugendärzte die Kontakte in den gesetzlichen Vorsorgen für präventive Beratungen zum gesundheitsförderlichen Lebensstil (v. a. Ernährung und Bewegung) nutzen (Koletzko et al. 2016). Damit würden aus den bisherigen Früherkennungsuntersuchungen, welche im Mutterpass (blaues Heft) und im Kinderuntersuchungsheft (gelbes Heft) des Gemeinsamen Bundesausschusses dokumentiert werden, erstmals flächendeckende präventive Beratungen. Das ist eine große Chance für die frühkindliche Prävention ernährungsabhängiger Erkrankungen wie z. B. Adipositas, Diabetes und Herz-Kreislauf-Erkrankungen.

Das vom Innovationsfonds des Gemeinsamen Bundesausschusses (G-BA) geförderte Programm „GeMuKi – Gemeinsam gesund: Vorsorge plus für Mutter und Kind" (www.gemuki.de) der Plattform Ernährung und Bewegung (peb e. V.) mit zahlreichen Kooperationspartnern untersuchte die Wirkung der präventiven Beratungen im Rahmen der gesetzlichen Vorsorgeuntersuchungen (➤ Abb. 8.2) und zeigte eine große Akzeptanz bei den Schwangeren und jungen Familien und einen Einfluss auf die Gewichtszunahme in der Schwangerschaft.

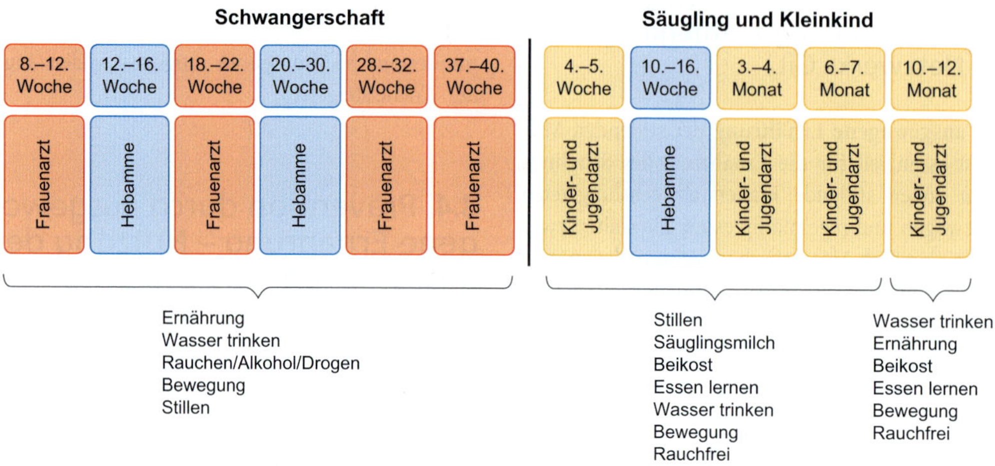

Abb. 8.2 Prävention durch „GeMuKi – Gemeinsam gesund: Vorsorge plus für Mutter und Kind". Übersicht über die Beratungen in der Schwangerschaft und im ersten Lebensjahr. [W1235/ L143]

Basis dieser Intervention waren widerspruchsfreie einheitliche Beratungen zu Ernährung, Bewegung und zum gesundheitsförderlichen Lebensstil (Handlungsempfehlungen) durch Hebammen, Frauenärzte und Kinder- und Jugendärzte. Die Ergebnisse zeigten jedoch auch, dass diese gelingende Zusammenarbeit noch in den Kinderschuhen steckt und bisher wenig praktiziert wurde. Umso wichtiger wäre eine Aufnahme dieser präventiven Beratungen zu Ernährung, Bewegung und Lebensstil in die Mutterschaftsrichtlinien und in die Kinderrichtlinien des G-BA. Dann hätten alle Schwangeren und jungen Eltern einen Anspruch auf diese Beratungen, und alle Kinder hätten die Chance, von Anfang an positiv für das Leben geprägt zu werden.

Die Kooperation des Netzwerks „Gesund ins Leben" (GiL) mit dem Berufsverband der Kinder- und Jugendärzte (BVKJ) hat dazu geführt, dass für alle Vorsorgeuntersuchungen im Kindes- und Jugendalter wichtige Botschaften zur Ernährung und Bewegung altersentsprechend erarbeitet wurden und nun für alle Vorsorgen im Kindes- und Jugendalter vom Neugeborenen bis zum 17-Jährigen zur Verfügung stehen (➤ Kap. 9).

Im Folgenden werden die wichtigsten Grundsätze zur Ernährung und Bewegung stichwortartig für die Umsetzung im Alltag adressiert und können im Rahmen der Vorsorgen besprochen werden. Diese Informationen gibt es sowohl als Printversion zur Einlage in die Kindervorsorgehefte als auch online auf der Webseite des Netzwerks „Gesund ins Leben" (➤ www.gesund-ins-leben.de). Sie sind fester Bestandteil des zusätzlichen Vorsorgehefts PaedPlus des BVKJ (Berufsverband der Kinder- und Jugendärzte), das im Rahmen der Selektivverträge mit den Krankenkassen zur Verfügung steht.

FALLBEISPIEL

Frau Meier kommt im Rahmen der Schwangerenvorsorgeuntersuchungen in der 20. SSW in die Praxis ihrer Frauenärztin. Sie war schon vor der Schwangerschaft übergewichtig, und das aktuelle Gewicht zeigt eine deutlich stärkere Gewichtszunahme seit der letzten Untersuchung als vom Institute of Medicine (➤ Kap. 8.3.1) empfohlen. Zusätzlich ist der Blutdruck mit 145/95 erhöht, und der oGTT zeigt eine beginnende Störung der Glukosetoleranz. Die übrigen Laborwerte sind bis auf einen leicht erhöhten Nüchternblutzuckerwert normal.
Frau Meier berichtet von Heißhungerattacken und dass sie sich körperlich schone und viel liege. Ihr Mann unterstütze sie sehr und nehme ihr sämtliche Einkäufe und sonstigen Erledigungen ab. Sie bewege sich weniger als 30 Minuten am Tag und snacke auch immer wieder. Die starke Gewichtszunahme bereite ihr Sorgen.
→ Die Frauenärztin empfiehlt Frau Meier, mehr körperliche Aktivität in ihren Alltag einzuplanen. An mindestens

fünf Tagen pro Woche soll sie zusätzlich 30 bis 60 Minuten moderat Sport treiben (z.B. Walking-Sportgruppe im Verein), und zwar in einer Intensität, bei der noch eine Unterhaltung möglich ist. Da Frau Meier eine Smartwatch mit Schrittzähler besitzt, werden 10.000 Schritte pro Tag vereinbart. Bezüglich der Ernährung werden drei pflanzenbasierte, abwechslungsreiche Hauptmahlzeiten und zusätzlich zwei kleine geplante Zwischenmahlzeiten (Obst und Gemüse) vereinbart. Eine kleine Portion Süßes pro Tag ist erlaubt. Alkohol soll Frau Meier streng meiden. Bei der Kontrolle vier Wochen später zeigt Frau Meier eine nur leichte Gewichtszunahme, sie wirkt insgesamt aktiver und fitter. Der Nüchternblutzuckerwert ist im normalen Bereich. Sie hat sich inzwischen einer Schwangerensportgruppe angeschlossen und übertrifft die 10.000 Schritte an vier Tagen pro Woche. Alltagseinkäufe übernimmt sie wieder selbst. Der weitere Verlauf der Schwangerschaft ist völlig problemlos.

INFO

Weiterführende Informationen

Praxisprojekte in Deutschland:
- 9 + 12 Gemeinsam gesund in Schwangerschaft und erstem Lebensjahr (www.pebonline.de/projekte/9-12-gemeinsam-gesund)
- GeMuKi – Gemeinsam gesund: Vorsorge Plus für Mutter und Kind (Innovationsfonds-Projekt, www.pebonline.de/projekte/gemuki)
- GeliS – Gesund leben in der Schwangerschaft
- Gesund ins Leben – Netzwerk Junge Familie (www.gesund-ins-leben.de/fuer-fachkreise/bestens-unterstuetzt-durchs-1-lebensjahr/handlungsempfehlungen)

Forschung:
- EarlyNutrition-Project (www.project-earlynutrition.eu)
- Early Nutrition Academy (ENA, www.early-nutrition.org)
- International Obesity Taskforce (IOTF, www.iotf.org)

LITERATUR

Bergmann KE, Bergmann RL, Ellert U et al. Perinatale Einflussfaktoren auf die spätere Gesundheit. Bundesgesundheitsbl, 2007;50: 670–676.

Brands B, Koletzko B. Frühe Ernährung und langfristiges Adipositasrisiko. Monatsschr Kinderheilkd, 2012;160: 10961102

Gesundheitsziele.de. Gesundheit rund um die Geburt. Kooperationsverbund zur Weiterentwicklung des nationalen Gesundheitszieleprozesses (Stand: Januar 2017). Aus: www.bundesgesundheitsministerium.de/fileadmin/Dateien/5_Publikationen/Gesundheit/Broschueren/Nationales_Gesundheitsziel_Gesundheit_rund_um_die_Geburt.pdf (letzter Zugriff: 28.11.2022).

Institute of Medicine, Committee on Obesity Prevention Policies. Early Childhood Obesity Prevention Policies: The National Academies Press; 2011

Koletzko B, Grote V, Kries R von. Perinatale metabolische Programmierung: frühe Ernährung und spätere Adipositas. In: Kiess W et al. (Hrsg.). Das metabolische Syndrom im Kindes- und Jugendalter. Diagnose – Therapie – Prävention. München: Elsevier; 2009, S. 43–50.

Koletzko B, Bauer CP, Cierpka M et al. Ernährung und Bewegung von Säuglingen und stillenden Frauen. Aktualisierte Handlungsempfehlungen von „Gesund ins Leben – Netzwerk Junge Familie", eine Initiative von IN FORM. Monatsschr Kinderheilkd, 2016;164(9): 765–789. Aus: www.gesund-ins-leben.de/fuer-fachkreise/bestens-unterstuetzt-durchs-1-lebensjahr/handlungsempfehlungen (letzter Zugriff: 28.11.2022).

Koletzko B et al. Ernährung und Lebensstil vor und während der Schwangerschaft – Handlungsempfehlungen des bundesweiten Netzwerks Gesund ins Leben. Geburtsh Frauenheilk, 2018;78(12): 1262–1282.

peb Transfer (Katja Aue, Plattform Ernährung und Bewegung e. V., Ulrike Korsten-Reck, Universitätsklinikum Freiburg, Abteilung Rehabilitative und Präventive Sportmedizin). Perinatale Programmierung und langfristiges Übergewichtsrisiko. Nr. 3/2013. Aus: www.pebonline.de/fileadmin/pebonline/Projekte/peb-Transfer/peb-Transfer_03_2013.pdf (letzter Zugriff: 28.11.2022).

8

KAPITEL

9 Ernährung von Kindern und Jugendlichen

Thomas Kauth

Zusammenfassung

- Die Eltern sind häufig verunsichert hinsichtlich der ausgewogenen Ernährung ihrer Kinder.
- **Stillen** ist die beste Ernährung im Säuglingsalter.
- Die Handlungsempfehlungen zur Ernährung im Kleinkindesalter wurden aktualisiert.
- Die optimierte Mischkost **optiMIX**® bietet eine alltagstaugliche Orientierung für eine ausgewogene und gesundheitsförderliche Ernährung aller Kinder und Jugendlichen.
- Rigide Verbote von Lebensmitteln sind nicht empfehlenswert.

9.1 Einleitung

In den Kinder- und Jugendarztpraxen und in den Hausarztpraxen sind unterschiedliche Trends bei den ernährungsabhängigen Erkrankungen zu beobachten. Einerseits nimmt die Zahl übergewichtiger Kinder und Jugendlicher stark zu, andererseits steigt die Nachfrage nach einer Beratung über eine vegetarische bis hin zu einer veganen Ernährung. Außerdem nehmen Essstörungen, insbesondere Anorexia nervosa, stark zu. Das sind komplexe pädiatrische, psychiatrische und ernährungsmedizinische Fragestellungen, die bisher in der ambulanten Versorgung ungenügend abgebildet sind.

Weitere häufige Fragen in der Praxis sind: Welche Ernährung ist die richtige? Benötigt mein Kind zusätzliche Vitamine?

9.2 Die optimierte Mischkost als Prinzip der kindgerechten Ernährung

Eltern wünschen sich, dass ihre Kinder durch eine ausgewogene Ernährung gesund aufwachsen. Dabei sind sie ein wichtiges Vorbild für ihre Kinder. Es herrscht jedoch eine große Verunsicherung, wie diese erwünschte Ernährung im Alltag umgesetzt werden kann. Die Empfehlungen sind oft widersprüchlich, und tagtäglich finden sich neue Informationen zur „gesunden Ernährung". Befragungen zeigen, dass das durchaus vorhandene Wissen über eine ausgewogene Ernährung oft schwer in ein entsprechendes Ernährungsverhalten umzusetzen ist.

Die optimierte Mischkost **optiMIX**® (Kersting et al. 2017) ist ein Konzept für die gesunde Ernährung von Kindern und Jugendlichen, die sich im Beratungsalltag durchgesetzt hat. Das Forschungsinstitut für Kinderernährung Dortmund (FKE) hat Anfang der 1990er Jahre dieses Konzept entwickelt und seitdem immer wieder an die neuesten wissenschaftlichen Erkenntnisse zur Kinderernährung angepasst.

Die optimierte Mischkost unterscheidet zwischen „empfohlenen" und „geduldeten" Lebensmitteln. Die empfohlenen Lebensmittel decken zusammengenommen den Nährstoffbedarf zu 100 Prozent, aber nur etwa 90 Prozent des Energiebedarfs.

Mit der pflanzenbasierten optimierten Mischkost werden die Referenzwerte für die Energie- und Nährstoffzufuhr für Kinder und Jugendliche erreicht (außer Vitamin D und Iod) und zusätzlich die Empfehlungen zur Prävention ernährungsmitbedingter Krankheiten erfüllt. Insbesondere berücksichtigt

OptiMIX®, dass die Empfehlungen im Familienalltag umgesetzt werden können. Dies schließt die Mahlzeitengewohnheiten und die bekannten Essensvorlieben der Kinder ein. Bei dieser Kostform werden keine speziellen Lebensmittel oder Produkte oder Nahrungsergänzungsmittel benötigt.

Die drei Grundregeln der optimierten Mischkost
Verzehr von

- **reichlich** pflanzlichen Lebensmitteln und Getränken,
- **mäßig** tierischen Lebensmitteln und
- **sparsam** fett- und zuckerreichen Lebensmitteln.

Regelmäßige Mahlzeiten sind wichtig für Kinder, liefern den Nachschub an Energie und Nährstoffen und verhindern, dass die individuelle Leistungskurve zu stark absinkt. Die optimierte Mischkost empfiehlt drei Hauptmahlzeiten (zwei kalte, eine warme) und zwei kleinere Zwischenmahlzeiten.

Oft werden die genannten Grundregeln in Form einer **Ernährungspyramide** dargestellt (> Abb. 9.1). Durch die Veranschaulichung sind sie im Alltag leichter umsetzbar.

Die Ernährungspyramide (> Abb. 9.1) hilft Eltern dabei, die optimierte Mischkost im Familienalltag umzusetzen. Gleichzeitig ist sie ein wichtiges Hilfsmittel bei der Beratung von Eltern und deren Kindern durch Ernährungsfachkräfte oder Ärzte. Die Ernährungspyramide ist der Rahmen, den die Familien nach ihren eigenen Bedürfnissen, ihrem Geschmack und ihren Gewohnheiten ohne großen Verzicht füllen können.

Die Ernährungspyramide kann auch für die **Erfassung der Ernährungsgewohnheiten** genutzt werden, indem eingenommene Nahrungsmittel durch einen Strich markiert werden. So kann auf einen Blick festgestellt werden, von welcher Lebensmittelgruppe zu viel und von welcher zu wenig Portionen verzehrt wurden.

Das Pyramidenmodell stellt auf vereinfachte Weise dar, wie eine ausgewogene Ernährung aussehen kann. Die empfohlenen Lebensmittelgruppen werden durch Symbole dargestellt: Die Möhre steht für Gemüse, die Ähre für Brot, Getreide und Beilagen. Jeder Baustein steht für eine Portion. Die Häufigkeit der Portionen wird zusätzlich durch die Ampelfarben Grün (reichlich), Gelb (mäßig) und Rot (sparsam) angezeigt, was Orientierung für den Tag gibt.

Ideal für alle Altersgruppen sind pro Tag sechs Portionen Wasser/ungesüßte Getränke, fünf Portionen Obst und Gemüse, vier Portionen Getreide, drei Portionen Milchprodukte bzw. eine Portion Fisch, zwei Portionen Fett und eine Portion Süßes.

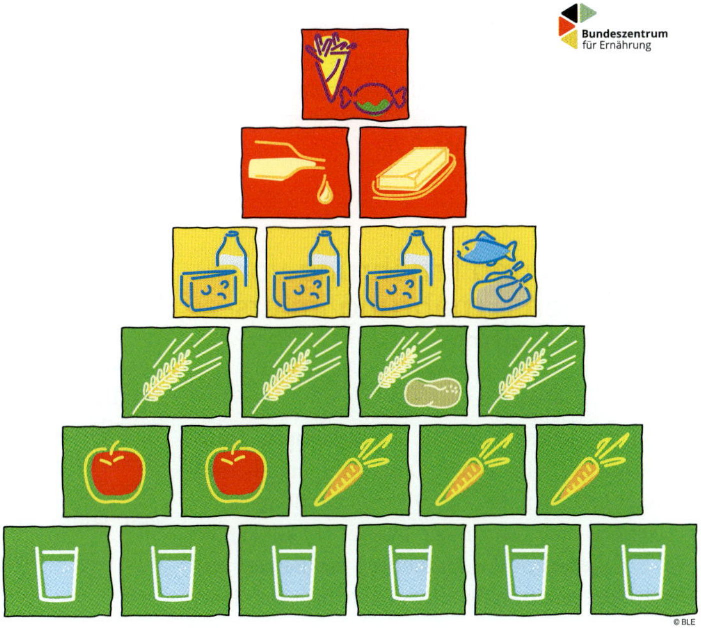

Abb. 9.1 Die Ernährungspyramide (Tagesportionen) der Bundeszentrums für Ernährung (BZfE) [T1193]

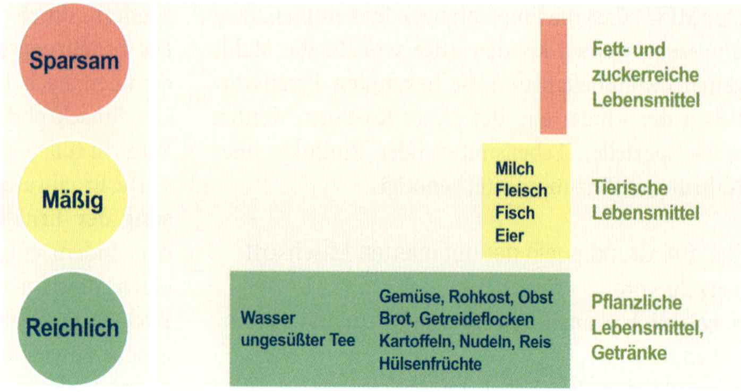

Abb. 9.2 Optimierte Mischkost (Orientierung für die Lebensmittelauswahl) (Kersting et al. 2017) [T1297]

Die Ernährungspyramide ist durch ihren übersichtlichen Aufbau altersunabhängig für Kinder, Jugendliche und Erwachsene geeignet. Die angegebene Portion wird durch die eigene Handgröße festgelegt. Kleine Kinder haben kleinere Hände und bekommen kleinere Portionen, große „Kinder" haben große Hände und benötigen größere Portionen.

MERKE

Die optimierte Mischkost (OptiMIX®)

Die optimierte Mischkost (OptiMIX®) (www.fke-bo.de) ist ein Konzept für eine gesunde Ernährung von Kindern und Jugendlichen. Sie wurde vom Forschungsinstitut für Kinderernährung Dortmund (FKE) entwickelt und ist inzwischen zum Standard in der Kinderernährung in Deutschland geworden. Sie ist geeignet für Kinder im Alter zwischen 1 und 18 Jahren. OptiMIX® ist ein Tageskonzept mit Empfehlungen für die Lebensmittelauswahl und -menge pro Tag und für die Zusammensetzung der einzelnen Mahlzeiten (➤ Abb. 9.2).

9.3 Stillen und Ernährung von Säuglingen (Ernährung im ersten Lebensjahr)

Seit vielen Jahren sind die Empfehlungen zum Ernährungsplan im ersten Lebensjahr annähernd konstant geblieben, ➤ Abb. 9.3 zeigt ein Beispiel.

Dennoch gab es immer wieder Modifikationen, z. B. bezüglich der Einführung der Beikost als Möglichkeit zur frühkindlichen Allergieprävention.

Junge Eltern holen sich die Informationen zur Ernährung in erster Linie von den **Hebammen, Frauenärzten und Kinder- und Jugendärzten.** Daher ist es wichtig, dass diese Experten die richtigen Informationen zur Ernährung von Säuglingen, der stillenden Mutter und von Kleinkindern einheitlich an die jungen Eltern kommunizieren. Zu diesem Zweck hat sich in Deutschland das interdisziplinäre Netzwerk „Gesund ins Leben" (Netzwerk Junge Familie) etabliert.

INFO

Netzwerk „Gesund ins Leben" (Netzwerk Junge Familie, www.gesund-ins-leben.de)

In Deutschland gibt es aktuelle, wissenschaftlich begründete Handlungsempfehlungen zum Stillen und zur Säuglingsernährung. Ziel sind widerspruchsfreie Beratungen durch die Experten, welche Schwangere und junge Familien konsultieren, um zu Ernährung und gesundheitsförderlichen Verhaltensweisen beraten zu werden. Das sind in erster Linie Frauenärzte, Hebammen und Kinder- und Jugendärzte.

Das Netzwerk hat sich zum Ziel gesetzt, einheitliche Handlungsempfehlungen zur Gesundheitsförderung von Schwangeren, Säuglingen und Kleinkindern im Konsens mit den relevanten Fachgesellschaften und Berufsgruppen zu entwickeln. Diese münden u. a. in Fortbildungsangebote für Fachkräfte und Medien, die sich direkt an die Eltern wenden.

Die im Folgenden dargestellten Empfehlungen zum Stillen und zur Ernährung von Säuglingen sind den **aktuellen Handlungsempfehlungen** des

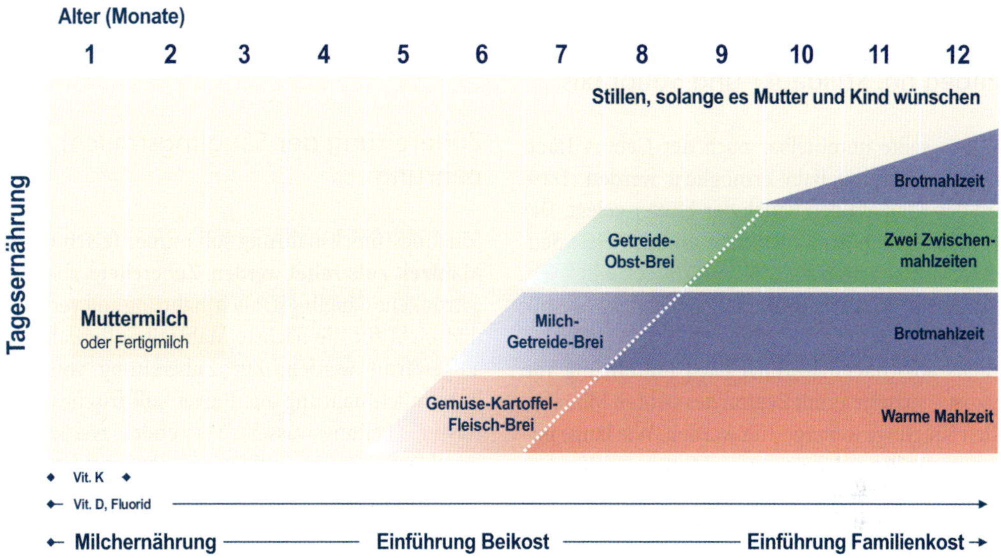

Abb. 9.3 Ernährungsplan für das erste Lebensjahr [T1297]

Netzwerks von „Gesund ins Leben" (www.gesund-ins-leben.de) entnommen bzw. abgeleitet.

9.3.1 Die Bedeutung des Stillens für die Säuglingsernährung

Die beste Form der Ernährung für Säuglinge in den ersten Lebensmonaten ist das ausschließliche Stillen. Auch Teilstillen ist wertvoll. Die ausschließliche Ernährung mit Muttermilch liefert die für eine gesunde Entwicklung wichtigen Makro- und Mikronährstoffe und deckt den Nährstoffbedarf des Säuglings in den ersten sechs Lebensmonaten. Ausnahmen sind Vitamin K und Vitamin D, die bei allen Säuglingen zusätzlich oral gegeben werden:

- **Vitamin K:** jeweils 2 mg am Tag der Geburt, einmalig zwischen dem 3. und 7. Lebenstag und letztmalig (3. Gabe) in der 4. bis 6. Lebenswoche.
- **Vitamin D** (500 IE): im ersten Lebensjahr täglich als Öl oder als Tablette (hier meist in Kombination mit 0,25 mg Fluorid) ab dem 3. bis 7. Lebenstag.

Muttermilch enthält nicht nur Nährstoffe, sondern auch eine Vielzahl von Substanzen, die das Wachstum und die Entwicklung des Kindes fördern, die immunologische Abwehr und Reifung positiv beeinflussen oder antientzündlich wirken. Gestillte Kinder haben ein verringertes Risiko für Durchfall, Mittelohrentzündung und späteres Übergewicht im Vergleich zu nicht gestillten Kindern.

Zusätzlich haben stillende Frauen gegenüber nicht stillenden Frauen gesundheitliche Vorteile (raschere Gebärmutterrückbildung nach der Geburt, Risikominderung für Brust- und Eierstockkrebs).

Stillen trägt zur Förderung der emotionalen Bindung zwischen Mutter und Kind bei.

Die Eltern sollten sich frühzeitig zur Praxis des Stillens beraten lassen, in der Schwangerschaft durch die Hebamme und den Frauenarzt, nach der Geburt zusätzlich durch den Kinder- und Jugendarzt, die Hebamme oder durch spezialisierte Stillberaterinnen.

INFO

Stillberatung

Beispiele, wo Stillberaterinnen zu finden sind:

- Verfügbare Hebammen vor Ort (www.ammely.de)
- Arbeitsgemeinschaft Freier Stillgruppen (AFS) Bundesverband (www.afs-stillen.de)
- Berufsverband Deutscher Laktationsberaterinnen IBCLC (www.bdl-stillen.de)
- La Leche Liga Deutschland (www.lalecheliga.de)
- Ausbildungszentrum Laktation und Stillen (www.stillen.de)
- Netzwerk „Gesund ins Leben" (www.gesund-ins-leben.de)

9.3.2 Praxis der Säuglingsernährung

Stillbeginn, Stilldauer und Stillpraxis

Müttern sollte unmittelbar nach der Geburt Hautkontakt mit ihrem Baby ermöglicht werden. Dazu wird das Kind auf den Bauch der Mutter gelegt. Das spontane Finden der Brustwarze und das erste Saugen werden abgewartet.

Im ersten Lebenshalbjahr sollen Säuglinge gestillt werden, mindestens bis zum Beginn des fünften Monats ausschließlich. Auch nach Einführung von Beikost – spätestens mit Beginn des siebten Monats – sollen Säuglinge weitergestillt werden. Wie lange insgesamt gestillt wird, bestimmen Mutter und Kind.

Auch Kinder mit erhöhtem Allergierisiko sollten gestillt werden. Häufigkeit und Dauer des Stillens sollten dem kindlichen Bedarf angepasst werden.

Säuglings(milch)nahrung

Wenn nicht oder nicht ausschließlich gestillt wird, soll das Baby eine nach den gesetzlichen Regelungen hergestellte **Säuglingsanfangsnahrung** erhalten. Säuglingsanfangsnahrungen (Pre- oder 1er-Nahrungen) sind zur Fütterung von Geburt an und für das gesamte erste Lebensjahr geeignet. **Folgenahrung** (2er-Nahrung) sollte frühestens mit Beginn der Beikostfütterung gegeben werden. Sie ist jedoch verzichtbar.

Die **Flaschennahrung** für Säuglinge soll nicht aus Milch oder anderen Rohstoffen selbst hergestellt werden. Spezialnahrungen für Säuglinge sollen nur nach Rücksprache mit dem Kinder- und Jugendarzt gefüttert werden.

Auswahl von Säuglingsnahrung bei erhöhtem Allergierisiko

Nicht oder nicht ausschließlich gestillte Säuglinge, deren Eltern oder Geschwister von einer Allergie betroffen sind, sollten im ersten Lebenshalbjahr eine **hydrolysierte Säuglingsnahrung (HA-Nahrung)** erhalten (mindestens bis zum Beginn des fünften Monats). Säuglingsnahrungen auf der Basis von Sojaeiweiß oder Ziegenmilch sind nicht zur Allergievorbeugung geeignet, ebenso wenig Stuten- oder andere Tiermilchen.

Zubereitung der Säuglings(milch)nahrung

Säuglings(milch)nahrung soll immer **frisch vor der Mahlzeit zubereitet** werden. Zubereitete, aber nicht getrunkene Säuglings(milch)nahrung soll verworfen und nicht für die nächste Mahlzeit aufbewahrt und aufgewärmt werden. Zur Zubereitung von Säuglings(milch)nahrung aus Pulver soll frisches Trinkwasser (Leitungswasser) verwendet werden. Bei ungeklärter Wasserqualität soll abgepacktes, stilles Wasser verwendet werden, das mit der Aufschrift „geeignet für die Zubereitung von Säuglingsnahrung" gekennzeichnet ist.

Beikosteinführung und Auswahl der Beikost

Beikost sollte frühestens **mit Beginn des fünften, spätestens mit Beginn des siebten Monats** eingeführt werden. Auch nach der Einführung der Beikost soll weitergestillt werden. Es gibt Hinweise, dass die Einführung von neuen Lebensmitteln unter fortgesetztem Stillen einen allergiepräventiven Effekt hat. Als Erstes sollte ein Brei mit Gemüse, Kartoffeln und Fleisch oder Fisch gegeben werden. Jeweils etwa einen Monat später werden zusätzlich ein Milch-Getreide-Brei und ein Getreide-Obst-Brei empfohlen.

Die Beikostzutaten sollen variieren (z. B. verschiedene Gemüse- und Obstarten), ein- bis zweimal pro Woche soll (fettreicher) Fisch anstelle von Fleisch angeboten werden. Die Beikost für den Säugling kann selbst gekocht oder fertig gekauft werden. Ein Zusatz von Salz und ein starker Süßgeschmack sollten vermieden werden.

Milch und Milchprodukte in der Beikostzeit

Kleine Mengen Trinkmilch (bis zu etwa 200 ml/Tag) können zur Zubereitung eines Milch-Getreide-Breis verwendet werden. Wenn Trinkmilch gegen Ende des ersten Lebensjahres verwendet wird, soll pasteurisierte oder ultrahocherhitzte Milch verwendet werden. Roh- oder Vorzugsmilch birgt gesundheitliche Risiken für Säuglinge.

Getränke (ergänzende Flüssigkeitszufuhr)

Mit der Einführung des dritten Beikostbreis sollte dem Säugling zusätzlich zu Muttermilch oder Säuglings(milch)nahrung Wasser zur Flüssigkeitszufuhr angeboten werden. **Trinkwasser (Leitungswasser)** ist dafür am besten geeignet. Es muss nicht abgekocht werden. Süße Getränke sollten vermieden werden. Wasser bzw. andere Getränke sollten aus einem Becher oder einer Tasse und nicht aus der Saugflasche angeboten werden, um Zahnschäden zu vermeiden.

Nährstoffsupplemente im ersten Lebensjahr

Jeder Säugling soll zusätzlich zur Muttermilch oder Säuglings(milch)nahrung Vitamin K, Vitamin D und Fluorid erhalten. Es sollen dreimal 2 mg **Vitamin K** als Tropfen bei den Vorsorgeuntersuchungen U1, U2 und U3 gegeben werden. Die tägliche Zufuhr von 400–500 IE **Vitamin D** als Tablette oder Tropfen erfolgt bis zum ersten Geburtstag bzw. bis zum erlebten zweiten Frühsommer. Die Vitamin-D-Gabe wird kombiniert mit 0,25 mg Fluorid zur Kariesprophylaxe. Die **Fluoridgabe** wird länger als die Vitamin-D-Gabe bis in das Kleinkindalter fortgesetzt, bis die altersgerechte Anwendung einer fluoridhaltigen Zahnpasta erfolgen kann.

Essenlernen im Säuglingsalter und Beachtung von Hunger und Sättigung

In den ersten Monaten stehen v. a. die regelmäßige Nahrungsaufnahme und Entwicklung eines Hunger- und Sättigungsrhythmus im Vordergrund. Eltern sollen für ein angemessenes Nahrungsangebot sorgen und das Essenlernen unterstützen. Das Kind darf selbst entscheiden, wie viel es trinkt und isst. Die Eltern gehen auf die Hunger- und Sättigungssignale ihres Kindes ein und achten darauf, dass das Kind eine aktive Bereitschaft zum Essen zeigt. Sie vermeiden bei den Mahlzeiten Ablenkungen, und das Kind wird nicht mit Tricks zum Essen animiert und nicht zum Essen gedrängt.

Beendet das Kind die Mahlzeit frühzeitig oder möchte es nichts essen, dann genügen ein bis zwei Versuche der Eltern, das Kind zum Essen zu ermutigen. Sollte das Kind zu wenig gegessen haben, meldet es sich beim nächsten Mal etwas früher, da es vorzeitig Hunger hat.

Erweiterung der Lebensmittel und Geschmacksvielfalt

Kindern sollte ermöglicht werden, neue Lebensmittel zu entdecken und zu erfahren, wie sie schmecken, wie sie aussehen, wie sie riechen, wie sie sich anfühlen. Geschmackspräferenzen bilden sich durch wiederholtes Probieren. Werden neue Lebensmittel bzw. neue Speisen eingeführt, sollten Eltern sie mehrmals ohne Zwang anbieten und geduldig sein. Eltern sollten eine (zeitweise) Ablehnung von angebotenen Lebensmitteln akzeptieren und es zu einem anderen Zeitpunkt wieder versuchen.

Zusätzliche Empfehlungen zur Allergieprävention

Alle Säuglinge und ganz besonders Säuglinge, deren Eltern oder Geschwister eine Allergie haben, sollten vor hoher Belastung mit Luftschadstoffen (z. B. Tabakrauch, Autoabgase, organische Lösungsmittel) geschützt werden. Familien mit erhöhtem Allergierisiko sollten keine Katzen bei sich aufnehmen.

INFO

Sämtliche Empfehlungen zur Ernährung im Säuglingsalter (Babyalter) sind in elterngerechter und gut verständlicher Weise in der Broschüre „Das beste Essen für Babys" vom Netzwerk „Gesund ins Leben" zusammengefasst (BLE 2020).

9.4 Ernährung von Kleinkindern

9.4.1 Grundlagen der Kleinkindernährung

Im ersten Lebensjahr sind die Ernährungsregeln durch den Ernährungsplan/Ernährungskalender klar strukturiert. Beim Übergang zur Familienkost am Ende des ersten Lebensjahrs und zu Beginn des zweiten Lebensjahrs werden diese Regeln jedoch aufgeweicht, und die Fragen der Eltern zu geeigneten und ungeeigneten Nahrungsmitteln nehmen wieder zu. Die Eltern beklagen regelmäßig, dass ihre (Klein-)Kinder einseitig und nur kleine Mengen essen würden, und befürchten eine Fehlernährung. Gleichzeitig sind die Eltern Ernährungsvorbilder und prägen das Essverhalten ihrer Kinder.

Der Blick auf Lebensmitteltabellen hilft den Eltern dabei wenig, da die Kinder nicht nach strengen Regeln oder Tabellen essen. Studien zur Ernährungssituation der Kleinkinder in Deutschland zeigen (z. B. DONALD-Studie, Buyken et al. 2012), dass die Kinder insgesamt zu wenig Gemüse und kohlenhydratreiche Lebensmittel (z. B. Vollkornbrot, Reis, Kartoffeln) essen und dass es in der Ernährung an Vitamin D, mehrfach ungesättigten Fettsäuren, Kalzium, Eisen und Iod fehlt.

9.4.2 So gelingt Kleinkindernährung

Im Jahr 2022 wurden die Handlungsempfehlungen zur Ernährung und Bewegung im Kleinkindalter überarbeitet (Abou-Dakn et al. 2022). Im Folgenden werden die wichtigsten Punkte der Empfehlungen dargestellt.

Gewohnheiten, die im Kleinkindalter erworben wurden, wirken sich nicht nur kurzfristig aus, sie prägen auch wesentlich spätere Ess- und Bewegungsgewohnheiten bis ins Erwachsenenalter. Reichlich körperliche Aktivität, ein abwechslungsreiches, ausgewogenes Lebensmittelangebot und die Beachtung der Hunger- und Sättigungssignale, ausreichend Schlaf sowie wenig bis gar kein Konsum von Bildschirmmedien tragen zu einer normalen Gewichtsentwicklung bei.

Problematisch ist die an Kinder gerichtete Werbung für sogenannte Kindernahrungsmittel. Diese sind entgegen den Aussagen der Nahrungsmittelindustrie überflüssig und zeichnen sich meist durch eine höhere Energiedichte aus.

Die wertschätzende Ernährungsberatung

Beratende Experten (z. B. Kinder- und Jugendärzte) sollen die jungen Familien zu einem gesunden Lebensstil motivieren und im Dialog beraten, und zwar mit einer wertschätzenden Haltung. Sie zeigen Interesse für die Lebensrealität der Familie, ihre Erfahrungen mit Ernährung und Bewegung und ihre Einstellungen. Sie gehen auf Bedenken und Vorbehalte ein, respektieren die Entscheidungsfreiheit der Familie und setzen gemeinsam mit den Eltern realistische Ziele.

So lernen Kleinkinder essen

Kinder lernen essen ähnlich, wie sie sprechen lernen: durch eigenes Tun, Nachahmung, in Beziehung und Interaktion mit ihren Eltern. Diese können die Regulationsfähigkeit des Kindes für Hunger und Sättigung stärken und die Akzeptanz für neue Lebensmittel fördern.

Gemeinsame regelmäßige Mahlzeiten von Eltern und Kindern

Mahlzeiten im Kleinkindalter erfolgen in einem regelmäßigen Rhythmus (z. B. drei Hauptmahlzeiten und zwei kleinere Zwischenmahlzeiten). Die Mahlzeiten wechseln sich mit essensfreien Zeiten ab, in denen nur Wasser und ungesüßte Getränke, aber keine Milchprodukte angeboten werden.

Mit einer ausgewogenen und abwechslungsreichen Familienernährung kann der Nährstoffbedarf des Kleinkindes gedeckt werden.

Empfohlene Kleinkind- und Familienernährung

- **Reichlich Getränke:** am besten Wasser oder andere ungesüßte/zuckerfreie Getränke zu jeder Mahlzeit und auch zwischendurch (fünf Portionen am Tag) aus einer Tasse oder einem Becher. Der Wasserbedarf ist bei Kleinkindern, bezogen auf das Körpergewicht, höher als bei Erwachsenen.
- **Reichlich pflanzliche Lebensmittel:** Gemüse, Obst, Getreide und Getreideprodukte (einschließlich Vollkorn), Kartoffeln, Hülsenfrüchte, Nüsse (gemahlen).
- **Mäßig tierische Lebensmittel:** Milch, Milchprodukte, Fleisch, Fisch, Eier.
- **Sparsam:** Zucker und Süßigkeiten, (Iod-)Salz, Fette mit hohem Anteil an gesättigten Fettsäuren sowie Snackprodukte.

Wenn Mutter und Kind dies möchten, kann auch im Kleinkindalter weitergestillt werden. Eine ausgewogene Ernährung gesunder Kleinkinder kann ohne speziell an Kinder gerichtete Produkte erreicht werden. Das Kind sollte so oft wie möglich gemeinsam mit anderen Familienmitgliedern essen, mit genügend Zeit und Ruhe und in freundlicher Atmosphäre ohne Ablenkung durch Bildschirmmedien. Die Eltern unterstützen das selbstständige Essen, sobald das Kind dazu in der Lage ist.

Empfehlungen zur Beachtung von Hunger und Sättigung

Eltern sollen für ein ausgewogenes Nahrungsangebot sorgen und das Kind entscheiden lassen, wie viel es davon isst. Eltern achten dabei auf die Hunger- und Sättigungssignale ihres Kindes. Dabei bieten sie zunächst eine kleine Portion an. Das Kind kann nachfordern, bis es satt ist. Beendet das Kind die Mahlzeit frühzeitig oder will es nicht essen, genügt es, das Kind ein- bis zweimal zum Essen zu ermutigen. Eltern sollten keine Extraspeisen als Ersatz anbieten oder die Kinder zum Essen überreden.

Empfehlungen zur Erweiterung der Lebensmittelvielfalt

Die Eltern sollten für ein vielfältiges Angebot sorgen und Kinder ermutigen, neue Lebensmittel zu probieren. Neue Lebensmittel bzw. Speisen (Gemüse, Obst, Vollkornprodukte etc.) sollen mehrfach und ohne Zwang angeboten werden. Eine zeitweilige Ablehnung des Kindes von neuen Lebensmitteln sollte akzeptiert werden, wobei wiederholtes Probieren die Akzeptanz von neuen Lebensmitteln bzw. Speisen erhöht.

Nüsse und Mandeln

Vorsicht ist geboten bei Nüssen und Mandeln im Ganzen oder in Stücken und anderen harten Lebensmittelstücken (z. B. Wurzelgemüse) in Erdnussgröße. Sie bergen eine Aspirationsgefahr (Verschlucken in die Luftröhre) und sollten für Kleinkinder nicht zugänglich sein.

Vegetarische und vegane Ernährung

Eine ausgewogene vegetarische Ernährung mit Verzehr von Milch und Milchprodukten und Eiern (ovolaktovegetarisch) kann den Nährstoffbedarf des Kleinkindes decken. Eine vegane Ernährung ohne adäquate Supplementierung von Nährstoffen führt zu einem Nährstoffmangel und bei längerer Dauer zu Schädigungen der kindlichen Entwicklung. Entscheiden sich Eltern entgegen den Empfehlungen für eine vegane Ernährung ihres Kindes, sollen Vitamin B_{12} und ggf. weitere Nährstoffe durch die Einnahme von Supplementen ergänzt werden. Die Versorgung mit kritischen Nährstoffen soll ärztlich überprüft und die Eltern sollen individuell beraten werden.

CAVE

Generell gilt: Je einseitiger die Ernährungsweise und je jünger das Kind, desto größer ist das Risiko für einen Nährstoffmangel. Kleinkinder mit restriktiven Ernährungsformen bedürfen daher einer fachärztlichen und ernährungsmedizinischen Überwachung und Beratung.

Nahrungsmittelunverträglichkeiten und -allergien

Der längerfristige Ausschluss von Nahrungsmitteln aus der Ernährung soll nur auf Grundlage einer gesicherten ärztlichen Diagnose erfolgen. Der Verdacht auf eine Nahrungsmittelallergie oder -unverträglichkeit (➤ Kap. 28) oder eine Neurodermitis rechtfertigt nicht den Ausschluss außerhalb der diagnostischen ärztlichen Abklärung. Eine einseitige Ernährung kann Kinder erheblich belasten und ihrer Gesundheit schaden.

Bei einer Zöliakie muss Gluten strikt gemieden werden. Bei einer Nahrungsmittelunverträglichkeit (z. B. Fruktosemalabsorption) ist die individuell vertragene Menge unterschiedlich. Hier reicht die Begrenzung der Zufuhr fruktose- bzw. sorbithaltiger Lebensmittel.

9.5 Ernährung von Schulkindern und Jugendlichen

Die Lebensgewohnheiten im Kindes- und Jugendalter werden stark beeinflusst durch die mobilen Medien und die Altersgruppe (Peergroup). Kinder und vor allem Jugendliche wollen selbst entscheiden, wollen sich schrittweise von den Eltern lösen. Das hat Auswirkungen auf die Ernährung. In dieser Phase werden die Weichen für den zukünftigen Lebensstil gestellt. Bei der Ernährung geht es eher darum, ausreichend Kalorien und Nährstoffe aufzunehmen.

In den vergangenen drei Jahrzehnten hat sich gezeigt, dass Kinder und Jugendliche tendenziell zu viele Kalorien aufnehmen und zu wenig Kalorien durch körperliche Aktivität verbrauchen. Die Zahl der **übergewichtigen Kinder und Jugendlichen** hat in den vergangenen zwei Jahrzehnte um 50 Prozent zugenommen, die Zahl der **stark übergewichtigen (adipösen) Kinder und Jugendlichen** hat sich sogar verdoppelt. Im Rahmen der Coronapandemie erwartet man eine weitere Zunahme der Anzahl an übergewichtigen und adipösen Kindern und Jugendlichen.

Das gemeinsame Essen zu Hause, in der Schulmensa oder im Kindergarten ist mehr als nur das Löschen von Durst und Hunger, sondern auch wichtig für Gemeinschaft und Lebensqualität. Hier finden parallel zum Essen Unterhaltungen statt, es können Sorgen besprochen werden oder Erlebtes und schöne Dinge geteilt werden. Handy oder Fernsehen haben dabei eine Pause, die digitale Welt ruht (vorübergehend).

Die Versorgung mit allen wichtigen Nährstoffen und die altersgerechte Kalorienaufnahme ist bei der optimierten Mischkost (OptiMIX®) für alle Altersstufen gewährleistet (➤ Kap. 9.2). Sie berücksichtigt den Alltag der Kinder und Jugendlichen und die Prävention ernährungsabhängiger Erkrankungen wie z. B. Adipositas, Diabetes und Herz-Kreislauf-Erkrankungen.

9.5.1 Auswahl geeigneter Lebensmittel

Die Verzehrmengen nehmen mit dem Alter zu (➤ Tab. 9.1), die Zusammensetzung der Ernährung und die Mengenverhältnisse der Lebensmittelgruppen untereinander bleiben jedoch konstant. Die optimierte Mischkost unterscheidet zwischen empfohlenen und geduldeten Lebensmitteln. Die empfohlenen Lebensmittel decken ca. 100 Prozent des Nährstoffbedarfs, jedoch nur ca. 90 Prozent des Energiebedarfs. Daher dürfen die geduldeten Lebensmittel (z. B. Süßwaren, Knabberartikel, Süßgetränke) nur in einem geringen Maß (max. 10 Prozent der Energiezufuhr) zugeführt werden.

Das bedeutet bei einem vier- bis sechsjährigen Kind für geduldete Nahrungsmittel eine Zufuhr von 125 kcal pro Tag, bei einem Sieben- bis Neunjährigen ca. 160 kcal/Tag und einem 13- bis 14-Jährigen zwischen 195 und 240 kcal/Tag (Beispiele s. Kasten).

MERKE

Beispiele für **geduldete Lebensmittel mit einem Kaloriengehalt von 100 kcal** (Reinehr et al. 2012): 1 Kugel Eiscreme oder 45 g Obstkuchen oder 4 Butterkekse oder 4 Esslöffel Flakes oder 2 Esslöffel Marmelade oder 30 g Fruchtgummi oder 20 g Schokolade oder 10 Stück Chips.

Rigide Verbote von Lebensmitteln werden nicht empfohlen, da diese bei der Ernährungserziehung

Tab. 9.1 Altersgemäße Lebensmittelverzehrmengen in der optimierten Mischkost (Tagesmengen) (nach DGE et al. 2016)

Alter (Jahre)			1–3	4–6	7–9	10–12	13–14	15–18	Gewichts-% der Gesamternährung[1]
Gesamtenergie[1]		kcal/Tag	1.150	1.350	1.600	1.800	(♀/♂) 1.900/2.000	(♀/♂) 2.000/2.600	
Empfohlene Lebensmittel									
Reichlich	Getränke	ml/Tag	600	750	850	950	1.000/1.200	1.100/1.400	**37**
	Gemüse	g/Tag	190	230	270	300	320/390	340/440	**12**
	Obst	g/Tag	180	210	250	280	300/360	310/410	**11**
	Brot, Getreide	g/Tag	110	130	160	180	190/230	200/260	**7**
	Kartoffeln, Nudeln, Reis	g/Tag	100	120	140	160	170/200	180/230	**6**
									(gesamt) 73
Mäßig	Milch, -produkte[2]	ml (g)/Tag	300	350	420	470	490/600	520/680	**18**
	Fleisch, Wurst	g/Tag	30	35	40	50	50/60	50/70	**2**
	Eier	St./Woche	1–2	2	2–3	2–3	3/3	3/3–4	**1**
	Fisch	g/Woche	60	70	80	90	100/110	100/130	**1**
									(gesamt) 22
Sparsam	Öl, Margarine, Butter	g/Tag	20	20	25	30	30/35	30/40	**1**
									(gesamt) 1
Geduldete Lebensmittel									
		Max. kcal/ Tag[3]	115	130	160	180	190/230	190/260	**4**
									(gesamt) 4

[1] Richtwert für die Energiezufuhr bei geringer körperlicher Aktivität (PAL 1,4)
[2] Milchäquivalente, d. h. 100 ml Milch entsprechen im Kalziumgehalt 15 g Schnittkäse oder 30 g Weichkäse
[3] Je 100 kcal sind enthalten in 1 Kugel Eiscreme oder 45 g Obstkuchen oder 4 Butterkeksen oder 4 Esslöffel Flakes oder 4 Teelöffel Zucker oder 2 Esslöffel Marmelade oder 30 g Fruchtgummi oder 20 g Schokolade oder 200 ml Limonade

kontraproduktiv sind und „heimliches" Essen fördern. Bei Sieben- bis Neunjährigen darf beispielsweise der tägliche Verzehr von 32 g Schokolade toleriert werden.

MERKE

Rigide Verbote von „ungesunden" Lebensmitteln (z. B. Süßigkeiten) werden nicht empfohlen, da diese für die Ernährungserziehung kontraproduktiv sind. Besser ist die Unterscheidung in empfohlene und geduldete Lebensmittel. Geduldete Lebensmittel (z. B. Süßigkeiten) dürfen nur in einem geringen Umfang zugeführt werden.

In Bezug auf die **Lebensmittelauswahl in der optimierten Mischkost** gelten folgende Hinweise (Kersting et al. 2017):

- Die Zufuhr von Getränken erfolgt energiefrei oder energiearm.
- Brot, Getreide und Nudeln aus > 50 % Vollkorn.
- Obst und Gemüse sollten frisch oder tiefgekühlt sein.
- Milch, Milchprodukte, Fleisch, Wurst: bevorzugt fettarm.
- Speisefette: Verwendung von Pflanzenölen (z. B. Rapsöl).

- Speisesalz (sparsam verwenden): auf die Zufuhr von Iod, Fluorid, Folsäure achten.
- „Kinderlebensmittel“: sind verzichtbar und haben keinen Vorteil.
- Fertiggerichte sind oft fettreicher und haben eine höhere Energiedichte im Vergleich zu empfehlenswerten warmen Mahlzeiten.
- Fast Food: zeichnet sich durch eine deutlich höhere Energiezufuhr aus (+ 50 % im Vergleich zur optimierten Mischkost) und fördert die Entstehung von Übergewicht.

9.5.2 Regelmäßige Mahlzeiten

Regelmäßige Mahlzeiten sind ein wichtiges Grundprinzip der kindgerechten Ernährung. Sie fördern die Lebensqualität und helfen bei der Prävention von Übergewicht. Die optimierte Mischkost gibt konkrete Empfehlungen für die Zusammensetzung der drei Hauptmahlzeiten (morgens, mittags und abends, davon eine warm und zwei kalt) und der zwei Zwischenmahlzeiten.

Zu jeder Mahlzeit gehört ein energiefreies oder energiearmes Getränk, vorzugsweise Trinkwasser (Leitungswasser). Vor allem in den Sommermonaten sollten Kinder und Jugendliche zwischendurch die Gelegenheit für die zusätzliche Flüssigkeitszufuhr nutzen.

FALLBEISPIEL

Mein Kind ernährt sich völlig einseitig

Frau Meier kommt mit ihrem achtjährigen Sohn Patrick in die Praxis. Sie berichtet, dass Patrick „völlig chaotisch" esse. Eigentlich möge er nur Nudeln und Süßigkeiten. Nach einem erklärenden Gespräch wird der Mutter ein Wochenplan mit sieben Ernährungspyramiden (➤ Abb. 9.1) mitgegeben. Sie soll in der kommenden Woche jede Mahlzeit mit einem Strich auf der Ernährungspyramide kennzeichnen. Jede Pyramide entspricht einem Wochentag.

Beim nächsten Termin nach einer Woche wird das Pyramidenprotokoll (sieben Tagespyramiden) gemeinsam ausgewertet. Patrick darf die Striche zusammenzählen. Die Eintragungen aus den Pyramidenprotokollen werden gemeinsam in eine Ernährungstabelle übertragen (➤ Tab. 9.2).

→ Bei der gemeinsamen Auswertung zeigt sich, dass der Eindruck von Patricks Mutter, er ernähre sich nur von Nudeln und Getreide, nicht stimmt. Dennoch fällt auf, dass Patrick insgesamt zu viel Süßes und zu wenig Obst und Gemüse zu sich nimmt. Es wird vereinbart, dass statt der süßen Snacks zwischendurch die Mutter für die Zwischenmahlzeiten (den Hunger zwischendurch) für zu Hause und für die Schule Gemüsesticks vorbereitet. Die Mutter packt Patrick eine Vesperbox mit einer Flasche Wasser für die Schule, so kann er den Einkauf im Schulkiosk vermeiden, wo er bisher meist süße Snacks eingekauft hatte. Weitere Informationen zur gesundheitsförderlichen und schmackhaften Ernährung will sich die Mutter zusätzlich bei einer Ernährungsfachkraft einholen.

Tab. 9.2 Ernährungstabelle (Auswertung der sieben Tagespyramiden)

Pyramide (Portionen, ➤ Kap. 9.2)	Soll pro Tag (optimierte Mischkost)	Soll pro Woche (optimierte Mischkost)	Ist pro Woche Patrick	Auswertung
Süßigkeiten	1	7	16	Zu viel
Fett, Butter	2	14	7	Wenig, aber in Ordnung
Milchprodukte, Fleisch oder Fisch	3 + 1	21 + 7	21	Ausreichend
Getreide	4	28	21	Ausreichend
Obst, Gemüse	2 + 3	14 + 21	4 + 2	Zu wenig
Wasser, ungesüßte Getränke	6	42	45	Sehr gut

INFO

Weiterführende Informationen

- Merkblätter für die Vorsorgeuntersuchungen im Kindes- und Jugendalter (www.gesund-ins-leben.de/fuer-fachkreise/ernaehrung-und-bewegung-fuer-kleinkinder/materialien/merkblaetter-fuer-vorsorgeuntersuchungen)
- App „Babys und Essen" des Bundeszentrums für Ernährung (BZE, www.bzfe.de/ernaehrung/ernaehrungswissen/neue-empfehlungen-zur-stillfoerderung/app-baby-essen): Essensfahrplan für das erste Lebensjahr. Für stillende Mütter gibt es Ernährungstipps und für Väter einen Papa-Modus.

- Ernährungsplan für das erste Lebensjahr (Universitätsklinik Bochum, www.klinikum-bochum.de/fachbereiche/kinder-und-jugendmedizin/forschungsdepartment-kinderernaehrung/praeventive-ernaehrungskonzepte.html)

LITERATUR

Abou-Dakn M, Alexy U, Beyer K et al. Ernährung und Bewegung im Kleinkindalter. Aktualisierte Handlungsempfehlungen des bundesweiten Netzwerks Gesund ins Leben. Monatsschr Kinderheilkd. Aus: www.ble-medienservice.de/3418/ernaehrung-und-bewegung-im-kleinkindalter-aktualisierte-handlungsempfehlungen (letzter Zugriff: 15.11.2022).

Bundesanstalt für Landwirtschaft und Ernährung (BLE). Das beste Essen für Babys. 0329/2020. Aus: www.ble-medienservice.de/0329/das-beste-essen-fuer-babys (letzter Zugriff: 15.11.2022).

Buyken AE, Alexy U, Kersting M et al. Die DONALD Kohorte – Ein aktueller Überblick zu 25 Jahren Forschung im Rahmen der Dortmund Nutritional and Anthropometric Longitudinally Designed Study. Bundesgesundheitsbl, 2012;55: 875–884.

Deutsche Gesellschaft für Ernährung (DGE), Österreichische Gesellschaft für Ernährung (ÖGE), Schweizerische Gesellschaft für Ernährung (SGE). D-A-CH. Referenzwerte für die Nährstoffzufuhr. 2. A. Frankfurt: Umschau, 2016.

Kersting M et al. Von Nährstoffen zu Lebensmitteln und Mahlzeiten: das Konzept der Optimierten Mischkost für Kinder und Jugendliche in Deutschland. Aktuel Ernahrungsmed 2017; 42: 304–315.

Reinehr T, Kersting M, van Teefelen-Heithoff A, Widhalm K. Pädiatrische Ernährungsmedizin. Stuttgart: Schattauer; 2012.

KAPITEL

10 Ernährung und Ernährungsprobleme im Alter

Dorothee Volkert, Nicole Wehner

10.1 Ernährungsrelevante Altersveränderungen und daraus resultierende Empfehlungen

Zusammenfassung

- Die **Abnahme von Appetit und Essantrieb** mit zunehmendem Alter („Altersanorexie") macht alte Menschen anfälliger für Mangelernährung.
- Durch reduzierte Muskelmasse und meist auch geringere körperliche Aktivität ist der **Energiebedarf im Alter geringer** als bei jüngeren Personen.
- Ältere Menschen können einen **Gewichtsverlust nur schwer wieder ausgleichen.**
- Die **Verdauungsleistung** bleibt bei gesunden Senioren erhalten, jedoch sind gastrointestinale Funktionsstörungen wie atrophische Gastritis und Obstipation weitverbreitet.
- Die **reduzierte Vitamin-D-Synthese** in der Haut erfordert einen täglichen Aufenthalt im Freien oder ggf. eine Supplementierung zur Vermeidung eines Vitamin-D-Mangels.
- **Nachlassendes Durstempfinden** begrenzt häufig die Trinkmenge, das Dehydratationsrisiko ist erhöht.

Altern geht mit vielfältigen physiologischen Veränderungen einher, die sich teilweise auch auf die Ernährung und den Ernährungszustand auswirken.

Energie

Durch Abnahme der fettfreien Körpermasse und meist auch geringere körperliche Aktivität ist der Energiebedarf im Alter üblicherweise geringer als in früheren Lebensjahren.

Der Grundumsatz kann mit ca. 20 kcal pro kg Körpergewicht (KG) veranschlagt werden. Die benötigte Gesamtenergiemenge liegt je nach Art, Intensität und Dauer der körperlichen Aktivität meist zwischen dem 1,2- und 1,8-Fachen des Grundumsatzes, grob gerechnet zwischen 24 und 36 kcal/kg KG, bei mittlerer körperlicher Aktivität bei ca. 30 kcal pro kg KG und Tag.

Protein

Der Schätzwert für eine ausreichende Proteinzufuhr bei gesunden über 65-Jährigen beträgt 1 g pro kg KG und Tag (DGE 2021). Im Krankheitsfall, z. B. bei Entzündungen, Infektionen und Wunden, kann der Bedarf erhöht sein (1,2–1,5 g/kg KG), bei schwerer Erkrankung, Verletzung oder Unterernährung auf bis zu 2,0 g/kg KG (Bauer et al. 2013, Deutz et al. 2014).

Wasser

Der Richtwert der Deutschen Gesellschaft für Ernährung (DGE) für über 65-Jährige beträgt unabhängig vom Geschlecht 1,5 l für die Wasserzufuhr durch Getränke, für die Gesamtwasseraufnahme werden 30 ml pro kg KG veranschlagt (DGE 2021).

Der individuelle Bedarf wird durch die tägliche Wasserausscheidung bestimmt und kann je nach Umgebungstemperatur, Aktivität, Ernährungsgewohnheiten und Gesundheitszustand stark variieren.

Bei Herz- und Niereninsuffizienz kann eine Limitierung der Zufuhrmenge nötig sein.

Mikronährstoffe

Soweit derzeit bekannt ist, bleibt der Bedarf im Alter unverändert.

INFO

Richtwerte für die Energie-, Protein- und Wasseraufnahme im Alter

- **Energie:** ca. 30 kcal/kg KG
- **Protein:** 1 g/kg KG – zur Wundheilung, Rehabilitation nach Unterernährung, bei Niereninsuffizienz mit Dialyse: ca. 1,5 (1,2–2,0) g/kg KG
- **Wasser:** gesamt 30 ml/kg KG – Trinkmenge ca. 1,5 l

Individuelle Anpassung unter Berücksichtigung von Ernährungszustand, körperlicher Aktivität, Gesundheitszustand und ggf. weiteren Faktoren.

FALLBEISPIEL

Frau Müller ist 89 Jahre alt, wiegt 68 kg bei einer Größe von 1,69 m. Sie ist weitgehend immobil und verbringt den Tag sitzend in ihrem Rollstuhl.

- Der BMI von Frau Müller beträgt 68 kg/(1,69 m × 1,69 m) = 23,8 kg/m^2
- Aufgrund ihrer Immobilität kann der Energieumsatz mit ca. 25 kcal/kg KG angesetzt werden: 68 kg × 25 kcal/kg = 1.700 kcal
- Proteinbedarf ca. 68 g/Tag
- Gesamtflüssigkeitsbedarf: 68 kg × 30 ml/kg = 2.040 ml – davon ca. 1,5 l aus Getränken

Aus den unterschiedlichen Altersveränderungen ergeben sich einige Besonderheiten für die Ernährung älterer Menschen (s. Infokasten).

INFO

Empfehlungen für die Ernährung im Alter

- Bedarfsangepasste Energiezufuhr mit dem Ziel der Gewichtskonstanz
- Hochwertige Proteinquellen zu jeder Hauptmahlzeit
- Ausreichende Flüssigkeitsaufnahme gewährleisten
- Verstärkte Wahl nährstoffdichter und ballaststoffreicher Lebensmittel
- Regelmäßigkeit beim Essen und Trinken (in Gesellschaft)
- Berücksichtigung der individuellen Möglichkeiten und Bedürfnisse
- Täglich aktiver Aufenthalt im Freien

MERKE

Die große Heterogenität der Bevölkerungsgruppe älterer Menschen erfordert individualisierte Ernährungsempfehlungen und -maßnahmen.

10.2 Ernährungsprobleme älterer Menschen

10.2.1 Malnutrition

Zusammenfassung

- Bereits wenige Tage mit ungenügender Ernährung wirken sich bei älteren Menschen spürbar auf den Ernährungs- und Allgemeinzustand aus.
- Besonders gefährdet sind akut kranke, gebrechliche und pflegebedürftige Personen.
- **Gefährdete oder betroffene Personen** müssen durch **routinemäßiges Screening** auf Mangelernährung frühzeitig identifiziert werden.
- Eine **ausreichende orale Ernährung** kann durch ursachenorientierte, pflegerische und diverse diätetische Maßnahmen gefördert werden.
- Zur Therapie kommen auch im Alter generell alle verfügbaren Möglichkeiten – von **Wunschkost** über **Trink- und Sondennahrung** bis zur **parenteralen Ernährung** – infrage. Diese sollten nach sorgfältiger individueller Nutzen-Risiko-Abwägung zum Einsatz kommen, ggf. auch in Kombination.

Epidemiologie und Bedeutung

Während selbstständige, gesunde Senioren nur selten betroffen sind (< 10 %), ist Mangelernährung bei Pflegeheimbewohnern und insbesondere bei akut erkrankten Personen weitverbreitet (bis zu 50 %). Die Prävalenz steigt mit schlechter werdendem Gesundheits- und Allgemeinzustand und mit zunehmender Pflegebedürftigkeit.

Mangelernährung geht auch im Alter mit **beeinträchtigten Organfunktionen** sowie mit einem erhöhten Morbiditäts- und Mortalitätsrisiko einher. Da Gesundheit und Funktionalität der Organe bereits altersbedingt eingeschränkt sind, führt Mangelernährung oft zur Verstärkung bestehender Probleme. Durch reduzierte Reserven und geringere Belastbarkeit wird schneller ein kritisches Stadium erreicht.

Ein Gewichtsverlust infolge ungenügender Ernährung geht im Alter zudem vermehrt zulasten der Muskelmasse, sodass durch Mangelernährung **Sarkopenie** und **Gebrechlichkeit** verstärkt werden. Gebrechliche Personen haben Schwierigkeiten beim Einkaufen und Kochen, bewegen sich weniger und haben folglich weniger Appetit, sodass die Mangelernährung weiter fortschreitet. Leicht entsteht so ein Teufelskreis zwischen Mangelernährung und Gebrechlichkeit.

MERKE

Mangelernährung führt zu beeinträchtigten Organfunktionen, verstärkt Sarkopenie und Gebrechlichkeit und erhöht das Krankheitsrisiko mit der Folge eingeschränkter Selbstständigkeit und Lebensqualität. Zudem ist das Mortalitätsrisiko bei Mangelernährung erhöht.

Ursachen

Zahlreiche physiologische Altersveränderungen (z. B. Abnahme von Geschmack, Geruch, Appetit) prädisponieren ältere Menschen für eine zu geringe Essmenge und eine daraus resultierende Mangelernährung. Hinzu kommen unterschiedliche Faktoren aus allen Lebensbereichen, sogenannte Risikofaktoren oder Determinanten von Mangelernährung, die Einkauf, Zubereitung und eine ausreichende Essmenge erschweren können.

MERKE

Die möglichen Ursachen von Mangelernährung im Alter sind äußerst vielfältig. Meist sind mehrere Faktoren an der Entstehung beteiligt.

Im sogenannten DoMAP(„Determinants of Malnutrition in Aged Persons“)-Modell sind relevante Risikofaktoren zusammengestellt und geordnet (➤ Abb. 10.1).

Im Zentrum des Modells (dunkelgrün) in ➤ Abb. 10.1 finden sich die drei zentralen Entstehungsmechanismen von Mangelernährung (ME): geringe Zufuhr, erhöhter Bedarf und reduzierte Bioverfügbarkeit. Diese sind umgeben von Faktoren, die die zentralen Mechanismen direkt verursachen (hellgrün), wie z. B. Appetitlosigkeit als Ursache für eine geringe Zufuhr oder Hyperaktivität als Ursache für einen erhöhten Bedarf. In einer weiteren Ebene (gelb) finden sich Faktoren, die indirekt wirken und den Faktoren der hellgrünen Ebene zugrunde liegen wie z. B. Mundtrockenheit als Ursache für Kaubeschwerden, die dann wiederum zu einer geringen Zufuhr führen. In Rot sind weitere Altersveränderungen und allgemeine Aspekte aufgeführt, die das Risiko für Mangelernährung ebenfalls erhöhen, aber noch indirekter wirken, wie z. B. Multimorbidität oder Gebrechlichkeit.

INFO

- Bei einer akuten Krankheit können sowohl der Bedarf an Energie und Nährstoffen erhöht als auch Appetit und Bioverfügbarkeit der Nährstoffe reduziert sein.
- Zahlreiche Medikamente interferieren durch unerwünschte Nebenwirkungen (z. B. Appetitverlust, gestörtes Geschmacksempfinden, Mundtrockenheit, Übelkeit, Somnolenz) mit der Nahrungsaufnahme, zudem kann die Bioverfügbarkeit von Nährstoffen medikamentenbedingt beeinträchtigt sein (➤ Kap. 6.2).

In Pflegeeinrichtungen und Krankenhäusern ist die ausreichende Ernährung zusätzlich durch Zeit- und Kostendruck sowie mangelndes Ernährungsbewusstsein und -wissen der Mitarbeitenden gefährdet.

Weniger relevant sind dagegen **Altersveränderungen im Magen-Darm-Trakt.** Trotz physiologischer Alterseinbußen, z. B. bei der Produktion von Verdauungsenzymen oder der Organdurchblutung, bleibt eine ausreichende Verdauungsleistung bei gesunden Personen und üblichen Nahrungsmengen bis ins hohe Alter erhalten.

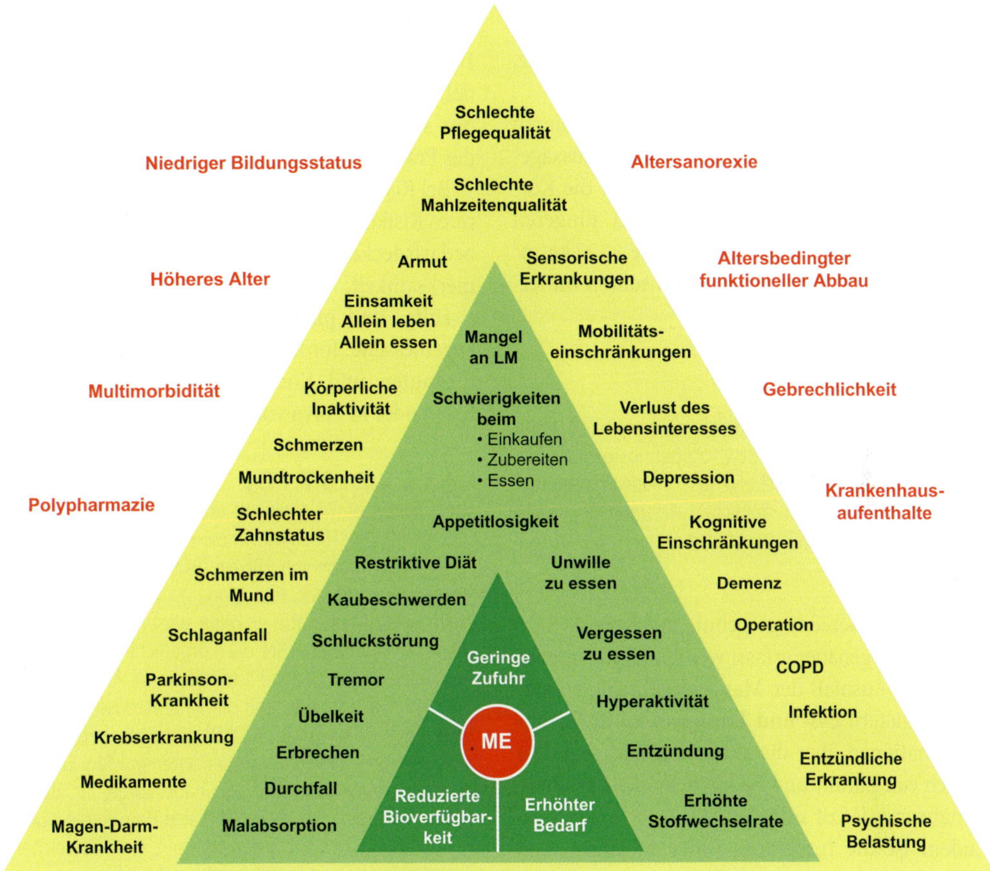

zentrale Entstehungsmechanismen von Mangelernährung (ME)
Faktoren, die die zentralen Mechanismen direkt verursachen
Faktoren, die indirekt wirken und den Faktoren in Ebene 2 zugrunde liegen
Altersveränderungen und allgemeine Aspekte, die das Risiko für ME erhöhen
ME = Mangelernährung, COPD = chronisch obstruktive Lungenkrankheit, LM = Lebensmittel

Abb. 10.1 DoMAP-Modell (Determinants of Malnutrition in Aged Persons) zur Entstehung von Mangelernährung (Volkert et al. 2019b) [F1140–001/L143]

Diagnose

Bestehende Ernährungsprobleme müssen möglichst frühzeitig erkannt werden. Daher empfehlen aktuelle Leitlinien, alle älteren Personen unabhängig von bestimmten Krankheiten und vom BMI routinemäßig auf Mangelernährung zu screenen (Volkert et al. 2019a).

Für ältere Menschen in allen Lebensbereichen, sowohl im Akutkrankenhaus als auch in Reha- und Pflegeeinrichtungen und im ambulanten Bereich, hat sich die Kurzform des **Mini Nutritional Assessments (MNA)** bewährt (www.dgem.de/screening, www.mna-elderly.com). Neben den üblichen Standard-Screeningparametern (BMI, Gewichtsverlust, reduzierte Essmenge, akute Krankheit) werden im MNA zwei wichtige geriatrische Syndrome und Risikofaktoren für Mangelernährung berücksichtigt: Immobilität und psychiatrische Probleme (Demenz, Depression).

Einzelne Parameter und Messwerte verlieren dagegen im Alter an Bedeutung. So ist die Aussagekraft des BMI reduziert, da er weniger gut die Körperzusammensetzung reflektiert als bei jüngeren Personen. Dennoch können BMI-Werte < 22 kg/m² auf Mangelernährung hinweisen und sollten hinterfragt werden.

INFO

Wichtige Warnsignale für Mangelernährung sind Veränderungen des Appetits bzw. Appetitlosigkeit und ein unbeabsichtigter Gewichtsverlust. Beide Parameter müssen Bestandteil jeder ärztlichen Anamnese älterer Menschen sein und abgeklärt werden.

Bei auffälligem Screeningergebnis muss die Ernährungssituation genauer erfasst werden (Assessment), um Art und Ausmaß der Mangelernährung zu klären. Dabei liefern **Ess- und Trinkprotokolle** wichtige Informationen über die aktuelle Ernährung. Der Vergleich von Zufuhr und Bedarf zeigt das bestehende Ernährungsdefizit auf.

Zudem ist die Inspektion (oder Messung) von **Fett- und Muskelmasse** unverzichtbarer Bestandteil der Diagnostik. Ein Oberarmumfang < 21 cm reflektiert reduzierte Fett- und Muskelreserven, ein Wadenumfang < 31 cm weist auf eine Sarkopenie hin.

Weiterhin müssen mögliche Ursachen von Mangelernährung systematisch erfasst werden (z. B. mithilfe des DoMAP-Modells, ➤ Abb. 10.1), um kausale Therapiemaßnahmen ableiten zu können. In diesem Zusammenhang ist eine **Inspektion des Mund- und Rachenraums** elementar, um Hemmnisse eines normalen Kau- und Schluckvorgangs (z. B. Entzündungen oder Infektionen) zu identifizieren, insbesondere bei kognitiv eingeschränkten und pflegebedürftigen Personen.

Laborwerte sind dagegen von untergeordneter Bedeutung und nur bei Verdacht sinnvoll. Kritische Nährstoffe im Alter sind die Vitamine D und B_{12}.

Prävention

Da Mangelernährung im Alter schwerer zu behandeln ist als in jüngeren Jahren und ältere Menschen nur schwer wieder an Gewicht zunehmen, kommt der Prävention eine zentrale Bedeutung zu.

Bei Risikopersonen (MNA 7–11 Punkte oder mehrere Risikofaktoren) erfordert eine ausreichende, bedarfsdeckende Ernährung daher besondere Aufmerksamkeit.

Hilfe- und pflegebedürftige Senioren benötigen angemessene fördernde Unterstützung, z. B. beim Einkaufen und Kochen, durch Gesellschaft beim Essen oder in Form von Essen auf Rädern.

FALLBEISPIEL

Herr Peters ist 77 Jahre alt und kommt mit unsicherem Gangbild ohne Hilfsmittel in die Praxis. Er wiegt 75 kg bei einer Körpergröße von 186 cm (BMI = 21,7). Er berichtet, in den vergangenen drei Monaten zweimal gestürzt zu sein, beide Male habe er keine wesentlichen Verletzungen davongetragen. Bei der körperlichen Untersuchung imponiert eine sichtbare Sarkopenie an Armen und Beinen. Auf Nachfrage erzählt der Patient, dass er vor einem Jahr noch 96 kg (BMI = 24,9) gewogen habe. Er faste und esse meist zwei Hauptmahlzeiten pro Tag. Er sei ehemaliger Leistungssportler und habe Sorge, im Alter „zu fett" zu werden. Subjektiv fühlt sich Herr Peters wohl.

- Aufklärung des Patienten, warum eine ausreichende orale Nahrungsaufnahme notwendig ist.
- Unzureichende Energie- und Eiweißversorgung und deren Folgen im Alter thematisieren.
- Auswirkungen des Muskelabbaus auf die Mobilität besprechen.
- Einen weiteren Gewichtsverlust vermeiden.
- Möglichkeiten zur Verbesserung der Nahrungsaufnahme erarbeiten (z. B. Implementierung einer dritten Mahlzeit).
- Option einer professionellen Ernährungsberatung besprechen (→ Ausstellung einer ärztlichen Notwendigkeitsbescheinigung nach § 43 SGB V).

Therapie

Die Therapie einer Mangelernährung muss auf die individuelle Problematik zugeschnitten sein und die Bedürfnisse und Ressourcen des Betroffenen berücksichtigen. Auf den Ergebnissen des Assessments

(s. o.) basierend, sollte zunächst ein individueller Therapieplan mit konkreten und realistischen Zielen erstellt werden. Die Vermeidung eines (weiteren) Gewichtsverlusts kann bereits ein sinnvolles Ziel und ein Erfolg sein.

Die Therapie muss bei den Ursachen ansetzen und interdisziplinär gestaltet werden.

➤ Tab. 10.1 zeigt beispielhaft mögliche Maßnahmen bei verschiedenen Ursachen von Mangelernährung.

Weitere Interventionsstrategien bei Mangelernährung zeigt ➤ Tab. 10.2. Bei den direkten Ernährungsmaßnahmen sollten orale Strategien immer Priorität haben. So kann durch Wunschkost, Konsistenzanpassung, energie- und proteinreiche Zwischenmahlzeiten und Anreicherung von Speisen mit Nährstoffkonzentraten die Nährstoffzufuhr verbessert werden. Fingerfood kann Demenzpatienten das Essen erleichtern.

Am besten wissenschaftlich belegt sind die Effekte von **Trinknahrung,** die den Ernährungszustand verbessern und das Morbiditäts- und Mortalitätsrisiko mangelernährter älterer Menschen senken kann.

Sondenernährung ist nur indiziert, wenn die orale Ernährung trotz aller möglichen anderen Maßnahmen voraussichtlich länger als drei Tage unmöglich ist oder länger als eine Woche unter der Hälfte des Energiebedarfs liegt. Dabei muss eine insgesamt positive Verlaufsprognose vorliegen. In jedem Fall müssen Nutzen und Risiken individuell sorgfältig abgewogen werden. Nicht indiziert ist Sondenernährung in terminalen Krankheitsstadien und bei Patienten mit schwerer und fortgeschrittener Demenz.

Eine **parenterale Ernährung** sollte nur erwogen werden, wenn orale und enterale Maßnahmen nicht möglich sind oder nicht ausreichen (Volkert et al. 2013, Volkert et al. 2019a).

MERKE

Generell kommen alle Möglichkeiten der Ernährungstherapie auch bei Menschen im hohen Lebensalter infrage. Neben direkten Ernährungsmaßnahmen (z. B. Anreicherung, Trinknahrung) ist die Schaffung von Voraussetzungen zum ausreichenden Essen (z. B. Beseitigung von Kau-/Schluckproblemen) elementar (➤ Tab. 10.1, ➤ Tab. 10.2).

Tab. 10.1 Mögliche Maßnahmen bei verschiedenen Ursachen von Mangelernährung

Kauprobleme	• Mundpflege • Zahnbehandlung
Schluckprobleme	• Abklärung von Art und Ausmaß der Dysphagie • Schlucktraining • Anpassung der Nahrungskonsistenz
Beeinträchtigung der oberen Extremitäten	• Physiotherapie • Angemessene Hilfe beim Essen (z. B. klein schneiden, Essen reichen) • Einsatz adäquater Hilfsmittel • Einkaufs- und Kochhilfe, Essen auf Rädern
Eingeschränkte Mobilität, Immobilität	• Physiotherapie • Gruppengymnastik, Bewegungsangebote • Krafttraining • Einkaufs- und Kochhilfe, Essen auf Rädern
Geistige Beeinträchtigung	• Überwachung der Mahlzeiten • Angemessene Unterstützung beim Essen (z. B. verbale Aufforderung, Hilfe beim Essen) • Einkaufs- und Kochhilfe, Essen auf Rädern
Depressive Stimmung, Depression	• Angemessene ärztliche Behandlung • Essen in Gesellschaft • Angenehme Essumgebung • Gruppenaktivitäten, Beschäftigungstherapie
Einsamkeit, soziale Isolation	• Essen in Gesellschaft • Gruppenaktivitäten
Gastrointestinale Erkrankungen und Beschwerden	• Adäquate ärztliche und ggf. diätetische Behandlung
Sonstige akute Erkrankungen, (chronische) Schmerzen	• Adäquate ärztliche Behandlung
Medikamentennebeneffekte (z. B. Xerostomie, Apathie)	• Überprüfung der Medikamentenverordnung • Reduktion oder Austausch von Medikamenten
Restriktive Diäten	• Überprüfung und Lockerung von Diätvorschriften

Tab. 10.2 Interventionsstrategien zur Prävention und Therapie von Mangelernährung (ME) im Alter (nach ESPEN-Leitlinie „Klinische Ernährung und Hydration in der Geriatrie", Volkert et al. 2019)

Grundlegende Empfehlungen	• Routinescreening auf ME mit validiertem Tool, gefolgt von Assessment, individualisierter Intervention, Monitoring und Anpassung der Maßnahmen • Individualisierte und umfassende Ernährungsversorgung • Ernährungsmaßnahmen als Teil einer multimodalen und multiprofessionellen Teamintervention • Identifikation und Beseitigung möglicher Ursachen von ME • Vermeidung restriktiver Diäten
Unterstützende Maßnahmen	• Angenehme Umgebung bei den Mahlzeiten • Bei Bedarf Unterstützung beim Essen • Mahlzeiten in Gesellschaft • Angereichertes bzw. ergänztes Essen auf Rädern • Ernährungsinformation und -aufklärung für Patienten und Angehörige
Ernährungsberatung	• Individualisiert für ältere Menschen und ihre Pflegepersonen • Durch eine qualifizierte Fachkraft in mehreren Sitzungen
Modifikation der Mahlzeiten	• Anreicherung mit Energie und Nährstoffen • Zusätzliche (Zwischen-)Mahlzeiten • Texturmodifzierte, angereicherte Speisen bei Kau-/Schluckstörungen • Sensorische Optimierung (Geruch, Geschmack, Aussehen) • Vielfalt und Abwechslung bei der Lebensmittelauswahl • Berücksichtigung individueller Vorlieben und Abneigungen
Trinknahrung	
Enterale/parenterale Ernährung	
Körperliche Aktivität	

FALLBEISPIEL

Herr Schmidt ist 87 Jahre alt und kommt zur jährlichen Grippeschutzimpfung in die Praxis. Die Kleidung des Patienten wirkt zu groß, das Gesicht und die Oberarme machen einen ausgezehrten Eindruck. Er wiegt 61 kg bei einer Größe von 1,78 m, der BMI beträgt 19,3. Vor einem Jahr hat Herr Schmidt noch 72 kg (BMI = 22,7) gewogen. Der Patient berichtet, dass seine Ehefrau vor neun Monaten nach 55 Jahren Ehe unerwartet verstorben sei, seitdem habe er keinen Appetit mehr. Herr Schmidt kocht sich kein Mittagessen, verpflegt sich ausschließlich kalt, meist zwei- bis dreimal täglich. Die Tochter geht einmal wöchentlich mit ihm einkaufen. Es liegt eine interventionsbedürftige Mangelernährung vor.

- Verschlechterung des Ernährungszustands besprechen.
- Praktikable Möglichkeiten zur Verbesserung der Ernährungssituation thematisieren (z. B. warme Fertiggerichte, Essen auf Rädern).
- Bei Mangelernährung besteht die Indikation zur Verordnung einer hochkalorischen Zusatznahrung (AM-RL Kapitel I §§ 18–26).
- Involvierung der Familie: Optionen zur Verbesserung der sozialen Teilhabe (z. B. Kontakt zu Nachbarn, Tagespflege) besprechen.
- Regelmäßige Evaluation des Ernährungszustands (z. B. Gewichtskontrollen).
- Option einer professionellen Ernährungsberatung besprechen (→ Ausstellung einer ärztlichen Notwendigkeitsbescheinigung nach § 43 SGB V bei Mangelernährung).

10.2.2 Dehydratation

Zusammenfassung

- Das **reduzierte Durstgefühl** macht ältere Menschen anfällig für Dehydratation und muss durch bewusste Steuerung und Kontrolle der Flüssigkeitszufuhr kompensiert werden.
- **Bei jeder Verschlechterung des Allgemeinzustands** eines älteren Menschen muss an eine Dehydratation gedacht werden und eine Abklärung erfolgen.
- **Bei Personen mit Risiko für Mangelernährung** (➤ Kap. 10.2.1) besteht auch ein erhöhtes Risiko für Flüssigkeitsmangel und Dehydratation.

Epidemiologie, Ursachen und Folgen

Dehydratation zählt zu den häufigsten Diagnosen älterer Menschen im Krankenhaus. Auch im ambulanten Bereich ist die Problematik weitverbreitet, Angaben zur Prävalenz sind aufgrund uneinheitlicher Diagnostik jedoch schwierig.

Ältere Menschen sind vor allem von der **hypertonen Dehydratation** betroffen, die durch einen Mangel an reinem Wasser infolge einer ungenügenden Flüssigkeitszufuhr bedingt ist („Zufuhrmangeldehydratation").

Das im Alter **reduzierte Durstempfinden** führt dazu, dass ältere Menschen trotz eines bestehenden Wassermangels kein angemessenes Verlangen nach Flüssigkeit verspüren. Zudem geht die reduzierte Konzentrierungsfähigkeit der Nieren bei der Ausscheidung harnpflichtiger Substanzen mit größeren Wasserverlusten einher als bei jüngeren Menschen.

Zu diesen physiologischen Altersveränderungen kommen zahlreiche weitere mögliche Ursachen für eine zu geringe Wasseraufnahme einerseits bzw. erhöhte Wasserverluste andererseits (➤ Tab. 10.3).

Durch den geringeren Körperwassergehalt und eine generell geringere Belastbarkeit und leichtere Störanfälligkeit des älteren Organismus können Schwankungen im Wasserhaushalt im Alter weniger gut kompensiert werden. Dadurch kommt es rasch zu gravierenden Folgen – von körperlicher Schwäche und Einschränkung der Kognition über Obstipation (ggf. mit Laxanzienabusus) und veränderte Medikamentenwirkung bis zu Bewusstseinstrübung, Delir sowie Kreislauf- und Nierenversagen. Großen Kohortenstudien zufolge haben ältere Menschen mit erhöhter Serumosmolalität (> 300 mOsm/kg) ein erhöhtes Mortalitätsrisiko und ein erhöhtes Risiko, eine Einschränkung der selbstständigen Lebensführung zu entwickeln (Volkert et al. 2019a).

Tab. 10.3 Mögliche Ursachen von Wassermangel bei älteren Menschen

Ungenügende Wasseraufnahme durch …	Erhöhte Wasserverluste durch …
• Vermindertes Durstgefühl • Mangelnde Gewohnheit zu trinken • Angst vor nächtlichen Toilettengängen • Wunsch nach geringer Urinmenge bei Inkontinenz und überaktiver Blase • Angst vor Inkontinenz • Kognitive Beeinträchtigung, Demenz, Depression • Schwierigkeiten beim Getränkeeinkauf • Hilfebedürftigkeit beim Trinken in Verbindung mit Pflegedefiziten • Mangelernährung, geringe Nahrungsmenge • Schluckstörung	• Hohe Umgebungstemperaturen (Sommerhitze, überheizte Räume) • Proteinreiche und/oder salzreiche Ernährung • Erhöhte Atemfrequenz (Tachypnoe) • Erkrankungen mit Fieber, Erbrechen, Durchfällen • Sekretion aus Wunden, Fisteln • Nierenfunktionsstörungen • Osmotische Diurese bei Diabetes mellitus • Hormonelle Störungen in der Regulation des Wasserhaushalts • Medikamente (Diuretika, Laxanzien)

MERKE

Nachlassendes Durstempfinden, geringere Konzentrierungsfähigkeit der Nieren und geringerer Körperwassergehalt machen ältere Menschen anfälliger für Störungen im Wasserhaushalt mit gravierenden Folgen.

Diagnose

Da es kein einzelnes Symptom oder Untersuchungsergebnis gibt, das eine eindeutige Diagnose erlaubt, ist die klinische Einschätzung des Gesamtbilds entscheidend, die jedoch oft mit einer gewissen Unsicherheit einhergeht.

Symptome und klinische Zeichen einer Dehydratation können sehr unspezifisch sein, sie umfassen Schwäche, Antriebslosigkeit, Müdigkeit, Schwindel, Orthostasesyndrom, plötzliche Verwirrtheit, Bewusstseinsstörungen, Obstipation, dunklen Urin, trockene Haut und Schleimhäute, Fieber und Tachykardie. Ein verminderter Hautturgor mit stehender Hautfalte auf dem Handrücken ist eher Zeichen einer Altershaut als einer Dehydratation.

Liegen mehrere der genannten Symptome vor und ist gleichzeitig die Flüssigkeitsaufnahme verringert, die Flüssigkeitsausscheidung erhöht oder liegt eine Verschlechterung des Gesundheitszustands vor, sollte von einer Dehydratation ausgegangen werden.

Bei jeder kurzfristigen **Veränderung des Allgemeinzustands** bei alten Menschen muss eine Dehydratation abgeklärt werden, insbesondere in Verbindung mit einem der folgenden Risikofaktoren: Pflegebedürftigkeit, kognitive Störungen, Depression, Einnahme von Diuretika, sedierende Medikation, Dysphagie, Fieber, Diarrhö, Erbrechen, Ileostoma, Hitzeperioden und Harninkontinenz.

Ein wichtiger Laborparameter für ein Wasserdefizit ist eine **erhöhte Serumosmolalität**. Gemessene Werte > 300 mOsm/kg oder eine errechnete

Serumosmolalität > 295 mmol/l gelten als auffällig, normale Glukosespiegel im Blut und normale Nierenfunktion vorausgesetzt.

$$\text{Osmolalität} = 1{,}86 \times \left(\text{Na}^{+} + \text{K}^{+}\right) + 1{,}15 \times \text{Glukose} + \text{Harnstoff} + 14 \ (\text{alle gemessen in mmol/l})$$

INFO

Aktuelle Leitlinien empfehlen, alle älteren Menschen bei Kontakt mit dem Gesundheitssystem oder bei unerwarteten Veränderungen des Gesundheitszustands durch Messung der Serumosmolalität auf Dehydratation zu screenen, um diese frühzeitig zu erkennen und rechtzeitig Maßnahmen zur Normalisierung des Hydratationsstatus und zur Verhinderung gesundheitlicher Konsequenzen ergreifen zu können (Volkert et al. 2019a).

Prävention

MERKE

Ältere Menschen sollten generell zur ausreichenden Flüssigkeitsaufnahme ermutigt und hierbei unterstützt werden.

Empfehlungen zur täglichen Flüssigkeitsaufnahme ➤ Kap. 10.1.

Durch erhöhte Aufmerksamkeit kann ein Wassermangel in vielen Fällen vermieden werden. Personen mit Risikofaktoren (s. o.) und mit Dehydratation in der Vorgeschichte benötigen besondere Aufmerksamkeit, ggf. auch Aufforderung und Unterstützung (sowohl beim Trinken als auch beim Toilettengang).

Tagestrinkpläne, Abwechslung bei der Getränkeauswahl (mit Variation von Temperatur, Farbe, Geschmack und Konsistenz), geeignete Trinkgefäße und Trinkrituale können hilfreich sein.

Erhöhte Wasserverluste, z. B. durch starkes Schwitzen bei Hitze oder Fieber, müssen möglichst rasch durch eine vermehrte Flüssigkeitszufuhr ausgeglichen werden.

Therapie

Ältere Menschen sind nicht nur anfälliger für Dehydratation, sondern auch empfindlicher gegenüber Überwässerung, insbesondere bei eingeschränkter kardialer und/oder renaler Funktion. Die Wassergabe muss daher immer mit entsprechender Vorsicht erfolgen.

Eine engmaschige Überwachung (Labor, Gewicht, Ein-/Ausfuhrprotokolle) ist erforderlich.

Neben dem symptomatischen Ausgleich des Wasserdefizits müssen die Ursachen geklärt und so weit wie möglich beseitigt werden.

Prinzipiell kann die Flüssigkeitsgabe oral, enteral, subkutan oder intravenös erfolgen.

Orale Rehydrierung

Als normaler Weg für die Flüssigkeitsaufnahme sollte die orale Rehydrierung bevorzugt werden. Dies erfordert jedoch eine große Trinkbereitschaft und ist nur bei leichten bis mäßigen Formen der Dehydratation und bei kooperativen Personen ohne schwere kognitive oder körperliche Einschränkungen möglich.

Enterale Rehydrierung

Die Wassergabe über eine Magensonde und ggf. Anlage einer PEG ist aufgrund der Komplikationsgefahr und Belastung des Patienten nur dann in Erwägung zu ziehen, wenn eine enterale Nahrungsgabe (Mangelernährung, Dysphagie) notwendig ist (➤ Kap. 10.2.1).

Subkutane Flüssigkeitsgabe

Eine subkutane Flüssigkeitsgabe erfolgt bevorzugt in Bauchwand oder Oberschenkel und wird in aktuellen Leitlinien bei leichter bis mäßiger Dehydratation im ambulanten Bereich empfohlen (Bischoff et al. 2013). Die Methode ist mit deutlich weniger schwerwiegenden Komplikationen verbunden als die intravenöse Gabe und eignet sich besonders für unruhige Patienten, die immer wieder versuchen, den venösen Zugang zu entfernen (z. B. bei fortgeschrittener Demenz oder hyperaktivem Delir).

Intravenöse Flüssigkeitsgabe

Bei einer schweren Dehydratation, die einen raschen Ausgleich und mehr als drei Liter am Tag erfordert, muss die Flüssigkeitsgabe intravenös erfolgen. Da es bei zu schneller Korrektur zu kardiopulmonalen Problemen und zur Entwicklung von Lungen- und Hirnödemen kommen kann, erfordert die relativ rasche Gabe größerer Flüssigkeitsmengen eine engmaschige professionelle Überwachung mit Kontrolle der Serum-Natrium-Spiegel, Beachtung von Ödemen und regelmäßigem Abhören der Lunge, um eine möglicherweise entstehende Überwässerung unmittelbar zu erkennen.

MERKE

Zeichen einer erfolgreichen Therapie sind eine Verbesserung des Allgemeinzustands, eine Aufhellung des Urins, eine verbesserte Füllung des Venensystems und ggf. eine Normalisierung der Serumosmolalität. Diese Zeichen können für die Therapiesteuerung genutzt werden.

10.2.3 Adipositas im Alter

Zusammenfassung

- Adipositas geht auch im Alter mit zahlreichen Gesundheitsproblemen einher.
- Sie erhöht das Risiko für funktionelle Einbußen und beschleunigt den Verlust der Selbstständigkeit.
- Gewichtsreduktion bei Adipositas im Alter ist nur bei gewichtsbedingten Gesundheitsproblemen bzw. Funktionseinschränkungen und nach individueller Abwägung von potenziellem Risiko und Nutzen indiziert.

Definition und Bedeutung

Adipositas ist im Alter aufgrund steigender Prävalenzzahlen und gravierender gesundheitlicher Risiken ein relevantes Problem.

Auch im Alter werden Übergewicht und Adipositas anhand von erhöhten BMI-Werten (≥30 kg/m²), größerem Bauchumfang (Frauen ≥88 cm, Männer ≥102 cm) oder Körperfettanteil (Frauen > 35 %, Männer > 25 %) mit den gleichen Grenzwerten wie für jüngere Erwachsene definiert. Allerdings ändert sich die Aussagekraft der Messwerte im Alter aufgrund der **veränderten Körperzusammensetzung** (größerer Körperfettanteil) und **Fettverteilung** (vermehrte Fetteinlagerung im Bauchraum), sodass die Interpretation vorsichtiger erfolgen muss. Auch die im Alter häufigen Störungen im Wasserhaushalt (Ödeme, Dehydratation) wirken sich auf die genannten Diagnosekriterien aus und müssen berücksichtigt werden (Kiesswetter et al. 2022).

INFO

- Die geringere Körpergröße im Alter führt bei gleichem Körpergewicht zu höheren BMI-Werten.
- Bei gesunden älteren Menschen liegt der BMI mit der höchsten Lebenserwartung im BMI-Bereich des Übergewichts (25–30 kg/m²).

Die gesundheitlichen Folgen von Adipositas sind ähnlich wie im jüngeren Lebensalter, im Alter drohen jedoch verstärkte Einbußen der Mobilität und Leistungsfähigkeit und damit der selbstständigen Lebensführung, zudem ist das Risiko für Stürze und für eine Pflegeheimeinweisung erhöht. Das Mortalitätsrisiko ist dagegen weniger stark erhöht als bei jüngeren Menschen mit Adipositas. Bei Pflegeheimbewohnern und akut kranken alten Menschen wird sogar ein reduziertes Mortalitätsrisiko bei Adipositas beschrieben („Obesity Paradox") (Veronese et al. 2015).

Besonders beachtenswert ist das Phänomen der **sarkopenen Adipositas,** das durch einen hohen Körperfettanteil und gleichzeitig vorliegende Sarkopenie, d. h. eine übermäßig reduzierte Muskelmasse und Muskelkraft bzw. -funktion, charakterisiert ist. Durch mögliche Synergien von Adipositas und Sarkopenie werden die gesundheitlichen und funktionellen Risiken bei betroffenen Personen als besonders hoch eingeschätzt (Roh und Choi 2020).

Therapie

Ebenso wie im jüngeren Lebensalter sollten ältere Menschen mit Übergewicht oder Adipositas auf eine **Begrenzung der Energiezufuhr** achten und energiedichte Lebensmittel eher meiden, um einer (weiteren) Gewichtszunahme entgegenzuwirken.

Eine Gewichtsreduktion geht im Alter mit einem größeren Abbau der Muskelmasse und der Knochendichte einher, wodurch das Risiko für Sarkopenie

10

und Osteoporose und damit verbundene funktionelle Einschränkungen steigt. Zudem besteht in Verbindung mit einer Diät das Risiko einer einseitigen Ernährung und damit die Gefahr der Mangelernährung (➤ Kap. 10.2.1).

MERKE

Bei übergewichtigen älteren Menschen sollten Diätmaßnahmen zur Gewichtsreduktion vermieden werden, um dem Verlust von Muskelmasse und dem damit einhergehenden funktionellen Abbau vorzubeugen.

10

Auch bei **Adipositas** im Alter sollte eine Gewichtsreduktion nur mit Vorsicht in Erwägung gezogen werden. Therapiemaßnahmen sind nur indiziert, wenn gewichtsbezogene Gesundheitsprobleme oder Funktionseinschränkungen vorliegen und durch die Gewichtsreduktion eine Besserung zu erwarten ist. In jedem Fall müssen erwarteter Nutzen und mögliche Risiken individuell sorgfältig gegeneinander abgewogen werden.

Insbesondere bei **Hochbetagten** sollten Therapiemaßnahmen vor allem auf den Erhalt bzw. eine Verbesserung der Funktionalität und Selbstständigkeit und eine hohe Lebensqualität abzielen.

Wird eine Gewichtsreduktion bei adipösen älteren Menschen erwogen, sollte diese primär durch Lebensstilinterventionen mit Ernährungs-, Bewegungs- und Verhaltenskomponenten erfolgen.

Die Energierestriktion sollte nur moderat sein (ca. 500 kcal/Tag), um eine langsame Gewichtsreduktion von 5–10 % innerhalb von sechs oder mehr Monaten zu erreichen und die Muskelmasse möglichst gut zu erhalten. Bei **sarkopener Adipositas** wird ein noch geringeres Energiedefizit (200–500 kcal/Tag) als sinnvoll erachtet. Gleichzeitig muss eine ausreichende Protein-, Kalzium- und Vitamin-D-Versorgung gewährleistet sein (ggf. durch Supplementierung), um Muskel- und Knochenabbau zu minimieren (Volkert et al. 2019a).

MERKE

Eine Gewichtsreduktion bei Adipositas im Alter ist nur nach individueller Nutzen-Risiko-Abwägung mit moderater Energierestriktion, ausreichender Proteinzufuhr und kombinierter Bewegungsintervention indiziert.

Bewegungsinterventionen sollten Kraft-, Ausdauer-, Dehn- und Gleichgewichtskomponenten in strukturierter Form unter fachkundiger Anleitung beinhalten. Zusätzlich sind Verhaltens- und Motivationsmaßnahmen sowie eine enge Begleitung für eine erfolgreiche Therapie gerade auch im Alter empfehlenswert.

FALLBEISPIEL

Frau Wagner ist 71 Jahre alt und kommt zum Check-up in die Praxis. Sie wiegt 87 kg bei 165 cm (BMI = 32,0). Sie berichtet, aufgrund von Knieschmerzen bei bekannter Arthrose immer seltener die Wohnung zu verlassen. Der Ehemann kümmere sich um die meisten Erledigungen wie z. B. den Einkauf. Als sie vor sechs Jahren in Rente gegangen sei, habe sie 72 kg (BMI = 26,4) gewogen. Sie habe bereits über Fasten nachgedacht, weil darüber viel Gutes im Fernsehen berichtet worden sei.

- Ziel: Vermeidung einer weiteren Gewichtszunahme.
- Abraten von Fasten und einseitigen Diäten.
- Bewegungsausbau im Rahmen der Möglichkeiten besprechen, hilfreich ist die Involvierung einer Physiotherapiepraxis.
- Option einer professionellen Ernährungsberatung besprechen (→ Ausstellung einer ärztlichen Notwendigkeitsbescheinigung nach § 43 SGB V bei Adipositas).

LITERATUR

Bauer J, Biolo G, Cederholm T et al. Evidence-based recommendations for optimal dietary protein intake in older people: a position paper from the PROT-AGE Study Group. J Am Med Dir Assoc, 2013;14(8): 542–559.

Bischoff S, Arends J, Dörje F et al. S3-Leitlinie der Deutschen Gesellschaft für Ernährungsmedizin (DGEM) in Zusammenarbeit mit der GESKES und der AKE. Künstliche Ernährung im ambulanten Bereich. Aktuel Ernahrungsmed, 2013;38: e101–e54.

Deutsche Gesellschaft für Ernährung, Österreichische Gesellschaft für Ernährung, Schweizerische Gesellschaft für Ernährungsforschung, Schweizerische Vereinigung für Ernährung (Hrsg.). Referenzwerte für die Nährstoffzufuhr. Bonn. 2. Aufl., 7. aktualisierte Ausgabe; 2021.

Deutsche Gesellschaft für Ernährungsmedizin (DGEM). Vordruck Ärztliche Notwendigkeitsbescheinigung zur ernährungstherapeutische Beratung gemäß § 43 SGB V. Aus: www.dgem.de/sites/default/files/PDFs/Entlassungsmanagement/%C3%84rztliche%20Notwendigkeitsbescheinigung%20ausf%C3%BCllbar_0.pdf (letzter Zugriff: 9.11.2022).

Deutz NE, Bauer JM, Barazzoni R, Biolo G, Boirie Y, Bosy-Westphal A et al. Protein intake and exercise for optimal muscle function with aging: recommendations from the ESPEN Expert Group. Clin Nutr, 2014;33(6): 929–936.
Guigoz Y, Lauque S, Vellas BJ. Identifying the elderly at risk for malnutrition. The Mini Nutritional Assessment. Clin Geriatr Med, 2002;18(4): 737–757.
Kiesswetter E, Torbahn G, Schöne D. Adipositas im Alter. Psychotherapie im Alter, 2022;19(1): 41–56.
Roh E, Choi KM. Health Consequences of Sarcopenic Obesity: A Narrative Review. Front. Endocrinol, 21 May 2020.
Veronese N, Cereda E, Solmi M et al. Inverse relationship between body mass index and mortality in older nursing home residents: a meta-analysis of 19,538 elderly subjects. Obes Rev, 2015;16(11): 1001–1015.
Volkert D, Bauer JM, Frühwald T et al. Leitlinie der Deutschen Gesellschaft für Ernährungsmedizin (DGEM) in Zusammenarbeit mit der GESKES, der AKE und der DGG. Klinische Ernährung in der Geriatrie. Aktuel Ernahrungsmed, 2013;38: e1–e48.
Volkert D, Beck AM, Cederholm T et al. ESPEN guideline on clinical nutrition and hydration in geriatrics. Clin Nutr, 2019a;38: 10–47.
Volkert D, Kiesswetter E, Cederholm T et al. Development of a model on determinants of malnutrition in aged persons: A MaNuEL Project. Gerontol Geriatr Med, 2019b;5: 2333721419858438.

KAPITEL

11

Winfried Banzer, Stefanie Kaiser, Anna Lena van der Felden, Florian Pfab

Sport und Ernährung

Zusammenfassung

- Eine **ausgewogene und an den Sport angepasste Ernährung** unterstützt die körperliche Leistungsfähigkeit.
- **Vor dem Sport** aufgenommene Kohlenhydrate liefern die nötige Energie für die Belastung.
- **Nach dem Sport** können Kohlenhydrate, Proteine und Fette in entsprechendem Verhältnis die Regeneration fördern.
- Im Rahmen von körperlicher Aktivität erhöht sich nicht nur der **Energieumsatz,** sondern auch der **Flüssigkeitsbedarf,** sodass die Trinkmenge erhöht werden muss.

11.1 Einleitung

Regelmäßige Bewegung und körperliche Aktivität sind unverzichtbare Bestandteile einer gesunden Lebensführung. Körperliche Aktivitäten und Training führen, in Abhängigkeit von Umfang und Intensität, zu einer Veränderung des Energieumsatzes und somit auch zu einer Veränderung der Stoffwechselvorgänge. Damit dafür ausreichend Energie zur Verfügung steht, ist für den Großteil der Sporttreibenden eine gesunde und ausgewogene Ernährung vollkommen ausreichend. Erst wenn der Umfang des Trainings ca. fünf Stunden Sport pro Woche übersteigt, werden möglicherweise zusätzliche Nährstoffe benötigt, und eine notwendige Ergänzung der Ernährung ist erforderlich. Im Leistungs- und Profisport hat sich mit dem Gebiet der Sporternährung ein unverzichtbares Spezialgebiet etabliert.

In diesem Kapitel wird zunächst eine Grundlage zum Verständnis des Zusammenhangs zwischen Bewegung, Sport und Ernährung geschaffen, um darauf aufbauend praktische Empfehlungen zu geben, wie durch adäquate und angepasste Ernährung die körperliche Leistungsfähigkeit erhalten bzw. optimiert werden kann.

11.1.1 Sportphysiologische Grundlagen

Körperliche Aktivität ist breit gefächert und reicht von dem entspannten Sonntagnachmittagsspaziergang über die wöchentliche Yoga-Stunde im Fitnessstudio bis hin zum gezielten Training auf einen Wettkampf. Bei allen Aktivitäten werden bestimmte **motorische Beanspruchungsformen,** z. B. Ausdauer, Kraft, Beweglichkeit und Koordination (➤ Abb. 11.1), in unterschiedlichem Ausmaß angesprochen (Weineck 2019).

Eine Joggingrunde oder Tour mit dem Fahrrad sind z. B. ausdauerdominierte Bewegungsformen. **Ausdauer** beschreibt die Fähigkeit des Organismus, eine gegebene Leistung über einen längeren Zeitraum ohne Ermüdung aufrechtzuerhalten. Bei einem Training mit Gewichten, z. B. in einem Fitnessstudio, oder bei den klassischen Liegestützen ist vor allem die Kraft gefordert. **Kraft** ist definiert als die Fähigkeit des neuromuskulären Systems, Widerstände zu überwinden, sie zu halten oder ihnen entgegenzuwirken. Eine eigene Erscheinungsform der Kraft ist die Schnellkraft, mit der eine möglichst hohe Kraftentwicklung in möglichst kurzer Zeit produziert werden soll (Cormie et al. 2011).

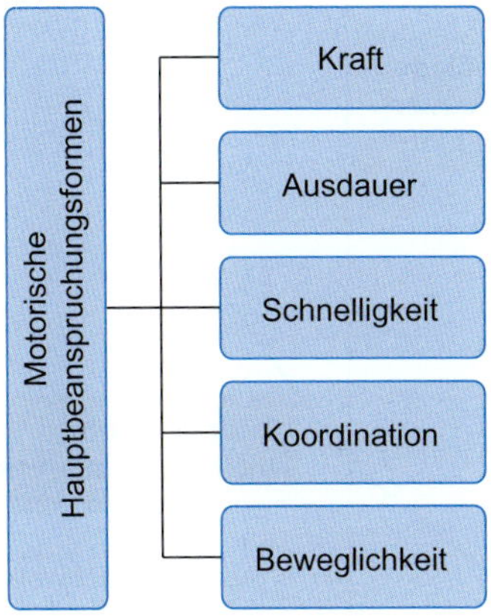

Abb. 11.1 Die fünf motorischen Hauptbeanspruchungsformen [L143]

Ein sportliches Beispiel sind Sprünge, aber auch ein Ausweichschritt im Alltag, um einen Sturz beim Stolpern zu vermeiden. **Beweglichkeit,** definiert als die Fähigkeit des Muskel-Gelenk-Systems, Bewegungen mit einer optimalen Amplitude durchzuführen, ist für die Bewältigung von Alltagsbewegungen und bei sportlichen Tätigkeiten wie beispielsweise Yoga relevant. Eine weitere Beanspruchungsform ist die **Koordination.** Sie erfordert das Zusammenspiel der Sinnesorgane, des Nervensystems und des Bewegungsapparats, um Bewegungen zielorientiert zu steuern. Von Bedeutung ist diese Beanspruchungsform beispielsweise beim Laufen über einen instabilen Untergrund (Thiel et al. 2017).

11.1.2 Energiebereitstellung im Sport

Die Energiebereitstellung während körperlicher Belastung orientiert sich an der **Dauer und Intensität** der jeweiligen Aktivität. In den ersten Sekunden einer sportlichen Belastung erfolgt die Energiebereitstellung zunächst über das im Muskel verfügbare Adenosintriphosphat (ATP), ehe auf Kreatinphosphat zurückgegriffen wird. Bei länger dauernden Belastungen nimmt der Anteil der aeroben Energiebereitstellung durch die aerobe Glykolyse und den Fettstoffwechsel zu. Bei intensiven Belastungen über wenige Minuten hinweg wird die benötigte Energie über die anaerobe Glykolyse bereitgestellt (De Marees 2003). Unter **aerober Energiegewinnung** versteht man die Verstoffwechslung von Kohlenhydraten und Fetten mit Sauerstoff. Bei der **anaeroben Energiebereitstellung** ist die zur Verfügung stehende Sauerstoffmenge für die Intensität der körperlichen Belastung nicht ausreichend, und Laktat entsteht. Dies führt bei übermäßiger Akkumulation zum Leistungsabbruch (Gladden 2004). Alle Stoffwechselvorgänge verlaufen zwar parallel, aber mit unterschiedlicher Dynamik und jeweils unterschiedlichen Anteilen.

MERKE

Die Art der herangezogenen Energiequellen ist abhängig von der Belastungsintensität und -dauer. Intensive Belastungen benötigen schnell verfügbare Energiequellen wie Monosaccharide. Komplexere Kohlenhydrate und Fette sind bei längeren moderaten Belastungen von Bedeutung.

In diesem Zusammenhang sind die Begriffe der aeroben und anaeroben Schwelle bedeutend für die Belastungssteuerung (➤ Abb. 11.2). Die **aerobe Schwelle** definiert den Zeitpunkt, an dem die benötigte Energie bei anhaltender Belastung nicht mehr rein aerob zur Verfügung gestellt werden kann. Der Beginn anaerober Stoffwechselprozesse zeigt sich am ersten Anstieg der Laktatkurve. Wird diese Belastungsintensität aufrechterhalten oder weiter gesteigert, kommt es zu einem Gleichgewicht zwischen Bildung und Abbau von Laktat, dem sog. Laktat-Steady-State. Wird dieser Steady State verlassen, akkumuliert Laktat weiter. Dieser Punkt wird als **anaerobe Schwelle** bezeichnet (Faude et al. 2009). In der Trainingssteuerung werden diese Schwellen zur Planung verschiedener Trainingsintensitäten genutzt, um optimale Anpassungen der Ausdauerleistungsfähigkeit zu erzielen.

11.1.3 Grundbausteine der Ernährung

MERKE

- Eine auf den Sport abgestimmte Ernährung beruht, wie eine gesunde Ernährung auch, auf den Nahrungsbestandteilen Kohlenhydrate (KH), Fette und Eiweiß.

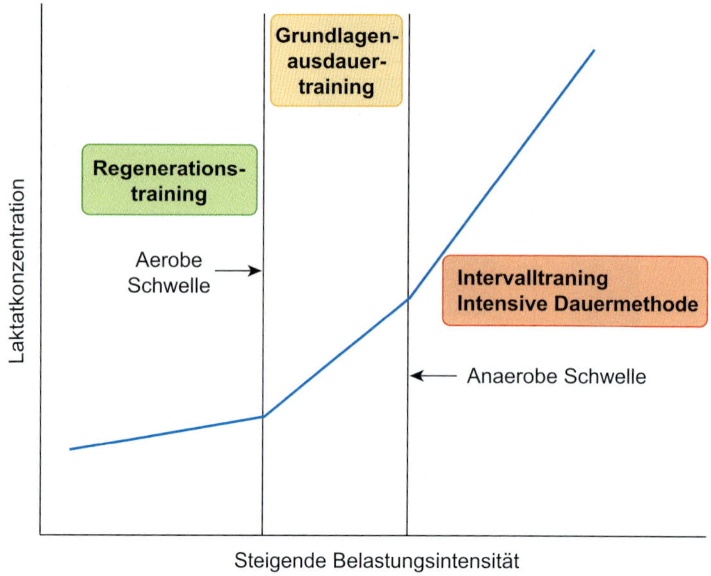

Abb. 11.2 Laktatkonzentration in Abhängigkeit von der steigenden Belastungsintensität (modifiziert nach Faude et al. 2009) [H191-003/L143]

- Diesen sogenannten Makronährstoffen kommt im Zusammenhang mit körperlicher Aktivität jedoch eine spezielle Bedeutung zu.
- Die Verteilung der Makronährstoffe beträgt je nach Belastung 55–60 % KH, 25–30 % Fette und 10–15 % Proteine.

Die Energieausbeute der **Kohlenhydrate** ist zwar nicht so hoch wie die der Fette, allerdings haben sie im Vergleich zu den Fetten eine höhere aerobe und noch höhere anaerobe Energieflussrate pro Liter Sauerstoff. Sie sind daher im Sport die ausschlaggebenden Energielieferanten. Für eine optimale Leistungsfähigkeit sollten die Kohlenhydratspeicher daher speziell vor Ausdauerbelastungen möglichst gut gefüllt sein. Da die Kapazität dieser Speicher begrenzt ist, erfordert die Kohlenhydratzufuhr vor allem im Leistungssport eine besondere Strategie (König et al. 2019).

Fette sind besonders energiereich. Ihre Verstoffwechslung ist jedoch im Vergleich zu den Kohlenhydraten deutlich verlangsamt. Als kurzfristige Energiequelle können sie daher eher nicht zur Verfügung stehen, sondern liefern die nötige Energie primär für aerobe und vor allem längere Belastungen. Außerdem sind sie essenzielle Bestandteile von Hormonen und Enzymen und spielen für die Absorption von fettlöslichen Vitaminen eine wichtige Rolle.

Proteine sind für die Synthese von z. B. Muskeln, Sehnen, Bändern und Knochen sowie für metabolische und hormonelle Stoffwechselprozesse unverzichtbar. In letzter Zeit mehren sich wissenschaftlichen Berichte, die ihnen auch bei der Regeneration und der Wiederherstellung nach Verletzungen eine zunehmende Bedeutung zusprechen (Collins et al. 2021).

Der Erhalt und Aufbau von Muskelmasse bzw. Kraft sowie die Vermeidung einer katabolen Stoffwechsellage ist eng mit dem Eiweißstoffwechsel verbunden. Auch wenn über die notwendige Zufuhrmenge, die Zusammensetzung und den Aufnahmezeitpunkt immer wieder diskutiert wird, deckt in den meisten Fällen eine normale ausgewogene Ernährung die benötigte Proteinmenge ab.

Eine zusätzliche Proteinzufuhr kann für bestimmte Trainingsphasen wie beispielsweise in Zeiten eines intensiven Kraftaufbaus sinnvoll sein. Es gibt jedoch Hinweise darauf, dass eine zu hohe Proteinzufuhr (> 2 g/d) sich vor allem bei nephrologischer Vorschädigung negativ auf die Nierenfunktion auswirken könnte. Die Datenlage dazu ist aber inkonsistent (Van Elswyk et al. 2018). Solche Einnahmen sollten daher medizinisch kontrolliert werden.

11.1.4 Die Bedeutung des Flüssigkeitshaushalts im Sport

MERKE

- Ab einem Flüssigkeitsverlust von 2 % des Körpergewichts kann es zu Einschränkungen der Leistungsfähigkeit kommen.
- Aufzunehmende Flüssigkeit sollte mit verschiedenen Elektrolyten versetzt sein, um Defizite aufgrund des Schweißverlusts auszugleichen.

Bereits ein Wasserverlust von 1 % des Körpergewichts entspricht einer moderaten **Dehydratation** und steht nicht selten am Beginn einer Abnahme der körperlichen Leistungsfähigkeit. Symptomatisch äußert sich dies zunächst oft nur durch ein leichtes Durstgefühl. Daher kann die eigentliche Situation schnell unterschätzt werden (Seebauer et al. 2017). Bei einem jungen Erwachsenen beträgt der Wasseranteil etwa 50–70 % des Gesamtkörpergewichts (bei Frauen prozentual etwas weniger). Ein 85 kg schwerer Mann kann pro Stunde bei hoher körperlicher Belastung bis zu 1.850 ml Wasser verlieren, was mehr als 2 % des Gesamtkörpergewichts entspricht.

Ab einem Verlust von nur 2 % resultieren bereits Einschränkungen der geistigen und körperlichen Leistungsfähigkeit um 4 bis 8 %, was sich v. a. im Bereich der aeroben Ausdauer mit Einbußen von 10 bis 27 % der maximalen Sauerstoffaufnahmefähigkeit (VO2max) zeigt (Sawka und Neufer 1994). Bei steigendem Wasserverlust und zunehmender Dehydratation können Leistungseinbußen mit der Gefahr gesundheitlicher Beeinträchtigungen sowie lebensgefährlicher Zustände eintreten (➤ Abb. 11.3). Bei höheren Außentemperaturen kann es durch die oft sehr hohen Flüssigkeitsverluste früher und stärker zu Leistungseinschränkungen kommen (Seebauer et al. 2017).

Schweiß besteht primär aus Wasser, enthält jedoch zu etwa einem Prozent auch wichtige Elektrolyte wie z. B. Natrium, Kalium, Kalzium und Magnesium. Es ist demnach nicht nur wichtig, den Flüssigkeitshaushalt vor, während oder nach sportlicher Belastung aufzufüllen, sondern auch eine entsprechende Nährstoffversorgung zu gewährleisten. Dabei kann zum einen auf spezielle Sportgetränke (➤ Kap. 11.2.4) zurückgegriffen werden, zum anderen lässt sich ein solches Getränk auch leicht selbst herstellen. Bei leichteren Belastungen bietet sich eine Mischung aus natriumhaltigem Mineralwasser und Apfelsaft im Verhältnis 2:1 bis 3:1 an. Nähere Informationen zur optimalen Verteilung der Flüssigkeitszufuhr vor, während und nach dem Sport werden in ➤ Kap. 11.2 genauer dargestellt.

Bei länger dauernden sportlichen Belastungen an einem Tag wie z. B. Tennisturnieren, Radwettbewerben, Bergsteigen oder Tourengehen liefert das mit einer einfachen Körperwaage vor oder nach der Aktivität ermittelte Körpergewicht einen ersten Anhaltspunkt über ein möglicherweise entstandenes Flüssigkeitsdefizit.

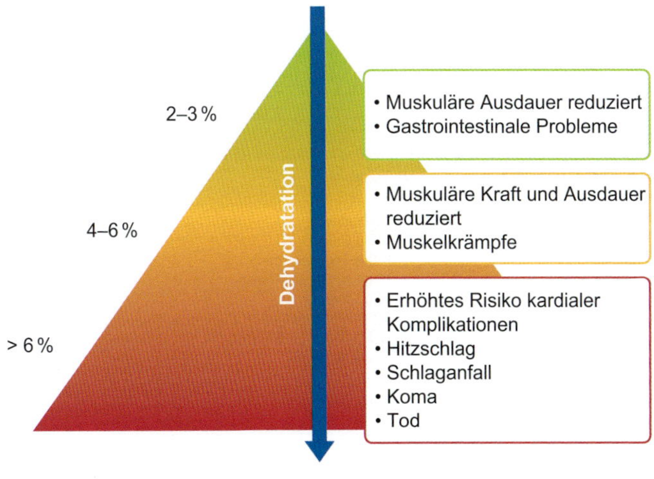

Abb. 11.3 Folgen der Dehydratation, abhängig vom Flüssigkeitsverlust des prozentualen Körpergewichts [F1141-001/P1313/L143]

11.2 Ernährung vor, während und nach dem Sport

Um die Trainings- oder Wettkampfleistung zu optimieren, sollte über den gesamten Tagesverlauf die Ernährung am Training orientiert werden. Im Folgenden wird genauer auf die einzelnen Bestandteile einer sportbezogenen Ernährung eingegangen. Für die praktische Umsetzung und zur Veranschaulichung ist in ➤ Abb. 11.4 (➤ Kap. 11.2.4) ein beispielhafter Ernährungsplan für einen Tag mit einer Trainingseinheit dargestellt.

11.2.1 Ernährung vor dem Sport

MERKE

- Durch eine kohlenhydratreiche Ernährung in ausreichendem zeitlichem Abstand nach dem Sport werden die Glykogenspeicher aufgefüllt.
- Kleine Snacks 30 bis 60 Minuten vor Belastungsbeginn bieten die nötige Energie für den Start.

Die **Speicherkapazitäten von Kohlenhydraten in der Leber und in der Muskulatur** sind begrenzt. Verglichen mit den Fettspeichern (ca. 80.000–100.000 kcal) im Körper sind die Glykogenspeicher

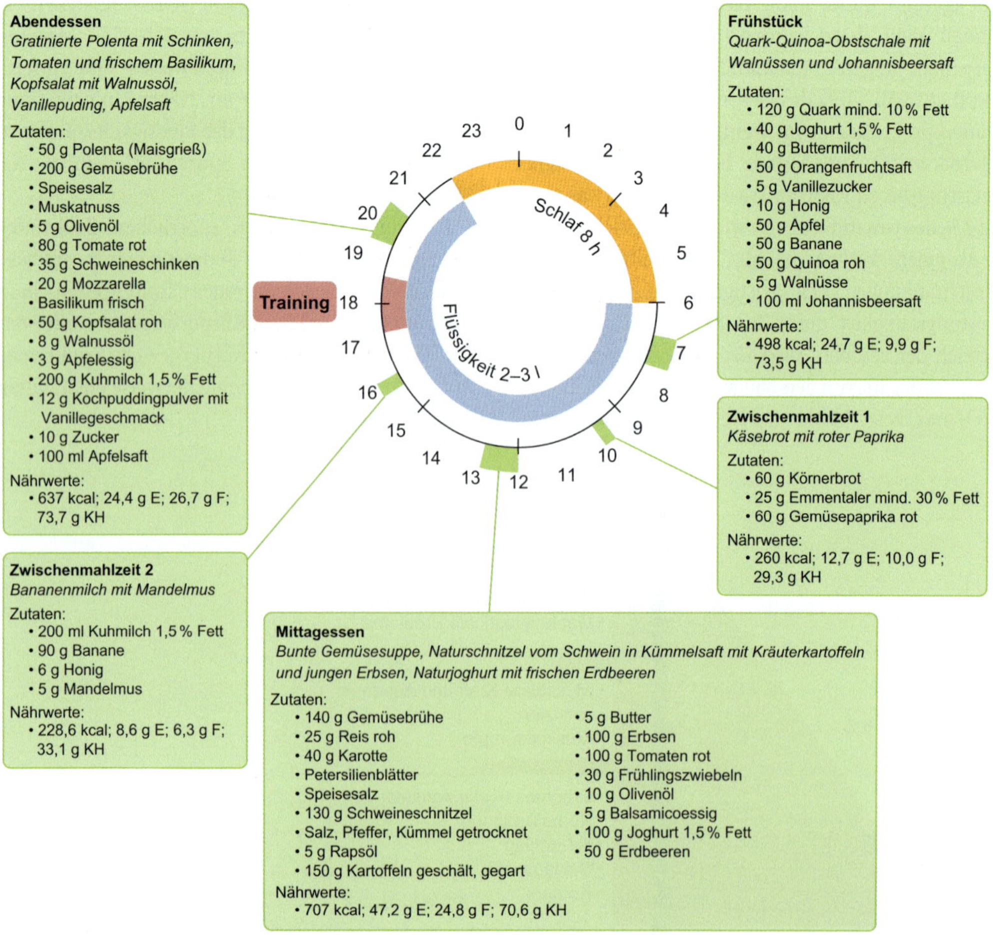

Abb. 11.4 Beispiel-Ernährungsplan für 2.500 kcal mit exemplarischer Verteilung über den Tag [L143]

Tab. 11.1 Empfohlene Kohlenhydrate zu verschiedenen Zeitpunkten vor dem Sport

Zeitpunkt	Intention	Beispiel
3–6 h	Füllung der Muskel- und Leberglykogenspeicher	Mahlzeit mit Nudeln bzw. Reis als Beilage
30–60 min	Anheben des Blutzuckerspiegels zur schnellen Energiegewinnung	Obst, Müsliriegel

mit ca. 1.230–2.050 kcal klein. Sind die Glykogenspeicher erschöpft, kann die Energiegewinnung aus Kohlenhydraten nicht länger erfolgen, und die Intensität der Belastung muss reduziert werden. Wie schnell die körpereigenen Glykogenspeicher entleert sind, hängt von der Dauer und Intensität der sportlichen Belastung ab.

Ausdauersportlern wird grundsätzlich ein hoher Kohlenhydratanteil in der Ernährung empfohlen. Die genaue Menge richtet sich nach dem Körpergewicht und dem Umfang der körperlichen Aktivität. Die hier vorgestellten Zufuhrempfehlungen richten sich an **ambitionierte Hobbysportler** oder **Leistungssportler.** Für den Freizeitsportler, der ein- bis zweimal pro Woche 45 bis 60 Minuten Sport betreibt, ist eine ausgewogene Ernährung ausreichend (König et al. 2019).

Die Empfehlungen für Kohlenhydrate reichen je nach Intensität und Belastungsdauer von 3 bis 12 g KH pro kg Körpergewicht pro Tag (König et al. 2020).

Befinden sich Sportler in der Vorbereitungsphase auf ein Ausdauerevent (z. B. Halbmarathon, Marathon), wird in dieser Phase eine individuell abzustimmende Kohlenhydratzufuhr von 6–10 g KH/kg KG/d empfohlen (Seebauer et al. 2017). Wann eine kohlenhydratreiche Mahlzeit vor einer Sporteinheit eingenommen werden sollte, ist in ➤ Tab. 11.1 zu sehen.

11.2.2 Ernährung während des Sports

MERKE

Bei Belastungen über eine Dauer von 60 Minuten ist eine Aufnahme von Kohlenhydraten über Getränke und Snacks empfehlenswert.

Tab. 11.2 Empfehlungen zu den aufzunehmenden Kohlenhydraten während einer Sporteinheit in Abhängigkeit von der Belastungsdauer

Belastungsdauer	Menge und Art der Kohlenhydrate
< 45 min	Nicht nötig
45–75 min	Kleine Mengen oder Mundspülungen mit kohlenhydratangereicherter Flüssigkeit
1–2,5 h	Ca. 30–69 g/h Monosaccharide
> 2,5 h	Bis zu 90 g/h Monosaccharide

Auch die Dauer einer Belastung bestimmt die Aufnahmemenge von Kohlenhydraten während des Sports. Empfehlungen zu Art und Menge der aufzunehmenden Kohlenhydrate während der Belastung sind in ➤ Tab. 11.2 zu finden (König et al. 2020). In der Regel werden Kohlenhydrate während der Belastung aus praktischen Gründen über Getränke oder Snacks (Gels, Riegel) aufgenommen. Die Empfehlungen sind abhängig von der Intensität der Belastung, der individuellen Verträglichkeit und klimatischen Bedingungen (➤ Kap. 11.2.4). Trotz der wahrscheinlich schnelleren Verfügbarkeit der Kohlenhydrate aus Getränken spielt die Darreichungsform der Kohlenhydrate, insbesondere bei längeren Einheiten, keine entscheidende Rolle. Der Sportler kann hier ganz nach seinen persönlichen Vorlieben und der individuellen Verträglichkeit entscheiden (Seebauer et al. 2017).

11.2.3 Ernährung nach dem Sport

MERKE

- Nach dem Sport zeitnah Glykogenspeicher auffüllen.
- Auf eine adäquate Proteinzufuhr achten, um die Regeneration zu verbessern.

Vor allem bei einem kurzen Intervall zwischen den einzelnen Belastungen sollten in der unmittelbaren Nachbelastungsphase **Kohlenhydrate** für die Wiederauffüllung der Glykogenspeicher aufgenommen werden. Empfohlen wird unmittelbar nach dem Sport (ca. bis nach 30 Minuten) und zusätzlich in den zwei bis vier Stunden danach 1–1,2 g KH/kg Körpergewicht kurzkettige Kohlenhydrate mit hohem glykämischem Index aufzunehmen (z. B. Reis oder Kartoffeln). Bei einer längeren Zeitspanne zwischen den Belastungen sind 6–10 g KH/kg Körpergewicht pro Tag ausreichend. Hinsichtlich der Glykogenresynthese ist eine zusätzliche Zufuhr von Protein nur sinnvoll, wenn deutlich weniger als 1,2 g KH pro kg Körpergewicht und Stunde aufgenommen werden (Seebauer et al. 2017).

Für **Proteine** liegt die Zufuhrempfehlung für Ausdauersportler bei 1,2–1,7 g Protein pro kg Körpergewicht pro Tag. Für aktive Kraftsportler liegt der Bedarf bei 1,2–2,0 g/kg KG. Über den Tag ist die Verteilung der Gesamtproteinzufuhr auf drei bis vier Mahlzeiten sinnvoll. Nach der Belastung sollte eine möglichst rasche Zufuhr von Proteinen angestrebt werden (Seebauer et al. 2017).

11.2.4 Flüssigkeitsaufnahme rund um den Sport

MERKE

Faustregel: Pro Stunde Sport sollte ein Liter Flüssigkeit getrunken werden.

Schon während und auch nach der Belastung sollte zur Rehydratation ausreichend Flüssigkeit aufgenommen werden. Dabei wird am besten auf ein **isotonisches Getränk** mit Kohlenhydraten und Natrium zurückgegriffen. Auch die Einnahme von Wasser in Verbindung mit kohlenhydrat- und natriumhaltigen Lebensmitteln ist möglich (Seebauer et al. 2017).

Wird ein hoher Schweißverlust erwartet, können 30 Minuten vorher 200–400 ml Flüssigkeit aufgenommen werden.

Beträgt die Dauer der Belastung über eine Stunde, ist ein Sportgetränk mit Kohlenhydraten und Natriumanteilen zu empfehlen. **Während dem Sport** richtet sich die Flüssigkeitszufuhr nach Intensität und klimatischen Bedingungen. Das American College of Sports Medicine (ACSM) empfiehlt, während der Belastung 400–800 ml/h Flüssigkeit aufzunehmen. Zur optimalen Versorgung ist diese mit Kohlenhydraten und Elektrolyten angereichert (American College of Sports et al. 2007). **Nach dem Sport** sollte die 1,5-fache Menge an verlorenem Schweiß wieder aufgenommen werden (Körpergewicht vor der Belastung minus Körpergewicht nach der Belastung = verlorene Schweißmenge), um die Wasserspeicher rasch wieder aufzufüllen und einer Dehydratation entgegenzuwirken. Auch hier sollten Kohlenhydrate und Elektrolyte zur besseren Regeneration hinzugefügt werden (American College of Sports et al. 2007). Die Flüssigkeitsaufnahme sollte unmittelbar nach der Belastung begonnen und in den folgenden Stunden weitergeführt werden (Seebauer et al. 2017).

FALLBEISPIEL

Frank ist 53 Jahre alt und wiegt 85 kg bei einer Körpergröße von 180 cm. Seit einigen Jahren hat er die Sportart Triathlon für sich entdeckt. Als ambitionierter Hobbysportler trainiert er drei- bis viermal pro Woche. Morgen steht eine Einheit Laufen auf dem Programm, die eine gute Stunde dauern soll.

→ In Absprache mit seiner Ernährungsberaterin wurde berechnet, dass sein Energiebedarf für einen solchen Tag bei ca. 2.500 kcal liegt. In ➤ Abb. 11.4 (s. o.) ist ein beispielhafter Ernährungsplan dargestellt.

11.3 Nahrungsergänzungsmittel

Unter Nahrungsergänzungsmittel (NEM, Supplemente) versteht man Nahrungsbestandteile mit potenziell leistungssteigernder Wirkung. In Deutschland wurden im Jahr 2020 rund 180.200 Tonnen Nahrungsergänzungsmittel produziert, das ist eine Steigerung um 11 % im Vergleich zum Vorjahr. Allein im vierten Quartal 2020 entsprach dies einer Summe von 293,3 Mio. Euro (Destatis 2022). Weitere Informationen zum Thema Nahrungsergänzungsmittel sind in ➤ Kap. 5 zu finden.

Untersuchungen bei Teilnehmern von Olympischen Spielen und Weltmeisterschaften zeigen, dass zwischen 50 und 80 Prozent der Befragten NEM einnehmen (Huang et al. 2006, Tabata et al. 2020, Tscholl et al. 2008).

Die Gründe für die Einnahme sind vielfältig und reichen von der Hoffnung auf einen Ausgleich vermuteter Nahrungsdefizite über den Wunsch nach Leistungssteigerung, z. B. in Form eines Muskelaufbaus oder einer Fettreduzierung, und Verkürzung von Regenerationszeiten bis zur Stärkung der Selbstwahrnehmung, um nur einige Aspekte zu nennen. Wissenschaftlich erwiesen ist die erhoffte leistungsverbessernde Wirkung nur bei wenigen Substanzen. Nahrungsergänzungsmittel können auf der Basis einer ausgewogenen und gesunden Ernährung eine sinnvolle Ergänzung sein.

Für den **Gesundheits- und Hobbysportler** ist die zusätzliche Einnahme von Nahrungsergänzungsmitteln bei ausgewogener Ernährung meistens unnötig. Die Frage, ob die Einnahme von Nahrungsergänzungsmitteln für **Leistungssportler** sinnvoll ist, sollte in einer individuellen Abstimmung zwischen Sportler und Arzt oder Ernährungsberater geklärt werden.

Der Übergang von legalen und meist unbedenklichen Nahrungsergänzungsmitteln zur **Einnahme von unerlaubten Substanzen (Doping)** mit häufig gesundheitsschädlichen Konsequenzen ist fließend. Wie Untersuchungen zeigen, wird die Grenze nicht nur im Leistungssport, sondern zahlenmäßig deutlich häufiger im Freizeitsport überschritten (Dreher et al. 2018). Durch Verunreinigungen bei der Herstellung kann es z. B. bei über das Internet bezogenen NEM zu Kontaminationen mit Dopingsubstanzen kommen.

INFO

Die sogenannte Kölner Liste (www.koelnerliste.com) ermöglicht eine gute Orientierung in Bezug auf die inhaltliche Unbedenklichkeit von Nahrungsergänzungsmitteln.

Das International Olympic Committee (IOC) befasste sich in einer Konsensuskonferenz mit der wissenschaftlichen Datenlage zu den Wirkungen der NEM (Maughan et al. 2018). Diesen Empfehlungen entsprechend, zählen die Mikronährstoffe **Vitamin D, Eisen und Kalzium** zu den Substanzen, die bei einer unausgewogenen Nahrungszufuhr nach einer vorhergehenden Diagnostik häufig supplementiert werden sollten.

Die einzelnen Dosierungsempfehlungen, Wirkungsebenen und Leistungsbeeinflussungen sowie möglichen Nebenwirkungen werden in dem IOC-Konsensuspapier näher erläutert (Maughan et al. 2018).

Die internationale Gesellschaft für Sporternährung positioniert sich bezüglich des **Koffeins** mit moderatem bis deutlichem Effekt hinsichtlich einer Verbesserung der aeroben Leitungsfähigkeit (Guest et al. 2021). Zudem zeigt Koffein deutliche Hinweise auf eine kurzfristige Verbesserung der kognitiven Funktion, speziell von Aufmerksamkeit und Vigilanz, sowie der anaeroben Leistungsfähigkeit. Als Dosis werden, abhängig von der auch genetisch bedingten Verstoffwechslung, zwischen 3 und 6 mg pro kg Körpergewicht empfohlen. Kaugummis zeigen in der praktischen Anwendung einen schnelleren Wirkungseintritt als Kapseln. Eine Überschreitung der empfohlenen Tagesdosis kann zu Nervosität, Schlaflosigkeit und Herzrasen führen (BfR 2015).

11.4 Spezielle Ernährungsformen im Sport

In der ärztlichen Praxis kommt es immer wieder vor, dass sich Ratsuchende aus dem Sport mit der Frage nach speziellen Ernährungsformen an Ärzte wenden. Im Folgenden werden daher einige der gebräuchlichsten Ernährungsvarianten kurz vorgestellt.

11.4.1 Carbo Loading

„Carbo-Loading“ oder auch „Kohlenhydrat-Superkompensation“ verfolgt das Ziel, die Glykogenreserven der Muskulatur zu steigern. Mit dieser Methode soll die Ermüdung bei **lang andauernden Wettkämpfen** hinausgezögert werden. Dieses Auffüllen der Kohlenhydratspeicher sollte individuell abgewogen und nur dann angewendet werden, wenn Wettkämpfe oder Belastungseinheiten ohne Unterbrechung länger als 90 Minuten geplant sind (z. B. Marathon, Triathlon, Radrennen). Diese Methode ist auch für Wettkämpfe geeignet, die sich mit Pausen über einen oder mehrere Tage erstrecken. Dazu zählen z. B. Tanzturniere oder ein leichtathletischer Mehrkampf (Schek 2018).

Man unterscheidet verschiedene Varianten des Carbo-Loading. Eine der gängigen Varianten empfiehlt die Zufuhr von 10–12 g Kohlenhydraten pro kg Körpergewicht und Tag in den 24 bis 48 Stunden vor dem Wettkampf. Dadurch kann es zu einer 10–15 % höheren Glykogenkonzentration in den Muskeln kommen (König et al. 2020).

Für Ausdauersportler im Leistungsbereich ist eine periodisierte und damit temporär hohe Kohlenhydrataufnahme grundsätzlich wichtig.

11.4.2 Vegane bzw. vegetarische Ernährung

MERKE

Intensives Sporttreiben und eine gleichzeitige rein pflanzliche Ernährung sind grundsätzlich möglich, stellen jedoch die Sportler vor eine große Herausforderung.

Vor allem im **Leistungssport** sind regelmäßige klinische Untersuchungen notwendig, um einem Mangel an Nährstoffen wie z. B. Kalzium, Vitamin D und Vitamin B_{12}, die in Milchprodukten vorkommen, vorzubeugen. Es kann aber auch ein Mangel an Iod (aus Seefisch) und Eisen, Zink, Selen sowie Vitamin B_{12} (u. a. aus Fleisch) auftreten.

Tierische Lebensmittel sind gute Proteinquellen. Wenn diese Quellen ausgeschlossen werden, muss Ersatz gefunden werden. Meist ist dafür die Aufnahme größerer Mengen pflanzlicher Produkte im Vergleich zu tierischen Quellen nötig (Rogerson 2017).

Es gibt Hinweise darauf, dass tierische Proteinquellen für den **Muskelaufbau** (zumindest in Hinblick auf die Muskelproteinsynthese) effektiver als pflanzliche Proteine sind (Witard et al. 2016). In Übereinstimmung mit dieser These haben Laborstudien eine stärkere Reaktion der Muskelproteinsynthese nach dem Training gezeigt, wenn krafttrainierte junge Männer entweder Magermilch oder Molkenprotein im Vergleich zu einer passenden Dosis Sojaprotein konsumierten (Tang et al. 2009, Wilkinson et al. 2007).

Pflanzliche und tierische Proteine unterscheiden sich außerdem im **Aminosäureprofil** (Witard et al. 2016). Die essenziellen Aminosäuren (v. a. Leucin und Lysin) sind der Schlüssel zum Antrieb der Muskelproteinsynthese. Tierische Produkte weisen in der Regel einen höheren Leucingehalt auf als pflanzliche Produkte. Außerdem verfügen tierische Produkte meist über ein vollständiges Aminosäurenprofil. Ausnahmen von dieser Regel sind z. B. **Mais** und **Quinoa** mit einem hohen Leucin- bzw. Lysingehalt. Ideal ist die Kombination aus tierischen und pflanzlichen Eiweißen wie beispielsweise Kartoffeln mit Ei.

Gesunde Fettsäuren kann der sich vegan ernährende Sportler gut aus Raps-, Walnuss- und Leinöl aufnehmen, da diese einen hohen Anteil an **Omega-3-Fettsäuren** aufweisen. Demgegenüber sollten Öle mit hohem Anteil an Omega-6-Fettsäuren wie Sonnenblumen- und Maiskeimöl vermieden werden. **Vitamin B_{12} und Vitamin D** können durch angereicherte Lebensmittel zugeführt werden. Gute **Zinkquellen** sind Haferflocken, Kürbiskerne und Weizenkleie. **Kalzium** kann durch grünes Gemüse wie Brokkoli, Grünkohl und Rucola aufgenommen werden (Schek 2018).

Es besteht ein Unterschied in der Bioverfügbarkeit bei **Eisen** aus pflanzlichen Quellen und tierischen Quellen. Die Hauptquelle für Eisen in der veganen Ernährung ist die Nicht-Häm-Form, die weniger bioverfügbar ist als das in tierischen Produkten enthaltene Häm-Eisen (Waldmann et al. 2004). Eine vegane Ernährung enthält häufig diätetische Hemmstoffe wie die Polyphenole Tannin (in Kaffee, Tee und Kakao) und Phytate (in Vollkornprodukten und Hülsenfrüchten), die die Eisenaufnahme aus der Nahrung reduzieren können. Um die Zufuhr von Eisen zu verbessern, können eingeweichte Hülsenfrüchte, Nüsse und eingeweichtes Vollkorngetreide mit Vitamin-C-reichen Lebensmitteln kombiniert werden. Dazu zählen z. B. Zitrusfrüchte, Paprika oder Sanddorn.

Ein weiterer Nährstoff, der bei sich vegan ernährenden Sportlern defizitär auftreten kann, ist **Iod.** Dieses kann durch Algen- und Seetangprodukte sowie iodiertes Speisesalz aufgenommen werden. Bei Algen- und Seetangprodukten ist jedoch häufig der tatsächliche Iodgehalt unbekannt. Bei Verzehr von teils mehr als 10 Gramm kann bereits die empfohlene Toleranzgrenze überschritten werden, und es können gesundheitliche Schäden auftreten (BfR 2007).

INFO

Eine Zufuhr von kritischen Nährstoffen über Arzneimittel ist aufgrund der gesetzlichen Regelung sicherer als über angereicherte Lebensmittel oder NEM.

11.4.3 Nüchterntraining

MERKE

- Bei maßvollem Einsatz birgt Nüchterntraining keine langfristigen Gesundheitsrisiken.
- Nüchterntraining sollte gezielt und in moderaten Intensitäten angewandt werden.
- Nüchterntraining ist keine geeignete Trainingsform zur Gewichtsreduktion.

Unter Nüchterntraining versteht man ein Training nach nächtlicher Nahrungskarenz von ca. acht bis neun Stunden. Sehr häufig ist damit der Wunsch nach einer Gewichtsreduzierung durch Abbau der Fettspeicher verbunden. In der Regel findet ein solches Training **morgens vor dem Frühstück** statt. In diesem nüchternen Zustand sind die Kohlenhydratspeicher der Leber nahezu entleert. Der Stoffwechselfokus liegt auf der Versorgung der glukoseabhängigen Organe – vor allem des Gehirns. Die Fähigkeit des Organismus, den Blutzuckerspiegel zu regulieren, ist bei entleerten Kohlenhydratspeichern gering, und die Energiegewinnung erfolgt verstärkt über die Fettverbrennung. Die Belastungsintensität sollte daher auf einem niedrigen bis mittleren Intensitätsniveau liegen (Van Proeyen et al. 2011). Steuert man die Belastungsintensität über die Herzfrequenz (HF), empfiehlt sich eine HF von 50–75 % der maximalen HF.

Ein Nüchterntraining erhöht zwar nicht die relative maximale Fettoxidationsrate im Vergleich zu einem Training mit Kohlenhydraten, jedoch kommt es zu einer Glykogeneinsparung, die möglicherweise einen Vorteil für die Ausdauerleistung mit sich bringt (De Bock et al. 2008). Weniger gut Trainierte sollten allerdings nicht länger als 60 Minuten aktiv sein. Es kann zu möglichen negativen Effekten bei hohen Trainingsumfängen im nüchternen Zustand kommen. Dazu zählen z. B. eine plötzlich einsetzende Hypoglykämie und eine mögliche Beeinträchtigung des Immunsystems.

Bei einem Training im nüchternen Zustand ist eine hohe Trainingsintensität auf Dauer nicht möglich. Eine Folge davon kann eventuell eine Reduktion der maximalen Leistungsfähigkeit sein.

LITERATUR

American College of Sports, Sawka M N, Burke L M et al. American College of Sports Medicine position stand. Exercise and fluid replacement. Med Sci Sports Exerc, 2007;39(2): 377–390. DOI: https://doi.org/10.1249/mss.0b013e31802ca597.

Hiller-Baumgartner D. Speiseplanmodelle und ihre praktische Umsetzung. In: Lamprecht M, Holasek S, Konrad M, Seebauer W, Hiller-Baumgartner D (Hrsg.). Lehrbuch der Sporternährung. Das wissenschaftlich fundierte Kompendium zur Ernährung im Sport. Bd. 1. Weinitzen: Clax, 2017. S. 1046.

Bundesinstitut für Risikobewertung (BfR). Gesundheitliche Risiken durch zu hohen Jodgehalt in getrockneten Algen. Aktualisierte Stellungnahme Nr. 026/2007. Aus: www.bfr.bund.de/cm/343/gesundheitliche_risiken_durch_zu_hohen_jodgehalt_in_getrockneten_algen.pdf (letzter Zugriff: 13.12.2022).

Bundesinstitut für Risikobewertung (BfR). Fragen und Antworten zu Koffein und koffeinhaltigen Lebensmitteln inklusive Energy Drinks. FAQ des BfR vom 23. Juli 2015. Aus: www.bfr.bund.de/de/fragen_und_antworten_zu_koffein_und_koffeinhaltigen_lebensmitteln__einschliesslich_energy_drinks-194760.html (letzter Zugriff: 13.12.2022).

Collins J, Maughan R J, Gleeson M et al. UEFA expert group statement on nutrition in elite football. Current evidence to inform practical recommendations and guide future research. Br J Sports Med, 2021;55(8): 416. DOI: https://doi.org/10.1136/bjsports-2019-101961.

Cormie P, McGuigan M R, Newton R U. Developing maximal neuromuscular power: Part 1 – biological basis of maximal power production. Sports Med, 2011;41(1): 17–38. DOI: https://doi.org/10.2165/11537690-000000000-00000.

De Bock K, Derave W, Eijnde B O et al. Effect of training in the fasted state on metabolic responses during exercise with carbohydrate intake. J Appl Physiol (1985), 2008;104(4): 1045–1055. DOI: https://doi.org/10.1152/japplphysiol.01195.2007.

De Marees H. Sportphysiologie (Vol. 9). Hellenthal: Sportverlag Strauß; 2003.

Destatis S B. Produktion von Nahrungsergänzungsmitteln in Deutschland. Statistisches Bundesamt 2022. Aus: www.destatis.de/DE/Presse/Pressemitteilungen/Zahl-der-Woche/2021/PD21_23_p002.html (letzter Zugriff: 13.12.2022).

Dreher M, Ehlert T, Simon P et al. Boost Me: Prevalence and Reasons for the Use of Stimulant Containing Pre Workout Supplements Among Fitness Studio Visitors in Mainz

(Germany). Front Psychol, 2018;9: 1134. DOI: https://doi.org/10.3389/fpsyg.2018.01134.
Faude O, Kindermann W, Meyer T. Lactate threshold concepts: how valid are they? Sports Med, 2009;39(6): 469–490. DOI: https://doi.org/10.2165/00007256-200939060-00003.
Gladden L B. Lactate metabolism: a new paradigm for the third millennium. J Physiol, 2004;558(Pt 1): 5–30. DOI: https://doi.org/10.1113/jphysiol.2003.058701.
Guest N S, Van Dusseldorp T A, Nelson M T et al. International society of sports nutrition position stand: caffeine and exercise performance. J Int Soc Sports Nutr, 2021;18(1): 1. DOI: https://doi.org/10.1186/s12970-020-00383-4.
Huang S H, Johnson K, Pipe A L. The use of dietary supplements and medications by Canadian athletes at the Atlanta and Sydney Olympic Games. Clin J Sport Med, 2006;16(1): 27–33. DOI: https://doi.org/10.1097/01.jsm.0000194766.35443.9c.
König D, Braun H, Carlsohn A et al. Kohlenhydrate in der Sporternährung. Position der Arbeitsgruppe Sporternährung der deutschen Gesellschaft für Ernährung e. V. (DGE). Ernährungsumschau international, 2019;11: 228–235. DOI: https://doi.org/10.4455/eu.2019.044.
König D, Braun H, Carlsohn A et al. Position of the Working Group Sports Nutrition of the German Nutrition Society (DGE): Carbohydrates in Sports Nutrition. German Journal of Sports Medicine, 2020;71(7-8-9): 185.191.
Maughan R J, Burke L M, Dvorak J et al. IOC consensus statement: dietary supplements and the high-performance athlete. Br J Sports Med, 2018;52(7): 439–455. DOI: https://doi.org/10.1136/bjsports-2018-099027.
Montain S J. Hydration recommendations for sport 2008. Curr Sports Med Rep, 2008;7(4): 187–192. DOI: https://doi.org/10.1249/JSR.0b013e31817f005f.
Rogerson D. Vegan diets: practical advice for athletes and exercisers. J Int Soc Sports Nutr, 2017:14: 36. DOI: https://doi.org/10.1186/s12970-017-0192-9.
Sawka M N, Neufer P D. Interaction of water bioavailability, thermoregulation, and exercise performance. In B. M. Marriott (ed.). Fluid Replacement and Heat Stress (Vol. 3rd). National Academies Press (US), 1994.
Schek A. Top ernährt im Sport (Vol. 1). Books on Demand; 2018.
Seebauer W, Gunzer W, Lamprecht M. Flüssigkeitsversorgung und Thermoregulation im Sport. In: Lamprecht M, Holasek S, Konrad M et al. (Hrsg.). Lehrbuch der Sporternährung: das wissenschaftlich fundierte Kompendium zur Ernährung im Sport. Weinitzen: CLAX Fachverlag; 2017. S. 343–349.
Tabata S, Yamasawa F, Torii S et al. Use of nutritional supplements by elite Japanese track and field athletes. J Int Soc Sports Nutr, 2020;17(1): 38. DOI: https://doi.org/10.1186/s12970-020-00370-9.
Tang J E, Moore D R, Kujbida G W et al. Ingestion of whey hydrolysate, casein, or soy protein isolate: effects on mixed muscle protein synthesis at rest and following resistance exercise in young men. J Appl Physiol (1985), 2009;107(3): 987–992. DOI: https://doi.org/10.1152/japplphysiol.00076.2009.
Thiel C, Bernardi A, Hübscher M. Körperliches Training in Prävention und Therapie – Gestaltung und Effekte. In: Banzer W (Hrsg.). Körperliche Aktivität und Gesundheit. Präventive und therapeutische Ansätze der Bewegungs- und Sportmedizin. Berlin Heidelberg: Springer-Verlag; 2017. S. 17–60.
Tscholl P, Junge A, Dvorak J. The use of medication and nutritional supplements during FIFA World Cups 2002 and 2006. Br J Sports Med, 2008;42(9): 725–730. DOI: https://doi.org/10.1136/bjsm.2007.045187.
Van Elswyk M E, Weatherford C A, McNeill S H. A Systematic Review of Renal Health in Healthy Individuals Associated with Protein Intake above the US Recommended Daily Allowance in Randomized Controlled Trials and Observational Studies. Adv Nutr, 2018;9(4): 404–418. DOI: https://doi.org/10.1093/advances/nmy026.
Van Proeyen K, Szlufcik K, Nielens H et al. Beneficial metabolic adaptations due to endurance exercise training in the fasted state. J Appl Physiol (1985), 2011;110(1): 236–245. DOI: https://doi.org/10.1152/japplphysiol.00907.2010.
Waldmann A, Koschizke J W, Leitzmann C et al. Dietary iron intake and iron status of German female vegans: results of the German vegan study. Ann Nutr Metab, 2004;48(2): 103–108. DOI: https://doi.org/10.1159/000077045.
Weineck J. Optimales Training – leistungsphysiologische Trainingslehre unter besonderer Berücksichtigung des Kinder- und Jugendtrainings. 15. A. Balingen: Spitta; 2019.
Wilkinson S B, Tarnopolsky M A, Macdonald M J et al. Consumption of fluid skim milk promotes greater muscle protein accretion after resistance exercise than does consumption of an isonitrogenous and isoenergetic soy-protein beverage. Am J Clin Nutr, 2007;85(4): 1031–1040. DOI: https://doi.org/10.1093/ajcn/85.4.1031.
Witard O C, Wardle S L, Macnaughton L S et al. Protein Considerations for Optimising Skeletal Muscle Mass in Healthy Young and Older Adults. Nutrients, 2016;8(4): 181. DOI: https://doi.org/10.3390/nu8040181.

KAPITEL

12 Medizinische Ernährungstherapie

Sonja Pittelkow, Diana Rubin

Zusammenfassung

- Konkrete Handlungsempfehlungen für den Einsatz und Umgang mit **künstlicher Ernährung.**
- Möglichst früher Einsatz einer adäquaten **Ernährungstherapie.**
- Prävention und/oder Behandlung der krankheitsspezifischen **Mangelernährung.**
- Verbesserung und/oder Erhaltung des **Ernährungszustands,** der **Lebensqualität** und **Kraft.**

12.1 Einleitung

Das Stufenschema der Ernährung stellt die Grundlage der Ernährungstherapien dar. Zu Beginn wird versucht, die **orale Ernährung zu optimieren.** Auf dieser Stufe können bereits Produkte der künstlichen Ernährung wie Trinknahrungen, dessertartige Produkte, Pulver zur Herstellung von Trinknahrungen und Eiweißpulver eingesetzt werden. Ist keine ausreichende orale Nahrungsaufnahme möglich, sollte die **künstliche Ernährung** eingesetzt werden **(wenn möglich enteral, sonst parenteral).** Oft werden alle drei Ernährungsformen gleichzeitig angewandt.

Die künstliche Ernährung (in den DGEM-Leitlinien auch medizinische Ernährungstherapie) umfasst die orale Supplementation mit Trinknahrung, die enterale Ernährung (Sondenernährung) und die parenterale Ernährung.

MERKE

Bei der praktischen Umsetzung des Stufenschemas geht es nicht um das Abarbeiten der einzelnen Stufen, sondern um die Kombination der einzelnen Ernährungsformen. Die enterale Ernährung ist bei der künstlichen Ernährung die zu bevorzugende Methode. Allerdings ergänzen sich die enterale und die parenterale Ernährung und werden häufig in Kombination angewendet.

12.2 Oral bilanzierte Diäten

Trinknahrungen stellen eine gute Möglichkeit dar, mit einer möglichst kleinen Menge die Energie- und Proteinzufuhr zu steigern. Vielen Patienten hilft Trinknahrung, ihr Gewicht zu stabilisieren oder zu steigern. Komplikations- und Morbiditätsraten können dadurch gesenkt werden.

Man unterscheidet **oral bilanzierte Diäten** und die Sondennahrungen. Oral bilanzierte Diäten sind teil- oder vollbilanziert und zur vollständigen oder ergänzenden Ernährung geeignet. Das heißt, sie müssen nicht als alleinige Nahrungsquelle geeignet sein. Im Gegensatz dazu sind Sondennahrungen vollbilanziert und zur vollständigen Ernährung geeignet. Verordnungsfähig sind nur vollbilanzierte Trinknahrungen.

Oral bilanzierte Diäten werden in **(hochmolekulare) nährstoffdefinierte Diäten (NDD) und (niedermolekulare) chemisch definierte Diäten (CDD)** unterteilt.

Hochmolekulare Diäten enthalten Eiweiß, Fett und Kohlenhydrate in natürlicher Form sowie Mineralstoffe, Vitamine und Spurenelemente. Der Patient muss daher über eine weitgehend **funktionierende Verdauungsleistung** verfügen. Der Energiegehalt liegt zwischen 1 kcal und 2,4 kcal/ml. Es werden ballaststofffreie und ballaststoffhaltige Produkte angeboten.

Niedermolekulare Diäten enthalten die Nährstoffe in resorbierbaren Bestandteilen, d. h., es ist nur eine **geringe Resorptions- und Verdauungsleistung** erforderlich. Sie sind ballaststofffrei und enthalten Mineralstoffe, Vitamine und Spurenelemente.

Trinknahrungen sollten möglichst vom Patienten vorher auf Akzeptanz getestet werden. Die **Einnahme der Trinknahrung sollte eingeschlichen werden.** D.h., der Patient sollte zunächst seine übliche Mahlzeit verzehren und im Anschluss einen Schluck der Trinknahrung trinken, danach 30 bis 60 Minuten Pause machen und dann wieder einen Schluck von der Trinknahrung nehmen. Die Trinknahrung sollte auf diese Weise über den Tag verteilt werden. Nach zwei bis drei Tagen können größere Mengen auf einmal verzehrt werden. Die Einschleichphase verhindert das Ablehnen der Trinknahrung (Völlegefühl, Übelkeit, Erbrechen). Weiterhin kann die Trinktemperatur (warm oder gekühlt) variiert werden, evtl. ist die Verdünnung mit Buttermilch oder Milch sinnvoll. Die Trinknahrung kann bis auf 60 °C erhitzt werden. Es sollten Rezeptvorschläge für die Verarbeitung besprochen werden. Hierzu bieten die Herstellerfirmen Broschüren an.

Die Verordnung von Trinknahrung wird in der Richtlinie des Gemeinsamen Bundesausschusses (G-BA) über die Verordnung von Arzneimitteln in der vertragsärztlichen Versorgung (in Kraft getreten am 18. März 2021) geregelt. Sie ist in „medizinisch notwendigen Fällen" verordnungsfähig: *Enterale Ernährung ist bei fehlender oder eingeschränkter Fähigkeit zur ausreichenden oralen Ernährung verordnungsfähig.*

Gemäß G-BA-Richtlinie sind weiterhin die nachfolgenden Maßnahmen zu prüfen und ggf. zu veranlassen:

- Nahrungsanreicherung (z. B. Butter, Sahne)
- Zwischenmahlzeiten
- Restriktive Diäten
- Schluckstörungen
- Kritische Überprüfung von Medikamenten in Bezug auf den Appetit
- Ergotherapeutisches Training
- Zuwendung beim Essen
- Soziale Maßnahmen

12

INFO

Verordnung von Trinknahrung für GKV-Patienten

Trinknahrung muss wie ein Arzneimittel verordnet werden (Rezept Muster 16). Auf dem Rezept muss Folgendes vermerkt sein: Produktname, Menge (z. B. 6 × 4 × 200 ml oder 1 × 8 × 4 × 125 ml), PZN (Pharmazentralnummer), Mischkarton. Erfahrungsgemäß ist es von Vorteil, aber nicht zwingend erforderlich, auch die Diagnose (z. B. Mangelernährung, onkologische Erkrankung) auf dem Rezept anzugeben.

Die Trinknahrung wird in das Arzneimittelbudget eingerechnet. Auch für den Fall eines Regresses ist eine fachgerechte Dokumentation unabdingbar. Die Dokumentation sollte den Gewichtsverlauf und eine aussagekräftige Screeningmethode (z. B. MUST, NRS, ➤ Kap. 19.4) enthalten. Zur Vervollständigung ist der Bogen der DGEM „Prüfung und Dokumentation alternativer Maßnahmen zur enteralen Ernährung" zu empfehlen (www.dgem.de/formulare). Der Verlauf kann frei in der Akte dokumentiert werden.

MERKE

Trinknahrung

- ist indiziert bei mangelernährten Patienten, die ihren Ernährungsbedarf nicht mit normaler Nahrung und Nahrungsanreicherung decken können,
- ist in medizinisch notwendigen Fällen verordnungsfähig,
- ist sehr effektiv, um die Protein- und Energiezufuhr zu erhöhen,
- verbessert den Ernährungszustand,
- verbessert die Prognose hinsichtlich Morbidität, Komplikationsraten, Lebensqualität, Krankenhausverweildauer und Mortalität.

12.3 Enterale Ernährung

Die enterale Ernährung ist, wann immer möglich, der parenteralen Ernährung vorzuziehen. Im Folgenden ist mit enteraler Ernährung die Ernährung mittels Sonde in den Magen oder Dünndarm gemeint.

12.3.1 Indikationen

- Für die nächsten fünf Tage zu erwartende orale Nahrungsaufnahme < 500 kcal.

Tab. 12.1 Kontraindikationen für die Sondenernährung und nasogastrale Sonden

Sondenernährung	• Metabolische Entgleisungen • Schwerer Schock • Akutes Nierenversagen • Intestinale Obstruktion oder Ileus • Darmfistel • Schwere intestinale Blutung • Gerinnungsstörungen • Peritonitis • Starker Aszites • Aspirationsrisiko
Nasogastrale Sonden	• Schädelbasisfrakturen • Nasale und fasziale Frakturen • Ösophageale Strikturen • Obstruktionen und Rupturen

- Mangelernährte Patienten, bei denen zu erwarten ist, dass in den nächsten drei Tagen die orale Nährstoffaufnahme < 500 kcal betragen wird.
- Patienten mit einem normalen Ernährungszustand, bei denen in den nächsten 10 bis 14 Tagen die orale Nährstoffaufnahme < 60 % des Bedarfs betragen wird.

Vorteile der enteralen Ernährung gegenüber der parenteralen Ernährung

- Stimulation der Peristaltik und der gastrointestinalen Hormonproduktion
- Erhalt der hepatoportalen Achse
- Verbesserung der intestinalen Perfusion
- Prävention der Zottenatrophie durch luminale Substratzufuhr
- Aufrechterhaltung der Darmmukosa gegen bakterielle Translokation
- Verbesserung der Immunkompetenz
- Stressulkus-Prophylaxe bei gastraler Sondierung (bei Hochrisikopatienten trotzdem medikamentöse Prophylaxe notwendig)
- Kostengünstiger

Voraussetzung für die enterale Ernährung ist eine funktionierende Verdauungsleistung. Kontraindikationen sind in ➢ Tab. 12.1 zusammengefasst.

12.3.2 Sondenlagen und Sondenarten

Für die Wahl der Sondenlage und der Sondenart sollten die zu erwartende Dauer der enteralen Ernährung, das Aspirationsrisiko und der klinische Status des Patienten bestimmt werden (➢ Tab. 12.2)

12.3.3 Verbandswechsel

Nach PEG-Neuanlage muss in den ersten 1 bis 10 Tagen täglich ein steriler Verbandswechsel erfolgen. Nach initialer Wundheilung (ca. 7–10 Tage) sollte alle 2 bis 3 Tage ein steriler Verbandswechsel erfolgen. Nach vollständiger Abheilung und Granulation des Stomakanals (nach ca. 2–4 Wochen) ist ein Verband nicht mehr zwingend erforderlich. Eine zu intensive Versorgung führt zu häufigen Manipulationen und diese wiederum zur Ausbildung von „wildem Fleisch", Mykosen und Ekzemen.

12.3.4 Erstellen eines enteralen Ernährungsregimes

Zur Erstellung eines Ernährungsregimes sollten die im Folgenden genannten Schritte abgearbeitet werden.

Informationen vor Erstellung eines Ernährungsregimes

- Aktuelles Körpergewicht, Körpergröße, Mangelernährungsscreening, ggf. BIA-Messung, Handkraftmessung (➢ Kap. 3)
- Orale Nahrungsaufnahme möglich? Wie viel?
- Orale Flüssigkeitsaufnahme möglich? Wie viel?
- Krankheitsstadium (Einfluss auf die Verdauungsleistung?)
- Lage der Sondenspitze

Planung des enteralen Ernährungsregimes

- Berechnung der Energie-, Eiweiß- und Flüssigkeitsmenge (Schätzformeln: 30 kcal/kg KG, 1,2–1,5 g EW/kg KG, 30 ml/kg KG; Leitlinien beachten, www.dgem.de/leitlinien)
- Auswahl der Sondennahrung (sofern keine Kontraindikationen bestehen [➢ Tab. 12.1], ist

12

Tab. 12.2 Sondenarten: Indikationen und Besonderheiten

Sondenart	Indikation	Besonderheiten
Nasogastrale Sonde	• < 4 Wo. • Nahrungsbeginn: sofort nach Anlage	• Einfach und kostengünstig • Nachteile: – Kann das Schlucktraining behindern – Durch unabsichtlich oder absichtlich gezogene/herausgerutschte Sonden wird häufig die Zielmenge der Sondennahrung nicht erreicht • Wichtig: Lagekontrolle
Nasoduodenale/nasojejunale Sonde	• < 4 Wo. • Risiko für Aspiration, starker gastraler Reflux • Verzögerte Magenentleerung	Siehe „nasogastrale Sonde"
PEG (Magensonde) **Button/Gastrotube®** (von innen mit einem Ballon geblockt) **Direktpunktion** mittels Gastropexie (= Pexact®)	• > 4 Wo. • Button: häufig kosmetische Gründe • Wechsel von PEG auf Button nach 4 Wo. möglich	• Am Tag der Anlage 500 ml Wasser • 3 h nach Anlage kann der Kostaufbau beginnen • Ballonkontrolle alle 1–2 Wo. • PEG-Mobilisation: ca. 1 cm in den Magenraum schieben und drehen
PEG mit jejunalem Schenkel **JET-PEG**	• Magen-Darm-Motilitätsstörungen, Stenosen beim Pylorus, hohe Aspirationsgefahr • Erhöhtes Refluxrisiko	• Mobilisation der Sonde: zur Vermeidung eines „Burried Bumper" (eingewachsene Halteplatte) PEG-J/JET-PEG 1–2×/Woche **ca. 1 cm in den Magenraum schieben, aber nicht drehen,** da sonst der intestinale Schenkel dislozieren kann • Keine Medikamente über den jejunalen Schenkel (verstopft) • Applikation immer über Pumpe, max. 120 ml/h
Perkutane endoskopische Jejunostomie (PEJ)	Langzeiternährung	Mobilisation: wie PEG
Feinnadel-Katheter-Jejunostomie (FKJ) (chirurgisch angelegte Dünndarmsonde)	Ösophagektomie oder Gastrektomie	Nachteile: verstopft oft, Medikamente schwierig zu verabreichen

ein vollbilanziertes, hochmolekulares Standardprodukt mit Ballaststoffen zu bevorzugen)
- Applikationsart
- Kostaufbau
- Monitoring während des Kostaufbaus

Der Kostaufbau sollte **umso langsamer erfolgen, je schlechter der Ernährungszustand/Allgemeinzustand** und je länger die **vorher bestehende Nahrungskarenz** und damit verbundene Zottenatrophie des Patienten war.

Bei gastraler Sondenlage wird eine **Pause (von mindestens vier Stunden)** empfohlen, damit der pH-Wert absinken kann und so der Schutz vor **bakterieller Überwucherung** gewährleistet wird.

Ab einer Kalorienmenge von **1.500 kcal/Tag** ist der **Mikronährstoffbedarf** in der Regel durch die Sondenkost **gedeckt.**

Die Nahrungen sind laktosearm, glutenfrei und natriumarm.

Trinknahrungen dürfen ebenfalls über eine Sonde verabreicht werden.

Bei Patienten mit einem Risiko für ein Refeeding-syndrom gelten spezielle Empfehlungen bezüglich der Mikronährstoffsubstitution (➤ Kap. 12.5).

12.3.5 Applikation der enteralen Ernährung

Im stationären Bereich ist häufig eine minimale enterale Ernährung (Zottenernährung) sinnvoll. Das Ziel der **Zottenernährung ist die Aufrechterhaltung der gastrointestinalen Integrität und der Abwehrfunktion,** wenn keine ausreichende enterale Ernährung möglich ist.

Über Menge und Art der Zottenernährung existieren nur wenig Daten. Die Arbeitsgemeinschaft für klinische Ernährung (AKE) empfiehlt **kontinuierlich 10–15 ml/h eines hochmolekularen Standardprodukts (240–360 ml/24 h).** Als Bolusgabe ist eine Dosierung von 6 × 50 ml/24 h möglich.

Kontinuierliche Verabreichung

Im Sondenkostaufbau (➤ Tab. 12.3) ist die kontinuierliche Verabreichung zu bevorzugen, da diese gastrointestinal **besser verträglich** ist (weniger Diarrhö, Erbrechen). Bei **jejunaler Sondenlage** ist die **kontinuierliche Verabreichung obligat,** da die Reservoirfunktion des Magens nicht vorhanden ist.

Die **maximal empfohlene Laufrate beträgt 120–150 ml/h (bei jejunaler Sondenlage max. 120 ml/h).**

Tab. 12.3 Beispiel für einen Sondenkostaufbau

Gastrale Sondenlage			Jejunale Sondenlage		
Tag	Nahrung (ml)	Laufrate ml/h	Tag	Nahrung (ml)	Laufrate ml/h
1	250	50	**1**	250	30
2	500	75	**2**	500	50
3	1.000	100	**3**	1.000	70
4	1.500	100	**4**	1.000	90
5	1.500	150	**5**	1.500	110

MERKE

Den Oberkörper des Patienten während der Sondierung und für mind. 30 Minuten danach 30 bis 45 Grad hoch lagern.

Bei schlechter Verträglichkeit muss ggf. ein bis drei Tage auf einer Stufe verblieben werden, um dann bei guter Verträglichkeit den Kostaufbau weiterzuführen.

Schwerkraft- und Bolusapplikation

Bei **gastraler Sondenlage,** wenn der kontinuierliche Sondenkostaufbau gut toleriert wurde, der Patient wach ist und es sich wünscht, sollte die Applikationsform auf Bolusapplikation umgestellt werden. Die Bolusapplikation imitiert eine Mahlzeit und ist damit physiologischer.

Die Bolusapplikation ist mittels Schwerkraft oder mit einer Spritze möglich. Nach erfolgtem Kostaufbau können 500 ml Sondenkost in ca. 20 bis 60 Minuten verabreicht werden. Bei zu schneller Applikation können Blähungen, Diarrhö, Völlegefühl, Übelkeit und Erbrechen die Folge sein.

MERKE

Der Oberkörper muss während und 30 bis 60 Minuten nach der Sondierung zwingend aufrecht gehalten werden (Reflux-/Aspirationsprophylaxe).

Flüssigkeitsverabreichung über die Sonde

Sofern keine Indikation für eine höhere oder niedrigere Flüssigkeitszufuhr besteht (z. B. Fieber, Herzinsuffizienz), wird mit einem Flüssigkeitsbedarf von **30–40 ml/kg KG/Tag** gerechnet.

Für die Flüssigkeitsgabe sollte stilles Mineralwasser oder abgekochtes Leitungswasser verwendet werden. Tee, zuckerhaltige Getränke oder Alkohol sollten nicht verwendet werden.

Je nach Sondenkost können 75 bis 85 Prozent der Sondenkostmenge zur Flüssigkeitsmenge gerechnet werden.

MERKE

Das Wasser zum Spülen der Sonde, für die Medikamentengabe und andere zugeführte Flüssigkeiten wird mit in die Flüssigkeitsbilanz eingerechnet.

Bei Erreichen der Zielmenge an Sondenkost kann die zusätzlich nötige Flüssigkeit intestinal mit max. 250 ml/Stunde verabreicht werden. Bei gastraler Sondenlage können Mengen von bis zu 500 ml in ca. 30 bis 60 Minuten appliziert werden.

FALLBEISPIEL

49-jährige Patientin mit FKJ-Anlage, Z.n. Gastrektomie bei Karzinom. Eine Chemotherapie erfolgte vor OP, postoperativ ist eine weitere Chemotherapie geplant. Gewichtsverlauf: –6 kg präoperativ innerhalb von zwei Monaten. Die Patientin soll in der Häuslichkeit supportiv ernährt werden.
→ Kostaufbau mit 25 ml/h an Tag 1 und 2, Steigerung auf 50 ml/h an Tag 3 und dann auf 75 ml/h an Tag 4.
Die Patientin hat den Kostaufbau gut toleriert. Da sie tagsüber durch die enterale Ernährung ein Sättigungsgefühl hatte und den Tag für Arztbesuche zur freien Verfügung benötigte, wurde auf eine nächtliche Sondierung mit 60–70 ml/h umgestellt.

12

Komplikationen der Sondenernährung

➤ Tab. 12.4 gibt ohne Anspruch auf Vollständigkeit einen Überblick über die häufigsten Komplikationen und Gegenmaßnahmen.

Tab. 12.4 Häufige Komplikationen der Sondenernährung

Komplikation	Maßnahmen/Ursachen
Durchfall, Erbrechen, Blähungen, Völlegefühl	• Nahrungszufuhr drosseln • Langsamer Kostaufbau • Überprüfung anderer möglicher Ursachen (z. B. Beginn Chemotherapie, Medikamente)
Sondenokklusion	30–45 min Zeit nehmen, mit lauwarmem Wasser/Cola spülen, 15 min warten, dann wieder spülen
Obstipation	• Wechsel auf ballaststoffreiche Nahrung • Flüssigkeitsmenge ausreichend?
Aspiration	• Oberkörperhochlagerung (30–45°) • Nahrungspumpe einsetzen • Evtl. Nahrungszufuhr drosseln
Sondennahrung tropft bei der Schwerkraftmethode langsamer als eingestellt	• Falsches Überleitsystem, Überleitsystem abgeknickt • Höhe des Infusionsständers nicht ausreichend
Sondennahrung tropft nicht	• Klemme nicht geöffnet • Überleitsystem abgeknickt • Okklusion • Pumpe nicht eingeschaltet
Pumpe fördert nicht	• Schlauchsystem nicht korrekt eingelegt • Keine Netzverbindung/Akku leer
Sonde lässt sich nicht spülen	• Klemme nicht geöffnet • Okklusion

Medikamentenverabreichung über die Sonde

- Vorab ist zu klären, ob das Medikament über die Sonde verabreicht werden kann, ggf. ist eine andere Möglichkeit der Applikation zu wählen (sublingual, Tropfen, rektal).
- Die Medikamente einzeln mörsern und separat verabreichen.
- Vor und nach der Medikamentenverabreichung mit mindestens 20 ml Wasser, zwischen einzelnen Medikamenten mit mindestens 5–10 ml Wasser spülen.
- Medikamente nicht mit der Sondenkost mischen.
- Sondenkost für die Medikamentengabe pausieren.
- Einnahmezeitpunkt (Wechselwirkungen mit der Nahrung bzw. mit anderen Arzneistoffen) und Nüchternzeiten beachten (➤ Kap. 6).

MERKE

Klinisches Monitoring

- Gastrointestinale Toleranz: Völlegefühl, Blähungen, Reflux, Übelkeit, Erbrechen
- Stuhlfrequenz und Beschaffenheit
- Gewichtskontrolle
- Flüssigkeitsbilanzierung
- Wundkontrolle am Stomakanal der Sonde

Laborwerte

Eine Bestimmung der Laborwerte (Serumelektrolyte, Harnstoff, Kreatinin, Magnesium, Phosphat, Kalzium, Glukose) ist vor dem Start der enteralen Ernährung indiziert.

Laborkontrollen sollten im Verlauf regelmäßig durchgeführt werden, feste Zeitintervalle sind jedoch nicht vorgegeben, bei hohem Risiko für Refeedingsyndrom sollte in den ersten 72 Stunden nach Beginn der Nährstoffzufuhr eine Laborkontrolle von Phosphat und Magnesium erfolgen.

12.4 Parenterale Ernährung

Die parenterale Ernährung bezeichnet die intravenöse Gabe von Makro- und Mikronährstoffen, Vitaminen, Spurenelementen und Wasser.

Es werden Zweikammerbeutel (nur noch in Ausnahmefällen), Dreikammerbeutel (All-in-one-Lösung) und individuelle Mischbeutelherstellungen (Compounding) angeboten.

12.4.1 Indikation

Indikationen

- Für die nächsten fünf Tage zu erwartende orale Nahrungsaufnahme < 500 kcal.
- Mangelernährte Patienten, bei denen zu erwarten ist, dass in den nächsten drei Tagen die orale Nährstoffaufnahme < 500 kcal betragen wird.
- Patienten mit einem normalen Ernährungszustand, bei denen in den nächsten 10 bis 14 Tagen die orale Nährstoffaufnahme < 60 % des Bedarfes betragen wird.

Kontraindikationen

- Schock
- Instabile Stoffwechsellage
- Ethische Gründe (➢ Kap. 7)

12.4.2 Zugangswege

➢ Tab. 12.5 gibt einen Überblick über Zugangswege für die parenterale Ernährung.

Vor Beginn einer parenteralen Ernährung wird häufig die Gefahr für das Auftreten folgender Schwierigkeiten diskutiert:

- Lange Laufzeiten bei niedrigem Körpergewicht
- Häufiger Harndrang
- Eingeschränkte Mobilität (Rucksack einsetzen)
- Ödeme
- Portinfekt (sorgfältige Auswahl des Versorgers, Schulung des Patienten und der Angehörigen)
- Ethische Aspekte
- Refeedingsyndrom (➢ Kap. 12.5)

12.4.3 Auswahl des Ernährungsregimes

Vor Beginn der parenteralen Ernährung müssen folgende Informationen gesammelt werden:

- Aktuelles Körpergewicht, Körpergröße, Mangelernährungsscreening, ggf. BIA-Messung, Handkraftmessung
- Orale Nahrungsaufnahme möglich? Wie viel?
- Orale Flüssigkeitsaufnahme möglich? Wie viel?
- Begleiterkrankungen (Ödeme, Aszites, schwere Herzinsuffizienz, Diabetes mellitus?)

Tab. 12.5 Zugangswege und Produktauswahl für die parenterale Ernährung

	Zentraler Zugang	Peripherer Zugang
Indikation	Wenn > 7 Tage parenterale Ernährung benötigt wird	Wenn max. 10 Tage parenterale Ernährung benötigt wird
Zugänge	• ZVK, Port, Broviac • PICC-Line, Hickman	Periphere Verweilkanüle
Produkte	• Zentrale Beutel • Hyperosmolare Lösungen > 800 mosmol/l	• Periphere Beutel • max. 800 mosmol/l
Zusätze	Vitamine, Spurenelemente	Vitamine, Spurenelemente

- Zugangsart: peripher oder zentralvenös
- Therapieziel: palliative Versorgung, Gewicht halten oder Gewichtszunahme?
- Erhöhter Flüssigkeitsverlust (Schwitzen, Stoma, Durchfälle?)

Im Anschluss daran werden, wie im Folgenden beschrieben, die Schritte für die Auswahl des parenteralen Ernährungsregimes durchgeführt.

Auswahl des parenteralen Ernährungsregimes eines Standardbeutels

- Berechnung Aminosäuren (z. B. 1,2–2 g/kg KG, Leitlinien [organbezogene Leitlinien der DGEM: www.dgem.de/leitlinien] beachten)
- Berechnung kcal (z. B. 30–35 kcal/kg KG, Leitlinien beachten: www.dgem.de/leitlinien)
- Laufzeit berechnen (Angaben der Herstellerfirmen beachten, diese schwanken zwischen 1,7–3,2 ml/kg KG)
- Infusionstage festlegen (4–7 x/Wo.)
- Monitoring während des Kostaufbaus (➤ Kap. 12.4.4)

Auswahl des parenteralen Ernährungsregimes beim Compounding

- Berechnung Energiezufuhr (kcal) (z. B. 30–35 kcal/kg KG, Leitlinien beachten: www.dgem.de/leitlinien)
- Berechnung Aminosäuren (z. B. 1,2–2 g/kg KG, Leitlinien beachten: www.dgem.de/leitlinien)
- Berechnung der Nicht-Eiweißenergie (Gesamtenergie minus Eiweißenergie)
- Aufteilung Nicht-Eiweißenergie (50 % Kohlenhydrate, 50 % Fett) und Berechnung der Glukose und Fettmenge (Richtwerte für Gegenrechnung: Glukose 3–4 g/kg KG, Fett 1–1,5 g/kg KG)
- Berechnung der Flüssigkeitsmenge (z. B. 30 ml/kg KG, Leitlinien [www.dgem.de/leitlinien] und evtl. Krankheitskomplikationen [z. B. Aszites = reduziertes Volumen] beachten)
- Laufzeitberechnung (wird durch die Stoffwechselraten bestimmt, häufig ist die Glukose der limitierende Faktor):
  - Glukose: 0,25 g/kg KG/h
  - Aminosäuren: 0,1 g/kg KG/h
  - Fett: 0,15 g/kg KG/h
- Elektrolyte berechnen mit folgenden Richtwerten (Empfehlung):
  - Natrium: 1–1,5 mmol/kg KG
  - Kalium: 1 mmol/kg KG
  - Kalzium: 0,1–0,3 mmol/kg KG
  - Magnesium: 0,1–0,2 mmol/kg KG
  - Phosphat: 0,2–0,3 mmol/kg KG
- Infusionstage festlegen (4–7 x/Wo.)
- Monitoring während des Kostaufbaus (➤ Kap. 12.4.4)

12.4.4 Monitoring der parenteralen Ernährung

Metabolische Komplikationen können durch eine unsachgemäße Dosierung und Anwendung entstehen. Die wichtigsten zu kontrollierenden Parameter sind Glukose (zu Beginn mehrmals täglich), Serumelektrolyte und Triglyceride (➤ Tab. 12.6).

➤ Tab. 12.7 gibt ohne Anspruch auf Vollständigkeit einen Überblick über die häufigsten

Tab. 12.6 Empfehlung für die Kontrolle der Laborparameter bei parenteraler Ernährung

Parameter	Häufigkeit
Zu Beginn: täglich	• Glukose: mehrmals täglich • Kalium, Phosphat, Natrium, Kalzium, Magnesium, Säure-Basen-Haushalt, Triglyceride, Kreatinin, Harnstoff
Im Verlauf: wöchentlich	Glukose, Kalium, Phosphat, Natrium, Kalzium, Magnesium, Säure-Basen-Haushalt, Triglyceride, Kreatinin, Harnstoff, Blutbild, ALAT, ASAT, Bilirubin, CHE, Lipase, Amylase, Albumin, Gesamteiweiß
Bei Langzeiternährung: monatlich bis alle 3–6 Mon.	Glukose, Kalium, Phosphat, Natrium, Kalzium, Magnesium, Säure-Basen-Haushalt, Triglyceride, Kreatinin, Harnstoff, Blutbild, ALAT, ASAT, Bilirubin, CHE, Lipase, Amylase, Albumin, Gesamteiweiß, Vitamine, Spurenelemente

Tab. 12.7 Häufige Komplikationen der parenteralen Ernährungstherapie (PE): Ursachen und Therapie

Komplikation	Mögliche Ursache	Ernährungstherapeutische Intervention
Hyperglykämie	• Zu rasche Zufuhr • Bestehender Diabetes mellitus • Insulinresistenz bei Aggressionsstoffwechsel	• Zufuhr drosseln • Kohlenhydratreduziertes Regime verwenden • Produktspezifische Laufrate beachten • Bedarf an Insulin evaluieren, Blutzucker regelmäßig messen
Hypertriglyceridämie	• Störung der Lipolyse (Sepsis, Nierenversagen) • Lipidmenge und Zusammensetzung	• Glukosezufuhr reduzieren • Fettqualität optimieren und Fettmenge reduzieren • Evtl. Gesamtkalorienzufuhr reduzieren • Triglyceride regelmäßig kontrollieren
Lebersteatose	Überernährung mit Energie (v. a. Glukose und Fett)	• Glukosezufuhr reduzieren • Omega-3- zu Omega-6-Verhältnis verbessern • Fettmenge reduzieren (< 1 g/kg KG/h bei Langzeit-PE) • Evtl. Gesamtkalorienzufuhr reduzieren • Intermittierende Applikation
Fieber, Schüttelfrost	Katheterinfektion	• Infusion beenden und mit Kochsalzlösung spülen • Austrittstelle beobachten • Im ambulanten Bereich: Arzt/Klinik aufsuchen • Evtl. Einsatz von Taurolidin
Schmerzen, Schwellung, Rötung der Katheteraustrittsstelle oder Portumgebung **Evtl. Austritt von Eiter**	Entzündung des Katheters/Ports	• Verbandwechsel durchführen • Bei Austritt von Eiter oder Flüssigkeit Farbe und Menge beobachten • Im ambulanten Bereich: Arzt/Klinik aufsuchen

Komplikationen und möglichen Maßnahmen, die bei der parenteralen Ernährungstherapie auftreten können.

12.4.5 Insulintherapie unter parenteraler Ernährung

Ziel ist es, eine Hyper- bzw. Hypoglykämie zu vermeiden. Die gesamte Insulintherapie (Auswahl, Dosierung, Applikationsweg) muss ärztlich kontrolliert werden. Es werden zwei Arten praktiziert: direkte Insulingabe in den Infusionsbeutel und subkutane Insulinapplikation.

Insulingabe direkt in den Infusionsbeutel

- Ausschließliche Verwendung von **U-100 Humaninsulin** (physikalisch-chemische Kompatibilität).
- 0,1–0,3 IE Insulin je Gramm Glukose oder 2–4 IE Insulin/h (= Therapie mit **1 IE/10 g Glukose** beginnen und bei Bedarf bis max. 1 IE/5 g Glukose steigern).
- **Alle Kammern müssen geöffnet und vermischt sein,** erst dann darf das Zuspritzen des Insulins erfolgen.
- Mindestens 30 mm lange und dünne Kanüle zum Zuspritzen verwenden (damit das Insulin nicht im Zuspritzport hängen bleibt), anschließend den Beutel gut durchmischen.

Subkutane Insulinapplikation

- Formel: 1 IE Normalinsulin senkt den BZ um 20–40 mg/dl.
- Bei i. v.-Insulinapplikation muss eine kontinuierliche Infusionsgeschwindigkeit sichergestellt sein (Infusionspumpe einsetzen).

Für eine optimale Insulineinstellung des Patienten sind Blutzuckermessungen im Abstand von ein bis vier Stunden zu empfehlen.

12.4.6 Verordnungsfähigkeit der heimparenteralen Ernährung

Eine medizinische Ernährungstherapie im häuslichen Bereich wird auch als heimparenterale Ernährung bezeichnet. Da die Verordnung von Arzneimitteln in der Verantwortung des Arztes liegt, besteht keine Genehmigungspflicht der heimparenteralen Ernährung durch die Krankenkassen. Voraussetzung für die Verordnung ist die medizinische Notwendigkeit. Wichtig ist die korrekte Dokumentation in der Patientenakte. Für eine lückenlose Dokumentation sollten ein Mangelernährungsscreening (z. B. MUST, NRS) erfolgen, der Gewichtsverlauf und Gewichtsverlust (am besten in Prozent) angegeben sowie die Laborwerte (z. B. Serumalbumin) und die unzureichende orale und enterale Nahrungsaufnahme dokumentiert werden.

12

INFO

Sollte das Richtgrößenvolumen des Arztes für den Bereich der parenteralen Ernährung überschritten werden, kann die sogenannte Praxisbesonderheit greifen. Hierbei wird die kostenaufwendige heimparenterale Ernährung herausgerechnet und fällt somit nicht in die Wirtschaftlichkeitsprüfung. Es ist zu empfehlen, bei der Kassenärztlichen Vereinigung nachzufragen, ob die Anwendung der Praxisbesonderheit als Vorabmeldung erwünscht ist.
Die Homecare-Anbieter stellen auf Wunsch eine Wirtschaftlichkeitsprüfung des verordneten Beutels aus.
Für die genaue Rezeptierung stellen die Homecare-Versorger Vorlagen zur Verfügung.

INFO

Überblick parenterale Ernährung

- All-in-one-Nährlösungen sind sicher, effektiv, kostengünstig und einfach in der Handhabung.
- Mit Standardbeuteln können fast alle Patienten versorgt werden, nur in Einzelfällen ist ein Compounding notwendig.

Die parenterale Ernährung bewirkt
- eine signifikant höhere körperliche Leistungsfähigkeit,
- die Stabilisierung des Körpergewichts und die Verlangsamung des Konstitutionsverlusts,
- eine verbesserte Wundheilung,
- eine Senkung der Morbiditäts- und Mortalitätsrate,
- eine Senkung der Krankenhausverweildauer.

12.5 Refeedingsyndrom

Bei schwer mangelernährten Patienten können in den ersten drei Tagen nach begonnener Nahrungszufuhr **schwere Elektrolytstörungen** auftreten.

Die ersten Indikatoren sind eine Hypophosphatämie (< 0,6 mmol/l), Hypokaliämie, Hypomagnesieämie (< 0,75 mmol/l) und ein Thiaminmangel. Klinische Symptome sind Ödeme, Verwirrtheitszustände, Tachykardie oder Tachypnoe.

Um Risikopatienten erkennen (➤ Tab. 12.8) und einschätzen zu können, sollte Folgendes beachtet werden. Ein geringeres Risiko weisen Patienten auf, bei denen ein Risikofaktor aus Gruppe A vorliegt. Ein hohes Risiko liegt vor bei zwei Risikofaktoren aus Gruppe A oder ein Risikofaktor aus Gruppe B. Ein sehr hohes Risiko haben Patienten mit einem Risikofaktor aus Gruppe C.

Die Energiezufuhr sollte ca. alle drei Tage erhöht werden (➤ Tab. 12.9). Die Laufrate sollte möglichst langsam und bei sehr starkem Risiko über 24 Stunden erfolgen.

Tab. 12.8 Risikoeinstufung für ein Refeedingsyndrom

Geringes Risiko (A)	Hohes Risiko (B)	Sehr hohes Risiko (C)
BMI < 18,5	BMI < 16	BMI < 14
Ungewollter Gewichtsverlust von > 10 % in den zurückliegenden 3–6 Mon.	Ungewollter Gewichtsverlust von > 15 % in den zurückliegenden 3–6 Mon.	Ungewollter Gewichtsverlust von 20 %
Medikamenten-/Alkoholabusus in der Anamnese	Niedriger Kalium-/Phosphat-/Magnesiumspiegel in der Wiederernährung	Keine Nahrungszufuhr > 15 d

Tab. 12.9 Kostaufbau bei Refeedingsyndrom

Geringes Risiko (A)	Hohes Risiko (B)	Sehr hohes Risiko (C)
Tag 1 bis 3	Tag 1 bis 3	Tag 1 bis 3
• 15–25 kcal/kg KG • 30–35 ml Flüssigkeit/kg KG • Natrium: keine Einschränkungen • Thiamin: 200–300 mg • Multivitamintablette	• 10–15 cal/kg KG • 25–30 ml Flüssigkeit/kg KG • Natrium: < 1 mmol/kg KG/d • Thiamin: 200–300 mg • Multivitamintablette	• 5–10 kcal/kg KG • 20–25 ml Flüssigkeit/kg KG • Natrium: < 1 mmol/kg KG/d • Thiamin: 200–300 mg • Multivitamintablette
Tag 4	Tag 4 bis 5	Tag 4 bis 6
• 30 kcal/kg KG • 30–35 ml Flüssigkeit/kg KG • Natrium: keine Einschränkungen • Thiamin: nicht notwendig • Multivitamintablette	• 15–25 kcal/kg KG • 30–35 ml Flüssigkeit/kg KG • Natrium: < 1 mmol/kg KG/d • Thiamin: nicht notwendig • Multivitamintablette	• 10–20 kcal/kg KG • 25–30 ml Flüssigkeit/kg KG • Natrium: < 1 mmol/kg KG/d • Thiamin: 200–300 mg • Multivitamintablette
Tag 5 bis 10	Tag 6	Tag 7 bis 9
• Voller Bedarf an Energie • 30–35 ml Flüssigkeit/kg KG • Natrium: keine Einschränkungen • Thiamin: nicht notwendig • Multivitamintablette	• 25–30 kcal/kg KG • 30–35 ml Flüssigkeit/kg KG • Natrium: < 1 mmol/kg KG/d • Thiamin: nicht notwendig • Multivitamintablette	• 20–30 kcal/kg KG • 30–35 ml Flüssigkeit/kg KG • Natrium: < 1 mmol/kg KG/d • Thiamin: nicht notwendig • Multivitamintablette
–	Tag 7 bis 10	Tag 10
–	• Voller Bedarf an Energie • 30–35 ml Flüssigkeit/kg KG • Natrium: keine Einschränkungen • Thiamin: nicht notwendig • Multivitamintablette	• Voller Bedarf an Energie • 30–35 ml Flüssigkeit/kg KG • Natrium: keine Einschränkungen • Thiamin: nicht notwendig • Multivitamintablette nur noch für Tag 10

LITERATUR

Aubry E et al. Refeeding-Syndrom: Ein konsensusbasierter Algorithmus für stationäre Patienten. Aktuel Ernahrungsmed, 2019;44: 33–42.

Bertz H, Zürcher G. Ernährung in der Onkologie. Grundlagen und klinische Praxis, klinische Ernährung. Stuttgart: Schattauer; 2014. S. 370–392

Bischoff S C, Arends J, Dörje F et al. S3-Leitlinie der Deutschen Gesellschaft für Ernährungsmedizin (DGEM) in Zusammenarbeit mit der GESKES und der AKE – Künstliche Ernährung im ambulanten Bereich. Aktuel Ernahrungsmed, 2013;38: e101–e154.

Charney P, Malone A. Pocket Guide to Enteral Nutrition, 2nd ed. Academy of Nutrition and Dietetics; 2013.

Ernährungsumschau. Trinknahrungen in der Ernährungstherapie. Sonderdruck Ausgabe 06/2014. S. M328–M340.

Hartl WH et al. S3-Leitlinie der Deutschen Gesellschaft für Ernährungsmedizin in Zusammenarbeit mit der GESKES und der AKE – Besonderheiten der Überwachung bei künstlicher Ernährung. Aktuel Ernahrungsmed, 2013;38: e90–e100.

Stroud M, Duncan H, Nightingale J. Guidelines for enteral feeding in adult hospital patients. Gut, 2003;52: vii1–vii2.

Valentini L et al. Leitlinie der Deutschen Gesellschaft für Ernährungsmedizin – DGEM – Terminologie in der klinischen Ernährung. Aktuel Ernahrungsmed, 2013;38: 97–111.

III Ernährungsmedizin und Ernährungstherapie

KAPITEL

13

Klaus Winckler, Jürgen Herbers

Übergewicht und Adipositas

Zusammenfassung

- Ein krankhaftes Übergewicht ab einem **BMI von 30 kg/qm Körperoberfläche** wird als chronische Krankheit Adipositas verstanden.
- Der BMI gibt dabei allein keine Auskunft über das Ausmaß **des erhöhten Körperfettanteils,** die **Messung des Bauchumfangs** und die **Analyse der Körperzusammensetzung (BIA-Messung)** liefern hierzu weitere Informationen.
- Eine gezielte Behandlung von krankhaftem Übergewicht kann schwerwiegende Folgeerkrankungen (Diabetes mellitus Typ 2, KHK, Schlafapnoe, orthopädische Erkrankungen) vermeiden bzw. bereits eingetretene Erkrankungen lindern und teilweise in Remission bringen.
- Aufgrund der **Chronizität der Adipositas** muss die Behandlung dauerhaft erfolgen, leitliniengerecht als multimodale Therapie (Ernährungs-, Bewegungs-, Verhaltenstherapie unter ärztlicher Leitung) durch ein multiprofessionelles Behandlungsteam, wie es in einer Schwerpunktpraxis Ernährungsmedizin BDEM vorhanden ist.
- Trotz gesundheitspolitischer Anerkennung der Adipositas als Krankheit sind bereits vorhandene qualifizierte Behandlungsverfahren bisher nicht Teil der üblichen ambulanten Regelversorgung.

13.1 Einleitung

Übergewicht und Adipositas sind in der Hausarztpraxis aufgrund der **hohen Prävalenz** in Deutschland (BMI > 30 bei > 18 % der Bevölkerung) täglich präsent (RKI 2021, ➤ Tab. 13.1).

Tab. 13.1 Übergewicht und Adipositas: Definition und Häufigkeit

Definition nach WHO (WHO 2021)	BMI (kg/m²)	Häufigkeit 2009 (S3-Leitlinie AWMF 2014)
Normalgewicht	18,5–24,9	44,1 %
Übergewicht	25,0–29,9	35,9 %
Adipositas Grad I	30,0–34,9	BMI > 30: 18,1 %
Adipositas Grad II	35,0–39,9	
Adipositas Grad III	> 40	

Die **Behandlung der Folgeerkrankungen** Diabetes mellitus Typ 2, arterielle Hypertonie, Schlafapnoe, orthopädische Erkrankungen u. a. erfolgt nach den Behandlungsleitlinien der Fachgesellschaften. Die Therapieverfahren bei metabolischen Erkrankungen wie dem Diabetes Typ 2 orientieren sich an umfangreichen Leitlinien und setzen als Schwerpunkt verschiedenste Medikamente ein. Die zugrunde liegende Erkrankung Adipositas gerät dagegen eher selten in den Behandlungsfokus.

Die AWMF-Leitlinie zur **Prävention und Therapie der Adipositas** findet mit ihren Behandlungsempfehlungen in der ärztlichen Praxis bisher dagegen wenig Anwendung (S3-Leitlinie AWMF 2014). Das mag am schlechten Leumund der Therapie der Adipositas liegen, da frühere Therapieverfahren meist nur kurzfristig angelegt waren, unimodal erfolgten und den Bedürfnissen der Patienten oft nicht gerecht wurden. Zudem wird von vielen Ärzten und Therapeuten die Adipositas noch immer als Folge eines „selbstgewählten Lebensstils" gesehen.

Dieses Stigma trifft die betroffenen Patienten besonders hart, und es stellt eine erhebliche Barriere in der Behandlung dar.

Adipositas hat als **chronische Erkrankung** vielfältige Ursachen, ist unbehandelt meist **progredient** und hat auch nach einer erfolgreichen Therapie ein **hohes Rezidivrisiko.**

Die **multimodale Adipositastherapie,** wie sie im Folgenden anhand von Fallbeispielen dargestellt wird, hat eine gute Evidenz hinsichtlich der Beeinflussung der Gewichtsentwicklung und Besserung der Begleiterkrankungen. Multimodale Therapie bedeutet den Einsatz von **Ernährungs-, Verhaltens- und Bewegungstherapie** unter ärztlicher Kontrolle über einen Zeitraum von mindestens sechs bis zwölf Monaten. Voraussetzung für den Behandlungserfolg ist eine möglichst **passgenaue** Therapiemethode, die **langfristig** angewendet wird und die **individuellen Krankheitsursachen sowie Lebensumstände** der Betroffenen berücksichtigt.

INFO

Ein weiteres gravierendes Hindernis für die adäquate Behandlung dieser chronischen Erkrankung ist die fehlende Berücksichtigung der Behandlungskosten im Versorgungssystem (Klein et al. 2016). Die vorgestellten Therapieverfahren sind – trotz der hohen Adipositasprävalenz – bisher nicht Bestandteil der Regelversorgung.

FALLBEISPIEL

Frau Schneider (46 Jahre alt) ist in der Hausarztpraxis langjährig bekannt und leidet unter orthopädischen Problemen (Gonarthrose, chronisches LWS-Syndrom). Infolge der Adipositas Grad II (BMI 38, 162 cm, 101 kg) ist sie erheblich bewegungseingeschränkt. Die antihypertenisve Therapie erfolgt mit Betablocker und ACE-Hemmer plus Diuretikum. Die Patientin weist eine depressive Stimmungslage auf.

Sie arbeitet halbtags im Büro und lebt zusammen mit ihrem Mann und ihren drei Kindern (12, 14, 17 Jahre). Sie betreut die pflegebedürftige Mutter.

Der aktuelle Laborcheck zeigt einen neu aufgetretenen Diabetes Typ 2 mit Nüchternglukose von 133 mg % (7,38 mmol/l) und einem HbA1c-Wert von 7,3 %. Bereits in der zweiten und dritten Schwangerschaft war ein Gestationsdiabetes diätetisch behandelt worden. Die Patientin hat in Eigenregie verschiedene Versuche zur Gewichtsabnahme unternommen, die aber langfristig erfolglos blieben.

→ Es liegt eine behandlungsbedürftige Adipositas Grad II vor, mit bereits eingetretenen Folgeerkrankungen und einem hohen Risiko für eine bedrohliche Progredienz der Erkrankungen sowie für das Auftreten von weiteren kardiovaskulären Erkrankungen.

13.2 Diagnose und Klassifikation

Die **WHO-Klassifikation** mit der Einteilung nur anhand des BMI (➤ Kap. 3.2.4) hat wenig Aussagekraft in Bezug auf das Ausmaß der Krankheitslast. Neue Scores wie z. B. der **EOSS** (Edmonton Obesity Staging System) berücksichtigen Komorbiditäten und funktionelle Einschränkungen (➤ Tab. 13.2).

Tab. 13.2 EOSS-Stadien (Sharma et al. 2009)

Stadium	Pathologie
0	• Keine Übergewicht-assoziierten Risikofaktoren • Keine körperlichen Symptome • Keine psychischen Symptome • Keine funktionellen Einschränkungen
1	• Der Patient hat Übergewicht-assoziierte Risikofaktoren oder • Milde körperliche Symptome, die keiner Therapie bedürfen, oder • Milde Übergewicht-assoziierte psychische Symptome
2	• Adipositas-assoziierte Nebenerkrankungen mit Therapie oder • Moderate Adipositas-assoziierte psychische Symptome oder • Moderate funktionelle Einschränkungen des Alltags
3	• Erhebliche Adipositas-assoziierte Erkrankung mit Endorganschädigung oder • Erhebliche Adipositas-assoziierte psychische Symptome oder • Erhebliche Einschränkungen des Wohlbefindens
4	• Schwere Adipositas-verursachte chronische Erkrankung oder • Schwere, zur anhaltenden Arbeitsunfähigkeit führende psychische, durch Adipositas verursachte Symptome oder • Schwerste funktionelle Einschränkungen

Die Indikation für therapeutische Maßnahmen zur Behandlung der Adipositas besteht spätestens **ab Stadium 2 nach EOSS,** vorher sind präventive Maßnahmen angezeigt.

13.3 Versorgungsebenen

13.3.1 Hausarztpraxis

Das Fallbeispiel oben (➤ Kap. 13.1) zeigt anschaulich, dass die Adipositas als **multifaktorielle Erkrankung** einer multimodalen Behandlung bedarf. In der Hausarztpraxis bestehen in der Regel nur begrenzte Möglichkeiten dafür, die aber zur **Therapieeinleitung** genutzt werden sollten. In der ➤ Tab. 13.3 sind mögliche Interventionen in der Hausarztpraxis aufgeführt.

Sollten die in ➤ Tab. 13.3 genannten Empfehlungen nicht erfolgreich sein, ist die **Überweisung zu Ernährungsmedizinern und Adipositaszentren** zur multimodalen Therapie sinnvoll.

Tab. 13.3 Interventionen zur Adipositasbehandlung in der hausärztlichen Praxis

Strukturiertes Erheben der Ernährungs- und Bewegungsanamnese	• Ernährungsprotokoll über 4 Wo. (qualitative Auswertung ausreichend) • Auch auf kalorienhaltige Getränke achten • Wie lange wird welche Bewegung wie oft gemacht (Bewegungsprotokoll)? • Auftreten von „Essattacken" wie beim Binge Eating?
Strukturierte Änderungen des Verhaltens	• Dreimahlzeiten-Prinzip • Keine Snacks oder Zwischenmahlzeiten • Kohlenhydratarmes, eiweißreiches Abendessen • Keine zuckerhaltigen Getränke • Konkrete Empfehlung zu sich steigernder Bewegung 3 × wöchentlich • Hinzuziehen einer Ernährungsfachkraft per ärztlicher Verordnung

Weitere (primäre) Überweisungsindikationen

- Zahlreiche erfolglose Abnehmversuche
- Adipositas Grad II–III, EOSS ab Stadium 2
- Komorbiditäten auf somatischem *und* psychiatrischem Gebiet
- Planung einer adipositaschirurgischen Behandlung (➤ Kap. 14)

13.3.2 Schwerpunktpraxis Ernährungsmedizin, Adipositaszentrum

Die multimodale Adipositastherapie in einer Schwerpunktpraxis erfolgt in Zusammenarbeit von **Ernährungsmedizin, Ernährungstherapie, Bewegungs- und Verhaltenstherapie.**

In ➤ Kap. 1 wurden die Zusammensetzung eines Ernährungsteams und die Arbeitsweise einer vom Bundesverband Deutscher Ernährungsmediziner (BDEM) zertifizierten Schwerpunktpraxis Ernährungsmedizin ausführlich dargestellt. In Schwerpunktpraxen werden multimodale Adipositasbehandlungen standardisiert angeboten.

INFO

Seit 2019 ist Ernährungsmedizin in der Weiterbildungsordnung als Zusatzbezeichnung gelistet. Die Adipositastherapie stellt einen wesentlichen Schwerpunkt der Ausbildung dar. Eine wachsende Zahl entsprechend qualifizierter Ärzte und Praxen ist zu erwarten (➤ Kap. 1).

13.4 Therapieziele

Die Erwartungen der Patienten vor Beginn der Therapie sind oft unrealistisch hoch. Im Gespräch zur Motivationsklärung ist deshalb die Festlegung von **erreichbaren Therapiezielen** ein wesentlicher Faktor, um die erneute Enttäuschung durch einen vermeintlich fehlenden Behandlungserfolg zu verhindern.

MERKE

Bei starker Gewichtszunahme in der näheren Vergangenheit kann ein „Gewichtsstopp" als Therapieziel den ersten Schritt darstellen.

Die erreichbare **Gewichtsabnahme** mittels konservativer Therapie kann bei hoher Motivation und geringen Barrieren bei mehr als 20 % liegen, im Durchschnitt erreichen die Teilnehmer multimodaler Therapieprogramme 5 bis 10 % Gewichtsabnahme (Keuthage et al. 2018), bei Einsatz von Formulaphasen auch deutlich mehr (S3-Leitlinie AWMF 2014, Bischoff et al. 2020).

Bei der Festlegung von Therapiezielen dürfen andere, für die Gesundheit entscheidende Veränderungen ohne hohe Gewichtsveränderungen nicht vernachlässigt werden. Die **Reduktion von Komorbiditäten** und damit einhergehend die **Reduktion der medikamentösen Behandlung** der Folgeerkrankungen sollte im Gespräch mit dem Patienten hervorgehoben werden.

Adipositas ist eine **chronische Erkrankung** ohne spontane Heilungsrate. Das Behandlungsziel muss dementsprechend auch zeitlich fixiert werden, eine Kurzzeittherapie führt in der Regel nicht zum langfristigen Erfolg. Die **Rezidivrate** ist nach Therapieabbruch (Programmende, ➤ Kap. 13.5) sehr hoch, dementsprechend ist eine **Dauerbehandlung** mit den verschiedenen Behandlungskonzepten bis hin zur chirurgischen Behandlung erforderlich.

INFO

Noch immer besteht keine Verpflichtung zur Kostenübernahme solcher Programme durch die gesetzliche Krankenversicherung. Daher müssen Patienten den mühsamen Weg der Einzelfallgenehmigung beschreiten.

13.5 Therapiemaßnahmen

FALLBEISPIEL (FORTS.)

Bei Frau Schneider besteht eine erhebliche und komplexe Morbidität, entsprechend dem EOSS-Stadium 3 (➤ Tab. 13.2). Es besteht eine dringliche Indikation zur Behandlung der Adipositas.

→ Folgende Frage gilt es zunächst zu beantworten: Ist die Patientin motiviert, sich einer Behandlung zu unterziehen?

Die Behandlung stellt einen gravierenden Eingriff in ihren „Lebensstil" dar, und die Mitarbeit der Patientin in einem Behandlungsprogramm ist für den Erfolg von entscheidender Bedeutung. Es gilt daher, auch hemmende Faktoren für die Behandlung (Barrieren) zu erfassen. Dies kann die hohe psychosoziale Dreifachbelastung aus Beruf, Familie und pflegebedürftiger Mutter sein.

Zu klären ist außerdem die Schwere der Depression, der Bewegungseinschränkungen und nicht zuletzt der finanzielle Spielraum, da viele Behandlungsprogramme auch Kosten für die Patienten verursachen.

Die Behandlung der arteriellen Hypertonie mit einem Betablocker wie bei Frau Schneider ist bei Adipositas kritisch zu bewerten, ein Substanzwechsel ist zu erwägen.

13.5.1 Motivationsförderung (5A-Behandlungsschema)

Die fehlende Motivation, den **Lebensstil zu ändern,** ist nicht unabänderlich. Die genaue Anamnese unter Einbeziehung der Ernährungsanamnese, der Gewichtsentwicklung und der Behandlungsbarrieren zeigt häufig die therapeutischen Schritte auf, die für den Patienten machbar sind.

Als erster Schritt kann eine genaue mehrtägige Selbsterfassung der Ernährungsweise **(Ernährungsprotokoll)** erfolgen. Nach der Auswertung durch eine Ernährungsfachkraft können die Faktoren der Gewichtszunahme identifiziert und behandelbar gemacht werden. Die Patienten leiden oft, auch aufgrund vorangehender erfolgloser Selbstversuche, unter einer fehlenden Selbstwirksamkeitserwartung. Das **Pareto-Prinzip** (80 % des Erfolgs kann man mit 20 % des Aufwands erreichen) ist oft ein guter Ansatz zu einer erneuten Motivationssteigerung aus der gewonnenen Erkenntnis, dass eben nicht alles im Leben geändert werden muss, sondern nur ein kleiner Teil (Riedl 2017).

Für den angemessenen Umgang mit den Patienten, den speziellen Faktoren der Adipositasentstehung und den Auswirkungen auf das psychische und physische Befinden der Betroffenen ist das **Behandlungsschema der 5A** (➤ Tab. 13.4) ein hilfreicher Ratgeber.

Tab. 13.4 5A-Leitfaden zum Adipositasmanagement

Komponente	Ziel	Beispiele/Maßnahmen
Ask	• Erlaubnis einholen, über das Gewicht zu sprechen • Kenntnis über individuelle Motivation zur Gewichtsreduktion Nur wenn der Betroffene den Behandler an dieser Stelle „legitimiert", sollte das Thema Gewichtsreduktion weiterverfolgt werden!	• Bereitet Ihnen Ihr Gewicht Sorge? • Sollen wir über Ihr Gewicht reden? • Wie wichtig ist es Ihnen auf einer Skala von 1–10, jetzt abzunehmen?
	Ist die Umgebung in den Praxisräumen adäquat? • Wartezimmer • Praxiszimmer • Erhebung biometrischer Daten	• Bestuhlung, Zeitschriftenauswahl • Schwerlastliege, Bestuhlung • Waage mit ausreichendem Messbereich, Maßbänder, Blutdruckmanschette mit passendem Armumfang
	Umgang des Praxispersonals mit Menschen mit Adipositas	Schulung des Teams
Access	Adipositas-assoziiertes Risiko festlegen	WHO-Klassifizierung (BMI) und mehrdimensionales Einstufungssystem (EOSS)
Advice	• Risiken der Adipositas und des persönlichen Nutzens einer moderaten Gewichtsreduktion benennen • Langfristige und individuelle Therapieoptionen aufzeigen	–
Agree	Realistische Ziele vereinbaren	Gewichtsreduktion von 5–10 % konservativ, langfristige Therapieplanung
Assist	Hilfen für die Überwindung von Barrieren aufzeigen	• Vermittlung von Fachkräften im Bereich Ernährung und Bewegung, ggf. auch Verhalten • Vereinbarung von Follow-up-Untersuchungen

13.5.2 Therapieformen

Individuelle Therapie

Durch Einbeziehung einer Ernährungsfachkraft[1] in die Anamneseerhebung und Therapie erfolgt die Behandlung im Team. In der **ernährungsmedizinischen Anamnese** werden somatische und psychische Komorbiditäten erfasst. Zusätzlich wird eine **diätetische Anamnese** erhoben, die die Faktoren der Gewichtsentwicklung identifiziert. Die Diagnose von **Essverhaltensstörungen** verdient besondere Aufmerksamkeit. Liegt z. B. eine **Binge-Eating-Störung** (regelmäßig auftretende Essanfälle mit exzessivem, übermäßigem Essen mit dem Gefühl des Kontrollverlusts; nach dieser Attacke oft das Gefühl, versagt zu haben; Scham) vor, die häufig mit weiteren psychischen Störungen verbunden ist (Angststörung, Depression u. a.), ist eine begleitende **Psychotherapie** indiziert.

Die multimodale Therapie umfasst auch eine regelmäßige **Bewegungstherapie,** im individuellen Ansatz findet diese meist in Eigenregie des Patienten statt. Angebote aus dem Bereich des Rehasports können ergänzt werden.

Gruppentherapie

Aus Effektivitätsgründen wird die Gruppenbehandlung in der Adipositastherapie bevorzugt. Durch den **Gruppeneffekt** mit gegenseitiger Unterstützung der teilnehmenden Patienten entsteht eine höhere

[1] Ernährungsfachkraft: Dieser zur Vereinfachung gewählte Begriff steht für Diätassistenten und für die Ernährungstherapie gleichwertig qualifizierte Absolventen oecotrophologischer und ernährungswissenschaftlicher Studiengänge.

Verbindlichkeit und Kontrolle, zudem sind Gruppenbehandlungen **kostengünstiger** zu realisieren.

Für die Adipositastherapie wurden verschiedene Therapieprogramme entwickelt.

Das Patientenprogramm **Doc Weight®** umfasst eine einjährige multimodale Behandlung mit zunächst wöchentlich stattfindenden Verhaltenstherapiesitzungen in der Gruppe und Bewegungstherapie. Die Gruppentherapie wird durch individuelle Maßnahmen (Einzelberatungen, ernährungsmedizinische Begleitung) unterstützt.

Doc Weight® bietet in der Version 2.3 seit 2021 die zusätzliche Option eines vollständigen Mahlzeitenersatzes durch eine sogenannte **Formuladiät** (Diätform mit wenig Kalorien, i.d.R. ca. 800–1.000 kcal pro Tag auf der Basis von in Wasser oder fettarmer Milch aufgelöstem proteinreichem Pulver). Diese erhöht den gewichtssenkenden Effekt um ca. 1,5–2 kg pro Anwendungswoche. Die Formulaphase wird über einen Zeitraum von acht Wochen eingesetzt. Ab einem BMI von 35 kg/m^2 wird der Einsatz von Formula von den Kostenträgern anerkannt – allerdings ohne Kostenerstattung für die Formulakost, da diese einen Mahlzeitenersatz darstellt.

Weitere Programme, die primär eine Formulaphase von bis zu drei Monaten umfassen, sind **Optifast®** und **ZEPmax®.** Ein teilweiser Mahlzeitenersatz durch Formula findet in der individuellen Therapie z. B. im Programm **Bodymed®** Anwendung.

13.5.3 Medikamentöse Therapie

In der Vergangenheit wurden verschiedene Substanzen zur Gewichtsreduktion eingesetzt, die meisten jedoch wegen nicht akzeptabler Nebenwirkungen wieder vom Markt genommen. Der Einsatz von **GLP1-Agonisten** wurde in Studien zur Gewichtsreduktion geprüft:

- **Liraglutid:** Die aus der Diabetesbehandlung bekannte Substanz erzielt einen durchschnittlichen Gewichtsabnahmeeffekt von ca. 5 kg gegenüber Placebo während der Behandlungszeit, bei allerdings sehr großer Streubreite.
- **Semaglutid:** Dieses neuere Präparat zeigt in einer aktuellen Studie einen deutlich besseren Effekt; ob dies im Praxisalltag umsetzbar ist, bleibt abzuwarten.

INFO

Das Sozialgesetzbuch (SGB V § 34) verbietet in Deutschland eine Verordnung von gewichtsreduzierenden Medikamenten zulasten der gesetzlichen Krankenkassen. Somit muss der Patient die Kosten (200–300 Euro/Mon.) selber tragen.

13.5.4 Indikation für eine operative Therapie

FALLBEISPIEL

Frau Binder (35 Jahre alt, BMI 47) leidet unter Prädiabetes, Hypertonie und einer **Binge-Eating-Essstörung.** Sie ist alleinerziehend mit zwei Kindern und geht einer Halbtagstätigkeit nach. Bisherige Versuche der Gewichtsreduktion: Präventionskurs der Krankenkasse, zwei Jahre Weight Watchers, Onlineprogramme, Fitnesskurs im Sportstudio, FdH („Friss die Hälfte!") u. a.

Sie äußert den Wunsch nach einer chirurgischen Behandlung, da sie im Bekanntenkreis davon gehört und bereits eine Selbsthilfegruppe zur Adipositaschirurgie besucht habe.

→ Die Patientin zeigt eine langjährige Diätanamnese mit vielen erfolglosen Versuchen der Gewichtsreduktion und progredienter Gewichtszunahme. Die Adipositas ist höchstgradig mit bereits eingetretenen Folgeerkrankungen, die Binge-Eating-Essstörung ist bisher unbehandelt. Im Gespräch zeigt sich bei der Patientin eine geringe Motivation für einen konservativen Therapieansatz. Der Wunsch nach einer Adipositasoperation ist stark ausgeprägt und verbunden mit der Vorstellung einer „schnellen Problemlösung".

Das Fallbeispiel zeigt deutlich die multifaktorielle Basis der Erkrankung, dementsprechend muss eine sinnvolle Therapie differenzierte Maßnahmen enthalten.

In der Hausarztpraxis sind die notwendigen Ressourcen für differenzierte Maßnahmen nicht vorhanden, in einer Schwerpunktpraxis Ernährungsmedizin BDEM können Patienten wie Frau Binder im Fallbeispiel (s. o.) neben der (ernährungs-)medizinischen Betreuung eine gezielte Behandlung ihrer Essverhaltensstörung erhalten. Eine darin geschulte Ernährungsfachkraft kann durch ein **Essverhaltenstraining** eingreifen, das von einem Ernährungsmediziner veranlasst und überwacht wird. Häufig ist zusätzlich eine **Richtlinien-Psychotherapie** indiziert.

FALLBEISPIEL (FORTS.)

Frau Binder wird eingehend beraten und geschult hinsichtlich der chronischen Natur ihrer Erkrankung, der notwendigen **Langfristigkeit** der Behandlung und ihrer **Selbstverantwortung** in der Mitwirkung der Therapie. Nach den Leitlinien zur Adipositastherapie (➤ Kap. 13.1) ist eine operative Therapie angezeigt, wenn die konservativen Behandlungsverfahren als multimodales Konzept ausgeschöpft sind.

Frau Binder hat den Wunsch nach einer Adipositasoperation. Es wird ihr verständlich vermittelt, dass eine operative Therapie keine schnelle Lösung ihrer Krankheit bietet. Eine **konservative Therapie über einen Zeitraum von mindestens sechs Monaten** soll zeigen, ob damit eine Gewichtsreduktion von 5 bis 10 Prozent erreichbar ist.

Die konservative Therapie bringt keinen Behandlungserfolg. Da bei der Patientin weiterhin der OP-Wunsch besteht, wird die Indikation für eine Adipositasoperation gestellt und die Kostenübernahme einer operativen Therapie bei der Krankenversicherung beantragt.

Ausführliche Informationen zur Adipositaschirurgie (Bariatrische Chirurgie) und zu einer postoperativen Ernährungstherapie sind in ➤ Kap. 14 nachzulesen.

13.6 Prävention

FALLBEISPIEL

Herr Müller (34 Jahre alt) kommt zur Gesundheitsuntersuchung in die Praxis. Er übt beruflich eine sitzende Tätigkeit aus und ernährt sich häufig mit Fast Food. Die Untersuchung zeigt bei einem BMI von 29 eine Grenzwerthypertonie sowie erhöhte Blutfettwerte. Es besteht eine genetische Belastung hinsichtlich koronarer Herzkrankheit und Diabetes. Der Patient ist in Sorge wegen der bestehenden Krankheitsrisiken und möchte eine Beratung über geeignete Maßnahmen zur Risikoreduktion.

→ Bei dem Patienten besteht Übergewicht mit der Indikation für eine primärprophylaktische Behandlung zur Risikoreduktion.

Im Präventionsleitfaden der Gesetzlichen Krankenversicherungen (GKV-Spitzenverband 2021) ist, bezugnehmend auf den Präventionsparagrafen 20 im SGB V, das Behandlungsziel „Vermeidung und Reduktion von Übergewicht" definiert. Kursangebote gibt es von freiberuflich tätigen Ernährungsfachkräften, von Arztpraxen und Krankenkassen. Die Kurse werden im Rahmen der gesetzlichen Regelung und bei Zertifizierung durch die Zentrale Prüfstelle Prävention (ZPP) von den Krankenkassen bezuschusst.

INFO

Die Prävention hat die Vermeidung von Krankheit zum Ziel. Bei bereits eingetretenen Erkrankungen besteht jedoch – abgrenzend zur Prävention – Therapiebedarf unter Einbeziehung eines Arztes (§ 28 SGB V), worauf alle Versicherten einen Anspruch haben.

13.7 Fazit für die Praxis

Die Behandlung der Adipositas muss strukturiert erfolgen, dies ist Aufgabe eines multidisziplinären Teams. Zur Veranschaulichung ist in ➤ Abb. 13.1 der Behandlungspfad Adipositas des BDEM dargestellt.

Eine langfristig erfolgreiche Therapie kann zur deutlichen **Reduktion von Folgeerkrankungen** führen (Frenzel et al. 2021). Betroffene Patienten haben einen **sozialrechtlichen Anspruch** auf eine angemessene Behandlung, die – wie zuvor erwähnt – in unserem Versorgungssystem bisher nicht abgebildet ist. Hier bedarf es dringender Änderungen durch gesundheitspolitische Maßnahmen.

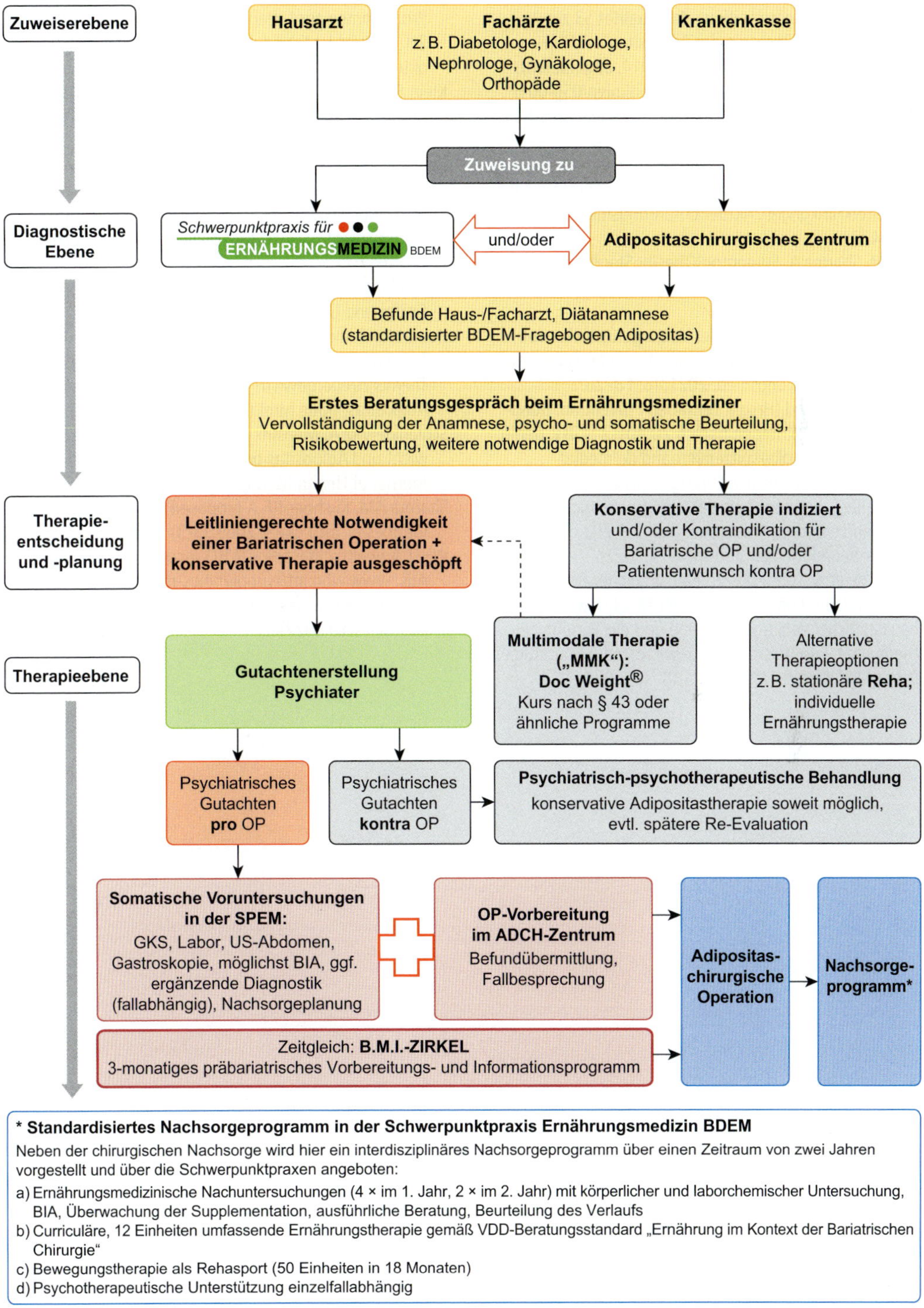

Abb. 13.1 Behandlungspfad Adipositas [L143]

LITERATUR

AWMF. Interdisziplinäre Leitlinie der Qualität S3 zur „Prävention und Therapie der Adipositas". AWMF-Register Nr. 050/001 (Stand: April 2014, abgelaufen). Aus: www.awmf.org/uploads/tx_szleitlinien/050-001l_S3_Adipositas_Pr%C3%A4vention_Therapie_2014-11-abgelaufen.pdf (letzter Zugriff: 7.12.2022).

Bischoff G et al. Das ZEPmax-Programm – effektive, leitliniengerechte multimodale Therapie von Adipositas und Begleiterkrankungen. Aktuel Ernahrungsmed, 2020;45: 416–423.

Blüher M, Sharma A. Edmonton Obesity Staging System (EOSS) der Interventionsbedürftigkeit. Der Klinikarzt, 2016;45(11): 522–525.

Frenzel SV et al. Ausweg aus der Versorgungslücke: voll krankenkassenfinanzierte konservative Adipositastherapie. Aktuel Ernahrungsmed, 2021;46: 18–26.

GKV-Spitzenverband (Hrsg.): Leitfaden Prävention. Handlungsfelder und Kriterien nach § 20 Abs. 2 SGBV. Berlin 2021. Aus: www.gkv-spitzenverband.de/media/dokumente/krankenversicherung_1/praevention__selbsthilfe__beratung/praevention/praevention_leitfaden/Leitfaden_Pravention_Akt_03-2023_barrierefrei.pdf (letzter Zugriff: 7.12.2022).

Gstettner A. et al. (Miss-)Erfolg hausärztlicher Bemühungen: Gewichtsreduktion: Evaluation der Möglichkeiten auf hausärztlicher Versorgungsebene und der Patientenzufriedenheit. Ergebnisse einer Gewichtsreduktionsstudie. Dtsch Med Wochenschr, 2013;138: 989–994.

Keuthage W, Schmich R, Schoppe T. Evaluation von drei Programmen zur Lebensstiloptimierung DOC WEIGHT® 2.1, M.O.B.I.L.I.S. und Active Body Control. Diabetes aktuell, 2018;16: 15–20.

Klein S, Krupka S, Behrendt S, Pulst A, Belß HH. Weißbuch Adipositas. Berlin: Medizinisch Wissenschaftliche Verlagsgesellschaft; 2016.

Riedel-Heller S, Sikorski S. 5A Adipositas-Management für Behandler. Universitätsmedizin Leipzig. Aus: www.ifb-adipositas.de/sites/default/files/5a-adipositas-management-manual-fuer-behandler_0.pdf (letzter Zugriff: 7.12.2022).

Riedl M. Abnehmen nach dem 20:80 Prinzip. München: Gräfer und Unzer; 2017.

Robert Koch-Institut (RKI). Übergewicht und Adipositas. Aus: www.rki.de/DE/Content/Gesundheitsmonitoring/Themen/Uebergewicht_Adipositas/Uebergewicht_Adipositas_node.html (letzter Zugriff: 7.12.2022).

Schienkiewitz A, Mensink GBM, Kuhnert R et al. Übergewicht und Adipositas bei Erwachsenen in Deutschland. Journal of Health Monitoring, 2017;2(2): 21–28.

Sharma AM, Kushner RF. A proposed clinical staging system for obesity. Int J Obes, 2009;33(3): 289–295.

WHO. A healthy lifestyle – WHO recommendations. 2010. Aus: www.who.int/europe/news-room/fact-sheets/item/a-healthy-lifestyle---who-recommendations (letzter Zugriff 23.10.2022).

KAPITEL

14 Ernährungsmedizin und Bariatrische Chirurgie

Christine Stier, Klaus Winckler

Zusammenfassung

- Die chirurgische Behandlung der höhergradigen Adipositas ist bei Versagen konservativer Behandlungen (➤ Kap. 13) indiziert.
- Aufgrund der meist irreversiblen und schwerwiegenden chirurgischen Veränderung des Magen-Darm-Trakts sind eine gute Patientenauswahl, die interdisziplinäre Vorbereitung der Patienten unter Einbeziehung von Ernährungsfachkräften, Ernährungsmedizinern und Psychotherapeuten bzw. Psychiatern sowie eine postoperative Nachsorge und lebenslange Weiterbehandlung zwingend notwendig.

14.1 Einleitung

Christine Stier, Klaus Winckler

Zunächst werden die verschiedenen Standard-Operationsverfahren detailliert dargestellt (➤ Kap. 14.2): die Technik der Operationen, die Auswirkungen auf den Magen-Darm-Trakt sowie potenzielle Komplikationen im Akut- und Langzeitverlauf aus chirurgischer Sicht. In ➤ Kap. 14.3 folgt die Darstellung der ernährungsmedizinischen Indikationsstellung, der Vorbereitung des Patienten auf die Operation sowie die langfristige Nachbehandlung. Diese ist in der Regel lebenslang erforderlich, denn auch Jahre nach einer Operation sind Komplikationen z. B. durch Mangelernährungszustände möglich. Eine regelmäßige ernährungsmedizinische Nachsorge reduziert das postoperative Komplikationsrisiko erheblich.

14.2 Bariatrische Chirurgie

Christine Stier

14.2.1 Begriffserklärung

Der Begriff **Bariatrie** bzw. **bariatrisch** leitet sich von dem altgriechischen Wort βάρος (dt. Gewicht) ab. Damit steht der Begriff „Bariatrische Chirurgie“ zunächst für die Chirurgie zur Behandlung des Übergewichtes. Die wissenschaftliche Aufarbeitung der gewonnenen Daten hat allerdings sehr schnell aufgezeigt, dass durch einen bariatrischen Eingriff simultan therapeutische Stoffwechseleffekte generiert werden.

Bereits 1995 publizierte Walter Pories einen Artikel mit dem Titel „Who would have thought it? An operation proves to be the most effective therapy for adult-onset diabetes mellitus“ (Pories 1995). Die Publikation von Pories markierte die Geburtsstunde des neuen Terminus „metabolische Chirurgie“, der sich auf die hohe postoperativ erzielte Remissionsrate des **Diabetes mellitus Typ 2** bezieht (➤ Kap. 15). Dieser Effekt erscheint nachhaltig und konnte auch nach zehnjähriger Beobachtungszeit weiter bestätigt werden (Mingrone et al. 2021).

In der modernen Interpretation dieser Fachrichtung spricht man daher nicht mehr von „Bariatrischer Chirurgie“, sondern von **„Adipositas- und Metabolischer Chirurgie“.** Diese Bezeichnung umfasst die Therapie der Adipositas selbst sowie deren Wirksamkeit auf assoziierte, metabolische Begleiterkrankungen. Repräsentiert wird dies nicht zuletzt in neu definierten Indikationen zur chirurgischen Intervention bei bestehendem Diabetes mellitus Typ 2.

14.2.2 Indikationsvoraussetzungen eines chirurgischen Eingriffs

In Deutschland regulieren **Leitlinien der Qualität S3** die Indikationsstellung eines chirurgischen Eingriffs zur Gewichtsreduktion. Diese werden fortwährend weiterentwickelt und angeglichen und liegen aktuell in der Version von 2018 vor (DGAV 2018).

Ein chirurgischer Eingriff zur Gewichtsreduktion kann demnach indiziert werden bei einem **BMI ≥35 kg/m²**, wenn gleichzeitig **adipositasassoziierte Begleiterkrankungen** vorliegen. Ab einem **BMI ≥40 kg/m²** kann die chirurgische Therapie durchgeführt werden, auch wenn keine zusätzlichen Erkrankungen bestehen.

Grundsätzlich gilt als Bedingung, dass eine professionell geleitete **konservative, multimodale Therapie** über mindestens sechs Monate innerhalb der zurückliegenden zwei Jahre durchgeführt worden sein muss (➤ Kap. 13.5). Hat sich diese Therapie als erfolglos erwiesen, gilt sie als erschöpft. Damit besteht die Voraussetzung zur Indikation eines chirurgischen Eingriffs.

Diese **Therapieerschöpfung** gilt, wenn im Rahmen der konservativen Therapie bei einem BMI zwischen 35–39,9 kg/m² das Körpergewicht nicht um mindestens 15 % und ab einem BMI von 40 kg/m² und darüber nicht um mindestens 20 % reduziert werden konnte. Gleichsam als Therapieversagen bzw. als Erschöpfung der Therapie zählt, wenn das erreichte niedrigere Gewicht nicht nachhaltig stabil ist und es innerhalb eines Jahres zu einer Gewichtswiederzunahme von mehr als 10 % kommt.

Diese Formulierungen und Definitionen sind praktisch unverändert geblieben seit der US-amerikanischen Urform – der ersten viszeralchirurgischen Leitlinie für die Behandlung von schwerem Übergewicht von 1991 –, die durch das National Institut of Health (NIH) interdisziplinär als Konsensus verfasst und schließlich 1992 publiziert wurde (NIH 1992). Damit wurden die bis heute gültigen BMI-Schwellenwerte als Analogie der krankhaften Ausprägung einer Adipositas festgelegt.

Eine Weiterentwicklung ist die **primäre metabolische Indikation** (➤ Kap. 14.2.1), die die Verbesserung einer bestehenden diabetologischen Stoffwechsellage in den therapeutischen Mittelpunkt stellt. Damit ist jetzt die Indikation eines operativen Eingriffs bei Patienten mit einem BMI von ≥40 kg/m² mit komorbidem Diabetes mellitus Typ 2 auch ohne vorherige konservative Therapie möglich. Das Gleiche gilt für Patienten mit Diabetes mellitus Typ 2 und einem BMI von ≥35 kg/m², wenn es nicht gelingt, die diabetesspezifischen Zielwerte gemäß der Nationalen Versorgungsleitlinie zur Therapie des Diabetes medikamentös zu erreichen. Die Indikationsstellung zur metabolischen Operation soll in diesem Fall interdisziplinär unter Hinzuziehung eines Diabetologen erfolgen.

Mit der **Primärindikation** wurde eine weitere Sonderregelung für Patienten mit einem **BMI ≥50 kg/m²** definiert. Dies entspricht im englischen Sprachgebrauch einer Super-Obesity, die sich dem konservativen Therapieerfolg weitgehend entzieht. Diese exazerbierte Erscheinungsform einer morbiden Adipositas III erfordert ebenfalls keinen vorgeschalteten multimodal konservativen Therapieansatz zur Indikation des chirurgischen Eingriffs. Die Primärindikation definiert in diesem Kontext noch zwei weitere Situationen, unter denen sie ausgelöst werden kann:

- Die **besondere Schwere von Begleit- und Folgeerkrankungen,** die keinen weiteren Aufschub eines operativen Eingriffs erlaubt.
- Konsens des behandelnden multidisziplinären Therapieteams, das einen **konservativen Therapieversuch als nicht erfolgversprechend** bzw. aussichtslos beurteilt.

➤ Tab. 14.1 fasst die Indikationsvoraussetzungen für einen adipositaschirurgischen Eingriff zusammen.

14.2.3 Chirurgische Wirkmechanismen

Bereits seit den 1950er Jahren wurde versucht, einer ansonsten erfolglos behandelten, schweren Adipositas chirurgisch beizukommen. Beiden Therapieformen – sowohl der konservativen als auch der chirurgischen – fehlte es zu dieser Zeit noch an pathophysiologischem Hintergrundwissen. Mittlerweile gibt es mehr Erkenntnisse über die Physiologie der hormonellen und nervalen Vermittlung von Hunger und Sättigung nach zentral. Diese Erkennt-

Tab. 14.1 Indikationsvoraussetzungen für einen adipositaschirurgischen Eingriff entsprechend den aktuellen S3-Leitlinien (DGAV 2018)

Adipositasgrad	BMI (kg/m²)	Indikation	Zusätzliche Bedingung	Begleiterkrankungen	Multimodale konservative Behandlung über mind. 6 Mon.
2	35–39,99	Adipositas	–	++	+
3	≥40	Adipositas	–	-	+
2	35–39,99	Metabolisch	Therapieziel konservativ nicht erreichbar (schlecht einstellbar)	+	-
3	≥40	Metabolisch	–	++	-
3	≥50	Primär	–	-	-
N. n.	–	Primär	Besondere Schwere der Begleit- und Folgeerkrankungen	+++	-
≥2	≥35	Primär	Konsens des multidisziplinären Therapieteams	(-)	-

nisse haben zusammen mit der Etablierung der Laparoskopie als dem obligaten operativen Zugang zur Entwicklung der modernen Adipositaschirurgie geführt.

Die heutigen Wirkprinzipien der Adipositas- und Metabolischen Chirurgie beruhen auf den immer noch nicht final definierten Wirkprinzipien der Restriktion und Malabsorption:

- Die **Restriktion** beschreibt die Reduktion des Magenvolumens. Dabei kann das Volumen absolut (Schlauchmagenbildung) oder funktionell (Magenbypass) chirurgisch reduziert werden. Die Vermittlung einer früheren Sättigung wird in der Folge über die Dehnung der Wandstrukturen des volumenreduzierten Magens vermittelt.
- **Malabsorption** definiert – verfahrensabhängig – die unterschiedlich lange, funktionelle Verkürzung (ohne Resektion) des Dünndarms, immer unter Umgehung (Bypass) des Zwölffingerdarms. Das Duodenum und das obere Jejunum sind wichtige Darmabschnitte zur Resorption von Mineralstoffen und verschiedenen Vitaminen. Deren – infolge der Operation – eingeschränkte Aufnahme definiert somit den Begriff der Malabsorption.

INFO

Die Bariatrische Chirurgie wird heute treffender als Adipositas- und Metabolische Chirurgie bezeichnet. Die entsprechenden Indikationen werden in den S3-Leitlinien „Chirurgie der Adipositas und metabolischer Erkrankungen" definiert (DGAV 2018). Wirkprinzipien sind die Volumenreduktion des funktionalen Magenvolumens (Restriktion) und der Bypass (Umleitung) um das Duodenum und verschieden lange Abschnitte des oberen Jejunums (Malabsorption).

14.2.4 Chirurgische Standardverfahren

Drei Operationen haben sich als Standardverfahren herauskristallisiert:

- **Schlauchmagenbildung (SG)**
- **Roux-Y-Magenbypass (RYGB)**
- **Ein-Anastomosen-Magenbypass (OAGB, MGB,** Omegaloop-Bypass).

Schlauchmagenbildung (SG)

Die Schlauchmagenbildung (➤ Abb. 14.1) hat sich zu einem eigenständigen Verfahren entwickelt und führt zu einer hochsignifikanten Gewichtsreduktion. Die SG ist global das am häufigsten durchgeführte bariatrische Verfahren.

Operationsablauf

Bei der SG werden die große Kurvatur und die Hinterwand des Magens vollständig gelöst. Eine Magensonde mit einem Durchmesser von mindestens 36 Charrière (1,2 cm) wird zur Kalibrierung während der Resektion entlang der linken Kurvatur eingelegt. Damit soll einer Knick- und Stenosebildung vorgebeugt werden.

In der Längsachse des Organs wird mit Staplermagazinen von distal her reseziert. Es resultiert ein schlauchförmiger Magen.

Das Resektat wird geborgen und dessen Volumen extrakorporal ausgemessen. Das verbleibende Organvolumen des Schlauchmagens entspricht etwa 20–30 %.

Indikationen und Kontraindikationen

Eine SG wirkt überwiegend restriktiv. Der Magen-Darm-Trakt bleibt vollständig endoskopisch einsehbar, weshalb sich die SG für Patienten mit vorbestehenden gastrointestinalen Erkrankungen eignet.

Eine relative Kontraindikation stellt die hochgradige Refluxkrankheit dar, die sich durch die Operation verschlimmern kann (Halim 2019).

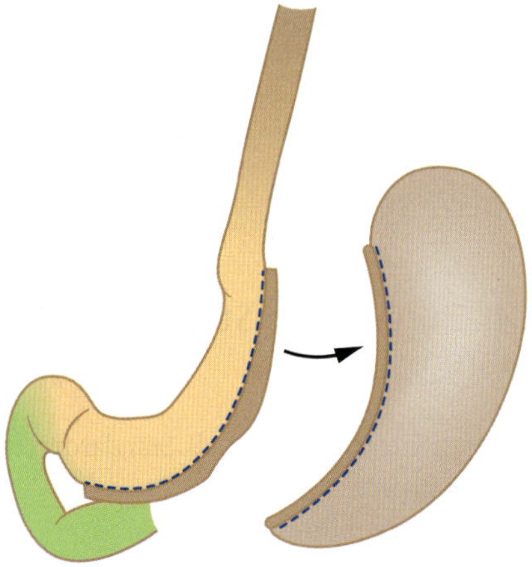

Abb. 14.1 Schlauchmagenbildung: Große Kurvatur und Hinterwand des Magens werden vollständig gelöst. In der Längsachse wird mit Staplermagazinen von distal her reseziert [L231]

Postoperative Komplikationen

Als „Achillesferse" der Schlauchmagenbildung gilt das proximale Ende der Staplernahtreihe im Bereich des ursprünglichen His-Winkels, welcher bei der Präparation komplett aufgelöst wird. Die operationsimmanente Komplikation einer **Schlauchmagen-Leckage** tritt selten, aber wenn, dann in über 85 % der Fälle dort auf. Als ursächlich gilt eine Engstelle an der Angulusfalte sowie eine Achsenverdrehung der SG. Beides für sich genommen – aber verstärkt zusammen – führt zu einer intraluminalen Hochdruckproblematik. Die endoskopische Intervention mit Druckentlastung ist die Therapie der Wahl (Vargas 2018).

Häufiges Erbrechen aufgrund dieser Komplikation kann innerhalb weniger Tage zu einem Thiaminmangel (Vitamin B_1) führen, der substituiert werden muss.

Als **Langzeitkomplikationen** dieses Verfahrens gelten der **gastroösophageale Reflux** mit dem immanenten Risiko einer Barrett-Epithelbildung sowie die **Dilatation des gebildeten Magenschlauchs** mit Verlust der Restriktion und einer Gewichtswiederzunahme in der Folge. Die Internationale Fachgesellschaft (IFSO) empfiehlt deshalb die endoskopische Surveillance in einer zeitlichen Frequenz von zwei bis drei Jahren (Fischer 2020). Zum Nachweis einer SG-Dilatation gibt es noch keinen definierten Untersuchungsablauf der Volumenbestimmung.

MERKE

Die SG ist weltweit das häufigste adipositaschirurgische Verfahren. Es ist eine Operation, die unter Erhaltung des Pylorus quantitativ Magenvolumen in dessen Längsachse reseziert. Eine stabile Gewichtsreduktion mit Remission assoziierter Begleiterkrankungen kann in einem hohen Prozentsatz nachhaltig erreicht werden.

Roux-en-Y-Magenbypass (RYGB)

Der **Magenbypass** mit **Roux-en-Y-Rekonstruktion** (➢ Abb. 14.2) war lange die häufigste **Standardoperation** der Adipositaschirurgie.

Es erfolgt die Anlage eines kleinen, kurzen Magenreservoirs (engl. pouch = Restriktion). Die Exklusion des Duodenums erfolgt durch die Roux-en-Y-Rekonstruktion (Malabsorption). Die Operation wird seit Mitte der 1990er Jahre obligat laparoskopisch durchgeführt (Wittgrove 1996).

Operationsablauf

Der ca. 5 cm lange Magenpouch wird vom genuinen Magen abgetrennt (Volumen ca. 25–30 ml).

Der biliopankreatische Schenkel umfasst das Duodenum und das Jejunum vom Treitz-Band bis zur Durchtrennung des Dünndarms (klassisch 60 cm). Das distal der Durchtrennung gelegene Jejunum wird an den Magenpouch transponiert und dort anastomosiert. Nach Abmessung des alimentären Schenkels (vom Pouch bis zur geplanten Einleitung der Verdauungssäfte, klassisch 150 cm) erfolgt die zweite Nahtneuverbindung (Anastomose) mit dem biliopankreatischen Schenkel.

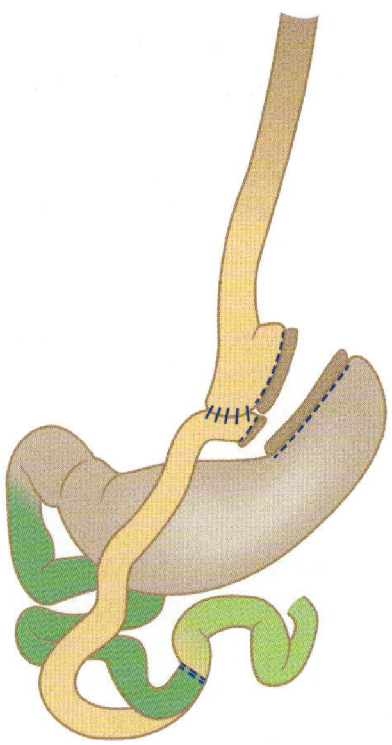

Abb. 14.2 Roux-en-Y-Magenbypass: Vom genuinen Magen wird der Magenpouch abgetrennt. Der biliopankreatische Schenkel (grün) umfasst das Duodenum und das Jejunum vom Treitz-Band bis zur Durchtrennung des Dünndarms (ca. 60 cm). Das Jejunum wird an den Magenpouch transponiert und anastomosiert. Nach Abmessung des alimentären Schenkels (gelb; vom Pouch bis zur geplanten Einleitung der Verdauungssäfte, ca. 150 cm) erfolgt die zweite Nahtneuverbindung (Anastomose) mit dem biliopankreatischen Schenkel.
Hellgrün: funktionelle Verdauungsstrecke (Common Channel) [L231]

Durch die Transposition des Dünndarms entstehen Mesenteriallücken (Petersen- und Morrison-Space), die häufig durch Nähte verschlossen werden, um dort eine Inkarzerierung von Darmschlingen (innere Hernie) zu vermeiden.

Der Restmagen verbleibt dicht verschlossen im Situs. Er ist wie das Duodenum und das obere Jejunum aus der Nahrungspassage ausgeschlossen (Bypass).

Indikationen und Kontraindikationen

Der RYGB ist ein **kombiniertes Verfahren (Restriktion und Malabsorption).**

Der RYGB wird häufig für Patienten indiziert, bei denen präoperativ eine signifikante **gastrointestinale Refluxkrankheit (GERD)** vorliegt (De Luca 2016).

Die **hohe Remissionsrate (84 %) eines präoperativen Diabetes mellitus Typ 2** ist eine weitere Hauptindikation eines Bypassverfahrens (Sgromo 2012).

Aufgrund des möglichen Auftretens eines **Dumping-Syndroms** (s. u. „Komplikationen") kann dieses Verfahren für bestimmte Berufsgruppen (z. B. Berufskraftfahrer, Piloten, Fluglotsen) nicht empfohlen werden.

Postoperative Komplikationen

Typische peri- bzw. frühpostoperative Komplikationen sind die **Anastomoseninsuffizienz oder -striktur.** Die Inzidenz ist mit 1–2 % niedrig.

Eine Besonderheit stellt die **akute Restmagendilatation** dar, die mit einer Häufigkeit von ca. 0,6 % selten auftritt. Eine Einblutung in den Restmagen oder eine Stenose der Enterostomie gelten als ursächlich (Meyer 2009).

Eine mögliche Spätkomplikation ist das Syndrom des operierten Magens mit **Früh- und**

Spätdumping-Syndrom. Der RYGB scheint am häufigsten davon betroffen.

Das **Frühdumping** (0–30 Minuten postprandial) entsteht durch eine Dehnung der Darmwand. Das **Spätdumping** entspricht einer hyperinsulinären Hypoglykämie, die zwei bis drei Stunden nach Nahrungsaufnahme auftritt. Die Ursache ist nach wie vor nicht geklärt (Scarpellini 2020).

MERKE
Der RYGB war früher der „Goldstandard" der adipositaschirurgischen Verfahren. Häufige Spätkomplikation ist das Dumping-Syndrom.

Ein-Anastomosen-Magenbypass (OAGB)

Der OAGB (➤ Abb. 14.3) ist das **dritthäufigste adipositaschirurgische Verfahren.** Er unterscheidet sich vom RYGB in der Rekonstruktionsform und dem deutlich längeren Magenpouch. Der Dünndarm wird als **Billroth-II-Rekonstruktion in Form einer Omegaschlinge** am Magen anastomosiert.

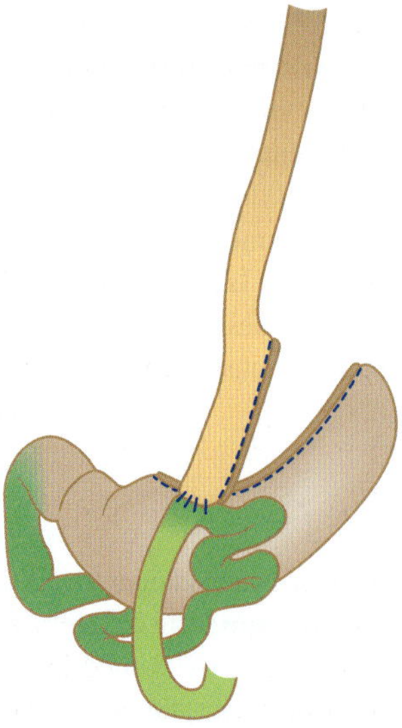

Abb. 14.3 Ein-Anastomosen-Magenbypass: Der Dünndarm wird als Billroth-II-Rekonstruktion in Form einer Omegaschlinge am Magen anastomosiert.
Grün: biliopankreatischer Schenkel (BPL) [L231]

Operationsablauf

Der biliopankreatische Schenkel (BPL) misst bei dieser Rekonstruktion 150(–200) cm und fasst etwas mehr Volumen. Zur Prophylaxe eines Gallerefluxes wird der Magenpouch sehr viel länger (12–14 cm) geformt.

Indikationen und Kontraindikationen

Der OAGB/MGB ist im Vergleich zum RYGB **technisch einfacher durchführbar.** Die metabolische Wirkung entspricht dem RYGB oder übertrifft diesen möglicherweise sogar (Castro 2020).

Bisher ist nicht gänzlich geklärt, wie häufig es zu **Gallereflux in die Speiseröhre** kommt, daher erfordert dieses Verfahren eine kritische Indikationsstellung.

Postoperative Komplikationen

Die postoperativen Komplikationen des OAGB/MGB entsprechen weitgehend denen des RYGB (s. o.).

MERKE
Der OAGB ist ein Bypass mit längerem Pouch und einer omegaloopförmigen Billroth-II-Rekonstruktion der Nahrungspassage. Er ist technisch einfacher durchzuführen als ein RYGB.

14.2.5 Allgemeiner Hinweis zur prophylaktischen Antikoagulation

Venöse Thromboembolien (VTE) sind die häufigste, poststationäre 30-Tage-Komplikation nach bariatrischer Operation. Daher besteht ein Bedarf an optimierten Thromboseprophylaxestrategien, um die VTE-assoziierte Morbidität und Mortalität zu senken.

Es wird empfohlen, zweimal täglich niedermolekulare Heparine (LWMH) entsprechend ihrer Halbwertszeit zu applizieren (Venclauskas 2018).

14.3 Ernährungsmedizin nach Bariatrischer Chirurgie

Klaus Winckler

14.3.1 Nachsorge nach Adipositaschirurgie

Bei der chirurgischen Behandlung der hochgradigen Adipositas (➤ Kap. 14.2) ist eine sorgfältige Vorbereitung und langfristige, **multidisziplinäre Weiterbehandlung** erforderlich. Dies ist entscheidend für einen guten Therapieerfolg (S3-Leitlinie zur Chirurgie der Adipositas, DGAV 2018). Idealerweise kommt ein Nachsorgeteam zum Einsatz, zu dem neben Ärzten (Chirurgie, Ernährungsmedizin, Endokrinologie, Diabetologie) auch Ernährungsfachkräfte, Verhaltens- und Bewegungstherapeuten gehören. Angesichts der zunehmenden Zahl bariatrischer Operationen in Deutschland (ca. 20.000 im Jahr 2020) fehlen oft entsprechende Nachsorgeeinrichtungen. Es besteht bisher keine flächendeckende Versorgung dieser Patienten.

INFO

Der Langzeiterfolg der Adipositaschirurgie ist ohne spezifische und koordinierte Weiterbehandlung des Patienten deutlich schlechter als mit einer solchen (DGAV 2018, Heber et al. 2010).

Der große potenzielle Nutzen, aber auch die Risiken der Adipositaschirurgie sind in ➤ Kap. 14.2 umfassend dargestellt.

Das Behandlungsziel der Adipositaschirurgie ist neben der Gewichtsreduktion eine Verbesserung von Sekundärkrankheiten der Adipositas. In Abhängigkeit vom Operationsverfahren und Verhalten der Patienten entstehen jedoch neue Krankheitsrisiken durch Fehl- und Mangelernährung, Malabsorption und weitere OP-spezifische Komplikationen. Das Ziel der Nachsorge besteht darin, postoperative Krankheitsrisiken durch Sicherung einer bedarfsgerechten Ernährung und prophylaktischen Supplementation von Mikronährstoffen und Mineralien zu vermeiden. Hierzu sind regelmäßige Nachsorgevisiten mit Kontrolle der Supplementation, Laborkontrollen und insbesondere Besprechung der bedarfsgerechten Lebensmittelauswahl im Rahmen einer Ernährungstherapie notwendig.

Nachsorge im Team

Multidisziplinäre Schulungsprogramme wie z. B. der B. M. I.-Zirkel (Winckler K, Schilling-Massmann 2018) sind dafür geeignet, Patienten umfassend auf die Operation und die damit verbundenen Veränderungen vorzubereiten. Eine frei verfügbare Patientenleitlinie fasst die wichtigsten Informationen für Operierte zusammen (Breneise et al. 2020). Für die Patienten ist der Besuch einer Selbsthilfegruppe von großem Nutzen. Wichtig ist, dass die Patienten verstehen, dass nur durch eine aktive Mitarbeit ein guter Behandlungserfolg zu erzielen ist.

Die Weiterbehandlung nach der Operation sollte bereits präoperativ geplant und gesichert sein. Die konservativ-ärztliche Nachsorge liegt in der Hand von Hausärzten, Ernährungsmedizinern, Internisten und Endokrinologen. Ein Versorgungsmodell ist die Schwerpunktpraxis Ernährungsmedizin BDEM (➤ Kap. 1, Nothbaum et al. 2014).

Je nach Indikation erfolgen individuell weitere Behandlungsverfahren (Verhaltenstherapie, tiefenpsychologische Verfahren, Traumatherapie) durch Psychiater und Psychotherapeuten sowie eine regelmäßige Bewegungstherapie.

Umfang der Nachsorgeuntersuchungen

Der medizinisch sinnvolle Umfang der Nachsorgeuntersuchungen ist Gegenstand der wissenschaftlichen Diskussion. Erschwert wird die Versorgung nach der Operation durch die von den Kostenträgern (Krankenversicherungen) bisher fehlende Anerkennung der ernährungsmedizinischen Nachsorge und der Ernährungstherapie. Untersuchungen zeigen, dass eine bedarfsgerechte Nachsorgebehandlung das Behandlungsergebnis verbessert und Komplikationen reduziert (White et al. 2010).

Ein an den chirurgischen Leitlinien der DGAV angelehntes Nachsorgeschema ist in ➤ Tab. 14.2 dargestellt.

Tab. 14.2 Nachsorgeschema Bariatrische Chirurgie (modifiziert nach DGAV 2018, Heber et al. 2010)

Untersuchung/ Zeit	Präoperativ	1 Mon.	3 Mon.	6 Mon.	12 Mon.	18 Mon.	24 Mon.	Jährlich
Körperliche Untersuchung	X	X	X	X	X	X	X	X
Ultraschall des Abdomens	X	–	–	X	X	–	X	X
Labortests	X		X	X	X	X	X	x
Knochendichte (DXA-Messung)	–	–	–	–	X	–	–	Nach Bedarf
Überwachung der Supplementation	X	X	X	X	X	X	X	X
Ernährungstherapie	X	X	X	X	X	X	X	X
BIA, Hautstatus	X	–	X	X	X	–	X	X
Psychosozialer Status	X	X	X	X	X	X	X	X

Der Umfang der Nachsorgeuntersuchungen hängt vom angewendeten Operationsverfahren ab. Bei Verfahren mit malabsorptiver Funktion (RYGB, OAGB, BPD, BPD-DS) ist wegen des höheren Risikos für einen Nährstoffmangel die Labordiagnostik in der Regel umfangreicher als bei rein restriktiven Verfahren (➤ Tab. 14.3). Eine bereits präoperativ bestehende Mangelernährung ist bei Adipositas häufig anzutreffen, eine entsprechende Diagnostik und der Ausgleich vorhandener Nährstoffdefizite werden empfohlen. In der Hausarztpraxis ist infolge der Budgetierung von Laborleistungen und fehlender Ausnahmeregeln für bariatrische Patienten die leitliniengerechte Nachsorge nicht durchführbar.

Im Rahmen der Nachsorge ist eine Anpassung der Therapie vorhandener Begleiterkrankungen erforderlich. Der Diabetes mellitus Typ 2 bessert sich in Abhängigkeit vom OP-Verfahren und von der Erkrankungsdauer (Insulintherapie) unterschiedlich schnell bis hin zur Vollremission. Gleiches gilt für die Behandlung von arterieller Hypertonie oder Dyslipidämie; die medikamentöse Therapie muss zeitnah angepasst werden.

Weitere Faktoren, die den Umfang der Nachsorge beeinflussen können, sind Gewichtsentwicklung, psychische Komorbidität und insbesondere das Wiederkehren und Neuauftreten von Essstörungen (Hellbardt 2015).

Tab. 14.3 Routine-Laborkontrollen nach Bariatrischer Chirurgie wie z. B. Magenbypass, BPD (eingeschränkter Umfang bei Magenband, Sleeve-Gastrektomie) (modifiziert nach Heber et al. 2010)

Parameter	1. Jahr	2. Jahr	Ab 3. Jahr
Blutbild	4×	2×	1×
Serumchemie (BZ/HbA1c, GOT, GPT, GGT, AP, anorg. Phosphat, Kreatinin, Harnsäure, Kalzium, Blutfette)	4×	2×	1×
Eisen, Ferritin, Albumin	2×	2×	1×
Intaktes Parathormon, Vitamin D	2×	1×	1×
Vitamin B_{12}, Folsäure	1×	1×	1×
Weitere fettlösliche Vitamine nach malabsorptiver Operation	2–4×	2×	1×

14.3.2 Ernährungstherapie nach Bariatrischer Chirurgie

Die Anpassung der Ernährung nach einer bariatrischen Operation ist herausfordernd und langfristig therapeutisch zu begleiten. Verschiedene Faktoren sind hierfür entscheidend:

- **Ernährungsweise vor der Operation**
- **Angewendetes Operationsverfahren** (➤ Kap. 14.2)
- **Mögliche Unverträglichkeiten**

Die Behandlung durch Ernährungsfachkräfte (➤ Kap. 1) dient der Analyse des Essverhaltens (Mahlzeitenrhythmus, Fehl- und Mangelernährung) sowie der Diagnose einer eventuell bestehenden, behandlungsbedürftigen Essstörung und sollte bereits vor der Operation beginnen.

Für die Durchführung der Ernährungstherapie wurde vom Verband der Diätassistenten ein diättherapeutischer Leitfaden entwickelt, der alle Phasen der prä- und postoperativen Ernährung beschreibt (Hellbardt 2015). Als Schulungselement wurde eine Ernährungspyramide für den bariatrischen Patienten mit Magenbypass erstellt, der besonders die langfristigen Erfordernisse für eine ausgewogene Ernährung und Vermeidung von Nährstoffmangel berücksichtigt (Moizé et al. 2010).

INFO

Checkliste für die Ernährungstherapie

Portionsgröße

- Sehr individuell und abhängig vom Zeitpunkt nach der OP
- Immer zuerst den Eiweißträger essen, dann Gemüse, Salat, Rohkost
- Zuletzt Kohlenhydratbeilage wie Kartoffeln, Brot, Nudeln, Reis
- Nicht ganz auf Kohlenhydrate verzichten (biologische Wertigkeit von Eiweiß wird dadurch erhöht)

Lebensmittelauswahl

- Gesunde Mischkost nach den Regeln der DGE (2017)
- Eiweißträger in der Reihenfolge der zu erwartenden Verträglichkeit:
  - Quark, Fisch, Milch und Sauermilchprodukte, Käse, Ei
  - Geflügel, Sojaprodukte, magerer Aufschnitt
  - Rind, Schwein, Wild (zuerst als Hackfleisch), Hülsenfrüchte
- Biologische Wertigkeit und Kombinationen ausnutzen
- Fettarme Lebensmittel bevorzugen
- Kein rohes Fleisch, Fisch oder Ei
- In den ersten 1,5 bis 2 Jahren nach der OP: Eiweißpräparat zum Muskelerhalt (eiweißreich mit hoher biologischer Wertigkeit und geringer Kohlenhydratmenge)
- Vollkornprodukte statt Weißmehlprodukte
- Ein bis zwei Portionen Obst täglich
- Hochwertige pflanzliche Fette (sparsam!)

Hunger, Appetit

- Ist anfangs „verschwunden", kommt meist nach drei bis zwölf Monaten wieder
- Hunger als normales Gefühl kennenlernen

Sättigung, Völlegefühl

- Beim ersten Gefühl von Sättigung sofort aufhören zu essen
- Langsam essen, kleine Bissen nehmen
- Sehr gut kauen, ohne Ablenkung essen

Mahlzeitenfrequenz

- Drei Mahlzeiten pro Tag, vier bis fünf Stunden Pause dazwischen
- Essen und Trinken trennen (20 bis 30 Minuten Pause)

Süßigkeiten

- In kleinen Mengen nach einer Hauptmahlzeit

Trinkmenge

- 1,5 bis 2 Liter pro Tag, pro Stunde ein Glas (200 ml) kalorienfreie Flüssigkeit (Wasser, Kaffee, Tee)
- Selten: Light- bzw. Zerogetränke, stark verdünnte Schorle (1:5)
- Milch zählt zu den Lebensmitteln

14.3.3 Vermeidung eines Nährstoffmangels

Bereits bei der Indikationsstellung zur Operation ist eine Einschätzung des Patienten hinsichtlich der zu erwartenden Kooperationsfähig- und -willigkeit von besonderer Bedeutung. Im Rahmen der Nachsorge ist zur Vermeidung von Komplikationen eine enge Zusammenarbeit zwischen Diätassistenten, Ärzten und ggf. Psychiatern bzw. Psychotherapeuten notwendig, da das Essverhalten, die Nahrungsmittelauswahl und Unverträglichkeiten sowie psychische Barrieren für eine angemessene Ernährungsweise und der unterschiedliche Bedarf und die Beibehaltung der Supplementierung ein komplexes Ursachenbild liefern können.

Der **Vitaminstatus** hängt von Ernährung, Geschlecht, Alter, Nikotinkonsum, Jahreszeit und anderen Faktoren ab. Vitaminmangel findet sich bei Adipositas häufig schon präoperativ und sollte diagnostiziert und behandelt werden (Ernst et al. 2009).

Folgende Mikro- und Makronährstoffe verdienen im Hinblick auf eine mögliche Mangelversorgung postoperativ besondere Aufmerksamkeit: Vitamin B_1, B_{12}, Folsäure, Vitamin D, Kalzium, Eisen.

Ein **Vitamin-B_1-Mangel** droht postoperativ bei häufigem Erbrechen, schwere neurologische Krankheitsbilder (Wernicke-Enzephalopathie) wurden in Einzelfällen beschrieben.

Die Aufnahme von **Vitamin B_{12}** aus dem Darm ist vom Intrinsic-Faktor (Parietalzellen des Magens) abhängig, nach Magenbypass und Schlauchmagen-OP wird dieser nicht mehr ausreichend gebildet. Dementsprechend tritt bei allen Patienten nach Magenbypass ohne (parenterale) Supplementierung innerhalb von ein bis zwei Jahren ein Vitamin-B_{12}-Mangel auf.

MERKE

Vitamin-D-Mangel wird bei Adipositas häufiger beobachtet. Durch die chirurgisch induzierte Malabsorption (Magenbypass, BPD), durch Mangelernährung und fehlende UV-Lichtexposition wird dieser verstärkt. Die Folge ist ein sekundärer Hyperparathyreoidismus mit verstärkter Kalziummobilisation aus dem Knochen und Erhöhung des Osteoporoserisikos.

Die Aufnahme von **Kalzium** aus dem Darm ist nach Magenbypass reduziert und kann durch eine Laktoseintoleranz und eine daraus resultierende Meidung von Milchprodukten noch weiter eingeschränkt werden.

Eine individuell angepasste Supplementierung von **Vitamin D** und Kalzium wird empfohlen.

Ein behandlungsbedürftiger **Eisenmangel** mit konsekutiver Anämie ist nach Magenbypass und BPD-Operationen (Ausschaltung des Duodenums als Resorptionsort) häufig anzutreffen. Eine orale Supplementierung ist infolge der eingeschränkten Aufnahme und subjektiver Unverträglichkeit oft nicht ausreichend, dann ist eine parenterale Gabe erforderlich.

Nach malabsorptiven Verfahren (BPD-Scopinaro, BPD-DS, distaler Magenbypass) kommt es – besonders bei unzureichender Supplementierung – zu einem Mangel an weiteren **fettlöslichen Vitaminen.**

Im Bereich der **Makronährstoffe** ist auf eine ausreichende Ernährung mit **Eiweiß** besonders zu achten. Die empfohlene tägliche Proteinzufuhr sollte 60–120 g erreichen, die Basis für die Berechnung ist das Normalgewicht, mit 1,0–1,5 g pro kg Normalgewicht.

Ernährungsanalysen zeigen, dass die tägliche Kalorienaufnahme in den ersten Monaten postoperativ meist deutlich unter 1.000 Gesamtkilokalorien/Tag liegt. Dies erschwert eine ausreichende Proteinzufuhr. In diesem Fall kommen Proteinsupplemente zum Einsatz (Hellbardt 2015). 20 g Protein können auf diese Weise pro Mahlzeit supplementiert werden.

Eine Übersicht über die Empfehlungen entsprechend den Behandlungsleitlinien zur Basis-Nährstoffsupplementierung gibt ➤ Tab. 14.4, generell sollte immer eine individuelle Dosiskorrektur erfolgen.

Tab. 14.4 Täglicher Basis-Nährstoffbedarf und Supplementierung wichtiger Nährstoffe

Nährstoff	Schlauchmagen, RY-Bypass, BPD, BPD-DS
Protein	1 g Eiweiß pro kg Normalgewicht, bei hoher Muskelmasse ggf. auch mehr, Einsatz von zuckerarmen Eiweißsupplementen (BIA-Messung)
Multivitamin	Recommended daily allowance (RDA): 200 % (Spezialpräparate verfügbar)
Kalzium + Vitamin D_3	• Kalziumzitrat 1.200–1.500 mg, • Vitamin D 3.000 IE/d Behandlungsziel: Vitamin D > 30 ng/ml, Vermeidung eines sekundären Hyperparathyreoidismus
Vitamin B_{12}	1.000–3.000 µg i. m. alle 3–6 Mon.
Sonstiges	• Fettlösliche Vitamine ADEK i. m. bei hoher Malabsorption (BPD) • Eisen p. o. oft unwirksam, schlecht verträglich → per Infusion bei Mangel Weitere Mikronährstoffe siehe ➤ Kap. 5

14.3.4 Langfristige postoperative Komplikationen

Anhaltender Nährstoffmangel

Ein anhaltender Nährstoffmangel kann spezifische Erkrankungen zur Folge haben, z. B. Osteoporose, Eisenmangelanämie, perniziöse Anämie, Folsäuremangel und Xerophthalmie.

Die Folgen einer **chronischen Proteinmangelversorgung** sind bisher kaum untersucht, dauerhafte negative Folgen für die Magermasse und den Grundumsatz sind wahrscheinlich. Körperliche Schwäche, brüchiges Haar oder Ödeme können die Folge sein.

Eine häufige Komplikation nach malabsorptiven Verfahren ist die **Veränderung der Stuhlkonsistenz** bis hin zu massiver wässriger Diarrhö und Fettstühlen (Potoczna 2008). Große individuelle Unterschiede in der Symptomatik und deren Beeinflussung durch die Nahrungsmittelauswahl lassen keine genaue Vorhersage zu.

Eine bakterielle Fehlbesiedelung des Dünndarms kann zu **Oberbauchkoliken, Diarrhö** und **verstärkter Malabsorption** führen. Die Behandlung erfolgt mit Antibiotika (Stein et al. 2011).

Als Folge der anatomischen Veränderungen bei Magenbypass ist das **Dumping-Syndrom** (➤ Kap. 14.2.4), v. a. als Spätdumping, in bis zu 75 Prozent der Fälle zu beobachten. Die Symptome sind vielfältig: Schweißausbruch, Angstzustand, Müdigkeit, Schwindel, Bewusstseinstrübung und -verlust. In erster Linie sind Ernährungsfehler mitauslösend (z. B. schnell resorbierbare Kohlenhydrate, Trinken während des Essens).

Eine **Laktoseintoleranz** und andere oft anzutreffende subjektive Unverträglichkeiten von Lebensmitteln können alle genannten unerwünschten Wirkungen verstärken und sind in erster Linie diätetisch zu behandeln.

Als Ursache von postoperativ häufig auftretendem Erbrechen und Übelkeit kommen Dumping, Reflux, Entzündungen, Obstruktion, Stenosen, Gastroparese u. a. in Betracht. Oft sind die Essportionen nicht an die Kapazität eines Magenpouch mit 30–60 ml angepasst.

Nach einer bariatrischen Operation wird üblicherweise im ersten postoperativen Jahr eine sichere Empfängnisverhütung empfohlen, um eine Mangelversorgung des Feten zu verhindern. Die Kontrazeption mit oralen Kontrazeptiva gilt als nicht sicher (Resorption ist gestört).

Erneute Gewichtszunahme nach OP

Der „natürliche" Verlauf der Adipositas nach bariatrischer Operation ist unzureichend untersucht.

Eine **Gewichtsabnahme** von mehr als 50 % des vorhandenen Übergewichts wird vielfach als Erfolgskriterium definiert. Sowohl die unzureichende Gewichtsabnahme als auch die Wiederzunahme des Gewichtes sind in der Praxis häufig anzutreffen.

Einzig die schwedische SOS-Studie (Sjöström et al. 2007) liefert bisher Langzeitergebnisse über eine Zeitdauer von mehr als zehn Jahren nach der Operation. Hinsichtlich des Gewichtsverlaufs ist in der SOS-Studie eine mehr oder wenige schnelle (abhängig vom OP-Verfahren) Gewichtsabnahme von 25 bis 35 % des Ausgangsgewichts innerhalb von ein bis zwei Jahren nach der Operation zu beobachten.

Der weitere Verlauf ist von einer **leichten erneuten Zunahme des Körpergewichts** gekennzeichnet. Das Ausmaß dieser späteren Gewichtszunahme hat eine große Varianz und fällt bei einem (kleineren) Teil der Patienten erheblich aus.

Die erneute Gewichtszunahme ist für die Patienten eine kritische Therapiesituation. Versagensängste und Schamgefühle treten wieder auf, depressive Symptome kehren zurück, oft werden unrealistische Erwartungen an den Nutzen der Operation deutlich.

Die Untersuchungsdaten einer eigenen Registerstudie mit 119 Patienten über einen medianen Beobachtungszeitraum von zehn Jahren nach dem ersten bariatrischen Eingriff zeigt zudem ein hohes Ausmaß von Re-Operationen bei > 50 % der Patienten. Es kommt gehäuft zu Umwandlungsoperationen, Korrekturen von Anastomosenerweiterungen und Blind-Loops (Malabsorption bei ausgeschalteten Darmabschnitten) sowie Refluxchirurgie insbesondere nach Schlauchmagen (Winckler und Stille 2018).

Die Ursachen für die Gewichtswiederzunahme sind so vielfältig wie für die Adipositas an sich. In erster Linie ist die Ernährungsanamnese zu erheben, um Ernährungsfehler (gesteigerte Energieaufnahme, ungünstige Lebensmittelauswahl u. a.) zu erkennen und zu behandeln. Psychische Barrieren, postoperativ neu aufgetretene Essstörungen (Loss-of-Control-Eating, Grazing) und psychosoziale Faktoren sind ebenso in die Therapieplanung einzubeziehen wie die anatomisch-funktionellen Veränderungen (Anastomosenerweiterung, Pouchdilatation u. a.).

Vor einer erneuten Operation soll zunächst eine sorgfältige Analyse der individuellen Ursachen durch ein interdisziplinäres Team erfolgen (Heber et al. 2010).

14

FALLBEISPIEL

Frau Dagmar P. (27 Jahre alt) ist seit der Kindheit übergewichtig. Sie stellt sich zur Behandlung ihrer Adipositas Grad III (Größe 163 cm, Gewicht 127 kg, BMI 47,8 kg/qm) in der Schwerpunktpraxis für Ernährungsmedizin zur Adipositasbehandlung vor.

Ein Diabetes mellitus Typ 2 ist seit vier Jahren bekannt. Er wird mit oralen Antidiabetika behandelt und ist unzureichend eingestellt (HbA1c 10,3 %). Die Patientin hat seit der Kindheit mehrfach ambulante und stationäre Behandlungen der Adipositas erhalten. Nach Beendigung der Therapie folgte jeweils eine Gewichtswiederzunahme. Drei Jahre zuvor hat sie an einem multimodalen Programm mit vollständigem Mahlzeitenersatz teilgenommen, sie konnte jedoch die Gewichtsabnahme von 20 kg nicht halten.

Die Patientin hat sich bereits über chirurgische Verfahren informiert und besucht eine Selbsthilfegruppe. Nach einer umfangreichen Ernährungs- und Krankheitsanamnese (➤ Kap. 1) wird die Indikation für eine chirurgische Behandlung gestellt. Die Kriterien hierfür sind: BMI > 40, Diabetes mellitus Typ 2, Ausschöpfen konservativer Verfahren. Behandlungsziele sind: Reduktion der Adipositas auf BMI <35, Remission bzw. Besserung des Diabetes Typ 2 oder zumindest erhebliche Besserung der Stoffwechselsituation, Vermeidung von Folgeerkrankungen wie KHK und orthopädische Erkrankungen.

→ Die Patientin wird in der Praxis auf die geplante Behandlung (Magenbypass, ➤ Kap. 14.2.4) vorbereitet. Sie erhält regelmäßige Ernährungsberatungen, eine dabei auffällige Essstörung (Binge Eating) ist Anlass für eine Psychotherapie. Die ernährungsmedizinische Vorbereitung umfasst eine gründliche körperliche Untersuchung, Laboruntersuchung zum Ausschluss sekundärer Adipositasursachen und einer Mangelernährung bezüglich Mikronährstoffen und Vitaminen. In der Folge wird die Patientin im chirurgischen Zentrum vorgestellt und nach Kostenzusage der Krankenkasse operiert.

Die Weiterbehandlung nach Abschluss der chirurgischen Therapie erfolgt in der Praxis mit regelmäßigen, individuellen Ernährungsberatungen und ärztlichen Untersuchungen entsprechend dem Nachsorgeplan der Leitlinien. Ein Jahr nach der Operation ist eine Gewichtsabnahme von 26 % auf 95 kg (BMI 35,8) erreicht. Eine Regulierung des Essverhaltens gelang unter der Ernährungs- und Psychotherapie. Der Diabetes Typ 2 befindet sich zu diesem Zeitpunkt in Vollremission.

LITERATUR

Aasheim ET et al. Vitamin status after bariatric surgery: a randomized study of gastric bypass and duodenal switch. Am J Clin Nutr, 2009;90: 15–22.

Aurora AR, Khaitan L, Saber AA. Sleeve gastrectomy and the risk of leak: a systematic analysis of 4,888 patients. Surg Endosc, 2012;26(6): 1509–15.

Breneise R, Schütz T, Sänger S, Luck-Sikorski C. Chirurgie der Adipositas und metabolischer Erkrankungen – Erstellung einer Patientenleitlinie auf der Grundlage der S3-Leitlinie. Adipositas; 2020;14(03): 160.

Castro MJ, Jimenez JM, Carbajo MA et al. Long-Term Weight Loss Results, Remission of Comorbidities and Nutritional Deficiencies of Sleeve Gastrectomy (SG), Roux-En-Y Gastric Bypass (RYGB) and One-Anastomosis Gastric Bypass (OAGB) on Type 2 Diabetic (T2D) Patients. Int J Environ Res Public Health, 2020;17(20): 7644.

Contival N, Menahem B, Gautier T et al. Guiding the non-bariatric surgeon through complications of bariatric surgery. J Visc Surg, 2018;155(1): 27–40.

De Luca M, Angrisani L, Himpens J et al. Indications for Surgery for Obesity and Weight-Related Diseases: Position Statements from the International Federation for the Surgery of Obesity and Metabolic Disorders (IFSO). Obes Surg, 2016;26(8): 1659–96.

Deutsche Gesellschaft für Allgemein- und Viszeralchirurgie (DGAV). S3-Leitlinie: Chirurgie der Adipositas und metabolischer Erkrankungen (Stand: Februar 2018). AWMF-Register Nr. 088–001. Aus: https://register.awmf.org/de/leitlinien/detail/088-001 (letzter Zugriff: 14.12.2022).

Deutsche Gesellschaft für Ernährung (DGE). Vollwertig essen und trinken nach den 10 Regeln der DGE. 2017. Aus: www.dge.de/fileadmin/public/doc/fm/10-Regeln-der-DGE.pdf (letzter Zugriff: 14.12.2022).

Ernst B, Thurnheer M, Schmid SM, Schultes B. Evidence for the necessity to systematically assess micronutrient status prior to bariatric surgery. Obes Surg, 2009;19: 66–73.

Felsenreich DM, Langer FB, Prager G. Weight Loss and Resolution of Comorbidities After Sleeve Gastrectomy: A Review of Long-Term Results. Scand J Surg, 2019;108(1): 3–9.

Fisher OM, Chan DL, Talbot ML et al. Barrett's Oesophagus and Bariatric/Metabolic Surgery – IFSO 2020 Position Statement. Obes Surg, 2021;31(3): 915–934.

Gagner M, Hutchinson C, Rosenthal RJ. Fifth International Consensus Conference: status of sleeve gastrectomy. Surg Obes Relat Dis, 2016;12(49): 750–56.

Heber D et al. Endocrine and nutritional management of the post-bariatric surgery patient: An endocrine society clinical practice guideline. J Clin Endocrinol Metab, 2010;95: 4823–4843.

Hellbardt M. Ernährung im Kontext der bariatrischen Chirurgie. Lengerich: Pabst Science Publishers; 2015.

Karcz WK, Kuesters S, Marjanovic G et al. 3D-MSCT gastric pouch volumetry in bariatric surgery-preliminary clinical results. Obes Surg, 2009;19(4): 508–16.

Kikkas EM, Sillakivi T, Suumann J et al. Five-Year Outcome of Laparoscopic Sleeve Gastrectomy, Resolution of Comorbidities, and Risk for Cumulative Nutritional Deficiencies. Scand J Surg, 2019;108(1): 10–16.

Meyer G, Stier C, Markovsky O. Postoperative Komplikationen beim laparoskopischen Roux-Y-Magenbypass in der Adipositaschirurgie [Postoperative complications after laparoscopic Roux-en-Y gastric bypass in bariatric surgery]. Obes Facts, 2009;2 Suppl 1(Suppl 1): 41–8.

Mingrone G, Panunzi S, De Gaetano A et al. Metabolic surgery versus conventional medical therapy in patients with type 2 diabetes: 10-year follow-up of an open-label, single-centre, randomised controlled trial. Lancet, 2021 Jan 23;397(10271): 293–304.

Moizé VL et al. Nutitional pyramid for the post-gastric bypass patient. Obes Surg, 2010;20: 1133–1141.

NIH (National Institutes of Health). Gastrointestinal surgery for severe obesity: National Institutes of Health Consensus Development Conference Statement. Am J Clin Nutr, 1992;55(2 Suppl): 615S–619S.

Nothbaum N, Kauth Th, Schilling-Maßmann B, Winckler K, Wechsler J. Aufbau, Entwicklung und Zertifizierung einer Schwerpunktpraxis Ernährungsmedizin BDEM, Aktuel Ernahrungsmed, 2014;39(06): 378–381.

Peterli R, Wölnerhanssen BK, Peters T et al. Effect of Laparoscopic Sleeve Gastrectomy vs Laparoscopic Roux-en-Y Gastric Bypass on Weight Loss in Patients With Morbid Obesity: The SM-BOSS Randomized Clinical Trial. JAMA, 2018;319(3): 255–265.

Pories WJ, Swanson MS, MacDonald KG et al. Who would have thought it? An operation proves to be the most effective therapy for adult-onset diabetes mellitus. Ann Surg, 1995;222(3): 339–50; discussion 350–2.

Potoczna N et al. Bowel habits after bariatric surgery. Obes Surg; 2008;18: 1287–1296.

Ren CJ, Patterson E, Gagner M. Early results of laparoscopic biliopancreatic diversion with duodenal switch: a case series of 40 consecutive patients. Obes Surg, 2000;16(6): 514–23.

Scarpellini E, Arts J, Karamanolis G et al. International consensus on the diagnosis and management of dumping syndrome. Nat Rev Endocrinol, 2020;16(8): 448–466.

Schmitz SM, Alizai PH, Kroh A et al. Clinical outcomes after one anastomosis gastric bypass versus sleeve gastrectomy in super-super-obese patients. Surg Endosc, 2022;36: 4401–4407.

Sgromo B et al. Diabetes Research Network, Institute for Health Researc. Oxford University; 2012

Sjöström L, Narbro K, Sjostrom CD et al. Effects of bariatric surgery on mortality in Swedish obese subjects. N Engl J Med, 2007;357: 741–752.

Stein J et al. Komplikationen und metabolische Störungen nach bariatrischen Operationen aus gastroenterologischer Sicht. Gastroenterologe, 2011;1: 1–9.

Stein J, Raab H, Stier C, Weiner R. Review article: the nutritional and pharmacological consequences of obesity surgery. Aliment Pharmacol Ther; 2014;40: 582–609.

Vargas EJ, Abu Dayyeh BK. Keep calm under pressure: a paradigm shift in managing postsurgical leaks. Gastrointest Endosc, 2018;87(2): 438–441.

Venclauskas L, Llau JV, Jenny JY et al. ESA VTE Guidelines Task Force. European guidelines on perioperative venous thromboembolism prophylaxis: Day surgery and fast-track surgery. Eur J Anaesthesiol, 2018;35(2): 134–138.

White MA et al. Loss of control over eating predicts outcomes in bariatric surgery patients: A Prospective, 24-month follow-up study. J Clin Psychiatry, 2010;71: 175–184.

Winckler K, Schilling-Massmann B. B. M. I.-Zirkel – Schulung bariatrischer Patienten. Aktuel Ernahrungsmed, 2018;43(03): 235.

Winckler K, Stille U. Ernährungsmedizinische Nachsorge Adipositaschirurgie. Aktuel Ernahrungsmed, 2018;43(03): 233–234.

Wittgrove AC, Clark GW, Schubert KR. Laparoscopic Gastric Bypass, Roux-en-Y: Technique and Results in 75 Patients With 3–30 Months Follow-up. Obes Surg, 1996;6(6): 500–504.

Yehoshua RD, Eidelman LA, Stein M et al. Laparoscopic sleeve gastrectomy – volume and pressure assessment. Obes Surg, 2008;18(9): 1083–8.

KAPITEL

15 Diabetes mellitus Typ 1 und Typ 2

Winfried Keuthage

Zusammenfassung

- Unterscheidung zwischen Diabetes mellitus Typ 1 und Typ 2 vornehmen.
- Notwendigkeit einer frühzeitigen und wiederholten **Schulung der Patienten.**
- Einfluss von Kohlenhydraten und anderen Nährstoffen auf die **Glukosespiegel.**
- **Glukosesensoren, Insulinpumpe** und **Hybrid-AID-Systeme** kennenlernen.
- **Adipositaschirurgie zur Diabetesremission** bei Diabetes mellitus Typ 2.

15.1 Einleitung

Diabetes mellitus ist in Deutschland eine der häufigsten chronischen Erkrankungen. Geschätzt mehr als 8 % der Bevölkerung sind davon betroffen. Dabei kommt der Diabetes mellitus Typ 2 mit einer Häufigkeit von 90 bis 95 % aller Diabetestypen am häufigsten vor. Aufgrund der engen **Korrelation zwischen Diabetes mellitus Typ 2 und Adipositas** kommt der ernährungsmedizinischen Prävention und Therapie eine besondere Bedeutung zu.

15.2 Diagnose und Klassifikation

Die Kommission Labordiagnostik der Deutschen Diabetes Gesellschaft (DDG) und der Deutschen Gesellschaft für Klinische Chemie und Laboratoriumsmedizin (DGKL) empfiehlt eine gleichzeitige Messung des **Glukose- und des HBA1c-Werts.** Die ausschließliche Verwendung des HbA1c-Wertes ist nicht für die Diagnose empfohlen, da dieser von verschiedenen Faktoren (z. B. Anämie) beeinflusst wird. Ergeben die verschiedenen Messgrößen unterschiedliche Aussagen, wird ein oraler Glukosetoleranztest (oGTT) herangezogen.

➤ Abb. 15.1 zeigt das Vorgehen bei der Diabetesdiagnose.

Die Erkrankung Diabetes mellitus umfasst unterschiedliche Störungen des Glukosestoffwechsels und wird in drei Formen unterteilt, die im Folgenden erläutert werden.

Der **Diabetes mellitus Typ 1** entsteht durch die Zerstörung der Betazellen des Pankreas, woraus ein absoluter Insulinmangel resultiert. Eine Unterform des Typ-1-Diabetes ist der latente autoimmunbedingte Diabetes beim Erwachsenen (latent autoimmune diabetes in adults, LADA), welcher typischerweise im höheren Lebensalter auftritt und durch eine vergleichsweise langsamere Zerstörung der Betazellen charakterisiert ist.

Der **Diabetes mellitus Typ 2** kann unterschiedliche Ursachen haben, welche von einer Insulinresistenz bis zu einer Insulinsekretionsstörung reichen. Oft tritt ein Typ-2-Diabetes gemeinsam mit Adipositas oder Bluthochdruck auf.

Zur dritten Kategorie **(Diabetes mellitus Typ 3)** gehört eine Reihe weiterer Störungen, welche mit erhöhten Glukosewerten assoziiert sind. Hierzu zählen unter anderem Erkrankungen des exokrinen Pankreas, medikamentös-toxische Ursachen sowie Gendefekte.

Der **Gestationsdiabetes** beschreibt eine Glukoseverwertungsstörung, die erstmals in der Schwangerschaft auftritt und sich in mehr als 90 % der Fälle nach der Schwangerschaft normalisiert. Ein Gestationsdiabetes

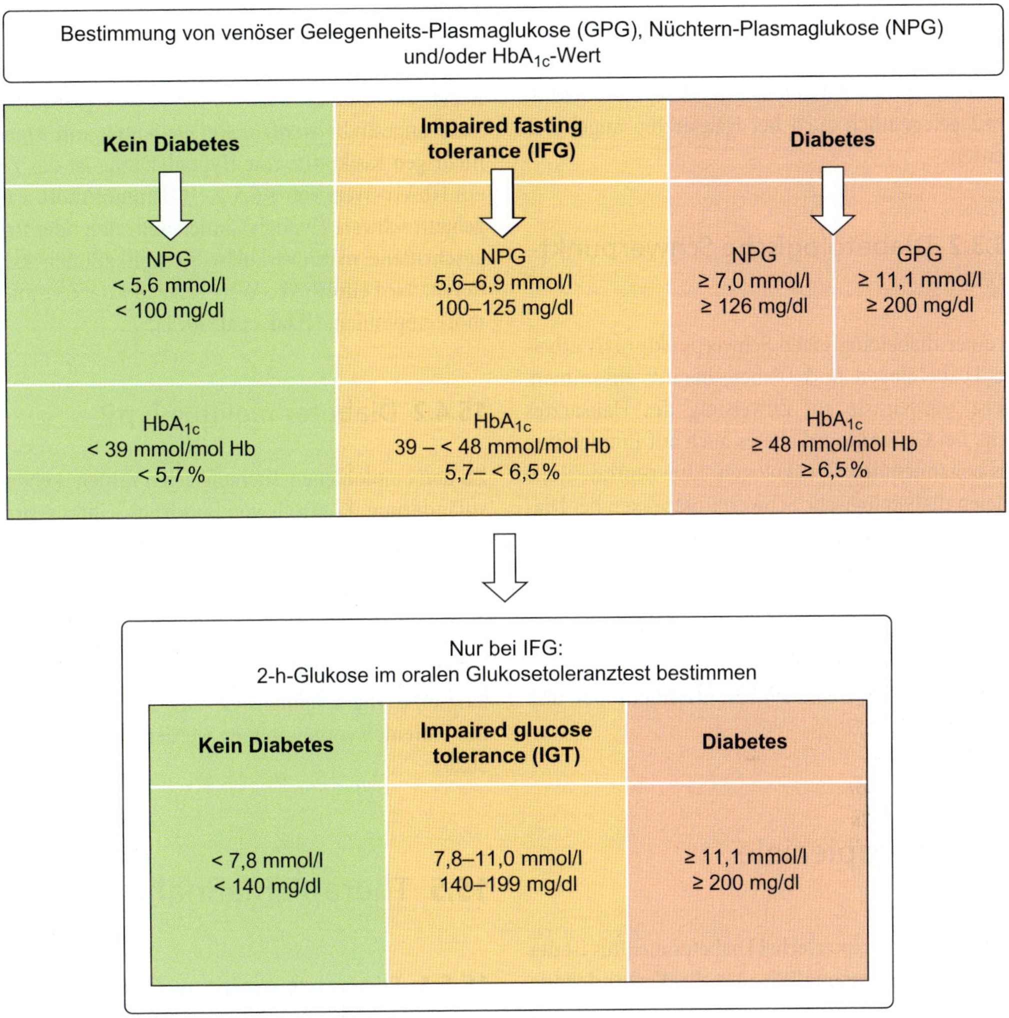

Abb. 15.1 Vorgehen bei der Diabetesdiagnose bis zur Diagnosestellung bzw. bis zum Ausschluss eines Diabetes. Angegeben sind die Grenzwerte der Plasmaglukosewerte und des HbA1c-Werts. [F877-005/L143]

kann in seltenen Fällen aber auch die Erstmanifestation eines Diabetes mellitus Typ 2 sein.

15.3 Versorgungsebenen

15.3.1 Hausarztpraxis

Hausärzte spielen eine zentrale Rolle bei der Diagnose und Therapie des Diabetes. Erhöhte Glukosewerte werden häufig erstmals beim Hausarzt diagnostiziert, sei es als Zufallsdiagnose oder aufgrund typischer, mit einer Glukosurie assoziierter Symptome. Insofern obliegt es dem Hausarzt, den Patienten in einem ersten **Aufklärungsgespräch** über die Diagnose Diabetes und deren Konsequenzen aufzuklären. Die Einschreibung ins Disease-Management-Programm (DMP) wird unmittelbar nach der Diagnosestellung empfohlen, wobei im Allgemeinen das DMP Diabetes mellitus Typ 1 bei Diabetologen und das DMP Diabetes mellitus Typ 2 bei Hausärzten durchgeführt wird.

Ebenfalls unmittelbar nach der Diagnosestellung wird den Patienten die Teilnahme an einer Diabetesschulung empfohlen (➤ Kap. 15.3.2), wobei Schulungen für Patienten mit Diabetes mellitus Typ 2 gelegentlich auch bei Hausärzten angeboten werden.

15.3.2 Diabetologische Schwerpunktpraxis

In einer diabetologischen Schwerpunktpraxis arbeiten Diabetologen und Diabetesberater zusammen. Meist werden sie auf Zuweisung des Hausarztes tätig, bei Gestatationsdiabetes auch auf Empfehlung des behandelnden Gynäkologen. Eine zentrale Rolle spielen diabetologische Schwerpunktpraxen bei Diabetesschulungen. Es gibt zahlreiche, von der DDG anerkannte Schulungsprogramme sowohl bei Typ-2- als auch bei Typ-1-Diabetes. Die Inhalte reichen von Ernährungsempfehlungen, über die Erkennung und Behandlung von Folgeerkrankungen bis hin zur Schulung für den Gebrauch von Insulinpumpen und Gewebesensoren.

15.4 Therapieziele

Vorrangiges Therapieziel bei Diabetes mellitus ist der **Erhalt der Lebensqualität** und die **Verhinderung von Folgeerkrankungen.** Bei den Patienten ist eine möglichst hohe Akzeptanz für die Erkrankung zu erreichen. Das Risiko für schwere Stoffwechselentgleisungen (Hypoglykämie, Hyperglykämie) sollte so gering wie möglich gehalten werden. Im Zuge der partizipativen Entscheidungsfindung sind für die glykämische Kontrolle individualisierte Therapieziele zu vereinbaren.

Des Weiteren gilt es, weitere Risikofaktoren für diabetesassoziierte Folgeschäden zu überwachen, dazu gehören u. a. die Kontrolle und Therapie der Blutdruck- und Lipidwerte.

15.4.1 Diabetes mellitus Typ 1

Bei Erwachsenen mit Typ-1-Diabetes kann in der Regel ein HbA1c-Wert von ≤7,5 % (≤58 mmol/mol) angestrebt werden. Bei Patienten mit einem niedrigen Risiko für eine Hypoglykämie ist das Ziel ein HbA1c-Wert von ≤6,5 % (≤48 mmol/mol). Falls gehäuft schwere Hypoglykämien auftreten oder fortgeschrittene makrovaskuläre Komplikationen existieren, wird ein HbA1c-Wert von < 8 % (< 69 mmol/mol) empfohlen. (Haak et al. 2021).

15.4.2 Diabetes mellitus Typ 2

Zu den empfohlenen Therapiezielen zählen: Lebensstiländerung, Kontrolle von Blutdruck, Glukosestoffwechsel, Lipidstatus und Körpergewicht. Dabei ist zu berücksichtigen, dass die Therapieziele von vielen Faktoren, z. B. von Patientenpräferenz und Alter, beeinflusst werden. Da die Diagnose häufig als starke Lebenseinschränkung empfunden wird, sollte eine langsame Therapieintensivierung mit Zustimmung des Patienten vorgenommen werden (Landgraf et al. 2020).

15.5 Therapiemaßnahmen

15.5.1 Diabetes mellitus Typ 1

Medikamentöse Therapie

Die medikamentöse Therapie bei Typ-1-Diabetes erfolgt ausschließlich mit Insulin, entweder in Form einer **Basis-Bolus-Therapie** (intensivierte Insulintherapie, ICT) oder einer **Insulinpumpentherapie** (kontinuierliche subkutane Insulininfusion, CSII). Bei einer ICT wird für die basale Insulinversorgung ein langwirksames Insulin und für den Bolus ein schnellwirksames Insulin vor den Mahlzeiten injiziert. Bei der CSII erfolgt sowohl die basale Versorgung als auch die Bolusgabe subkutan mit einem schnellwirksamen Insulin aus dem Pumpenreservoir. Die Patienten lernen in Schulungen, welche Faktoren den Glukosespiegel beeinflussen (➤ Tab. 15.1).

Tab. 15.1 Diabetes mellitus Typ 1: Was den Glukosespiegel beeinflusst

Mahlzeitenabhängig	Mahlzeitenunabhängig
• Menge der Kohlenhydrate • Schnell bzw. langsam wirkende Kohlenhydrate (glykämischer Index) • Ballaststoffanteil • Mahlzeit in fester bzw. flüssiger Form • Hafer-Beta-Glucan-Gehalt (➤ Kap. 15.5.2) • Hafertage (➤ Kap. 15.5.2) • Menge der Proteine und Fette • Zeitlicher Abstand zwischen Mahlzeitenbolus und Mahlzeit • Magenentleerungsstörungen • Alkoholkonsum	• Körperliche Aktivität • Tageszeit (= unterschiedliche Insulinempfindlichkeit) • Insulinsorte (z. B. schnellwirksames Analoginsulin) • Menge des Mahlzeiten- und Korrekturbolus • Menge der Basalrate bzw. des Basalinsulins • Insulinempfindlichkeit in Abhängigkeit vom Glukosewert • Spritzstellen (z. B. verhärtete Stellen) • Medikamente (z. B. Kortison) • Infektionen

Ernährungsempfehlungen bei Diabetes mellitus Typ 1

Hilfreich ist das Testen einer standardisierten Mahlzeit mittels Gewebesensor (real-time Continuous Glucose Monitoring, rtCGM). Bei Mahlzeiten mit hohem Ballaststoffanteil, niedrigem glykämischem Index oder hohem Fettanteil sollte vergleichsweise weniger prandiales Insulin injiziert werden.

Patienten mit Diabetes mellitus Typ 1 sollten die Kohlenhydrataufnahme auf eine **Kohlenhydrateinheit** (1 KE entspricht 10 g) pro Mahlzeit genau abschätzen können. Menschen mit einer Insulinpumpentherapie haben die Möglichkeit, einen (integrierten) Bolusvorschlagsrechner zu nutzen, bei dem neben der Insulinempfindlichkeit auch die Korrekturschritte bei Hyperglykämie im System hinterlegt werden müssen.

FALLBEISPIEL

Diabetes mellitus Typ 1

Herr Meyer (37 Jahre alt) hat seit 15 Jahren einen Typ-1-Diabetes und trägt eine Insulinpumpe. Er schätzt die Menge der Kohlenhydrate der Mahlzeiten und gibt anhand des KE-Faktors einen Mahlzeitenbolus ab. Die Glukose misst er mittels rtCGM und korrigiert bei hohen Werten. Bei fettreichen Mahlzeiten ermittelt er den Gehalt an Fetten und Proteinen (FPE) und spritzt dafür einen verzögerten Insulinbolus. Jetzt will er auf ein Hybrid-AID-System wechseln, bei dem rtCGM und Insulinpumpe durch einen Algorithmus miteinander verbunden sind. Die Pumpe gibt bei steigenden Werten automatisiert mehr Insulin und bei abfallenden Werten wenig oder kein Insulin ab.

Eine wichtige Rolle bei Patienten mit Typ-1-Diabetes spielen die Menge und die Zusammensetzung der Mahlzeiten. Je länger der Speisebrei für die **Magen-Darm-Passage** benötigt, desto langsamer ist der Glukoseanstieg. Trotz identischen Glukosegehalts hat z. B. frisch gepresster Äpfelsaft einen schnelleren Glukoseanstieg zur Folge als der Verzehr der gleichen Menge Äpfel.

Des Weiteren werden **schnell und langsam wirkende Kohlenhydrate** unterschieden. Bekanntester Vertreter der schnell wirksamen Kohlenhydrate ist Traubenzucker, welcher zur Behandlung von Unterzuckerungen empfohlen wird. Demgegenüber führen komplexe Kohlenhydrate (= Vielfachzucker = Polysaccharide) zu einem flacheren Glukoseanstieg. Bekanntester Vertreter ist die Speisestärke, welche sich z. B. in Getreideprodukten und Kartoffeln findet. Um das Maß der Glukosewirksamkeit kohlenhydrathaltiger Lebensmittel zu beschreiben, wurden der **glykämische Index (GI)** und die **glykämische Last** als Parameter entwickelt. Traubenzucker hat mit einem definierten GI von 100 die Referenz.

Je höher der **Ballaststoffanteil** einer Mahlzeit, desto langsamer ist der Glukoseanstieg der enthaltenen Kohlenhydrate, da Ballaststoffe die Magen-Darm-Passage des Speisebreis verlangsamen.

Die Glukosespiegel steigen nach dem Verzehr **eiweiß- und/oder fettreicher Mahlzeiten** individuell unterschiedlich stark an.

Die Zufuhr primär **freier oder zugesetzter Glukose** sollte reduziert werden. Natürlich vorkommende Glukose als Fruktose oder Saccharose, zum Beispiel in frischem Obst, muss nicht eingeschränkt werden.

MERKE

Fruktose hat im Vergleich zu Saccharose einen etwas langsameren und geringeren Glukoseanstieg zur Folge. In größeren Mengen kann Fruktose jedoch eine Leberverfettung begünstigen. Lebensmittel mit zugesetzter Fruktose (früher: Diabetiker-Produkte) sind nicht empfehlenswert.

Die Zufuhr **zuckergesüßter** Getränke sollte minimiert werden. **Süßstoffe** lösen keine glykämische Reaktion aus und können verwendet werden, wobei die jeweils maximal empfohlene Höchstmenge zu beachten ist. **Alkohol** kann das Risiko für (nächtliche) Hypoglykämien erhöhen.

MERKE

Nahrungsaufnahme während des Alkoholkonsums senkt das Risiko für nachfolgende Hypoglykämien.

Der Nährstoffbedarf sollte grundsätzlich durch eine ausgewogene Ernährung gedeckt werden. Ohne festgestellten Mangel ist eine Supplementation mit Nahrungsergänzungsmitteln nicht empfohlen. Aufgrund mangelnder Evidenz in Bezug auf die Therapie des Diabetes mellitus Typ 1 kann für Patienten mit Typ-1-Diabetes keine spezifische Ernährungsform besonders empfohlen werden (Rubin et al 2021).

INFO

Nährwertkennzeichnung auf Lebensmittelverpackungen bei Diabetes

Fundierte Kenntnisse zur Menge und Nährstoffzusammensetzung einer Mahlzeit sind für Patienten mit Diabetes nützlich. Während ohne Insulintherapie vor allem Energie- und Eiweißgehalt von Mahlzeiten wichtig sind, ermöglichen Angaben zu den Kohlenhydraten die Berechnung des Insulinbolus. Ist z. B. der Ballaststoffgehalt angegeben, kann dies bei der Ermittlung der Glukosewirksamkeit von Mahlzeiten nützlich sein (➤ Tab. 15.1).

Nährwertkennzeichnung von Lebensmitteln (Big 7)

- Brennwert/Energiegehalt (in kcal)
- Fett (in g)
  - (davon) gesättigte Fettsäuren (in g)
- Kohlenhydrate (in g)
  - (davon) Zucker (in g)
- Eiweiß (= Protein) (in g)
- Salz

15.5.2 Diabetes mellitus Typ 2

Medikamentöse Therapie

FALLBEISPIEL

Diabetes mellitus Typ 2

Frau Müller (47 Jahre alt) hat in der Familie mehrere nahe Verwandte mit einem Typ-2-Diabetes. Beim routinemäßigen Gesundheitscheck bestimmt der Hausarzt den Nüchternglukosewert mit 145 mg/dl und den HbA1c-Wert mit 7,8 %. Der Hausarzt klärt Frau Müller über die Diagnose Diabetes auf, verordnet das Antidiabetikum Metformin und stellt eine Überweisung zum Diabetologen aus. In der diabetologischen Schwerpunktpraxis nimmt Frau Müller an einer Schulung für Menschen mit Diabetes teil, die kein Insulin spritzen.
Bei der Diagnosestellung betrug das Körpergewicht von Frau Müller 103 kg bei einer Körpergröße von 178 cm (BMI 32,5 kg/m^2). Infolge der Lebensstiloptimierung sinkt das Körpergewicht innerhalb von sechs Monaten um 8 kg auf 95 kg, und der HbA1c-Wert wird mit 6,1 % bestimmt.

Die medikamentöse Therapie des Typ-2-Diabetes erfolgt mit oralen Antidiabetika, Glucagon-Like-Peptid-Rezeptoragonisten (GLP-1-RA) und/oder Insulin. Die Medikation kann als Mono- oder Kombinationstherapie erfolgen. Bei der Substanzauswahl ist zu berücksichtigen, ob beim Patienten manifeste kardiovaskuläre oder renovaskuläre Erkrankungen bzw. deren Risikofaktoren vorliegen. GLP-1-RA bewirken eine Gewichtsabnahme und haben einen nachgewiesenen kardioprotektiven Effekt. SGLT-2-Inhibitoren haben Zusatzeffekte auf Herz- und Niereninsuffizienz.

Ist die Therapie mit oralen Antidiabetika und GLP-1-RA ausgeschöpft, wird Insulin entweder als basale Insulintherapie oder als intensivierte konventionelle Therapie (ICT) ergänzt (Landgraf et al 2020).

Ernährungsempfehlungen bei Diabetes mellitus Typ 2

Übergewicht ist einer der wichtigsten Risikofaktoren für die Entstehung eines Diabetes mellitus Typ 2. Bei bis zu 90 % der Betroffenen mit Diabetes mellitus Typ 2 besteht Übergewicht oder Adipositas.

Liegt zusätzlich zum Diabetes eine Adipositas vor, ist eine Gewichtsreduzierung wünschenswert. Dies kann insbesondere bei einer kurzen Diabetesdauer zu einer deutlichen Verbesserung der Stoffwechsellage oder sogar zu einer Remission führen. Eine Gewichtszunahme steigert dagegen das Risiko für einen Diabetes mellitus Typ 2. Bei Diabetes ist die Gewichtsabnahme häufig durch genetische Ursachen (z. B. Insulinresistenz) oder Nebenwirkungen einer Insulintherapie zusätzlich erschwert.

Die verschiedenen Strategien zur **Gewichtsreduktion** unterscheiden sich im Hinblick auf die Nährstoffzusammensetzung, die Kalorienmenge und den Zeitpunkt der Mahlzeiten. Beispiel: Beim intermittierenden Fasten wird eine tägliche Nahrungskarenz von mindestens 16 Stunden eingehalten.

Jeder Patient mit Diabetes Typ 2 sollte sich eigenständig für die am besten geeignete Methode zur Gewichtsreduktion entscheiden können. Selbst wenn es bei einer Ernährungsumstellung nicht zur Gewichtsreduktion kommt, kann sich die Stoffwechsellage dennoch deutlich verbessern. Positive Outcome-Daten gibt es für die **mediterrane Ernährung** mit reichlich Gemüse, Obst, Hülsenfrüchten, Nüssen und pflanzlichen Ölen. Mittelfristig hat sich für die Stoffwechselkontrolle eine Reduktion der Kohlenhydrate mit der Betonung einer pflanzenbasierten Kost bewährt (z. B. Low-Carb).

Im Allgemeinen ist zum Gewichtserhalt eine **Mischkost** zu empfehlen. Zur langfristigen Gewichtsreduktion hat sich ein **hoher Eiweißanteil** der Nahrung von einem Viertel bis zu einem Drittel der Gesamtenergiezufuhr bewährt. Studien zu **Formuladiäten** bei Menschen mit Diabetes mellitus Typ 2 zeigen eine Verbesserung von Gewicht, Glukose- und Lipidstoffwechsel sowie kardiovaskulärer Risikofaktoren, wobei der Nachweis einer langfristigen Überlegenheit dieser Diäten fehlt.

INFO

Multimodales Programm Doc Weight® bei Typ-2-Diabetes

Eines der wenigen ärztlich geleiteten Programme zur Lebensstiloptimierung für Erwachsene, das in Deutschland angeboten wird, ist das einjährige multimodale Therapieprogramm Doc Weight®. In einer nicht kontrollierten Studie wurde die Wirksamkeit von Doc Weight® in der Version 2.1 (BMI > 35 kg/m²) bei Menschen mit und ohne Typ-2-Diabetes untersucht. Im Zeitraum von 2005 bis 2017 nahmen 58 Personen (durchschnittlicher Ausgangs-BMI = 44,7 kg/m²) an Doc Weight® teil. Die relative Gewichtsreduktion am Ende des Programmes nach zwölf Monaten betrug 6,4 %. Der HbA1c-Wert der Doc Weight®-Teilnehmenden sank um 0,5 Prozentpunkte. Bemerkenswerterweise sank das Körpergewicht in der Gruppe der Menschen mit Typ-2-Diabetes weniger stark als in der Gruppe ohne Typ-2-Diabetes. Dieses Ergebnis ist kongruent mit einer Vielzahl vergleichbarer Studien. Zugleich ist der metabolische Vorteil des Programms für Menschen mit Typ-2-Diabetes besonders deutlich.

Zu empfehlen sind ein möglichst hoher Anteil an **Ballaststoffen,** Mikronährstoffen und sekundären Pflanzenstoffen und ein geringer Anteil an hochverarbeiteten Lebensmitteln mit hohem glykämischem Index (GI). So sind mindestens 30 g Ballaststoffe pro Tag aus verschiedenen, natürlichen Quellen von Vorteil, vor allem Gemüse, Vollkornprodukte (z. B. Haferflocken) und zuckerarmes Obst.

Für **Beta-Glucane** ist ein positiver Effekt auf Blutglukosewert, Insulinresistenz und LDL-Cholesterinspiegel belegt. Beta-Glucan ist in besonderem Maße in Haferprodukten enthalten. Es erhöht die Viskosität im Dünndarm, verzögert die Magenentleerung sowie die Freisetzung und Resorption von Nahrungsbestandteilen (v. a. von Kohlenhydraten), lässt den Blutzucker dadurch langsamer ansteigen und resultiert in einer niedrigeren Insulinantwort.

FALLBEISPIEL (FORTS.)

Diabetes mellitus Typ 2

Frau Müller hatte ihre Lebensstiloptimierung nicht dauerhaft durchhalten können und hat Jahre später das Ausgangsgewicht – vor Diabetesdiagnose – wieder erreicht (103 kg). Mittlerweile ist trotz der Dreifachtherapie aus Metformin, SGLT2-Inhibitor und GLP-1-RA der HbA1c-Wert sukzessive auf 7,5 % angestiegen. Sie versucht, den Beginn der Insulintherapie hinauszuzögern, indem sie jeden Monat zwei Hafertage durchführt und jeden Tag mindestens eine Hafermahlzeit isst.

INFO
Hafertage

Hafertage (www.hafertage.com) sind eine zwei- bis maximal dreitägige Kurzzeitkur, bei der ausschließlich stark haferhaltige Mahlzeiten verzehrt werden. An einem sogenannten gemäßigten Hafertag werden pro Tag ausschließlich drei Mahlzeiten mit jeweils 60 bis 80 g Haferflocken, angesetzt mit Wasser oder Gemüsebrühe, gegessen. Jede Hafersuppe kann ergänzt werden mit max. 50 g Beeren oder Gemüse oder max. 20 g Nüssen, abgeschmeckt mit Süßstoff, Zitronensaft oder Kräutern. Hafertage sind besonders für Menschen mit Insulinresistenz (wie meist bei Typ-2-Diabetes) geeignet. Sie erzielen einen guten Langzeiteffekt, sodass über einen Zeitraum von vier Wochen der Insulinbedarf sinkt. Die Insulinmengen sollten während der Kur dementsprechend angepasst werden, um das Risiko einer Unterzuckerung zu vermeiden. Die Kur sollte nur in Absprache mit einem Arzt stattfinden.

Nach Empfehlungen der US-amerikanischen und deutschen Diabetesfachgesellschaften sollte die Aufnahme von Mono- und Disacchariden (u. a. **Saccharose/Fruktose**) nicht mehr als 10 bzw. 12 Prozent der täglichen Energiezufuhr ausmachen. Patienten mit Diabetes mellitus Typ 2 sollten die Zufuhr **zuckergesüßter Getränke** minimieren. Auch große Portionen hochverarbeiteter Lebensmittel (v. a. Weißmehlprodukte) sind zu vermeiden. Auch wenn **Süßstoffe** bei Einhaltung der jeweiligen Höchstmengen vermutlich gesundheitlich unbedenklich sind, wird deren Bedeutung bei der Gewichtsreduktion kontrovers diskutiert. **Insulinbehandelte** Menschen mit Diabetes mellitus Typ 2 sollten die blutglukosesteigernde Wirkung ihrer Ernährung bei der Insulindosierung kennen (➤ Tab. 15.1).

Alkohol kann die Blutglukosegegenregulation stören und somit das Risiko für Unterzuckerungen unter Insulintherapie erhöhen.

Metabolische Chirurgie

Durch **bariatrische Operationen** lassen sich hervorragende Raten an Diabetesremissionen erreichen, sodass mittlerweile für diese Operationen der Begriff „metabolische Chirurgie“ geprägt wurde. Die mit Abstand am häufigsten durchgeführten Operationen in Deutschland wie auch weltweit sind die Schlauchmagenbildung (Sleeve Gastrektomie, SG) und der proximale Roux-en-Y-Magenbypass (pRYGB) (➤ Kap. 14.2). Beiden Operationstechniken ist gemeinsam, dass die Blutglukosewerte unmittelbar postoperativ deutlich gebessert sind. Oft können mehrere Antidiabetika einschließlich großer Mengen Insulin abgesetzt werden, bei zugleich gebesserten Glukosewerten. Der Magen-Bypass hat bessere Gewichtsabnahmen und Diabetesremissionsraten zur Folge als der Schlauchmagen, jedoch langfristig höhere Raten an möglichen Mangelerscheinungen (➤ Kap. 14.3.4).

Laut S3-Leitlinie „Chirurgie der Adipositas und metabolischer Erkrankungen“ (DGAV 2018) müssen vor der Indikationsstellung zur Magenverkleinerung die konservativen Maßnahmen zur Gewichtsreduktion erschöpft sein (➤ Kap. 14.2.2). In einigen Regionen erfolgt die ernährungsmedizinische Betreuung im Krankenhaus, in dem auch die operativen Eingriffe durchgeführt werden. Andernorts übernimmt die Betreuung eine ambulante Schwerpunktpraxis für Ernährungsmedizin. Oft obliegt aber auch dem Hausarzt die Koordination. Ebenfalls geeignet sind diabetologische Schwerpunktpraxen, da sie geeignete Räumlichkeiten und Mitarbeitende vorhalten und auf Überweisung hin tätig werden. In jedem Fall sollten postoperativ die Nachsorgeempfehlungen der Leitlinie beachtet werden und eine ernährungsmedizinische Nachsorge erfolgen (➤ Kap. 14.3).

Eine Magenverkleinerung bei Patienten mit Diabetes mellitus Typ 1 ist möglich, hat aber nicht die gleichen metabolischen Vorteile wie beim Diabetes mellitus Typ 2. Die Stoffwechseleinstellung unmittelbar postoperativ kann erschwert sein, wenn die Nahrungsaufnahme nicht zuverlässig erfolgt.

LITERATUR

Deutsche Gesellschaft für Allgemein- und Viszeralchirurgie (DGAV). S3-Leitlinie: Chirurgie der Adipositas und metabolischer Erkrankungen (Stand: Februar 2018). AWMF-Register Nr. 088–001. Aus: www.awmf.org/uploads/tx_szleitlinien/088-001l_S3_Chirurgie-Adipositas-metabolische-Erkrankugen_2018-02.pdf (letzter Zugriff: 7.11.2022).

Haak T, Gölz S, Fritsche A et al. Therapie des Typ-1-Diabetes: Kurzfassung der S3-Leitlinie (AWMF-Register Nr. 057–013; 2. Auflage). Diabetologie und Stoffwechsel 2021; 16 (Suppl 2): 142–153.

Keuthage W. Abnehmen mit der HAWEI-Methode. München: GU; 2022a

Keuthage W. Die Haferkur für einen gesunden Stoffwechsel. Stuttgart: Trias; 2021.
Keuthage W. Proteine, Fette und Kohlenhydrate beim Bolen beachten. Mainz: Kirchheim; 2022b.
Keuthage W. Proteine, Fette und Kohlenhydrate beim Bolen beachten. Ein Schulungs- und Behandlungsprogramm für Menschen mit Insulinpumpe oder intensivierter Insulintherapie. Aus: www.profet.de (letzter Zugriff: 7.11.2022).
Keuthage W, Schmich R, Schoppe T. Evaluation von drei Programmen zur Lebensstiloptimierung in der Schwerpunktpraxis für Diabetes und Ernährungsmedizin Münster: DOC WEIGHT® 2.1, M.O.B.I.L.I.S. und Active Body Control (ABC). Diabetes aktuell, 2018,16: 15–20.
Landgraf R, Aberle J, Birkenfeld AL et al. Therapie des Typ-2-Diabetes. Diabetologie und Stoffwechsel, 2020;15(Suppl 1): 65–92.
Nauck M, Gerdes C, Petersmann A et al. Definition, Klassifikation und Diagnostik des Diabetes mellitus: Update 2021. Diabetologie und Stoffwechsel, 2021;16(Suppl 2): 110–118.
Rubin D, Bosy-Westphal A, Kabisch S et al. Empfehlungen zur Ernährung von Personen mit Typ-1-Diabetes mellitus. Diabetologie und Stoffwechsel, 2021;16(S 02): S235–S254.
Skurk T, Bosy-Westphal A, Grünerbel A et al. Empfehlungen zur Ernährung von Personen mit Typ-2-Diabetes mellitus. Diabetologie und Stoffwechsel, 2021;16(Suppl 2): 255–289.

KAPITEL

16 Dyslipidämien und Herz-Kreislauf-Erkrankungen

Stefan Lorkowski, Ursula Kassner

Zusammenfassung

- Eine unausgewogene Ernährung ist Hauptrisikofaktor für Dyslipidämien und Herz-Kreislauf-Erkrankungen.
- **Ernährungsumstellungen** bilden mit anderen **Lebensstilmaßnahmen** die Basis der Therapie von Dyslipidämien und Herz-Kreislauf-Erkrankungen.
- Die Ernährungsumstellung wird an das kardiovaskuläre Risikoprofil angepasst.
- Verbesserungen der Ernährung unterstützen die **medikamentöse Therapie.**
- Eine Ernährungsumstellung kann bei erhöhtem kardiovaskulärem Risiko eine medikamentöse Therapie nicht ersetzen.
- Eine **qualifizierte Ernährungsberatung** ermöglicht die Umsetzung der Empfehlungen im Alltag.

16.1 Einleitung

Herz-Kreislauf-Erkrankungen sind in Deutschland die häufigste Todesursache. **Dyslipidämien** gehören in Deutschland zu den häufigsten Stoffwechselstörungen (Lorkowski 2022a). Eine unausgewogene Ernährung ist der gravierendste Risikofaktor für Herz-Kreislauf-Erkrankungen. Sie verursacht in den USA und in Europa > 40 % der kardiometabolischen Todesfälle (Meier et al. 2019, Micha et al. 2017). Damit ist ihr Beitrag zu kardiovaskulären Erkrankungen größer als der einer polygenetischen Prädisposition (Zeng et al. 2019). Der Beitrag der Ernährung zu Herz-Kreislauf-Erkrankungen ist wahrscheinlich noch größer, da Übergewicht und Alkoholkonsum nicht berücksichtigt sind.

Der Einfluss der Ernährung auf Herz-Kreislauf-Erkrankungen verändert sich mit dem Alter (Micha et al. 2017). Ihr Anteil war in einer US-amerikanischen Kohorte im Alter von 35 bis 44 Jahren mit > 70 % am größten; im Alter > 75 Jahren waren es > 35 %. Eine Ernährungsumstellung ist also auch im fortgeschrittenen Lebensalter sinnvoll. Sie sollte aber immer in Kombination mit mehr körperlicher Aktivität und weiteren Verhaltensänderungen (z. B. Rauchverzicht, verbesserte Bewältigung und Vermeidung von Stress) erfolgen.

Ärzten stehen zahlreiche Optionen für eine individualisierte und intensivierte Therapie kardiovaskulärer Risikofaktoren zur Verfügung (z. B. Blutdruck- und Lipidsenker, Gerinnungshemmer). Daher werden Lebensstilmaßnahmen zwar häufig empfohlen, aber ihre Umsetzung wird aufgrund des zeitlichen Aufwands meist nicht konsequent verfolgt. Ernährungstherapeuten werden zu selten als Fachkräfte hinzugezogen.

16.2 Versorgungsebenen

16.2.1 Hausarztpraxis

Eine unausgewogene Ernährung trägt wesentlich zu Dyslipidämien und Herz-Kreislauf-Erkrankungen bei. Die Vermittlung entsprechender Ernährungskompetenzen und das Einleiten notwendiger Verhaltensänderungen sind zeitintensiv. In Hausarztpraxen bestehen meist nur begrenzte Möglichkeiten, die aber zur Einleitung einer Ernährungstherapie genutzt werden sollten. Sinnvoll ist eine **strukturierte Ernährungsanamnese,** z. B. mit einem Ernährungsprotokoll über vier Wochen mit qualitativer Auswertung. Einfache Hinweise auf das Weglassen einzelner Lebensmittel, wie z. B. kalorienhaltiger Getränke und Snacks, können bereits Verbesserungen bewirken. Erfolgreicher ist eine **strukturierte Änderung des Ernährungsverhaltens** (z. B. Einhalten fester Mahlzeiten; Verzicht auf Snacks, Zwischenmahlzeiten und zuckerhaltige Getränke; Umsetzung von Empfehlungen zu einer pflanzenbasierten, vollwertigen Ernährung). Wichtig ist bei Krankheitsmanifestation das Hinzuziehen einer Ernährungsfachkraft per Verordnung.

16.2.2 Schwerpunktpraxis Ernährungsmedizin, Lipid-Ambulanz

In selten Fällen sind Dyslipidämien genetisch bedingt (z. B. familiäre Hypercholesterinämie, familiäres Chylomikronämie-Syndrom, Lipodystrophien) und sehr stark ausgeprägt. Betroffene benötigen ggfs. eine besondere lipidsenkende Therapie sowie konsequente bzw. spezielle Ernährungstherapien. Beim **familiären Chylomikronämie-Syndrom** ist eine sehr fettarme Ernährung indiziert, da die Betroffenen triglyceridreiche Chylomikronen nicht verstoffwechseln und sehr hohe Nüchterntriglyceride von > 10 mmol/l trotz Alkoholkarenz aufweisen. Bei Verdacht sollten Patienten an eine Lipid-Ambulanz (z. B. zertifizierte Lipid-Ambulanz DGFF oder Lipidologisches Kompetenzzentrum und Netzwerk DGFF) überwiesen werden. Dort kann sowohl die notwendige intensivierte medikamentöse Therapie als auch eine strikte Ernährungsumstellung realisiert werden.

16.3 Therapiemaßnahmen

INFO

Herz-Kreislauf-Erkrankungen sind meist multifaktoriell begründet. Ernährungsumstellungen in Kombination mit anderen Lebensstilmaßnahmen sind Basis der medikamentösen Therapie. Basis der Ernährungstherapie ist eine **modifizierte Vollkost,** die an das kardiovaskuläre Risikoprofil angepasst wird. Diätetische Maßnahmen zur Primär- und Sekundärprävention von Herz-Kreislauf-Erkrankungen unterscheiden sich nicht. Die Einhaltung diätetischer Maßnahmen ist lebenslang notwendig. Die Motivation der Betroffenen zur Mitarbeit ist zu klären und zu fördern.

Die aktuellen ernährungstherapeutischen Empfehlungen für Patienten mit Dyslipidämien und Herz-Kreislauf-Erkrankungen werden konsentiert im **Leitfaden Ernährungstherapie in Klinik und Praxis (LEKuP)** erläutert (Hauner et al. 2019). Dieser wurde von der Deutschen Gesellschaft für Ernährung (DGE), der Deutschen Akademie für Ernährungsmedizin (DAEM), der Deutschen Gesellschaft für Ernährungsmedizin (DGEM), dem Bundesverband Deutscher Ernährungsmediziner (BDEM), der Deutschen Adipositas-Gesellschaft (DAG), dem Verband der Diätassistenten (VDD) und dem Berufsverband Oecotrophologie (VDOE), basierend auf einer systematischen Sichtung und Bewertung der Fachliteratur, erarbeitet.

16.3.1 Grundkonzept der Ernährungstherapie

Basis der Ernährungstherapie von Dyslipidämien und Herz-Kreislauf-Erkrankungen ist laut LEKuP eine sogenannte Vollkost; diese stellt eine angemessene Zufuhr aller essenziellen Nährstoffe und von Ballaststoffen entsprechend den D-A-CH-Referenzwerten für die Nährstoffzufuhr für Erwachsene sicher (DGE 2021). Damit ist die Vollkost eine bedarfsgerechte, gesundheitsfördernde Ernährung, die an krankheitsspezifische Erfordernisse angepasst wird und den individuellen Anforderungen der Patienten genügt.

Unter einer **Vollkost** versteht der LEKuP folgende Ernährungsformen:

- Vollwertige Ernährung (DGE)
- Vegetarische Ernährungsweise
- Mediterrane Kost

Diese Kostformen ermöglichen eine abwechslungsreiche, an individuelle Bedürfnisse anpassbare Ernährung. Alle Vollkostformen eignen sich zur diätetischen Prävention und Therapie von

Dyslipidämien und Herz-Kreislauf-Erkrankungen. Für die **mediterrane Kost** ist die kardiopräventive Wirkung am besten belegt.

INFO

Eckpunkte der Ernährungstherapie bei Herz-Kreislauf-Erkrankungen

- **Energie:** bedarfsgerecht, ggfs. Gewichtsnormalisierung
- **Kohlenhydrate:** wie allgemeine Empfehlungen (> 50 En%[1]), möglichst als ballaststoffreiche Lebensmittel
- **Fett:**
  - Gesamtfett: wie allgemeine Empfehlung (30–35 En%)
  - Gesättigte Fettsäuren: wie allgemeine Empfehlung (< 10 En%)
  - Mehrfach ungesättigte Fettsäuren: Erhöhung auf allgemeine Empfehlung, aber ≤ 10 En% (ausgewogener Anteil Omega-6- und Omega-3-Fettsäuren)
  - Einfach ungesättigte Fettsäuren: verbleibender Fettanteil
  - Transfettsäuren: wie allgemeine Empfehlung (< 1 En%)
  - Cholesterin: wie allgemeine Empfehlung
- **Protein:** wie allgemeine Empfehlung (0,8 g/kg Körpergewicht); ggfs. höhere Proteinzufuhr bei Älteren
- **Ballaststoffe:** wie allgemeine Empfehlung (mind. 30 g/d)
- **Alkohol:** wie allgemeine Empfehlung (ggf. Verzicht sinnvoll)

MERKE

Die Relation der energieliefernden Nährstoffe Fett, Kohlenhydrate und Protein beeinflusst die Blutlipide. Ein höherer Fettanteil hebt das LDL-Cholesterin an, wenn mehr langkettige gesättigte Fettsäuren verzehrt werden, und senkt es, wenn vermehrt mehrfach ungesättigte Fettsäuren konsumiert werden. Ein höherer Anteil einfacher Kohlenhydrate und raffinierter Stärke führt zum Anstieg der Triglyceride. Eine Ernährungstherapie sollte daher weniger auf die Nährstoffrelation, sondern vielmehr auf eine **Verbesserung der Fett- und Kohlenhydratqualität** abzielen.

Die folgenden Eckpunkte sind zu berücksichtigen:

- Ein Fettanteil von > 35–40 En% kann die Zufuhr von langkettigen gesättigten Fettsäuren und Energie erhöhen.
- Ein geringer Verzehr von Fetten und Ölen kann eine unzureichende Zufuhr fettlöslicher Vitamine und essenzieller Fettsäuren begünstigen.
- Getreide sollte nennenswert zur Ballaststoffzufuhr beitragen (Zufuhr löslicher Ballaststoffe); es sollten vor allem Vollkornprodukte konsumiert werden.
- Die Zufuhr von langkettigen gesättigten Fettsäuren (z. B. Butter, Palm- und Kokosfett, fettes Fleisch) und Transfettsäuren (gehärtete Fette) sollte sich nicht erhöhen.
- Zusätzliches Protein sollte überwiegend in Form pflanzlicher Lebensmittel verzehrt werden.
- Kohlenhydrate werden möglichst als ballaststoffreiche Lebensmittel (Gemüse, Obst und Vollkorn) konsumiert.

Bei der Umsetzung der Vollkost sollten folgende **individuelle Anforderungen** berücksichtigt werden:

- Unspezifische Unverträglichkeiten und gastrointestinale Erkrankungen
- Besondere Anforderungen älterer oder geriatrischer Personen
- Erhöhter Nährstoffbedarf Schwangerer und Stillender
- Interkulturelle Bedürfnisse

Patienten mit Dyslipidämien und Herz-Kreislauf-Erkrankungen sollten dazu gebracht werden, möglichst den Verzehr von Lebensmitteln einzuschränken, die einen hohen Gehalt an Energie, gesättigten Fetten, zugesetztem Zucker/raffinierter Stärke und/oder Kochsalz haben. Dies sind vor allem hochverarbeitete Lebensmittel wie Fertiggerichte und Fast Food, aber auch Süßigkeiten und Gebäck, die meist auch wenig essenzielle Nährstoffe und Ballaststoffe enthalten. Das eigenständige Zubereiten von Mahlzeiten kann helfen, sich ausgewogener zu ernähren, da der Verzehr hochverarbeiteter Lebensmittel eingeschränkt wird. Frisch und schonend zubereitete Mahlzeiten enthalten mehr essenzielle Nährstoffe.

MERKE

Der häufige Verzehr **hochverarbeiteter Lebensmittel** kann aufgrund einer vermehrten Zufuhr von Kohlenhydraten und Fetten die Energieaufnahme erhöhen und zu einer Zunahme des Körpergewichts führen. In Beobachtungsstudien korreliert ein häufiger Verzehr hochverarbeiteter Lebensmittel mit erhöhter Gesamtmortalität und kardiovaskulärer Mortalität (Bonaccio et al. 2022, Juul et al. 2021). Der Verzicht auf hochverarbeitete Lebensmittel kann eine Gewichtsnormalisierung unterstützen und das kardiovaskuläre Risiko vermindern.

[1] En% = Energieprozent (relativer Anteil eines energieliefernden Nährstoffs [Makronährstoff] an der am Tag zugeführten Gesamtenergie)

Für Patienten mit Dyslipidämien und Herz-Kreislauf-Erkrankungen gelten die **Trinkempfehlungen** für Gesunde (ca. 1,5 l/d, möglichst in Form von Wasser und anderen energiearmen Getränken; Hauner et al. 2019). Ein hoher Konsum von Getränken mit zugesetztem Zucker ist mit einem erhöhten Risiko für kardiometabolische Erkrankungen und Adipositas assoziiert (Santo et al. 2022).

Alkohol

Es gilt für Patienten die gleiche maximal tolerierbare Alkoholzufuhr wie für Gesunde: 10 g/d für Frauen und 20 g/d für Männer. Der Konsum von Alkohol ist mit diversen gesundheitlichen Folgen assoziiert (GBD 2016 Alcohol Collaborators 2018):

- **J-förmige Assoziation:**
  - Ischämische Herzkrankheit
  - Ischämischer Schlaganfall
  - Diabetes mellitus
- **Positive Assoziation:**
  - Vorhofflimmern
  - Pankreatitis, Leberzirrhose/chronische Lebererkrankungen
  - Diverse Krebserkrankungen

MERKE

In Beobachtungsstudien ist moderater **Alkoholkonsum** mit einem verminderten Auftreten einzelner kardiometabolischer Komplikationen (z. B. ischämische Herzkrankheit, ischämischer Schlaganfall, Diabetes mellitus) assoziiert, aber er geht vermehrt mit anderen gesundheitlichen Komplikationen (z. B. Vorhofflimmern, Krebserkrankungen, chronische Lebererkrankungen) einher (GBD 2016 Alcohol Collaborators 2018). Größere Alkoholmengen können das Risiko für einzelne kardiovaskuläre Komplikationen (Vorhofflimmern) erhöhen, und aus Daten von Beobachtungsstudien lassen sich keine individuellen Zufuhrmengen zur Prävention oder Therapie ableiten.
Aufgrund seines triglyceriderhöhenden Effekts sollten Patienten mit Hypertriglyceridämie auf Alkohol verzichten (Hauner et al. 2019). Da alkoholische Getränke unnötige Kalorien liefern, kann der Verzicht eine Normalisierung des Körpergewichts unterstützen. Abstinenzler sollten nicht mit dem Konsum von Alkohol zur Prävention oder Therapie kardiometabolischer Erkrankungen beginnen; für Patienten mit kardiometabolischen Erkrankungen gilt der Konsum von Alkohol in moderaten Mengen als tolerierbar.

Bei Vorhofflimmern ist vom Alkoholgenuss abzuraten, da sich das Risiko für ischämische Schlaganfälle erhöht und Abstinenz diese verhindern kann (Lee et al. 2021).

16.3.2 Adaption der Ernährungstherapie

Es erfolgt eine Anpassung der Vollkost an vorliegende, **diätetisch modifizierbare kardiovaskuläre Risikofaktoren** (Hauner et al. 2019):

- Hypercholesterinämie
- Hypertriglyceridämie
- Arterielle Hypertonie
- Übergewicht/Adipositas
- Diabetes mellitus Typ 2

Die diätetischen Maßnahmen für Herz-Kreislauf-Erkrankungen und die Anpassungen an individuelle kardiovaskuläre Risikofaktoren sind im Folgenden anhand von **Fallbeispielen** und in **Infoboxen** zusammengestellt.

Allen ernährungstherapeutischen Maßnahmen bei Dyslipidämien und Herz-Kreislauf-Erkrankungen gemeinsam ist eine bedarfsgerechte Energiezufuhr bzw. Normalisierung des Körpergewichts.

Hypercholesterinämie

Für eine diätetische Senkung des LDL-Cholesterins wird die Vollkost wie folgt modifiziert:

- Reduzierte Zufuhr langkettiger gesättigter Fettsäuren
- Reduktion des Nahrungscholesterins
- Erhöhte Zufuhr (löslicher) Ballaststoffe (Pektine, Beta-Glucane)

FALLBEISPIEL

Bei Simon Lucke (19 Jahre) ist seit dem Jugendalter eine Hypercholesterinämie bekannt. Sein Vater ist infolge eines Myokardinfarkts im Alter von 43 Jahren verstorben. Der Patient ist schlank (BMI 23 kg/m^2) und sportlich aktiv. Bluthochdruck und Diabetes mellitus wurden ausgeschlossen. Er hat keine weiteren Vorerkrankungen und nimmt keine Medikamente. Er raucht nicht und trinkt gelegentlich ein bis zwei Bier. Die Mutter und die 16-jährige Schwester haben kein erhöhtes Cholesterin.

16

Das Gesamtcholesterin liegt bei 9,9 mmol/l, LDL-Cholesterin bei 7,7 mmol/l, Triglyceride bei 1,1 mmol/l und HDL-Cholesterin bei 1,24 mmol/l.
→ Es besteht der hochgradige Verdacht auf eine **familiäre Hypercholesterinämie,** die unbehandelt mit einem hohen Risiko für frühzeitige kardiovaskuläre Ereignisse einhergeht. Neben der Ernährungsberatung ist eine effektive lipidsenkende Medikation notwendig.

In der Infobox sind die diätetischen Maßnahmen zur **Senkung des LDL-Cholesterins** aufgeführt. Auch bei Vorliegen einer familiären Hypercholesterinämie ist diese Ernährungsumstellung sinnvoll (Negele et al. 2015, Torvik et al. 2016), da sie trotz der genetischen Disposition oftmals das LDL-Cholesterin senkt, ggfs. weitere kardiovaskuläre Risikofaktoren mindert und eine bedarfsgerechte Nährstoffversorgung ermöglicht.

INFO

Eckpunkte der Ernährungstherapie bei Hypercholesterinämie

- **Energie:** bedarfsgerecht, ggfs. Gewichtsnormalisierung
- **Kohlenhydrate:** wie allgemeine Empfehlung (> 50 En%)
- **Fett:**
  - Gesamtfett: wie allgemeine Empfehlung (30–35 En%)
  - **Gesättigte Fettsäuren: Reduktion auf < 7 En%**
  - Mehrfach ungesättigte Fettsäuren: Erhöhung auf allgemeine Empfehlung, aber ≤ 10 En% (ausgewogener Anteil Omega-6- und Omega-3-Fettsäuren)
  - Einfach ungesättigte Fettsäuren: verbleibender Fettanteil
  - Transfettsäuren: wie allgemeine Empfehlung (< 1 En%)
  - **Cholesterin: Reduktion auf < 300 mg/d**
- **Protein:** wie allgemeine Empfehlung (0,8 g/kg Körpergewicht); ggfs. höhere Proteinzufuhr bei Älteren
- **Ballaststoffe: wie allgemeine Empfehlung oder etwas höher (30–40 g/d), erhöhte Zufuhr löslicher Ballaststoffe**
- **Alkohol:** wie allgemeine Empfehlung

MERKE

Ernährungsumstellungen haben relevante Auswirkungen auf die Konzentration des LDL-Cholesterins, aber keinen nennenswerten Effekt auf das Lipoprotein (a).

Hypertriglyceridämie

Die Ernährungstherapie bei Hypertriglyceridämie orientiert sich an der physiologischen Ursache. Im Falle von seltenen Störungen des Chylomikronenabbaus (familiäres Chylomikronämie-Syndrom) ist eine lebenslange, strikt fettarme Diät notwendig (Williams et al. 2018a). Diese Erkrankungsform wird hier nicht behandelt, da Betroffene nicht primär an Herz-Kreislauf-Erkrankungen leiden, sondern unter rezidivierenden Pankreatitiden (Hegele et al. 2014).

Im Falle einer **Hypertriglyceridämie aufgrund einer erhöhten hepatischen VLDL-Produktion** wird die Vollkost wie folgt modifiziert (Hauner et al. 2019):

- Verminderte Kohlenhydratzufuhr
- Reduktion einfacher Zucker und raffinierter Stärke
- Erhöhte Zufuhr von (löslichen) Ballaststoffen
- Verzicht auf Alkohol

FALLBEISPIEL

Anke Schmidt (24 Jahre) übt eine sitzende Tätigkeit aus und ernährt sich überwiegend mit Fertiggerichten und Fast Food; sie isst auch gern Süßigkeiten und Gebäck. Sie trinkt nur bei Feierlichkeiten ein Glas Sekt oder Wein. Sie treibt keinen Sport, unternimmt aber längere Spaziergänge. Sie hat einen BMI von 26,5 kg/m^2; Blutdruck und HbA1c sind normal. Die Triglyceride sind mit 3,9 mmol/l erhöht. Es ist keine genetische Prädisposition für Hypertriglyceridämie bekannt, die Patientin nimmt keine Medikamente, und keine weiteren Laborwerte sind auffällig. Nach zweiwöchiger Alkoholkarenz sind die Triglyceride mit 3,8 mmol/l erneut erhöht.
→ Es liegt eine überwiegend ernährungsbedingte Hypertriglyceridämie mit der Indikation für eine Ernährungsumstellung vor.

Die ernährungstherapeutischen Maßnahmen bei Hypertriglyceridämie aufgrund einer gestörten hepatischen VLDL-Synthese werden im nachfolgenden Infokasten beschrieben.

INFO

Eckpunkte der Ernährungstherapie bei Hypertriglyceridämie

- **Energie:** bedarfsgerecht, ggfs. Gewichtsnormalisierung
- **Kohlenhydrate: verminderte Zufuhr auf < 50 En%**
- **Reduktion von Mono- und Disacchariden sowie raffinierter Stärke**
- **Fett:**
  - Gesamtfett: wie allgemeine Empfehlung (30–35 En%)
  - Gesättigte Fettsäuren: wie allgemeine Empfehlung (< 10 En%)
  - Mehrfach ungesättigte Fettsäuren: Erhöhung auf allgemeine Empfehlung, aber ≤ 10 En% (ausgewogener Anteil Omega-6- und Omega-3-Fettsäuren)
  - Einfach ungesättigte Fettsäuren: verbleibender Fettanteil
  - Transfettsäuren: wie allgemeine Empfehlung (< 1 En%)
  - Cholesterin: wie allgemeine Empfehlung
- **Protein:** wie allgemeine Empfehlung (0,8 g/kg Körpergewicht); ggfs. höhere Proteinzufuhr bei Älteren
- **Ballaststoffe: wie allgemeine Empfehlung oder etwas höher (30–40 g/d)**
- **Erhöhung des Anteils löslicher Ballaststoffe**
- **Alkohol: möglichst konsequenter Verzicht**

Arterielle Hypertonie

Neben einer Gewichtsnormalisierung bzw. bedarfsgerechten Energiezufuhr wird bei arteriellem Hypertonus die Vollkost wie folgt modifiziert (Hauner et al. 2019): **reduzierter Verzehr von Kochsalz** bzw. **teilweiser Kochsalzersatz** durch Kaliumchlorid (nach Kontrolle der Nierenfunktion).

FALLBEISPIEL

Bei Michaela Pätzel (62 Jahre) erfolgte die Abklärung einer endokrinologischen Ursache eines erhöhten Blutdrucks nach hypertensiver Krise. Frau Pätzel lebt allein und betreut jeden zweiten Samstag ihre beiden Enkelsöhne. Sie arbeitet Vollzeit als Kita-Leiterin. Wegen häufiger Personalausfälle ist die Arbeit stressig; daher hat sie den Nikotinkonsum nicht einstellen können. Frau Pätzel kocht meist selbst und hat ihre Ernährung auf vegetarische Kost umgestellt. Dadurch konnte sie ihr Gewicht um 4 kg reduzieren (BMI 27,5 kg/m²). Sie bevorzugt salziges Essen und salzt oft nach. Die Patientin trinkt höchstens ein Glas Wein pro Woche. Dyslipidämien und Diabetes mellitus wurden ausgeschlossen. Der Blutdruck ist unter Ramipril 5 mg morgens und abends sowie Amlodipin 10 mg morgens nicht ausreichend gesenkt, es kommt immer wieder zu Blutdruckspitzen (bis zu 200 mmHg systolisch). Die Mutter von Frau Pätzel hatte ebenfalls Probleme mit der Blutdruckeinstellung und ist mit 76 Jahren an einem Schlaganfall verstorben.

→ Es liegt ein arterieller Hypertonus mit der Indikation für eine Ernährungsumstellung vor.

Die einzelnen Maßnahmen einer Ernährungsumstellung bei arteriellem Hypertonus werden im nachfolgenden Infokasten beschrieben.

INFO

Eckpunkte der Ernährungstherapie bei arterieller Hypertonie

- **Energie:** bedarfsgerecht, ggfs. Gewichtsnormalisierung
- **Kohlenhydrate:** wie allgemeine Empfehlung (> 50 En%), möglichst als ballaststoffreiche Lebensmittel
- **Fett:**
  - Gesamtfett: wie allgemeine Empfehlung (30–35 En%)
  - Gesättigte Fettsäuren: wie allgemeine Empfehlung (< 10 En%), insbesondere weniger langkettige gesättigte Fettsäuren
  - Mehrfach ungesättigte Fettsäuren: wie allgemeine Empfehlung, ausgewogener Anteil Omega-6- und Omega-3-Fettsäuren
  - Einfach ungesättigte Fettsäuren: verbleibender Fettanteil
  - Transfettsäuren: wie allgemeine Empfehlung (< 1 En%)
  - Cholesterin: wie allgemeine Empfehlung
- **Protein:** wie allgemeine Empfehlung (0,8 g/kg Körpergewicht); ggfs. höhere Proteinzufuhr bei Älteren
- **Ballaststoffe:** wie allgemeine Empfehlung (mind. 30 g/d)
- **Kochsalz: < 5 g/d (< 2 g/d Natrium)**
- **Kalium: ggfs. Zufuhr erhöhen (3,5–4,7 g/d)**
- **Alkohol:** wie allgemeine Empfehlung

Für Informationen zur Ernährungstherapie bei Übergewicht und Adipositas sowie bei Diabetes mellitus Typ 2 wird auf ➤ Kap. 13 und ➤ Kap. 15 verwiesen.

Kombinierte kardiovaskuläre Risikofaktoren

FALLBEISPIEL

Thomas Mücke (58 Jahre) erlitt 2015 einen Myokardinfarkt. Im August 2022 folgte eine Intervention mit Dreifach-DES in RIVA. Der Patienten weist kombinierte Hyperlipidämie, arteriellen Hypertonus, Prädiabetes (Nüchternglukose 111 mg/dl, HbA1c 6,0 %) und Adipositas Grad I (BMI 30,8 kg/m²) auf.

Seit zwölf Jahren raucht Herr Mücke nicht mehr. Er trinkt zum Abendessen gerne ein Bier. Unter lipidsenkender Therapie mit Atorvastatin 80 mg/d und Ezetimib 10 mg/d liegt das LDL-Cholesterin mit 1,8 mmol/l über dem individuellen Zielwert (< 1,4 mmol/l). Auch Triglyceride (3,6 mmol/l) und Nicht-HDL-Cholesterin (3,4 mmol/l; individueller Zielwert 85 mg/dl, 2,2 mmol/l) sind erhöht. Das Gesamtcholesterin ist erhöht (4,5 mmol/l), während HDL-Cholesterin erniedrigt ist (1,1 mmol/l). Der arterielle Hypertonus ist mit Candesartan 32 mg morgens und Metoprolol 47,5 mg morgens und abends gut eingestellt.

→ Insgesamt liegt eine metabolische Konstellation vor, die ohne Medikation mit einem hohen Risiko für weitere kardiovaskuläre Ereignisse einhergeht. Unterstützt wird die medikamentöse Maßnahme durch Lebensstilmaßnahmen, inkl. einer intensivierten Ernährungstherapie zur Adressierung aller kardiovaskulären Risikofaktoren.

MERKE

Patienten mit Dyslipidämien und mit Herz-Kreislauf-Erkrankungen weisen meist weitere Risikofaktoren auf, die eine weitere Anpassung der Vollkostform an das kardiometabolische Risikoprofil notwendig machen. Bei Vorliegen mehrerer kardiovaskulärer Risikofaktoren werden die oben ausgeführten Anpassungen der Vollkostform miteinander kombiniert.

16.3.3 Nahrungsergänzungsmittel

Eine Supplementierung von Vitaminen und Mineralstoffen hat keinen generellen Nutzen hinsichtlich kardiovaskulärer Komplikationen und Mortalität (Jenkins et al. 2021). Eine regelmäßige hochdosierte Supplementierung mit Kalzium könnte sogar das Risiko für kardiovaskuläre Ereignisse erhöhen.

16.3.4 Therapieformen

Ernährungsberatungen können von Patienten sowohl im Rahmen der Primärprävention als auch bei Eintritt von Symptomen im Rahmen der Sekundär- und Tertiärprävention in Anspruch genommen werden. Informationen zur Empfehlung und Verordnungen von Ernährungsberatungen finden sich in ➤ Kap. 1.

MERKE

Wesentliche Befunde (z. B. LDL-Cholesterin, Triglyceride, Blutdruck, HbA1c/Insulinpflicht, relevante Medikationen) sind auf der Notwendigkeitsbescheinigung zu vermerken.

16.3.5 Medikamentöse Therapie

Lebensstilmaßnahmen sind bei Dyslipidämien und Herz-Kreislauf-Erkrankungen die Basis der medikamentösen Therapie (Consentino et al. 2020, Mach et al. 2020, Visseren et al. 2020, Williams et al. 2018). Eine Ernährungstherapie erfolgt als eine an das kardiovaskuläre Risikoprofil angepasste Vollkost. Diese ermöglicht relevante Verbesserungen aller kardiovaskulären Risikofaktoren, reicht jedoch bei Patienten mit erhöhtem kardiovaskulärem Risiko trotz konsequenter Umsetzung meist nicht aus, um therapeutische Zielwerte dauerhaft zu erreichen. Daher muss, aufbauend auf der Ernährungstherapie, eine an das kardiovaskuläre Risikoprofil angepasste medikamentöse Therapie (Lipid- und Blutdrucksenker, Gerinnungshemmer usw.) eingeleitet werden; so können kardiovaskuläre Risikofaktoren gesenkt und das kardiovaskuläre Risiko der Patienten minimiert werden.

16.4 Fazit für die Praxis

Eine an das kardiovaskuläre Risikoprofil angepasste Vollkost kann alle kardiovaskulären Risikofaktoren verbessern (Lorkowski 2022b). Es ist eine lebenslange Einhaltung der adaptierten Vollkost notwendig, da eine Ernährungsumstellung die Erkrankung nicht heilt. Patienten mit erhöhtem Risiko für kardiovaskuläre Ereignisse benötigen zusätzlich zur Ernährungstherapie und anderen Verbesserungen des Lebensstils (vermehrte körperliche Aktivität, Stressreduktion, Rauchverzicht) eine an das kardiovaskuläre Risikoprofil angepasste Medikation zur effizienten Senkung der Risikofaktoren. Während einer medikamentösen Therapie ist Patienten der zusätzliche Nutzen einer angepassten Vollkost zu verdeutlichen.

MERKE

Die Ernährungstherapie für Patienten mit Herz-Kreislauf-Erkrankungen basiert auf einer Vollkostform, die den Ernährungsempfehlungen für Gesunde entspricht. Die Vollkost wird an das kardiovaskuläre Risikoprofil angepasst zur gezielten Reduktion bzw. Normalisierung der modifizierbaren kardiovaskulären Risikofaktoren. Ein regelmäßiger Verzehr von Meeresfisch entsprechend allgemeinen Empfehlungen wirkt sich günstig und ein häufiger Verzehr hochverarbeiteter Lebensmittel ungünstig aus. Für Nahrungsergänzungsmittel gibt es bei adäquater Nährstoffversorgung keinen Nutzen.

LITERATUR

Bonaccio M, Costanzo S, Di Castelnuovo A et al. Ultra-processed food intake and all-cause and cause-specific mortality in individuals with cardiovascular disease: the Moli-sani Study. Eur Heart J, 2022;43(3): 213–224.

Cosentino F, Grant PJ, Aboyans V et al. 2019 ESC Guidelines on diabetes, pre-diabetes, and cardiovascular diseases developed in collaboration with the EASD. Eur Heart J, 2020;41(2): 255–323.

Deutsche Gesellschaft für Ernährung, Österreichische Gesellschaft für Ernährung, Schweizerische Gesellschaft für Ernährungsforschung, Schweizerische Vereinigung für Ernährung (Hrsg.). Referenzwerte für die Nährstoffzufuhr. Bonn, 2. Auflage, 7. aktualisierte Ausgabe 2021.

GBD 2016 Alcohol Collaborators. Alcohol use and attributable disease burden in 195 countries and territories, 1990–2016: a systematic analysis of the Global Burden of Disease Study 2016. Lancet, 2018; 392(10152): 1015–1035.

Hauner H, Beyer-Reiners E, Bischoff G et al. Leitfaden Ernährungstherapie in Klinik und Praxis (LEKuP). Aktuel Ernahrungsmed, 2019;44: 384–419.

Hegele RA, Ginsberg HN, Chapman MJ et al. The polygenic nature of hypertriglyceridaemia: implications for definition, diagnosis, and management. Lancet Diabetes Endocrinol, 2014;2(8): 655–666.

Jenkins DJA, Spence JD, Giovannucci EL et al. Supplemental vitamins and minerals for cardiovascular disease prevention and treatment: JACC Focus Seminar. J Am Coll Cardiol, 2021;77(4): 423–436.

Juul F, Vaidean G, Lin Y et al. Ultra-processed foods and incident cardiovascular disease in the Framingham Offspring Study. J Am Coll Cardiol, 2021;77(12): 1520–1531.

Lee SR, Choi EK, Jung JH et al. Lower risk of stroke after alcohol abstinence in patients with incident atrial fibrillation: a nationwide population-based cohort study. Eur Heart J, 2021;42(46): 4759–4768.

Lorkowski S. Lang bekannt und meist ungenutzt: Lebensstilmaßnahmen zur Unterstützung der lipidsenkenden Therapie. Deutsche Medizinische Wochenschrift, 2022a;147(12): 796–806.

Lorkowski S. Einfluss der Ernährung auf Herz-Kreislauf-Erkrankungen. VFED aktuell: Herz im Fokus – Ernährung, Prävention und Therapie, 2022b: 10–24.

Mach F, Baigent C, Catapano AL et al. 2019 ESC/EAS guidelines for the management of dyslipidaemias: lipid modification to reduce cardiovascular risk. Eur Heart J, 2020;41(1): 111–188.

Meier T, Gräfe K, Senn F, Sur P, Stangl GI, Dawczynski C, März W, Kleber ME, Lorkowski S. Cardiovascular mortality attributable to dietary risk factors in 51 countries in the WHO European Region from 1990 to 2016: a systematic analysis of the Global Burden of Disease Study. Eur J Epidemiol, 2019;34(1): 37–55.

Micha R, Peñalvo JL, Cudhea F et al. Association between dietary factors and mortality from heart disease, stroke, and type 2 diabetes in the United States. JAMA, 2017;317(9): 912–924.

Negele L, Schneider B, Ristl R et al. Effect of a low-fat diet enriched either with rapeseed oil or sunflower oil on plasma lipoproteins in children and adolescents with familial hypercholesterolaemia. Results of a pilot study. Eur J Clin Nutr, 2015;69(3): 337–343.

Santos LP, Gigante DP, Delpino FM et al. Sugar sweetened beverages intake and risk of obesity and cardiometabolic diseases in longitudinal studies: A systematic review and meta-analysis with 1.5 million individuals. Clin Nutr ESPEN, 2022;51: 128–142.

Torvik K, Narverud I, Ottestad I et al. Dietary counseling is associated with an improved lipid profile in children with familial hypercholesterolemia. Atherosclerosis, 2016;252: 21–27.

Visseren FLJ, Mach F, Smulders YM et al. 2021 ESC Guidelines on cardiovascular disease prevention in clinical practice. Eur Heart J, 2021;42(34): 3227–3337.

Williams B, Mancia G, Spiering W et al. 2018 ESC/ESH Guidelines for the management of arterial hypertension. Eur Heart J, 2018b;39(33): 3021–3104.

Williams L, Rhodes KS, Karmally W et al. Patients and families living with FCS. Familial chylomicronemia syndrome: Bringing to life dietary recommendations throughout the life span. J Clin Lipidol, 2018a;12(4): 908–919.

Zeng L, Talukdar HA, Koplev S et al. Contribution of gene regulatory networks to heritability of coronary artery disease. J Am Coll Cardiol, 2019;73(23): 2946–2957.

KAPITEL

17 Hyperurikämie

Josephine Lauscher, Diana Rubin

Zusammenfassung

- Die **Prävalenz** der Hyperurikämie ist in den vergangenen Jahrzehnten angestiegen.
- Das **Ernährungsverhalten** ist ein wesentlicher Faktor bei der Entstehung einer Hyperurikämie.
- Die **Ernährungstherapie** stellt die Basistherapie zur **Senkung des Harnsäurespiegels** dar.

17.1 Einleitung

Die Hyperurikämie hat in den vergangenen Jahrzehnten an Häufigkeit zugenommen. Als Ursachen werden eine längere Lebenserwartung, ein geändertes Ernährungsverhalten und eine höhere Prävalenz von Patienten mit Nierenerkrankungen genannt. Je nach Alter und untersuchter Region weisen 10–30 % der Männer und 2–6 % der untersuchten Frauen eine Hyperurikämie auf und haben daher ein deutlich erhöhtes Risiko, einen akuten Gichtanfall zu erleiden. Die Hyperurikämie ist mit dem metabolischen Syndrom assoziiert, also mit Adipositas, Dyslipoproteinämie, essenzieller Hypertonie und Diabetes mellitus Typ 2. Die Ernährungstherapie stellt die Basistherapie zur Senkung des Harnsäurespiegels dar (Gröbner 2022).

FALLBEISPIEL

Herr Schmidt (72 Jahre alt) leidet unter Adipositas Grad II, arteriellem Hypertonus und Diabetes mellitus Typ 2. Weihnachten hat er in diesem Jahr mit seiner Familie auf einer Berghütte gefeiert. Er hat viel von der knusprigen Weihnachtsgans genossen und dazu reichlich trockenen französischen Rotwein getrunken. Als er am nächsten Morgen bei klirrender Kälte auf der Bank vor der Berghütte seine Morgenzigarre raucht, beginnt sein linker großer Zeh zu schmerzen. Die Schmerzen werden in den nächsten Stunden immer schlimmer, sodass er schließlich die Notaufnahme des örtlichen Krankenhauses aufsucht. Die klinische Untersuchung des Fußes zeigt eine Rötung und Schwellung des Großzehengrundgelenks, welches stark druckschmerzhaft ist. Die laborchemische Untersuchung ergibt eine Serumharnsäure von 8,4 mg/dl (504 µmol/l) und eine Leukozytose von 14,7/nl.
→ Es liegt ein akuter Gichtanfall nach purinreicher Ernährung auf dem Boden einer Hyperurikämie vor.

17.2 Definition und Pathophysiologie

Nukleotide sind die Grundbausteine der Nukleinsäuren und bestehen aus einer Pyrimidin- oder Purinbase. Beim Abbau der Purinnukleotide entsteht als Endprodukt Harnsäure. Harnsäure wird über den Urin ausgeschieden. Harnsäure wird nach glomerulärer Filtration zunächst komplett rückresorbiert (proximaler Tubulus) und dann partiell tubulär wieder sezerniert (distaler Tubulus). Die Löslichkeit der Harnsäure ist nicht besonders hoch, und sie kann in menschlichen Zellen nicht weiter zerlegt werden (Püschel 2011). Die Hyperurikämie ist definiert als eine **Harnsäurekonzentration im Plasma oder Serum oberhalb des Normalbereichs.** Die Löslichkeitsgrenze von Natriumurat im Plasma liegt bei Männern und Frauen bei 6,4 mg/dl (384 µmol/l). Bei Anstieg der Serumharnsäure auf höhere Werte liegt eine übersättigte Lösung vor, und Harnsäure kann ausfallen. Daher wird eine **Harnsäurekonzentration von über 6,4 mg/dl** im Plasma oder Serum als Hyperurikämie bezeichnet. Mit steigender Harnsäurekonzentration steigt das Risiko des Auftretens klinischer Manifestationen einer Hyperurikämie (Gröbner 2022).

Der **Harnsäurebestand** ist das Ergebnis aus der Harnsäurezufuhr/-synthese und der Harnsäureausscheidung. Die endogene Harnsäuresynthese beträgt ca. 350 mg/Tag und die exogene Purinzufuhr über 300 mg/Tag. Die Ausscheidung der Harnsäure erfolgt zu 20–30 % über den Darm und zu 70–80 % über die Nieren. Zur Hyperurikämie kommt es dann, wenn entweder vermehrt Harnsäure gebildet oder Harnsäure vermindert ausgeschieden wird. Nur selten sind beide Mechanismen kombiniert wirksam. ➤ Tab. 17.1 gibt einen Überblick über die verschiedenen Formen der Hyperurikämie (Gröbner und Walter-Sack 2002).

In ➤ Tab. 17.2 werden Ursachen einer sekundären Hyperurikämie aufgelistet.

Tab. 17.2 Wichtige Ursachen und Beispiele sekundärer Hyperurikämien und Gicht (nach Gröbner und Zöllner 2004)

Vermehrte Harnsäurebildung	Chronische myeloische Leukämie
	Polycythaemia vera
	Osteomyelofibrose
	Sekundäre Polyglobulie bei Herz- und Lungenkrankheiten*
	Hämolytische Anämien*
	Glukose-6-Phosphatase-Mangel
	Vermehrte Zufuhr von Nahrungspurinen, Übergewicht*
	Zytostatische Therapie und Bestrahlungen
Verminderte renale Harnsäureausscheidung	Nierenkrankheiten
	Ketoazidose
	Fasten
	Entgleister Diabetes mellitus
	Hyperlaktazidämien
	Hohe Alkoholspiegel
	Glukose-6-Phosphatase-Mangel
	Arzneimittel (z. B. Saluretika, Ciclosporin, Pyrazinamid, Ethambutol)
	Vergiftungen (z. B. Blei)

* Für das Auftreten einer Gicht müssen wahrscheinlich auch hereditäre Faktoren vorliegen.

17.3 Symptome

Die Hyperurikämie verursacht oftmals kaum sichtbare oder spürbare Symptome. Die typische klinische Manifestation einer Hyperurikämie ist der **akute Gichtanfall.** Bei einer Natriumurat-Konzentration von mehr als 6,4 mg/dl (Löslichkeitsgrenze) erhöht sich das Risiko für das Ausfallen dieser Substanz. Bilden sich beim Ausfallen phagozytierbare Mikrokristalle, kommt es zum akuten Gichtanfall (Gröbner 2015).

Tab. 17.1 Einteilung der Hyperurikämien (nach Gröbner und Walter-Sack 2002)

Familiäre (primäre) Hyperurikämie	Störung der tubulären Harnsäuresekretion (99 %)
	Vermehrte endogene Harnsäuresynthese infolge von Enzymdefekten des Purinstoffwechsels (1 %)
Sekundäre Hyperurikämie	Vermehrte Harnsäurebildung (z. B. bei Bluterkrankungen)
	Verminderte renale Harnsäureausscheidung (z. B. bei Niereninsuffizienz)
	Kombination aus vermehrter Harnsäurebildung und verminderter renaler Harnsäureausscheidung (z. B. bei reichlicher Alkoholzufuhr)

MERKE

Manifestationsorte für Gichtanfälle sind Gewebe mit geringer Durchblutung und/oder niedriger Körpertemperatur. Häufig sind auch vorgeschädigte arthrotische Gelenke betroffen.

Die Hyperurikämie wird oft durch einen akuten Gichtanfall symptomatisch, der durch folgende Merkmale charakterisiert ist:

- Plötzlicher Beginn
- Hochgradige Schmerzhaftigkeit
- Beschränkung auf ein Gelenk (am häufigsten Großzehengrundgelenk)

- Intensive entzündliche Reaktion, über ein Gelenk hinausgehend

Die **Schmerzhaftigkeit** ist häufig so intensiv, dass selbst der Druck der Bettdecke kaum zu ertragen ist. Ein polyartikulärer Befall ist initial selten. Der akute Gichtanfall kann Stunden bis Tage anhalten (Gröbner 2015).

Die folgenden Faktoren sind typische **Auslöser für einen akuten Gichtanfall:**

- Traumata
- Vermehrte Purinzufuhr
- Alkoholexzess
- Arzneimittel (z. B. Saluretika, Zytostatika)
- Bestrahlungen
- Operationen
- Fastenkuren

Wird die Hyperurikämie nach einem akuten Gichtanfall nicht adäquat behandelt, geht sie in die **chronische Gicht** über. Die Gichtanfälle rezidivieren und können nun auch andere Gelenke befallen. Die Kennzeichen der chronischen Gicht sind **Weichteil- und Knochentophi.** Die Gelenkveränderungen bei der chronischen Gicht sind die Folgen der Zerstörung gelenknaher Knochenanteile durch Harnsäureablagerungen. Dies führt nach langem Verlauf zur Deformierung von Gelenken. Weichteiltophi gehen oft von periartikulären Geweben, z. B. von Sehnenscheiden oder Schleimbeuteln aus.

Neben den Gelenken kann sich die Hyperurikämie in der Niere durch eine **Harnsäurenephrolithiasis** manifestieren. Risikofaktoren für eine Harnsäurenephrolithiasis sind eine erhöhte renale Harnsäureausscheidung, ein verringertes Harnvolumen und ein erniedrigter Urin-pH-Wert. Eine erhöhte Harnsäureausscheidung ist auch mit einer chronischen Niereninsuffizienz assoziiert, es kann zudem zu einem akuten Nierenversagen kommen (Gröbner 2015).

17.4 Diagnostik

Die Diagnose der Gicht fußt auf

- typischer Anamnese,
- Gelenkentzündung,
- ggf. dem raschen Ansprechen auf Colchicin,
- Hyperurikämie.

17.4.1 Bestimmung der Serumharnsäure

Für die Diagnose einer Hyperurikämie sollte die Serumharnsäure aus dem Nüchternblut bestimmt werden; es werden zwei bis drei Bestimmungen an verschiedenen Tagen empfohlen. Bei einem akuten Gichtanfall ist der Harnsäurespiegel nicht selten nur leicht oder nicht erhöht, die Bestimmung sollte daher zwei bis drei Wochen später wiederholt werden. Der Patient sollte sich in den Tagen vor der Blutentnahme wie gewohnt ernähren. Bei der Interpretation der Ergebnisse ist die bisherige Arzneimitteltherapie zu berücksichtigen, da eine Reihe von Arzneimitteln den Harnsäurespiegel beeinflusst (➤ Tab. 17.3).

17.4.2 24-h-Urin

Bei jugendlichen Patienten, bei schwerer Verlaufsform und bei rezidivierender Harnsäurenephrolithiasis sollte neben der Serumharnsäure auch die Harnsäureausscheidung im 24-h-Urin bestimmt werden. Dies dient der weiteren Abklärung der Hyperurikämie infolge eines Enzymdefekts des Purinstoffwechsels. Der Normalbereich für die Harnsäure im 24-h-Sammelurin unter Normalkost beträgt 500–600 mg/d (Gröbner 2015).

Tab. 17.3 Einfluss von Arzneimitteln auf die Serumharnsäurekonzentration (nach Gröbner 2015)

Senkung der Serumharnsäure	Erhöhung der Serumharnsäure
Xanthinoxidasehemmer	Saluretika
Urikosurika	Zytostatika
Salicylate > 3 g tgl.	Salicylate in niedriger Dosierung
Cumarin	Pyrazinamid
Kortikoide	Ethambutol
Losartan	Cyclosporin A
Fenofibrat	Tacrolimus
	Nikotinsäure
	L-Dopa
	Probenecid in niedriger Dosierung

17.4.3 Diagnostik bei Gelenkbefall

Die klinische Untersuchung zeigt eine Schwellung, Rötung und eine hochgradige Schmerzhaftigkeit des Gelenks. Wegweisend für die Diagnostik des akuten Gichtanfalls ist ferner ein rasches Ansprechen der Symptomatik auf Colchicin. Eine Gelenkpunktion ist nur bei unklaren Fällen erforderlich. Sie erbringt den Nachweis von Harnsäurekristallen in polymorphkernigen Leukozyten der Gelenkflüssigkeit. Eine Sonografie des betroffenen Gelenks kann ebenfalls durchgeführt werden. Im akuten Gichtanfall kann eine Doppelkontur des Gelenkknorpels dargestellt werden. Eine Dual-Energy-Computertomografie kann die Harnsäureablagerung in Gelenken, periartikulärem Gewebe und Weichteilen sichtbar machen. Die Wertigkeit dieses neuen Diagnostikums muss durch weitere Studien evaluiert werden.

Ein **klinischer Score** kann die richtige Diagnosestellung erleichtern (➤ Tab. 17.4).

Im fortgeschrittenen Stadium (chronische Gicht) finden sich bei der klinischen Untersuchung Weichteiltophi in den Ohrmuscheln, in der Bursa olecrani oder in den Sehnenscheiden der Strecksehne der Finger. Wichtig ist außerdem die nephrologische Diagnostik, denn die Niere kann durch Harnsäurenephrolithiasis betroffen sein (Gröbner 2015).

Tab. 17.4 Klinischer Score zur Diagnose einer Gicht (nach Gröbner 2015, Janssens et al. 2010)

Klinischer Score	Punkte*
Männliches Geschlecht	2 Punkte
Anamnese: eine oder mehrere Episoden einer Monarthritis mit schmerzfreien Intervallen	2 Punkte
Symptomentwicklung innerhalb von 24 h	0,5 Punkte
Befall des Großzehengrundgelenks	2,5 Punkte
Hautrötung über dem betroffenen Gelenk	1 Punkt
Hypertonus oder mind. eine kardiovaskuläre Erkrankung	1,5 Punkte
Serumharnsäure > 5,88 mg/dl (353 µmol/l)	3,5 Punkte

* Punktzahl 4–8: Wahrscheinlichkeit für das Vorliegen einer Gicht 32 %; Punktzahl > 8: Wahrscheinlichkeit für das Vorliegen einer Gicht 83 %

17.5 Therapie

Die Therapie der Hyperurikämie und der Gicht verfolgt das Ziel, den Serumharnsäurespiegel auf einen Harnsäurezielwert von unter 6,0 mg/dl (< 360 µmol/l) zu senken. Eine asymptomatische Hyperurikämie stellt noch keine Indikation zur medikamentösen Therapie dar.

MERKE

Die asymptomatische Hyperurikämie wird diätetisch (➤ Kap. 17.5.1) und durch Lebensstiländerung therapiert. Bei klinischen Manifestationen (z. B. Gichtanfall) ist die zusätzliche medikamentöse harnsäuresenkende Therapie indiziert (➤ Kap. 17.5.2).

17.5.1 Ernährungstherapie

Eine Senkung des Harnsäurespiegels kann mit diätetischen Maßnahmen (Basistherapie) erreicht werden (Gröbner 2015). Die Ernährungstherapie verfolgt folgende Ziele:

- Verringerung der Purinzufuhr mit der Nahrung
- Bei Übergewicht: Normalisierung des Körpergewichts
- Einschränkung des Alkoholkonsums
- Bevorzugung von Milch- und Milchprodukten als Eiweißquelle, Einschränkung der Fleischzufuhr
- Ausreichende Flüssigkeitszufuhr

Der Harnsäuregehalt verschiedener Nahrungsmittel ist in ➤ Tab. 17.5 dargestellt. Die größten

Tab. 17.5 Harnsäuregehalt (berechnet als mg Harnsäure pro 100 g Frischgewicht und pro Portion) (nach Zöllner und Gröbner 2009)

Lebensmittel	mg Harnsäure pro		Portionsgröße in g
	100 g	Portion	
Rindfleisch			
Braten	140	210	150
Filet	150	225	150
Schweinefleisch			
Braten	150	225	150
Schnitzel	170	255	150

17

Tab. 17.5 Harnsäuregehalt (berechnet als mg Harnsäure pro 100 g Frischgewicht und pro Portion) (nach Zöllner und Gröbner 2009) (*Forts.*)

Lebensmittel	mg Harnsäure pro		Portionsgröße in g
	100 g	Portion	
Kalbfleisch			
Braten	150	225	150
Haxe	140	210	150
Lende	160	240	150
Geflügel			
Huhn, gegrillt, mit Haut	240	360	150
Fleisch- und Wurstwaren			
Corned Beef	60	75	125
Frankfurter Würstchen	70	105	150
Salami	100	50	50
Schinken, gekocht, mager	130	130	100
Weißwurst	70	123	175
Fisch			
Anchovis, Sardellen	260	52	20
Forelle, mit Haut	200	400	200
Hering	190	285	150
Karpfen, mit Haut	150	225	150
Krabben	165	165	100
Makrele mit Haut	170	255	150
Scholle	130	195	150
Seelachs mit Haut	180	250	150
Thunfisch in Öl	180	180	100
Gemüse und Hülsenfrüchte			
Brokkoli	50	75	150
Erbsen, grün, frisch	150	225	150
Rosenkohl	60	90	150
Spargel	25	50	200
Spinat, frisch	50	100	200
Nüsse			
Erdnüsse	70	21	30

Puringehalte haben Innereien wie Milz, Leber und Niere sowie Sardellen, Thunfisch und Ölsardinen, gefolgt von Schweine-, Rind- und Kalbfleisch sowie Fischsorten wie Forelle, Karpfen und Hecht. Bei pflanzlichen Lebensmitteln sind Hülsenfrüchte wie weiße Bohnen und Erbsen sowie Kohlgemüse besonders purinreich (Biesalski et al. 2010).

Bei diätetischen Vorgaben zur Verringerung der Purinzufuhr ist insbesondere auf den Puringehalt pro Portion zu achten.

Zentraler Bestandteil der Therapie der Hyperurikämie ist die **purinarme Kost.** Patienten sollten nicht mehr als 500 mg Harnsäure/Tag bzw. nicht mehr als 3.000 mg pro Woche einnehmen. Insgesamt ist die Evidenz für gichtspezifische Diätempfehlungen jedoch schwach (DEGAM-Leitlinie, Prautzsch und Engel 2020).

Auch die evidenzbasierte Leitlinie der Deutschen Gesellschaft für Rheumatologie hat lediglich eine einzige **Empfehlung zum Lebensstil** (Kiltz et al. 2016): Alle Patienten mit Gicht sollten darüber informiert werden, dass der Genuss von Alkohol, Fleisch und Schalentieren sowie von mit Fruktose angereicherten Getränken mit einem erhöhten Risiko für Gichtanfälle verbunden ist (Empfehlungsgrad B, Evidenz 1a).

Purinreiche Nahrungsmittel wie **Fleisch, Fisch und Wurst** sollten höchstens einmal tgl. (100–150 g) aufgenommen werden. Die Deutsche Gesellschaft für Ernährung empfiehlt maximal 300 bis 600 g Fleisch und Wurst pro Woche für eine gesunde Person. Damit werden in diesen Empfehlungen der diätetischen Therapie der Hyperurikämie sogar die Empfehlungen für Gesunde überschritten, es handelt sich folglich um Minimalanforderungen.

Krustentiere und **Hummer** enthalten viel Purin und sollten nur selten und in geringer Menge genossen werden. Eine fettreiche Kost führt durch Erhöhung der Produktion von Ketonkörpern zu einer Hemmung der renalen Harnsäureausscheidung und damit zum Anstieg des Serumharnsäurespiegels (Biesalski et al. 2010). Auf sehr **fettes Essen** sollte verzichtet werden. Der Konsum von Innereien wie Leber, Niere und Herz sollte vermieden werden. Kohl, Rosenkohl, Erbsen, weiße Bohnen, Linsen und Brokkoli enthalten viel Purin und sollten in Maßen gegessen werden. Mit Ausnahme der genannten pflanzlichen Nahrungsmittel sollte eine vegetarische Kost bevorzugt werden (DEGAM-Leitlinie, Prautzsch und Engel 2020).

Eiweißzufuhr: Der Eiweißbedarf sollte bevorzugt durch fettarme Milch bzw. Milchprodukte und

Brot gedeckt werden (DEGAM-Leitlinie, Prautzsch und Engel 2020).

Fruktosezufuhr: Die regelmäßige Einnahme größerer Mengen Fruchtzucker ist mit einem erhöhten Risiko für Hyperurikämie assoziiert. Der Einfluss der Fruktose auf den Harnsäurestoffwechsel beruht vorwiegend auf einem gesteigerten Abbau von Adeninnukleotiden in der Leber (Biesalski et al. 2010). Eine signifikante Assoziation von Fruchtzuckeraufnahme und Hyperurikämie wurde für gesüßte Getränke und Fruchtsäfte nachgewiesen (2–4 Portionen pro Tag vs. keine) (Li, Yu und Li 2018). Daher sollten mit Haushaltszucker gesüßte Getränke und Softdrinks allenfalls in geringen Mengen getrunken werden.

Übergewicht: Menschen mit Übergewicht haben im Vergleich zu Normalgewichtigen höhere Serumharnsäurewerte. Daher wird eine langsame Reduktion des Körpergewichts von 0,5–1 kg pro Woche angestrebt. Eine Gewichtsreduktion wird für alle Patienten mit Übergewicht empfohlen, da sie die Insulinresistenz verbessert und somit eine gesteigerte Harnsäureresorption im proximalen Nierentubulus verhindert (Kakutani-Hatayama et al. 2017). Strenge Fastenkuren sind nicht indiziert. Fasten führt zur vermehrten Bildung von Ketonkörpern, was die renale Elimination von Harnsäure ungünstig beeinflusst.

Alkoholzufuhr: Der Konsum von Alkohol sollte unbedingt reduziert werden. Alkohol erhöht über mehrere Mechanismen den Harnsäurespiegel. Zum einen verringert Alkohol über vermehrte Laktatbildung die renale Harnsäureausscheidung, zum anderen steigt nach Alkoholzufuhr die hepatische Harnsäuresynthese wegen des vermehrten Abbaus von Adeninnukleotiden in der Leber an (Biesalski et al. 2010). Bier weist zudem einen hohen Puringehalt auf (15 mg Harnsäure pro 100 ml). Ebenso sollten hochprozentige alkoholische Getränke vermieden werden. Es besteht eine dosisabhängige Assoziation von Bier und Spirituosen zu Gichtanfällen. Wein enthält kein Purin; maximal 250 ml Wein (Männer) und 125 ml Wein (Frauen) sind erlaubt (DEGAM-Leitlinie, Prautzsch und Engel 2020).

Tee- und Kaffeekonsum: Tee- und Kaffeegenuss zeigte in Studien keine Assoziation mit dem Auftreten von Gicht (DEGAM-Leitlinie, Prautzsch und Engel 2020).

Flüssigkeitszufuhr: Eine Aufnahme von zwei Litern und mehr hat über die Diurese eine urikosurische Wirkung und wird daher empfohlen (Gröbner 2015).

Die Leitlinie der European Alliance of Associations for Rheumatology (EULAR) gibt ähnliche Empfehlungen aus: Jeder Patient mit Gicht sollte eine Aufklärung bezüglich des Lebensstils bekommen. Diese Aufklärung beinhaltet Gewichtsabnahme bei Übergewicht, Verzicht auf Alkohol (v. a. Bier und Spirituosen), auf mit Zucker gesüßte Getränke, auf hyperkalorische Mahlzeiten und auf höheren Konsum von Fleisch und Meeresfrüchten. Empfohlen sind fettreduzierte Milchprodukte und regelmäßige körperliche Aktivität (Richette et al. 2017).

Streng purinarme Kost

Die streng purinarme Kost wird nur in besonderen Situationen empfohlen, wenn beispielsweise eine medikamentöse Therapie nicht möglich ist, z. B. bei Allergien gegen die indizierten Arzneimittel oder bei Kontraindikationen. Im Rahmen der streng purinarmen Kost sollten nicht mehr als 300 mg Harnsäure/Tag aufgenommen werden bzw. nicht mehr als 2.000 mg/Woche. Eiweiß sollte über Milch oder magere Milchprodukte und purinarme Pflanzenprodukte aufgenommen werden. Zwei- bis dreimal pro Woche sind 100 g Fleisch oder Fisch erlaubt. Innereien, bestimmte Fische wie Salzheringe und Krustentiere sowie alkoholische Getränke sollten überhaupt nicht konsumiert werden. Stark eingeschränkt werden sollte der Konsum von Softdrinks und mit Zucker gesüßter Getränke (Gröbner 2022).

Ernährungstherapie der Harnsäurenephrolithiasis

Ziele der Ernährungstherapie bei Harnsäurenephrolithiasis sind die Neutralisation des Urins zur Verbesserung der Harnsäurelöslichkeit und die Verminderung der Harnsäurekonzentration im Endharn. Es wird eine purinarme Diät bis 3.000 mg Harnsäure/Woche empfohlen, ferner eine erhöhte Flüssigkeitszufuhr mit dem Ziel der Diuresesteigerung sowie eine alkalisierende Kost zur Neutralisierung des Urins (z. B. Kartoffeln, Mehlspeisen, Zitrusfruchtsäfte) (Gröbner 2022).

17.5.2 Medikamentöse harnsäuresenkende Therapie

Anfallsprophylaxe: Zu Beginn der harnsäuresenkenden Therapie treten nicht selten vermehrt Gichtanfälle auf. Daher ist eine Anfallsprophylaxe mit niedrig dosiertem Colchicin (1–2 × 0,5 mg tgl.) oder mit einem nichtsteroidalen Antirheumatikum (NSAR) in Standarddosierung (z. B. Naproxen 1 × 500 mg tgl.) für zwei bis zu maximal sechs Monate indiziert (Gröbner 2015, Prautzsch und Engel 2020).

Die medikamentöse Therapie beruht auf zwei Prinzipien: entweder auf der Hemmung der Harnsäurebildung (Xanthinoxidasehemmer) oder auf der Erhöhung der renalen Harnsäureausscheidung (Urikosurika).

Xanthinoxidasehemmer

Xanthinoxidasehemmer sind Mittel der ersten Wahl in der harnsäuresenkenden Therapie. **Allopurinol** ist erste Wahl zur Senkung der Harnsäure. Es weist gegenüber **Febuxostat** eine Überlegenheit im Nebenwirkungsprofil auf. Febuxostat ist aktuell Reservemedikament für seltene, schwere, anders nicht behandelbare Uratablagerungen (Prautzsch und Engel 2020).

Die therapeutische **Tagesdosis von Allopurinol** beträgt 200–300 mg. Man beginnt die Therapie mit 100 mg pro Tag. Wird der angestrebte Harnsäurezielwert von < 6,0 mg/dl (360 µmol/l) unter dieser geringen Dosierung nicht erreicht, steigert man die Tagesdosis in Abständen von zwei Wochen bis auf 300 mg. Im Falle einer eingeschränkten Nierenfunktion ist eine Dosisreduktion erforderlich. Wird unter der Tagesdosis von 300 mg Allopurinol der Harnsäurezielwert nicht erreicht, sollte z. B. das Umsetzen auf Febuxostat erfolgen, wenn keine Kontraindikation vorliegt (Gröbner 2015).

Febuxostat ist ebenfalls ein Xanthinoxidasehemmer. Es hemmt Xanthinoxidase selektiver und stärker als Allopurinol. Die Standarddosis beträgt 80 mg pro Tag; sie wird auf einmal eingenommen. Wird der Harnsäurezielwert unter dieser Dosierung nicht erreicht, kann die Dosis bis auf 120 mg/d erhöht werden. Bei Niereninsuffizienz ist bis zu einer Kreatinin-Clearance von 30 ml/min keine Dosisanpassung erforderlich.

Urikosurika

Urikosurika hemmen die tubuläre Harnsäure-Rückresorption und führen so zu einer vermehrten renalen Harnsäureausscheidung. Dies geht mit der Gefahr tubulärer Harnsäureausfällungen einher. Aus diesem Grund sind Urikosurika einschleichend zu dosieren. Es muss auf eine ausreichende Diurese mit einem Urinvolumen von 1,5–2,0 l/24 h geachtet werden, und eine Harnneutralisierung mit einem Urin-pH-Wert von 6,4–6,8 ist anzustreben. In Deutschland stehen die beiden Urikosurika Benzbromaron und Probenecid zur Verfügung.

Benzbromaron wird in einer morgendlichen Einzeldosis eingenommen und einschleichend dosiert. Die Tagesdosis beträgt 25–100 mg.

Probenecid wird in 2–3 Einzeldosen eingenommen (Tagesdosis 2–3 g).

Urikosurika werden zur Zweitlinientherapie nur noch bei Gichtpatienten mit normaler Harnsäureausscheidung und ohne jegliche renale Symptomatik eingesetzt. Urikosurika können mit Xanthinoxidasehemmern kombiniert werden und kommen zum Einsatz, wenn Xanthinoxidasehemmer nicht vertragen werden oder kontraindiziert sind (Gröbner 2015).

17.5.3 Therapie des Gichtanfalls

Falls zum Zeitpunkt des akuten Gichtanfalls eine harnsäuresenkende Therapie durchgeführt wird, sollte diese unverändert fortgesetzt werden.

Das betroffene Gelenk wird gekühlt und ruhig gestellt. Zur medikamentösen Therapie des Gichtanfalls werden folgende Wirkstoffe eingesetzt:

- Nichtsteroidale Antirheumatika (NSAR)
- Glukokortikoide
- Colchicin

Die medikamentöse Therapie sollte innerhalb von 12 bis 24 Stunden nach Symptombeginn eingeleitet werden. Bei schwerem Befall ist eine Kombinationstherapie mit NSAR und Glukokortikoiden indiziert.

- **NSAR:** Diclofenac (150 mg tgl.), Naproxen (2 × 500 mg tgl.) oder Indometacin (100–150 mg tgl.) können eingesetzt werden. Die Behandlung erfolgt über mehrere Tage, bei gastrointestinalen Risikofaktoren sollten gleichzeitig Protonenpumpeninhibitoren eingesetzt werden.
- **Colchicin** sollte initial in einer Dosierung von 1 mg eingesetzt werden, dann als Gabe von 0,5 mg nach einer Stunde. Anschließend sollte Colchicin 2–3 × tgl. in einer Dosis von jeweils 0,5 mg eingesetzt werden.
- **Glukokortikoide:** Prednisolon wird in einer Dosis von 0,5 mg pro kg Körpergewicht und Tag über fünf bis zehn Tage gegeben und anschließend abgesetzt (Gröbner 2015).

LITERATUR

Biesalski HK, Bischoff S, Puchstein C. Ernährungsmedizin. Stuttgart, New York: Thieme, 2010.

Gröbner W. Ernährungstherapie der Hyperurikämie und Gicht. In: Biesalski HK, Bischoff SC, Pirlich M, Weimann A (Hrsg.). Ernährungsmedizin. Stuttgart, New York: Thieme eRef; 2014–2022. S. 726–737.

Gröbner W. Hyperurikämie und Gicht. Dtsch Med Wochenschr, 2015;140: 1615–1626.

Gröbner W, Walter-Sack I. Hyperurikämie und Gicht. Dtsch Med Wochenschr, 2002;127: 207–213.

Gröbner W, Zöllner N. Gicht. Z Rheumatol, 2004;63: 2–9.

Janssens HJ, Fransen J, van de Lisdonk EH, van Riel PL, van Weel C, Janssen M. A diagnostic rule for acute gouty arthritis in primary care without joint fluid analysis. Arch Int Med, 2010;170: 1120–1126.

Kakutani-Hatayama M, Kadoya M, Okazaki H et al. Nonpharmacological Management of Gout and Hyperuricemia. Hints for Better Lifestyle. American journal of lifestyle medicine, 2017;11: 321–329.

Kiltz U, Alten R, Fleck M et al. Langfassung zur S2e-Leitlinie Gichtarthritis (fachärztlich). Evidenzbasierte Leitlinie der Deutschen Gesellschaft für Rheumatologie (DGRh). Zeitschrift fur Rheumatologie, 2016;75 (Suppl 2): 11–60.

Li R, Yu K, Li C. Dietary factors and risk of gout and hyperuricemia. A meta-analysis and systematic review. Asia Pacific journal of clinical nutrition, 2018;27(6): 1344–1356.

Prautzsch H, Engel B. Häufige Gichtanfälle und chronische Gicht. DEGAM-Leitlinie Nr. 23 (S2e-Leitlinie). AWMF-Register Nr. 053–032a (Stand: 03/2019). Aus: https://register.awmf.org/assets/guidelines/053-032al_S3_Haeufige-Gichtanfaelle-chronische-Gicht_2021-03.pdf (letzter Zugriff: 10.11.2022).

Püschel GP. Taschenlehrbuch Biochemie. Stuttgart, New York: Thieme, 2011.

Richette P, Doherty M, Pascual E et al. 2016 updated EULAR evidence-based recommendations for the management of gout. Annals of the rheumatic diseases, 2017;76: 29–42.

Zöllner N, Gröbner W. Gicht und erhöhte Harnsäure. 8. A. Stuttgart: Hirzel, 2009.

KAPITEL

18

Olaf Adam

Rheumatoide Arthritis

Zusammenfassung

- Die **Ernährungstherapie** der rheumatoiden Arthritis **unterstützt die medikamentöse Behandlung.** Sie kann sehr effektiv zur Verminderung der notwendigen Pharmakotherapie beitragen, diese aber nicht ersetzen.
- Die Ernährungstherapie sollte mit der Basistherapie **nach der definitiven Diagnosestellung** begonnen werden.

18.1 Einleitung

Die Inzidenz der rheumatoiden Arthritis (RA) auf genetischer Grundlage hat sich in den vergangenen Jahrzehnten kaum verändert, während die RA, die mit Nikotinkonsum in Verbindung gebracht wird, abgenommen hat. Für die **insgesamt steigende Inzidenz und Prävalenz** der RA in den Industrienationen wird die starke **Zunahme der Adipositas** verantwortlich gemacht (Myasoedova et al. 2020).

18.2 Krankheitsbild und Pathogenese

Die rheumatoide Arthritis ist eine **entzündliche Autoimmunerkrankung,** bei der meist ein **symmetrischer Befall der proximalen Finger- und Zehengelenke** besteht. Der meist symmetrische Befall anderer Gelenke ist möglich. Fortschreitende Zerstörung der Gelenke und der gelenknahen Strukturen ist die Folge einer unzureichenden Entzündungshemmung, eine generalisierte Osteoporose ist die Folge.

Damit die Erkrankung manifest wird, muss zu der **genetischen Disposition ein auslösender Faktor** kommen. Diskutiert werden Infekte (z. B. Viren, Salmonellen), die steigende Belastung mit Sauerstoffradikalen (Überernährung, Stress, gestörter Tag-Nacht-Rhythmus), Umwelteinflüsse (Industrialisierung) und falsche Ernährung (fleischbetont, zu wenig pflanzliche Antioxidanzien und sekundäre Pflanzenstoffe) oder eine Störung der Darmmikrobiota. Darüber hinaus sind Lebensmittel identifiziert worden, die eine Autoimmunerkrankung auslösen können (Leguminosen, Sialinsäure, Adam 2020).

Es ist wissenschaftlich unzweifelhaft, dass die RA chronisch und unheilbar ist und einer lebenslangen Therapie bedarf (Distler 2022).

18.3 Diagnostik – Besonderheiten bei rheumatoider Arthritis

MERKE

Das Befallsmuster der Gelenke ist diagnoserelevant.

18.3.1 Klinische Untersuchung

Die Beschreibung der ärztlichen Untersuchung des Patienten mit RA in diesem Abschnitt fokussiert auf **ernährungstherapeutisch wichtige Befunde** sowie auf anthropometrische Daten. Sowohl eine **Malnutrition** als auch eine **Adipositas** sind prognoserelevant. Die rheumatologische Untersuchung ist in Fachbüchern beschrieben (Bitsch 2018).

Bis zu 80 Prozent der Patienten mit einer RA leiden an mindestens einer **Komorbidität (extraartikuläre Manifestation). Begleitsymptome** treten fast immer auf. Die Diagnostik und die therapeutische Berücksichtigung der Begleiterkrankungen beschränken sich im Folgenden auf solche mit ernährungstherapeutischer Relevanz. Das betrifft besonders die **Osteoporose, kardiovaskuläre Erkrankungen sowie extraartikuläre Manifestationen.** Nicht selten besteht eine Sicca-Symptomatik, die durch eine Trockenheit der Schleimhäute gekennzeichnet ist und das Kauen, das Einspeicheln der Nahrung und das Schlucken erschwert. **Kaubeschwerden** treten auch beim Befall der Kiefergelenke auf, mit der Folge, dass Fleisch und andere Nahrungsmittel, die intensiv gekaut werden müssen, nicht mehr gegessen werden. Schluckbeschwerden treten auch bei **Ösophagusmotilitätsstörungen** auf, die als extraartikuläre Manifestationen von Autoimmunerkrankungen bekannt sind (➤ Tab. 18.1).

Tab. 18.1 Ernährungsrelevante Komorbiditäten und die entsprechende Ernährungstherapie*

Komorbiditäten	Ernährungstherapie
Erkrankungen des Skelettsystems	
Osteoporose	Osteoprotektive Ernährung von Anfang an, Nikotinabstinenz (Leitlinie Osteoporose, DVO 2017)
Arthrose, Kiefergelenkarthritis	Gewichtsmanagement, Nahrungskonsistenz an Kaufähigkeit anpassen
Herz-Kreislauf-Erkrankungen	
KHK, Myokardinfarkt	Kardioprotektive Ernährung
Hypertonie, Apoplex	Gewichtsmanagement, Natrium-/Kaliumzufuhr
Hyperlipidämie	Gewichtsmanagement, ADA-Maßnahmen
Adipositas	Gewichtsmanagement, ADA-Maßnahmen
Autoimmunerkrankungen	
CED, entzündliche Darmerkrankungen	Antiinflammatorische Ernährung, Unverträglichkeiten und Intoleranzen beachten
Zöliakie	Glutenhaltige Lebensmittel zeitlebens meiden
Diabetes mellitus Typ 1	Diabetesdiät, Diabetesschulung, ADA-Maßnahmen
Autoimmunthyreoiditis	Selenreiche Kost, ausreichende Jodzufuhr
Multiple Sklerose	Antiinflammatorische Ernährung, Unverträglichkeiten und Intoleranzen beachten
Organerkrankungen	
Lebererkrankungen	Alkohol meiden, Gewichtsmanagement
Niereninsuffizienz	Medikation (NSAR, Basistherapeutika) kontrollieren (Bitsch 2018), adäquate Ernährungstherapie (LEKuP)
Nahrungsmittelsensitivität**	
Symptomverschlechterung innerhalb von 24 h nach dem Genuss eines Lebensmittels	Auslassversuch, Reexpositionsversuch, Elementardiäten
Nicht ernährungsabhängige Komorbiditäten	
Arterielle und venöse Thrombosen, Asthma, COPD, Depressionen, Neoplasien (Lymphome, Karzinome, solide Tumoren), Amyloidose	
Häufige Begleitsymptome	
Refluxösophagitis (z. B. bei Kollagenosen, Sklerodermie, MCTD***)	Letzte Mahlzeit 2 h vor Bettruhe, Kopfende des Betts hochstellen, kleine Mahlzeiten, Alkoholverzicht
Sicca-Symptomatik	Flüssigkeitszufuhr in kleinen Portionen über den Tag verteilt

18

Tab. 18.1 Ernährungsrelevante Komorbiditäten und die entsprechende Ernährungstherapie *(Forts.)*

Komorbiditäten	Ernährungstherapie
Ösophagusmotilitätsstörung	Ausreichendes Kauen, Nachtrinken
Laktoseintoleranz, Fruktose-/Sorbit-intoleranz	Individuelle Unverträglichkeit beachten

* Die notwendige Pharmakotherapie wird hier nicht besprochen.
** Eine Besonderheit sind „arthritogene", schubauslösende Lebensmittel. Deren Aufzählung ist hier aus Platzgründen nicht möglich und erstreckt sich von Alkohol bis Zitrone. Cave: Die Angaben der Patienten sind oft unzuverlässig (Kausalitätsbedürfnis); 20–30 % der Patienten mit RA geben an, dass der Verzehr eines bestimmten Lebensmittels einen Rheumaschub auslösen kann (Luque 2019), aber nur bei etwa 2 % lässt sich ein Zusammenhang objektivieren. Zwei Testfragen sind hinweisend: a) Treten die Beschwerden/Schmerzen innerhalb von 24 h nach dem Verzehr des inkriminierten Lebensmittels auf? b) Sind es gelenkbezogene Schmerzen? Klarheit bringen nur ein Auslass- und ein Reexpositionsversuch (Adam 2010a). Das eigenmächtige Weglassen des/der vermuteten Lebensmittel/s führt häufig zu einer Fehl- oder Mangelernährung (Adam 2017).
*** MCTD = Mixed Connective Tissue Disease

18.3.2 Ernährungsrelevante körperliche Einschränkungen

MERKE
Funktionelle Einschränkungen behindern das Einkaufen, die Zubereitung der Speisen und das Essen. Diese Einschränkungen können durch ergotherapeutische Maßnahmen gemildert werden.

Die **Ernährungs- und Sozialanamnese** ist bei Patienten mit entzündlich-rheumatischen Erkrankungen von großer Bedeutung, denn krankheitsbedingt bestehen meist erhebliche körperliche Einschränkungen. Der **häufige Befall der Finger- und Zehengelenke** macht das Zubereiten von Speisen und das Einkaufen zu einem Problem. Besonders allein lebende Patienten sind davon betroffen, da sie Speisen häufig mehrfach aufwärmen und so von **Vitaminmangel** bedroht sind.

Die **Einschränkungen bei der Speisenzubereitung** betreffen z. B. das Öffnen von Flaschen und Dosen, das Zerkleinern der Lebensmittel, das Heben von Töpfen oder das Umrühren. Besonders die **Instabilität im Daumengrundgelenk** erschwert alle Greiffunktionen. Sehr häufig sind die **Handgelenke** betroffen und instabil. Hierdurch werden das Zerkleinern und das Schneiden von Nahrungsmitteln problematisch. Eine Bewegungseinschränkung oder Instabilität im **Ellenbogen oder Schultergelenk** erschwert die Nahrungsaufnahme, der Löffel oder die Gabel kann oft nicht mehr schmerzfrei bis zum Mund geführt werden. Diese Einschränkungen können durch geeignete **ergotherapeutische Maßnahmen** ausgeglichen werden.

Eine **Beteiligung des Kiefergelenks** wird oft nicht erkannt, erschwert aber das Kauen und trägt zur Malnutrition bei.

18.3.3 Laborwerte

MERKE
Laborwerte (➤ Tab. 18.2) sind ein Hinweis, aber kein sicherer Beweis für eine rheumatoide Arthritis

Tab. 18.2 Empfohlene Laborparameter

Zuordnung	Parameter
Internistisch	Rotes und weißes Blutbild, Leber- und Nierenwerte, Elektrolyte, Blutfette, Eisen, Ferritin
Rheumatologisch	Rheumafaktor (citrullinierte Proteine), alle 1–3 Mon. Kontrolle mit einem Composite Score (S2-Leitlinie, DGRh 2018)
Krankheitsaktivität	C-reaktives Protein
Ernährungstherapeutisch	Albumin, Gesamteiweiß, ARA/EPA-Quotient*

* Die Bestimmung des ARA/EPA-Quotienten setzt die Auftrennung der Fettsäuren durch Gas-Chromatografie oder High-Performance-Liquid-Chromatografie (HPLC) voraus. Die Messung erfolgt in einer Lipidfraktion, die durch kurzfristige Änderungen des Fettverzehrs nicht beeinflusst wird. Am besten geeignet sind die Fettsäuren der Erythrozytenmembran, gefolgt von den Phospholipiden des Plasmas, weniger gut geeignet ist die Bestimmung im Plasma nach 12-stündiger Nahrungskarenz.

Neben den aus internistischer Sicht erforderlichen Laboruntersuchungen muss auch auf die Zeichen einer Malnutrition (www.dgem.de/screening), auf eine Einschränkung der Leber- und Nierenfunktion, eine Anämie und auf eine Stoffwechselerkrankung geachtet werden.

18.4 Versorgungsebenen (Hausarztpraxis)

Die rheumatoide Arthritis bedarf einer lebenslangen Betreuung durch den Hausarzt, der in Kooperation mit weiteren Berufsgruppen wie Ergotherapie, physikalische Therapie, Neurologie, Radiologie, Psychologie situationsgerecht die Behandlung leitet, um eine Frühinvalidität und Pflegebedürftigkeit möglichst zu vermeiden. Eine **enge Kooperation des Hausarztes mit dem Rheumatologen** ist erfolgsentscheidend. Untersuchungen haben gezeigt, dass die reibungslose Interaktion aller Behandler für den Therapieerfolg entscheidend ist (Adam 2010). Der Hausarzt überwacht und kontrolliert die vom Rheumatologen empfohlene Therapie und sorgt mit der Ernährungsfachkraft für die Bedürfnisse des chronisch Kranken.

Der chronische entzündliche Prozess bedingt einen erhöhten Bedarf an Makronährstoffen, bestimmten Vitaminen (B, C, D, E) und Spurenelementen (Selen, Zink) (Adam 2017). Von einer **Mangelernährung** sind etwa 40 % der Patienten mit rheumatischen Erkrankungen betroffen (Rall 2004). Abhängig von der Krankheitsaktivität ergibt sich ein PAL-Wert (Physical Activity Level = Energiemehrbedarf) von bis zu 120 % im Vergleich zu Gesunden (Arshad 2007). Beim Vergleich mit einem gesunden Kontrollkollektiv findet man bei Patienten mit RA in 40 % signifikant verminderte Spiegel von Serumalbumin, Präalbumin und retinolbindendem Protein, also den Markern einer unzureichenden Nährstoffzufuhr (Adam 2017).

Besonders wichtig ist bei Patienten mit RA oder Kollagenosen die häufige Unterversorgung mit osteoprotektiven Substanzen wie Kalzium und Vitamin D_3. In neuerer Zeit finden sich immer mehr Hinweise, dass **Vitamin D** möglicherweise auch in die Pathogenese und den Verlauf von Autoimmunerkrankungen (RA, Lupus erythematodes, Diabetes mellitus Typ 1, entzündliche Darmerkrankungen) involviert ist. Aus diesen Hinweisen werden der Stellenwert der Ernährungstherapie und die Notwendigkeit der interdisziplinären Kooperation ersichtlich. Es wird deutlich, dass die Ernährungstherapie bei rheumatischen Erkrankungen nicht nur die Primärerkrankung, sondern auch die Komorbiditäten berücksichtigen muss. Das gelingt am besten im Team, wie es in einer Schwerpunktpraxis des BDEM möglich ist (Langer 2010; ➤ Kap. 1).

18.5 Therapie

18.5.1 Medikamentöse Therapie

Die **Überaktivität des Immunsystems,** ausgewiesen durch die gesteigerte Reaktivität immunkompetenter Zellen mit vermehrter Bildung proentzündlicher Mediatoren, ist ein Zeichen der Autoimmunerkrankungen. Die Verminderung dieser gewebezerstörenden Mediatoren gelingt, indem zielgerichtet oder indirekt die Überaktivität des Immunsystems vermindert wird, wie das mit tsDMARDs und bDMARDs therapeutisch erfolgt. Diese Therapie kann zu einer dauerhaften Besserung bis hin zur vollständigen Remission führen (S2-Leitlinie, DGRh 2018).

Zur Initialtherapie wird in der Regel ein **Glukokortikoid** eingesetzt, das durch Hemmung der Phospholipase A_2 die Bildung der entzündungsfördernden Eikosanoide wirksam unterbindet (➤ Abb. 18.1). **Nichtsteroidale Antirheumatika (NSAR)** sind die am häufigsten eingesetzten Therapeutika bei RA.

MERKE
Bislang ist kein Therapeutikum bekannt, das die RA heilen kann. Die Behandlung beschränkt sich deshalb auf die Bekämpfung der Entzündung und die daraus entstehenden Schäden.

Die **Ernährungstherapie** ist eine wichtige und sinnvolle Ergänzung, um das Therapieziel zu erreichen. Mit geeigneten ernährungstherapeutischen Maßnahmen können die Menge der erforderlichen Medikamente begrenzt und unerwünschte Wirkungen der Pharmakotherapie reduziert werden (Adam 2017).

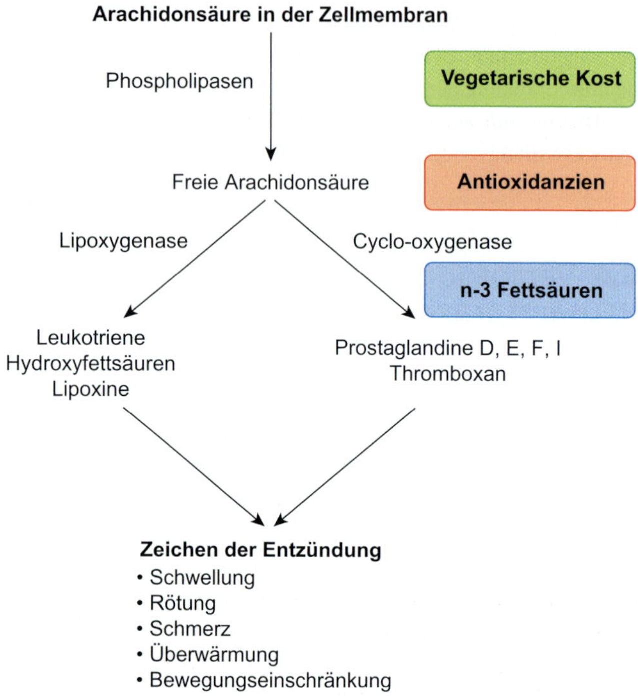

Abb. 18.1 Die Menge der Arachidonsäure in der Zellmembran bestimmt, wie viel davon durch einen entzündungsauslösenden Reiz freigesetzt wird. Die so entstandene freie Arachidonsäure ist das Substrat, aus dem über die Cyclo- und die Lip**oxi**genase (eine Oxidation) Entzündungsmediatoren entstehen, die an den Gelenken die Zeichen der Entzündung verursachen. Die ADA-Maßnahmen (vegetarisch orientierte Kost, hier aus Platzgründen „vegetarische Kost"), ausreichend Antioxidanzien und Omega-3-Fettsäuren wirken der Entzündung entgegen. [L143]

18

Zur Verminderung der Biosynthese proentzündlicher Folgeprodukte der Arachidonsäure (ARA) verwendet die Ernährungstherapie **drei Maßnahmen** (➤ Abb. 18.1).

- Eine **vegetarisch orientierte Kost** begrenzt die Präsenz der Omega-6-ARA in der Zellmembran und deren Verfügbarkeit für die Bildung proentzündlicher Folgeprodukte.
- Die **Omega-3 Eikosapentaensäure (EPA)** hemmt kompetitiv die Aktivität der Cyclooxygenase, entsprechend dem Wirkprinzip der NSAR. Dies ist eine **reversible** Hemmung, die durch eine größere ARA-Menge in der Kost aufgehoben wird. Deshalb ist immer eine ARA-arme, vegetarisch orientierte Kost angezeigt (➤ Kap. 18.5.2).
- **Antioxidanzien** sind in fettlöslicher und wasserlöslicher Form als Vitamine und sekundäre Pflanzenstoffe in optimaler Versorgungsmenge für RA-Betroffene zur Beseitigung von Sauerstoffradikalen erforderlich.

Die **antioxidative Kapazität** im Plasma ist bei allen Entzündungsprozessen erniedrigt (Gioia 2020), und die Plasmaspiegel von Vitamin D und E sowie von dem Spurenelement Selen sind im Defizit. **Selen** ist ein wichtiger Bestandteil des Enzyms Superoxiddismutase, das als einziges Antioxidans in der Schilddrüse verhindert, dass eine Entzündung (AIT, Hashimoto-Thyreoiditis) auftritt. Inwieweit diese **Dysbalance der pro- und antientzündlichen Faktoren** auf die steigende Inzidenz der Autoimmunerkrankungen Einfluss hat, ist (noch) nicht entschieden (Adam 2019).

MERKE

In den vergangenen Jahren wurde deutlich, dass auch die Auflösung der Entzündung ein aktiver Prozess ist und von Mediatoren gesteuert wird, die aus EPA und Docosahexaensäure (DHA, 22:6, Omega-3) gebildet werden. Insbesondere fettreicher Fisch enthält diese Fettsäuren. Mediatoren in diesem Prozess sind Resolvine, Integrine und Protektine (Calder 2022).

18.5.2 Ernährungstherapie – entzündungshemmende Kost (ADA-Maßnahmen)

MERKE

Die antiinflammatorische Ernährung unterstützt die Wirkprinzipien der entzündungshemmenden Pharmaka.

In ➤ Abb. 18.1 sind die drei Komponenten (Verminderung der ARA, vermehrter Konsum der Omega-3-Fettsäuren und Antioxidanzien) der entzündungshemmenden Kost dargestellt, die zusammenfassend als **ADA-Maßnahmen** (All-Dietary-Antiinflammatory Means, alle diätetischen antientzündlichen Maßnahmen) bezeichnet werden. Es handelt sich um eine **pflanzenbetonte Kost,** die sich nur hinsichtlich der Zufuhr von Fischölfettsäuren und des Bedarfs an Antioxidanzien von den DGE-konformen Empfehlungen für eine gesunde Kost unterscheidet.

Die **Konzentrationen der ARA** im Lipidom (Gesamtheit der Zellipide) des Menschen stammt überwiegend aus dem Verzehr von **tierischen Produkten** und verstärkt Entzündungsprozesse. Der Pro-Kopf-Verzehr der ARA liegt derzeit in Deutschland bei 200–400 mg/Tag. Als täglicher **Bedarf an ARA** in der Nahrung wurden 80 mg/Tag ermittelt (Adam et al. 2008). Diese Menge in der nutritiven Zufuhr lässt die Konzentration der ARA nicht ansteigen, da sie für metabolische Prozesse (z. B. Bildung essenzieller Eikosanoide, Signaltransduktionswege) verbraucht wird.

- **ADA-Maßnahme** (➤ Tab. 18.3):
  - Pro Woche nicht mehr als zwei Fleischmahlzeiten und vier Eigelb, täglich ½ Liter fettreduzierte Milch oder äquivalente Milchprodukte

In Pflanzen entstehen die **Linol-(Omega-6) und die α-Linolensäure (Omega-3).** Beide mehrfach ungesättigten Fettsäuren sind für den Menschen essenziell und können nicht ineinander umgewandelt werden. Die üblichen Speiseöle sind meist reich an Linolsäure, während α-Linolensäure in nennenswerten Mengen nur in Raps-, Weizenkeim-, Leindotter- und Leinöl vorkommt. EPA wird vor allem mit fetten Kaltwasserfischen aufgenommen.

- **ADA-Maßnahmen** (➤ Tab. 18.3):
  - Verwendung von Omega-3-reichen Ölen
  - Zwei Fischmahlzeiten pro Woche, eine davon fetter Fisch (2.100 mg EPA/Woche)

Aus den **pflanzlichen Omega-6- und Omega-3-Fettsäuren (18 C-Atome)** können im tierischen Organismus (auch in dem des Menschen) die **Eicosa-Fettsäuren (20 C-Atome)** gebildet werden (➤ Abb. 18.2 und ➤ Tab. 18.3). Um die Biosynthese der EPA zu fördern, ist eine ARA-arme Kost erforderlich (Adam 2010). Um die Anreicherungsphase

Tab. 18.3 Empfohlene Zufuhr der relevanten, mehrfach ungesättigten Fettsäuren

Mehrfach ungesättigte Fettsäuren	Empfohlene Zufuhr	Enthalten in
Omega-6-Fettsäuren		
Arachidonsäure (ARA) (Zufuhr begrenzen)	• 80 mg/d bzw. 560 mg/Wo.* • Precursor proentzündlicher Eikosanoide	Tierischen Lebensmitteln (Fleisch, Wurstwaren, Eier, tierische Fette), Butterkeks, Kuchen, Torten, mit Rahm verfeinerten Soßen, Eis, Käse usw.
Linolsäure (LA) (Zufuhr begrenzen)	• 4–6 g/d • Essenzielle Vorstufe der ARA, aber nur geringe Umwandlungsrate, keine metabolische Funktion	Ölen aus Disteln, Sonnenblumen, Soja, Maiskeimen, Kürbiskernen und Weizenkeimen
Omega-3-Fettsäuren		
Eikosapentaensäure (EPA)	• Zu Beginn (Monat 1–3) 900 mg/d, anschließend 300 mg/d** • Precursor antientzündlicher Eikosanoide	Hering, Sardine, Sardelle, Sprotte, Thunfisch, Makrele, Aal, Lachs, Dorade, Forelle
α-Linolensäure (ALS)	• 4 g/d • Essenzielle Vorstufe der EPA, geringe Umwandlungsrate, keine eigene Stoffwechselfunktion	Lein-, Leindotter-, Raps-, Soja- und Walnussöl

* ARA wird kaum oxidiert, sondern in die Zellmembran eingelagert, deshalb ist die tägliche Zufuhr nicht relevant, sondern es werden Verzehrempfehlungen für eine Woche gemacht.

** Die Kontrolle des ARA/EPA-Quotienten erfolgt alle 2–3 Mon. mit einer entsprechenden Adaptation der Fettsäurenzufuhr, bis der Quotient < 5 ist.

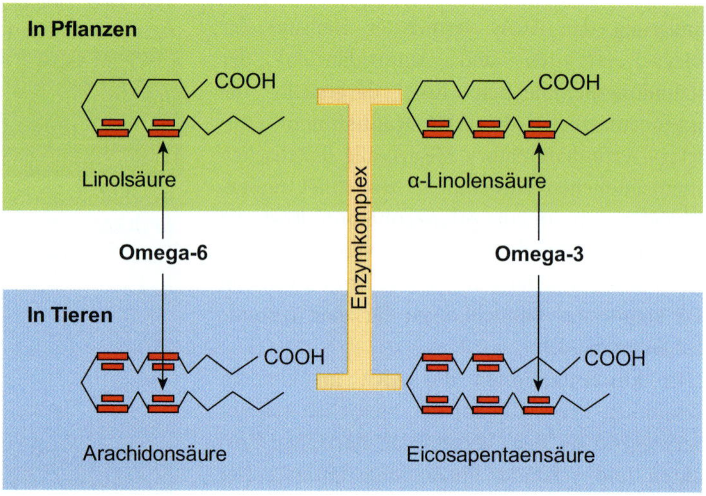

Abb. 18.2 Die ausschließlich in Pflanzen gebildeten mehrfach ungesättigten Fettsäuren Linolsäure (Omega-6) und α-Linolensäure (Omega-3) werden von Tieren (auch vom Menschen) in höher ungesättigte und kettenverlängerte Folgeprodukte (hier: Arachidonsäure und Eikosapentaensäure) umgewandelt. Da die Umwandlung für beide Fettsäuren über den gleichen Enzymkomplex erfolgt, besteht zwischen den Omega-3- und Omega-6-Fettsäuren eine Kompetition um die Verstoffwechslung. [L143]

zu verkürzen, empfehlen wir in den ersten zwei bis drei Monaten 900 mg/Tag EPA. Mit dieser Dosierung wurde bei unseren Versuchen von den meisten Teilnehmern das gewünschte Verhältnis von ARA/EPA erzielt.

18

Antioxidanzien können Sauerstoffradikale nur entfernen, wenn lipidlösliche und wasserlösliche Antioxidanzien in der richtigen Menge verfügbar sind. Die pflanzenbetonte Kost bietet mit ihrem **hohen Gehalt an wasserlöslichen Vitaminen und sekundären Pflanzenstoffen** ausreichende Mengen an wasserlöslichen Antioxidanzien. Ausnahmen sind das Spurenelement Selen sowie Vitamin E, dessen Plasmaspiegel bei entzündlichen Erkrankungen im Plasma erniedrigt ist (Adam 2017b). Eine Supplementierung sollte bei einem Mangel erfolgen. Grenzwerte dürfen dabei nicht überschritten werden, weil sonst ein Anstieg der Gesamtsterblichkeit möglich ist.

ADA-Maßnahme

Bei nachgewiesenem Mangel ist eine Supplementierung mit 100 mg/d Vitamin E und 50 µg Selen zu erwägen. Initial oder bei einem akuten Schub ist unter ärztlicher Kontrolle die doppelte Dosierung temporär möglich. Vitamin D_3 entsprechend der Plasmakonzentration von 1,25-$(OH)_2$-Vitamin D_3 (Calcitriol) supplementieren. Die wasserlöslichen Antioxidanzien werden mit einer pflanzenbasierten Ernährung (Motto: je bunter, desto besser) in ausreichender Menge zugeführt.

Ablauf der Kostumstellung

In der Praxis gelingt die Kostumstellung am besten in der engen Zusammenarbeit zwischen Arzt und Ernährungsfachkraft. Im Folgenden wird exemplarisch dargestellt, wie die Kostumstellung im interprofessionellen Team aussehen kann. Die Methode wurde erfolgreich vom Autor des Kapitels angewendet, findet in dieser Form aber bisher keine allgemeine Berücksichtigung.

Der Arzt schätzt die **Vollwertigkeit** der Ernährung anhand eines **Ernährungsprotokolls** oder eines **Food-Frequency-Table (FFT)** ab und prüft die in ➤ Kap. 18.4 genannten möglichen Defizite in der Kost des chronisch Kranken. Die erhobenen Befunde und Laborergebnisse übermittelt er zusammen mit den genauen Zielen des Behandlungsauftrags an die Ernährungsfachkraft. Diese übernimmt die weitere praktische Unterweisung des Patienten entsprechend den ärztlichen Vorgaben und ergänzt diese mittels der Auswertung eines Ernährungsprotokolls.

Die Prüfung der in der Kost für die Entzündungshemmung relevanten Fettsäuren kann mit dem **fokussierten FFT** erfolgen (www.ernaehrungsrechner.de/omega-ernaehrungsrechner/berechnung-starten).

Die Ernährungsfachkraft korrigiert mit Kostvorschlägen mögliche Abweichungen von den Zufuhrempfehlungen. Der Erfolg dieser Korrekturen wird mithilfe des Ernährungsrechners so oft geprüft, bis die gewünschten Werte erreicht sind.

Die **Ernährungsfachkraft** teilt dem Arzt bei den in zwei- bis vierwöchigem Abstand stattfindenden Konferenzen den erreichten **Grad der Compliance** des Patienten mit.

Nach zwei bis drei Monaten erhebt der Arzt die **internistisch-rheumatologischen** und **laborchemischen Kontrollwerte** (➤ Kap. 18.3.3) und adaptiert die Ernährungs- und Pharmakotherapie. Eine weitere Verlaufskontrolle ist den Werten entsprechend angezeigt.

INFO

Die entzündungshemmende Kost kann **nicht mit den üblichen Computerprogrammen** geprüft werden, da die Werte für ARA und EPA nicht konsequent bei allen Lebensmitteln hinterlegt sind. Dies wird mit dem Ernährungsrechner (www.ernaehrungsrechner.de/omega-ernaehrungsrechner/berechnung-starten) erreicht, bei dem der durchschnittliche **Verzehr der relevanten Fettsäuren während einer Woche** geprüft wird. Die **Bestimmung des Fettsäurespektrums im Blut** (vorzugsweise Erythrozytenmembranen → Phospholipide des Plasmas → ersatzweise Nüchternplasma) nach drei Monaten zeigt, ob der **Quotient der ARA/EPA unter 5** gefallen ist und somit eine Entzündungshemmung erwartet werden kann (Adam 2010a). Ist das nicht der Fall, erfolgt eine Korrektur der Kost entsprechend den Empfehlungen des Ernährungsrechners und eine Kontrolle des ARA/EPA-Quotienten nach Ablauf von drei Monaten.

FALLBEISPIEL

Frau Dolores Rheumala ist eine 34-jährige Büroangestellte mit einem BMI von 29,5 kg/m^2, die sich seit zwei Wochen vermehrt müde und abgeschlagen fühlt. Eines Morgens, nachdem sie die ganze Nacht schlecht geschlafen hat, sind alle Finger steif, schmerzen in den Grund- und Mittelgelenken und sind auch etwas geschwollen. Als sie aufsteht, bemerkt sie, dass auch Arme und Beine sich nur mit Schmerzen bewegen lassen, und die Füße schmerzen im Stehen. Sie führt das auf den schlechten Schlaf zurück und wirklich, nach dem Frühstück geht es besser. Als sich diese Zustände in den folgenden Tagen wiederholen, sucht sie ihren Hausarzt auf.

→ Der Hausarzt erhebt eine gründliche Anamnese, und dabei erinnert sich Frau Rheumala an eine Episode in der Kindheit, während der sie mit Schmerzen im Bett lag und niemand wusste, was ihr fehlt.

Bei der Untersuchung stellt der Arzt eine Schwellung und Druckschmerzhaftigkeit der Grund- und Mittelgelenke Dig. 1 und 2 beiderseits fest, auch das Daumensattelgelenk ist druckschmerzhaft.

Die Laborwerte sind unauffällig bis auf ein mäßig erhöhtes CRP.

→ Der Arzt vermutet aufgrund der Anamnese und des Befunds eine beginnende rheumatoide Arthritis, verschreibt der Patientin Ibuprofen 400 (3 × 1). Darunter Besserung der Schmerzen. Die Schwellung der betroffenen Gelenke, die Druckschmerzhaftigkeit und die Morgensteifigkeit sind auch noch beim nächsten Arztbesuch nach zwei Wochen vorhanden. Der Arzt ist nun sicher, dass es sich um eine Autoimmunerkrankung handelt. Er führt die notwendigen Untersuchungen und Laborkontrollen durch (Bitsch 2018) und schließt mögliche Begleiterkrankungen aus. Dann empfiehlt er den Beginn einer Basistherapie mit Methotrexat (S2-Leitlinie, DGRh 2018), ergänzt mit einem Kortikoid, sowie eine Umstellung der Ernährung.

MERKE

Ernährungstherapie bei Patienten mit entzündlich-rheumatischen Erkrankungen verbessert die Prognose und spart Medikamente ein.

Die Ernährungstherapie ist eine **adjuvante Behandlung für entzündlich-rheumatische Erkrankungen,** die dem Patienten auch wegen des hohen Risikos für kardiovaskuläre Komplikationen (➤ Tab. 18.1) nicht vorenthalten werden sollte. Studien haben gezeigt, dass NSAR im Durchschnitt um 32 % und Glukokortikoide um 15 % eingespart werden können (Adam 2003). Die Entscheidung über eine Reduktion der Pharmakotherapie liegt in den Händen des behandelnden Arztes und sollte überdacht werden, sobald mit einem Wirkungseintritt der Ernährungstherapie gerechnet werden kann. Dies ist nach zwei bis drei Monaten einer antiinflammatorischen Ernährung zu erwarten, wenn der ARA/EPA-Quotient auf < 5 gesunken ist. Die volle Wirkung der Ernährungsumstellung ist erst nach 6 bis 12 Monaten erreicht, verbessert aber die Prognose der RA signifikant (Schnurr 2005).

INFO

Die Therapie der RA erfolgt im Team. Der Arzt arbeitet mit den Fachkräften für Ernährung, Krankengymnastik, Ergotherapie, Psychotherapie und den Patientenorganisationen wie der Rheuma-Liga und anderen Berufsgruppen bedarfsgemäß zusammen.

Veranschaulichung des therapeutischen Vorgehens bei RA anhand eines Beispielfalls

FALLBEISPIEL

Empfehlung: Um den Effekt des Fallbeispiels zu steigern, sollten Sie nach jedem Kasten eine Pause machen und sich Ihre eigene Entscheidung überlegen.

Anamnese

Eine Patientin (39 Jahre, verheiratet) kommt zur stationären Aufnahme wegen Gewichtsabnahme von 13 kg in den vergangenen zwei bis drei Jahren und rezidivierendem Sodbrennen und Übelkeit. Die gezielte Anamnese ergab häufig auftretende dünne und weiche Stühle bis hin zu Durchfällen. Sie fühlt sich deutlich leistungsgemindert und ist immer müde. Der Vater starb mit 52 Jahren an einem Herzinfarkt.

18

Eine rheumatoide Arthritis (RA) ist seit ihrem 24. Lebensjahr bekannt und wurde leitliniengerecht therapiert (S2-Leitlinie, DGRh 2018). Da immer wieder Schübe der RA auftreten, hat man ihr die Kombination von Methotrexat mit einem tsDMARD vorgeschlagen. Allerdings macht ihr die Schilderung der möglichen unerwünschten Wirkungen dieses „biologischen" Medikaments Angst. Sie fragt: „Kann ich selbst auch etwas zur Besserung beitragen?"

- **Wichtige Befunde:** BMI 18,8 kg/m², Bauchdecke gebläht, laute Darmgeräusche, Konjunktivitis beidseits, blasse und trockene Schleimhäute. Schwellung und Druckschmerz der Grund- und Mittelgelenke der Finger und Zehen beidseits. Sonstige Befunde unauffällig.
- **Labor:**
  - Hb 8,0 g% (13,5–17,5), MCV 78 fl (80–95,5), MCH 24,2 pg (27,6–32,8), Albumin 3,3 g/dl (3,5–4,5), alkalische Phosphatase (AP) 502 U/l (40–130), AP-Isoenzyme: Knochen-AP 350 U/l (30–98), Eisen 16 µg/dl (80–180), Ferritin 48 µg/l (30–300), Parathormon 143 pg/ml (10–65), 25-Hydroxy-Vitamin-D_3 2,0 ng/ml (> 20 ng/ml). Gewebstransglutaminase (tTG) IgA-Autoantikörper nachweisbar: 54 U/ml (normal < 20 U/ml), Gliadin-IgA-AK nachweisbar über 200 U/ml (< 25),
  - Plasmalipide grenzwertig erhöht, Nierenwerte, Elektrolyte, Harnsäure, Leberwerte, Lipase, Glukose und Urinstatus, Beta-HCG im Urin, TSH und CEA im Normbereich.
- **Carotis-Duplex-Sonografie:** unauffällig.
- **Ösophagogastroduodenoskopie:** Refluxösophagitis I mit Fibrinbelägen und streifiger Rötung im distalen Ösophagus, ausgeprägte Zottenatrophie im Bereich des Duodenums. Histologisch bestätigt sich die Diagnose einer Zöliakie.

→ Wie lauten die Diagnosen?

FALLBEISPIEL (FORTS.)

Diagnosen

- Rheumatoide Arthritis, unzureichend therapiert
- Zöliakie, Refluxösophagitis I
- Osteoporose
- Vitamin-D-Mangel
- Sekundärer Hyperparathyreoidismus
- Anämie, wahrscheinlich Eisenmangel und Eisenverwertungsstörung
- Sicca-Symptomatik
- Untergewicht, Protein-Energie-Mangelernährung (PEM)
- Grenzwertige Plasmalipidwerte, familiäre KHK-Belastung

→ Welche Ernährungstherapie sollte der Patientin empfohlen werden?

FALLBEISPIEL (FORTS.)

Ernährungsmedizinische Therapie – praktisches Vorgehen

Folgende differenzialtherapeutische Problemkreise sind abzuarbeiten:

- Die **Umstellung auf eine besser wirksame Basistherapie** soll die Glukokortikoidtherapie erübrigen. Dazu erhält die Patientin laienverständliche und complianceförderende Informationen. Die Schilderung der Möglichkeiten und Limitationen der Ernährungstherapie durch den Arzt gibt der Patientin die Gewissheit, dass sie nur die für sie erforderlichen Medikamente erhält, und intensiviert das Arzt-Patienten-Verhältnis.
- Die **Anämie** kann sowohl durch eine Eisenverwertungsstörung (Anämie der chronischen Krankheiten) wie auch durch einen okkulten Blutverlust über den Darm bei chronischer Einnahme von NSAR bedingt sein. Es ist eine hypochrome, mikrozytäre Anämie, die für beide Ursachen charakteristisch ist.
  - Das Nahrungseisen verstärkt den Entzündungsprozess (Endoperoxidsynthetase) und lässt das Ferritin ansteigen. Unkontrollierte Eisengaben (fleischlastige Kost) würden in dieser Situation die Entzündung verstärken.

- Sehr häufig liegt bei Patienten mit RA zudem eine okkulte Darmblutung (durch NSAR) oder eine Eisenresorptionsstörung (durch die im Dünndarm manifeste Zöliakie) vor.
- Nur teure und umfangreiche weitere Diagnostik könnte die Differenzialdiagnose erhellen. Deshalb wird meist eine engmaschig kontrollierte parenterale Eisengabe, aber vor allem eine wirksame Bekämpfung der Entzündung empfohlen.

- Die **Ernährungstherapie** muss bei dieser Patientin sehr individuell erfolgen. Neben der Unterweisung in den ADA-Maßnahmen (s. o.) ist wegen der Zöliakie auf eine lebenslange glutenfreie Kost zu achten. Auch eine Unverträglichkeit von Laktose ist initial möglich, sodass die Ernährungsberatung engmaschig von einer Ernährungsfachkraft erfolgen sollte. Die Vermittlung an Selbsthilfegruppen kann eine weitere Hilfe sein.
- Weiterhin sind die **Begleiterkrankungen** zu therapieren. Die Ernährungstherapie der Osteoporose erfolgt entsprechend der Leitlinie (DVO 2017). Mit einem 7-Tage-Ernährungs- und Beschwerdeprotokoll werden die Vollwertigkeit der Ernährung und das Vorliegen von Unverträglichkeiten geprüft. Auf eine den körperlichen Möglichkeiten angepasste Bewegungstherapie ist besonders zu achten. Der Umgang mit der Sicca-Symptomatik wird besprochen.

Um die Gelenkfunktion der Hände und Füße zu erhalten, ist eine Physiotherapie angezeigt, die Ergotherapie kann Gelenkschutzmaßnahmen und Hilfen im Alltag anbieten. Die Therapie von Patienten mit RA erfolgt interdisziplinär, am besten in einer rheumatologischen Schwerpunktpraxis oder Schwerpunktpraxis Ernährungsmedizin BDEM (➤ Kap. 18.4).

Die initiale Gesprächsführung ist z. B. in folgender Form denkbar:

- Möglichkeiten und Gefahren der entzündungshemmenden Ernährung und der Supplemente
- Beratung hinsichtlich Komorbiditäten (➤ Kap. 18.3.1)
- Übermittlung der fachbezogenen klinischen, laborchemischen, physikalischen und ernährungstherapeutischen Befunde mit dem konkreten Behandlungsauftrag an Ernährungs-, Ergo- und Physiotherapeuten

LITERATUR

Adam O, Beringer C, Kless T, Lemmen C, Adam A, Wiseman M, Adam P, Klimmek R, Forth W. Anti-inflammatory effects of Low Arachidonic Acid Diet and Fish Oil in Patients with Rheumatoid Arthritis. Rheumatol Int, 2003;23: 27–36.

Adam O, Tesche A, Wolfram G. Impact of Linoleic Acid Intake on Arachidonic Acid Formation and Eicosanoid Biosynthesis in Humans. Prostaglandins, Leukotrienes & Essential Fatty Acids, 2008;79(3): 177–181.

Adam O, Pera S, Langer E, Karger T. Entzündlich-rheumatische Krankheiten – Ernährungstherapie und Ernährungsberatung im interdisziplinären Team. Aktuel Ernahrungsmed, 2010;35: 245–251.

Adam O. Entzündungshemmende Ernährung bei rheumatischen Erkrankungen. In: Adam O. (Hrsg.). Ernährungsmedizin in der Praxis. Balingen: Perimed Spitta; 2017a.

Adam O. Fortbildungsbeitrag: Darm und Gelenke – Intoleranzen und Interaktionen. Der Ernährungsmediziner, 2017b;192: 2–7. Aus: https://daem.de/wp-content/uploads/2021/06/Der-Ernhrungsmediziner-Mai-2017.pdf (letzter Zugriff: 30.11.2022).

Adam O. Lichtenstein S. Die neuen Ernährungsrichtlinien bei Multipler Sklerose: Ein Leitfaden (Deutsch). Senden: DMV, 2019

Adam O. Zivilisationskrankheiten und Entzündung. CO.med, 2020;1: 20–24.

Arshad A, Rashid R, Benjamin K. The effect of disease activity on fat-free mass and resting energy expenditure in patients with rheumatoid arthritis versus noninflammatory arthropathies/soft tissue rheumatism. Mod Rheumatol, 2007;17(6): 470–475.

Bitsch T. Klinikleitfaden Rheumatologie. 4. A. München: Elsevier, 2018.

Calder PC. n-3 fatty acids, inflammation and immunity: new mechanisms to explain old actions. Proc Nutr Soc, 2013;72(3): 326–36.

Dachverband Osteologie (DVO). Leitlinie des Dachverbands der Deutschsprachigen Wissenschaftlichen Osteologischen Gesellschaften: S3-Leitlinie Prophylaxe, Diagnostik und Therapie der Osteoporose (2017). AWMF-Register Nr. 183/001. Aus: https://register.awmf.org/de/leitlinien/detail/183-001 (letzter Zugriff: 30.11.2022).

Deutsche Gesellschaft für Rheumatologie (DGRh). S2e-Leitline: Therapie der rheumatoiden Arthritis mit krankheitsmodifizierenden Medikamenten. AWMF-Register Nr. 060–004 (Stand: 3. Juli 2018). Aus: https://register.awmf.org/de/leitlinien/detail/060-004 (letzter Zugriff: 30.11.2022).

Distler Jörg (Hrsg.). Therapie-Handbuch Rheumatologie und Immunologie. München: Elsevier, 2022.

Gioia C, Lucchino B, Tarsitano MG, Iannuccelli C, Di Franco M. Dietary Habits and Nutrition in Rheumatoid Arthritis: Can Diet Influence Disease Development and Clinical Manifestations? Nutrients, 2020;12(5): 1456. DOI: https://doi.org/10.3390/nu12051456.

Langer HE, Karger T, Adam O. Ernährungstherapie bei entzündlich-rheumatischen Erkrankungen in Schwerpunktpraxen: Die Aufgaben des Ernährungsmediziners. Der Ernährungsmediziner, 2010;12: 1–4

LEKuP – Leitfaden Ernährungstherapie in Klinik und Praxis. Aktuel Ernahrungsmed, 2019;44: 384–419.

Luque Ramos A, Redeker I, Hoffmann F, Callhoff J, Zink A, Albrecht K. Comorbidities in Patients with Rheumatoid Arthritis and Their Association with Patient-reported Outcomes: Results of Claims Data Linked to Questionnaire Survey. J Rheumatol, 2019;46(6): 564–571. DOI: https://doi.org/10.3899/jrheum.180668.

Myasoedova E, Davis J, Matteson EL, Crowson CS. Is the epidemiology of rheumatoid arthritis changing? Results from a population-based incidence study, 1985–2014. Ann Rheum Dis, 2020;79(4): 440–444. DOI: https://doi.org/10.1136/annrheumdis-2019-216694.

Rall LC, Roubenoff R. Rheumatoid cachexia: metabolic abnormalities, mechanisms and interventions, Rheumatology, 2004;43: 1219–1223.

Schacky von C. Omega-3 Fatty Acids in Cardiovascular Disease – an Uphill Battle. PLEFA, 2015;92: 41–7.

Schnurr C, Adam O. Langzeitergebnisse einer Ernährungsintervention bei Patienten mit rheumatoider Arthritis. Z Rheumatol, 2005;64 (Suppl 1): I64–I65.

KAPITEL

19 Krankheitsassoziierte Mangelernährung

Paola Chávez Cántaro, Diana Rubin

Zusammenfassung

- Mangelernährung ist ein **behandlungsbedürftiges Krankheitsbild.**
- Mangelernährung **verschlechtert den Krankheitsverlauf und die Prognose.**
- Durch ein **regelmäßiges Screening** kann eine Mangelernährung frühzeitig erkannt werden.
- Bei auffälligen Screeningergebnissen ist eine **Ernährungstherapie** zügig einzuleiten.

19.1 Einleitung

Mangelernährung ist **mehr als eine unzureichende Nahrungszufuhr** oder ein erhöhter Energiebedarf. Die aktuellen Leitlinien definieren Mangelernährung als einen Zustand, der aus einer mangelnden Zufuhr oder Aufnahme von Energie und Nährstoffen entsteht, zu einer veränderten Körperzusammensetzung (z. B. reduzierte fettfreie Masse) führt und mit messbaren Veränderungen körperlicher und mentaler Funktionen verbunden ist (Cederholm et al. 2017). Dies erhöht im weiteren Verlauf die **Morbidität und die Mortalität.**

Daten zeigen, dass zwischen 20 und 60 % der Patienten in Deutschland bereits bei der Aufnahme in ein Krankenhaus ein Risiko für Mangelernährung haben oder mangelernährt sind. Besonders internistische und chirurgische Patienten sind davon betroffen (Pirlich et al. 2006). Die Ursachen für das Auftreten einer Mangelernährung sind vielfältig (z. B. Krankheit, Entzündungsgeschehen, krankheitsspezifische Katabolie). Darüber hinaus gibt es weitere relevante Ursachen für eine verminderte Energie- und Nährstoffaufnahme (z. B. Krankenhausaufenthalt mit Nüchternphasen, Schluckbeschwerden, Suchtprobleme, Depressionen, Armut).

Das **Risikokollektiv** für Mangelernährung umfasst unter anderem Patienten mit Tumorerkrankungen, chronisch obstruktiven Lungenerkrankungen (COPD), Personen nach Schlaganfall und besonders gefährdete ältere Menschen. Das Risiko für eine Mangelernährung steigt mit zunehmendem Lebensalter und den damit einhergehenden Erkrankungen.

Die Therapie einer Mangelernährung setzt immer an der Ursache an, welche nicht nur ernährungsbezogen sein muss. Eine frühzeitige Erkennung der tatsächlichen Ursache ist unabdingbar, um eine adäquate Therapie auszuwählen. Ziele sind eine Verringerung der Mortalitätsrate, ein besseres Outcome und die daraus resultierende Verbesserung bzw. Erhaltung der Lebensqualität.

Die Therapie einer Mangelernährung muss immer interdisziplinär erfolgen. Hierfür ist die Zusammenarbeit zwischen dem behandelnden Arzt, der Ernährungsfachkraft sowie anderer relevanter Berufe (z. B. Hauskrankenpflege) unabdingbar.

MERKE

Mangelernährung ist eine **behandlungsbedürftige Erkrankung,** welche mit einer Steigerung der **Mortalität und Morbidität** und der Abnahme der **Lebensqualität** korreliert. Durch die regelmäßige Durchführung von Screeningtests werden mangelernährte Patienten mit einem Risiko für Mangelernährung frühzeitig erkannt. Das Ziel ist, so schnell wie möglich eine adäquate Intervention auf **interdisziplinärer** Ebene zu beginnen.

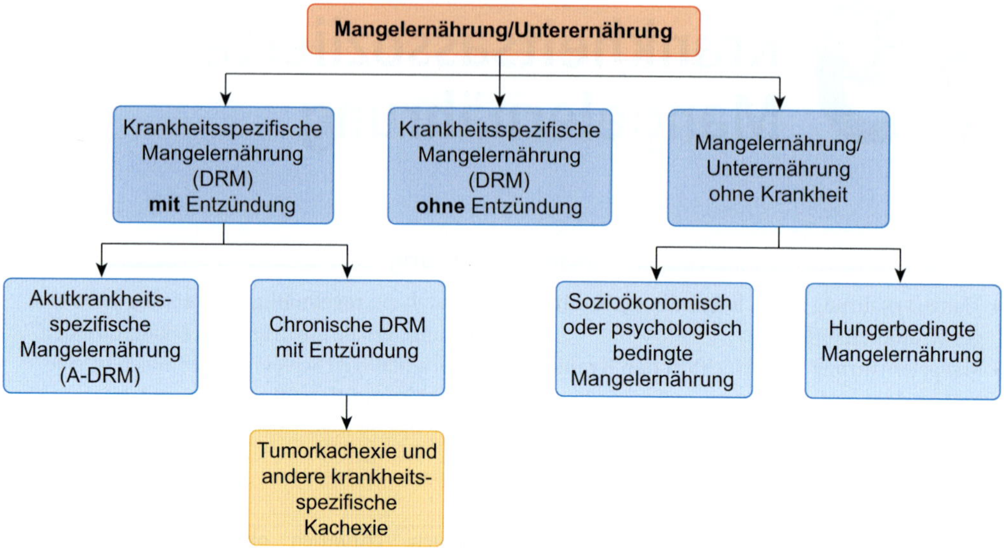

Abb. 19.1 Diagnosebaum für Mangelernährung (nach Cederholm et al. 2017) [F824-002/L143]

19.2 Klassifikation

19

Es existieren verschiedene Formen der Mangelernährung (➤ Abb. 19.1). Liegt eine Erkrankung vor, wird diese als **krankheitsspezifische Mangelernährung** (disease-related malnutrition, DRM) definiert. Diese wird aufgrund der Komplexität der **Stoffwechselveränderung** in krankheitsspezifische Mangelernährung mit und ohne Entzündung unterteilt. Darüber hinaus gibt es eine Mangelernährung ohne vorliegende Erkrankung, welche ihren Ursprung in soziokulturellen Faktoren hat.

Im Folgenden wird die krankheitsspezifische Mangelernährung besprochen.

19.3 Krankheitsspezifische Mangelernährung

Eine krankheitsspezifische Mangelernährung kann in verschiedenen Formen auftreten (Cederholm et al. 2017).

- Krankheitsspezifische Mangelernährung (mit Inflammation) (disease-related malnutrition, DRM)
  - Akutkrankheitsspezifische Mangelernährung (acute disease- or injury-related malnutrition A-DRM)
  - Chronische krankheitsspezifische Mangelernährung (mit Inflammation) (chronic DRM); Synonym: Kachexie
- Krankheitsspezifische Mangelernährung (ohne Inflammation) (DRM without inflammation)
- Krankheitsspezifische Unterernährung (starvation-related malnutrition, S-DRM)

19.3.1 Krankheitsspezifische Mangelernährung (DRM) mit Entzündung

Die DRM mit Entzündung (disease-related malnutrition with inflammation) entsteht aus einer negativen Energiebilanz bei Vorhandensein einer Entzündung. Die Ursachen sind ein erhöhter Energie- und Nährstoffbedarf, erhöhte Verluste oder Malabsorption bzw. Maldigestion sowie eine reduzierte Nahrungsaufnahme. Dies führt zu einem unbeabsichtigten Gewichtsverlust, welcher ein relevanter Indikator für die Diagnose einer krankheitsspezifischen Mangelernährung ist.

Eine erhöhte Entzündungsaktivität spielt bei dieser Art der Mangelernährung eine bedeutende Rolle, denn diese verstärkt in Kombination mit

Inaktivität und Bettlägerigkeit den Muskelkatabolismus. Abhängig von der Art der vorliegenden Grunderkrankung wird zwischen akutkrankheitsspezifischer und chronisch krankheitsspezifischer Mangelernährung unterschieden.

CAVE

Übergewichtige bzw. adipöse Patienten sind ebenfalls von der DRM betroffen, denn neben dem krankheitsbedingten erhöhten Energiebedarf und einer falschen Ernährung fördert eine vermehrte Fettmasse Entzündungsreaktionen.

Akutkrankheitsspezifische Mangelernährung (A-DRM)

Die A-DRM (acute disease- or injury-related malnutrition) wird durch einen Proteinkatabolismus bei akutem Entzündungsgeschehen hervorgerufen. Entzündungen, Bettlägerigkeit und eingeschränkte Nahrungszufuhr führen zu einem raschen Abbau von Energie- und Nährstoffspeichern. Dieser Kategorie lassen sich Patienten auf **Intensivstationen** mit akuten Erkrankungen bzw. Verletzungen zuordnen. Beispiele:

- Schwere systemische Infektion
- Verbrennungen
- Schädel-Hirn-Trauma
- Polytrauma
- Große operative Eingriffe

Chronische krankheitsspezifische Mangelernährung (C-DRM)

C-DRM (chronic disease-related malnutrition) und **Kachexie** überschneiden sich in ihrer Definition (Valentini et al. 2013). Dabei ist durch eine chronische Grunderkrankung eine anhaltende Entzündungsaktivität für den erhöhten Energie- und Nährstoffbedarf verantwortlich. Dieser führt in Kombination mit krankheitsbedingten Symptomen wie Appetitlosigkeit, Übelkeit oder Schluckstörungen zu einem Gewichtsverlust und zu einem Verlust der Muskelmasse und Muskelfunktion (Sarkopenie). Beispiele für chronische Grunderkrankungen (Bauer et al. 2008):

- Tumorerkrankungen: Tumorkachexie
- Chronisch obstruktive Lungenerkrankungen (COPD): pulmonale Kachexie
- Morbus Crohn
- Chronische Niereninsuffizienz: renale Kachexie
- Chronische Herzinsuffizienz: kardiale Kachexie
- Leberzirrhose
- Rheumatoide Arthritis
- AIDS
- Altersbedingte idiopathische Kachexie

Tumorkachexie

Ca. 20 Prozent der Krebspatienten sterben an einer Tumorkachexie (von Haehling et al. 2014, 2017). Zeichen einer Tumorkachexie sind persistierende Appetitlosigkeit und daraus resultierender ungewollter Gewichtsverlust, Fett- und Muskelabnahme sowie ein gesteigerter Proteinkatabolismus bei vorliegender Krebserkrankung. Eine Tumorkachexie kann bei fortschreitender Krankheit ohne frühzeitige Behandlung zu einem irreversiblen Status werden. Besonders Patienten mit Tumoren im Verdauungstrakt und mit hoch aggressiven Krebsarten sind davon betroffen (➤ Tab. 19.1). Eine frühzeitige Erkennung der Kachexie ist bereits bei der Diagnosestellung notwendig, um gezielt ernährungstherapeutische Maßnahmen ergreifen zu können, denn die Kachexie verschlechtert den Krankheitsverlauf und das Outcome.

Tab. 19.1 Prävalenz von Kachexie bei verschiedenen Krebserkrankungen (Stewart et al. 2006)

Krebserkrankung	Prävalenz
Magenkrebs	85 %
Pankreaskrebs	83 %
Nicht-kleinzelliger Lungenkrebs	61 %
Kleinzelliger Lungenkrebs	57 %
Prostatakrebs	56 %
Dickdarmkrebs	54 %
Hochmalignes Non-Hodgkin Lymphom	48 %
Sarkom	40 %
Akute, nicht-lymphatische Leukämie	39 %
Brustkrebs	36 %
Niedrigmalignes Non-Hodgkin-Lymphom	31 %

19

Zur Feststellung der Kachexie ist der **Gewichtsverlust innerhalb der zurückliegenden sechs Monate** entscheidend. Er ist jedoch in manchen Fällen wie z. B. bei adipösen Patienten oder bei vorliegendem Aszites nicht aussagekräftig. Deshalb sind andere Parameter wie **Nahrungsaufnahme** und **Entzündungswerte** für die Diagnosestellung relevant.

Die Kachexie ist ein Prozess und wird in drei Phasen aufgeteilt: Präkachexie, manifeste Kachexie und refraktäre Kachexie (➤ Abb. 19.2) (Fearon et al. 2011).

Im Krankenhaus kann die Kodierung der Kachexie erlösrelevant sein und sollte mit dem ICD-10-Kode R64 kodiert werden, Diagnosekriterien wurden vom IneK-Schlichtungsausschuss festgelegt (InEK 2020): Der Kode R64 Kachexie kann kodiert werden, wenn der Gewichtsverlust ≥ 5% (ohne Ödem; falls Gewichtsverlust nicht eruierbar, ist ein BMI < 20,0 kg/m² für die Diagnose der Kachexie ausreichend) in ≤ 12 Monaten bei Vorliegen einer Erkrankung beträgt, **plus drei** der folgenden Kriterien vorliegen:

- Verringerte Muskelkraft (z. B. Handgriffstärke)
- Erschöpfung
- Appetitlosigkeit
- Niedriger Fettfreie-Masse-Index (fettfreie Masse [kg]/Körpergröße² [m²])
- Abnormale Biochemie:
  - Erhöhte Entzündungsmarker (CRP > 5,0 mg/l, IL-6 > 4,0 pg/ml) oder
  - Anämie (Hb < 12 g/dl) oder
  - Niedriges Serumalbumin (< 32 g/l])

19

INFO

- Alle Tumorpatienten, insbesondere Palliativpatienten, sind der Gefahr einer Tumorkachexie ausgesetzt.
- 50 bis 80 % der Patienten mit einer fortgeschrittenen Tumorerkrankung leiden im Verlauf ihrer Erkrankung an einer Kachexie (von Haehling und Anker 2014).
- 20 bis 30 % der Krebspatienten sterben an Kachexie (Nüssler 2018).
- Patienten mit Herzinsuffizienz, COPD und Niereninsuffizienz sind besonders betroffen.

Sarkopenie

Sarkopenie (griech. „sarx" für Fleisch und „penia" für Verlust) ist ein übermäßiger Verlust der Muskelmasse und Muskelkraft. Ursachen sind fehlende Bewegung, Mangelernährung (v. a. Eiweißmangel), Hormonmangel und neuronale Veränderungen sowie Entzündungsprozesse. Sarkopenie ist mit negativen Folgen wie Stürzen, Funktionseinschränkung und Gebrechlichkeit verbunden (Cruz-Jentoft et al. 2019).

Diagnostik

Um eine Sarkopenie frühzeitig zu erkennen, empfiehlt die Task Force der International Conference on Sarcopenia and Frailty Research (ICSFR), alle Personen ab 65 Jahren in Abhängigkeit von ihrem Gesundheitszustand jährlich zu screenen. Dafür wurde der Screeningfragebogen für Sarkopenie (SARC-F) entwickelt (➤ Tab. 19.2). Werden bei der Befragung

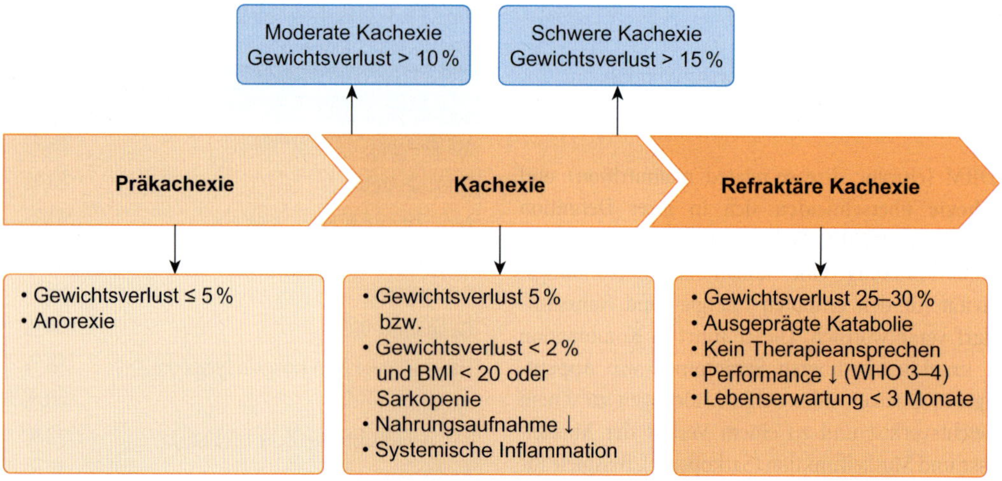

Abb. 19.2 Phasen der Kachexie (nach Fearon et al. 2011) [F895-006/L143]

Tab. 19.2 Screeningfragebogen für Sarkopenie (SARC-F) (Drey et al. 2020)

Bereich	Frage	Antwort (Punktewert)
Kraft	Wie schwer fällt es Ihnen, ca. 5 kg zu heben und zu tragen?	Nicht schwer (0)
		Etwas schwer (1)
		Sehr schwer/nicht möglich (2)
Gehen	Wie schwer fällt es Ihnen, auf Zimmerebene umherzugehen?	Nicht schwer (0)
		Etwas schwer (1)
		Sehr schwer, benötige Hilfsmittel oder nicht möglich (2)
Aufstehen	Wie schwer fällt es Ihnen, vom Stuhl oder vom Bett aufzustehen?	Nicht schwer (0)
		Etwas schwer (1)
		Sehr schwer oder nicht möglich ohne Hilfe (2)
Treppensteigen	Wie schwer fällt es Ihnen, eine Treppe mit 10 Stufen zu steigen?	Nicht schwer (0)
		Etwas schwer (1)
		Sehr schwer oder nicht möglich (2)
Stürze	Wie oft sind Sie im letzten Jahr gestürzt?	Kein Sturz (0)
		1–3 Stürze (1)
		4 oder mehr Stürze (2)

4 oder mehr Punkte erreicht, sollen weitere Untersuchungen folgen, um die Diagnose der Sarkopenie sicherzustellen.

Zur Bestimmung der Funktionalität der Skelettmuskulatur – besonders bei geriatrischen Patienten – eignen sich die Handkraftmessung (➤ Kap. 3.4.3), Short Physical Performance Battery (SPPB), der Chair Rise Test (CRT), die Prüfung der Ganggeschwindigkeit und der „Timed-up-and-go-Test" (TUG). Zur Bestimmung des relativen Skelettmuskelindexes kann beispielsweise die Dual-Röntgen-Absorptiometrie angewendet werden (Schaupp et al. 2021).

INFO

Die Sarkopenie kann durch die Bestimmung des Gewichts oder durch den äußerlichen körperlichen Aufbau nicht festgestellt werden. Normalgewichtige sowie übergewichtige Patienten können trotz Muskelumbau aufgrund ihres Körpervolumens einen vermeintlichen guten Ernährungsstatus haben und unbemerkt an einer Sarkopenie leiden. Der scheinbar gute Ernährungsstatus kann jedoch durch weitere, komplexere Untersuchungen widerlegt werden. Dieses Phänomen wird auch bei adipösen Patienten beobachtet und als **sarkopenische Adipositas** definiert. Ursachen dafür sind die Verfettung der Skelettmuskulatur und eine chronische Entzündung, welche die Muskelfunktion beeinträchtigen.

19.3.2 Krankheitsspezifische Mangelernährung ohne Entzündung

Die krankheitsspezifische Mangelernährung ohne Entzündung (DMR without inflammation) tritt als Folge einer verminderten Energie- und Nährstoffzufuhr bzw. -aufnahme, bedingt durch eine Grunderkrankung ohne Entzündungsaktivität, auf. Beispiele:

- Verengung der Speiseröhre
- Dysphagie
- Schlaganfall
- Morbus Parkinson
- Anorexia nervosa
- Depressionen
- Demenz
- Kurzdarmsyndrom
- Ileostomie

19.3.3 Krankheitsspezifische Unterernährung (S-DRM)

Die S-DRM (starvation-related malnutrition) entsteht aus einer chronischen Unterernährung in Abwesenheit von Entzündungsgeschehen bei Patienten unter ärztlicher oder pflegerischer Betreuung. Hauptursache ist eine geringe Energie- und Nährstoffaufnahme (< 60 % des Bedarfs). Auch negative Effekte einer Malassimilation ohne Entzündungszeichen sind häufige Ursachen.

19.4 GLIM-Diagnosekriterien

Zur Diagnose einer Mangelernährung bei Erwachsenen im stationären und ambulanten Setting wurde 2018 ein weltweites Konsensuspapier der „Global Leadership Initiative on Malnutrition (GLIM)" veröffentlicht (Cederholm et al. 2019). Die standardisierten Kriterien sollen eine einheitliche Sprache schaffen und als prozessgeleitetes Handeln sowohl in die klinische als auch in die ambulante Gesundheitsversorgung Einzug finden. Der Diagnosealgorithmus der GLIM besteht aus **zwei Phasen.** Einerseits beinhaltet er ein Mangelernährungsscreening anhand eines validierten Screeninginstruments und anderseits ein Assessment für die Diagnosestellung, um die Schwere der Mangelernährung einzustufen.

19.4.1 Screening auf das Risiko für Mangelernährung

Zur Identifikation von Mangelernährung oder des Risikos für eine krankheitsspezifische Mangelernährung können mehrere Screeninginstrumente verwendet werden. Das Screening auf Mangelernährung ist ein **unkompliziertes, nicht invasives Verfahren,** das von **nicht medizinisch bzw. nicht ernährungswissenschaftlich geschultem Personal** durchgeführt werden kann.

Jeder Patient soll bei der Aufnahme im Krankenhaus oder in ein Pflegeheim gescreent werden. In Facharztpraxen wird empfohlen, besonders bei älteren Patienten in Abhängigkeit von ihrem Gesundheitszustand **mindestens einmal im Jahr** ein Mangelernährungsscreening durchzuführen (Müller et al. 2011). Das Ziel ist die frühzeitige Erkennung gefährdeter Personen beim Erstkontakt. Danach ist das Screening in regelmäßigen Abständen zu wiederholen. Hierfür muss ein validiertes Screeninginstrument verwendet werden.

Der Aufbau Screeninginstrumente basiert auf **vier Parametern** (Kondrup et al. 2003):

1. Der **BMI** erlaubt eine Aussage über den aktuellen Ernährungszustand. → Eignet sich nicht als einziger Parameter zur Beurteilung des Ernährungszustands.
2. Der **Gewichtsverlust** erlaubt eine Aussage darüber, ob der Ernährungszustand stabil ist. → Ein ungewollter Gewichtsverlust in kurzer Zeit verschlechtert die Prognose.
3. Die **Nahrungsaufnahme** erlaubt eine Aussage darüber, ob sich der Ernährungszustand verschlechtern wird. → Eine reduzierte Nahrungsaufnahme verlangsamt die Wundheilung, erhöht die Infektionsrate sowie die Morbidität und Mortalität (Hiesmayr et al. 2009).
4. Die **Krankheitsschwere** erlaubt eine Aussage darüber, ob die Erkrankung die Verschlechterung des Ernährungsstatus beschleunigt. → Entzündungsgeschehen verschlechtern den Appetit und erhöhen den Energie- und Nährstoffbedarf.

CAVE

Besonders bei Patienten mit einem BMI $\geq 25{,}0\,kg/m^2$ (übergewichtig bzw. mit Adipositas) kann bei einem unbeabsichtigten Gewichtsverlust > 10 % eine Mangelernährung unentdeckt bleiben.

Empfohlene Screeninginstrumente für den ambulanten Bereich

Screeningbögen für den ambulanten und stationären Bereich oder speziell für geriatrische Patienten sind auf der DGE-Webseite (www.dgem.de/screening) abrufbar.

Malnutrition Universal Screening Tool (MUST)

- Das MUST-Screening ist eine international validierte Methode. Dabei wird der Ernährungsstatus anhand dreier kurzer Fragen bestimmt. Zur Identifikation einer Mangelernährung bzw. eines Risikos für eine Mangelernährung werden lediglich die Körpergröße, das aktuelle Gewicht und der Gewichtsverlauf sowie die aktuelle Nahrungsaufnahme benötigt.
- Unabhängig vom Gewichtsverlauf werden bei einem BMI $< 18{,}5\,kg/m^2$ und bei Patienten über 65 Jahren unter $20\,kg/m^2$ Ernährungsmaßnahmen ergriffen. Bei Testergebnissen ab 2 Punkten ist eine Ernährungstherapie notwendig!

Mini Nutritional Assessment Short Form (MNA-SF)

- Das MNA-Screening ist der „Goldstandard“ zur Erkennung einer vorhandenen Mangelernährung oder des Risikos einer Mangelernährung bei geriatrischen Patienten über 65 Jahren. Das Screening besteht aus sechs bzw. sieben Fragen, seine Durchführung wird von der „Europäischen Gesellschaft für Klinische Ernährung und Stoffwechsel (ESPEN)“ empfohlen (Kondrup et al. 2003).
- Bei Ergebnissen unter 12 Punkten ist eine Ernährungstherapie einzuleiten.

19

Subjective Global Assessment (SGA)

- Das SGA-Screeninginstrument wird sowohl für ambulante als auch für stationäre Patienten eingesetzt. Dabei werden eine Anamnese mit relevanten Fragen nach Gewichtsveränderung, Nahrungszufuhr, gastrointestinalen Symptomen, Leistungsfähigkeit und Grunderkrankung sowie eine klinische Untersuchung der Muskel- und Fettmasse und Ödeme durchgeführt. Der Ernährungsstatus wird anhand eines gewichteten Punkteschemas eingeschätzt.
- Das Ergebnis SGA A bedeutet, dass der Patient gut ernährt ist, SGA B signalisiert einen Verdacht auf Mangelernährung bzw. mäßige Mangelernährung, SGA C deutet auf eine schwere Mangelernährung hin.

CAVE

Für die Erfassung des Ernährungszustands von Patienten mit **Ödemen oder Aszites** mittels Screeninginstrumenten wie z.B. MUST ist die Bestimmung des Gewichts nicht sinnvoll. In solchen Fällen ist ein ausführliches Assessment durch eine Ernährungsfachkraft unabdingbar (➤ Kap. 19.4.2).

FALLBEISPIEL

Herr Müller ist ein bekannter Patient in der Hausarztpraxis. Bei Herrn Müller wurde vor zwei Monaten ein Bronchialkarzinom mit Fernmetastasen diagnostiziert. Der 71-jährige Patient ist 65 kg schwer bei einer Größe von 175 cm. Vor drei Monaten hat er eine Behandlung mit Docetaxel begonnen, die er nach eigenen Aussagen in den zurückliegenden zwei Monaten gut vertragen hat. Allerdings leidet er seit einer Woche an Mukositis (Schweregrad 2), an milder Übelkeit und wiederkehrendem Erbrechen. Dies hat sich stark auf seinen Appetit und sein Gewicht ausgewirkt. Herr Müller stellt sich aufgrund von Schwäche in der Praxis vor.

Das Ergebnis des MUST-Screenings ergibt 3:

- Der BMI beträgt 22,5 kg/m² = 0 Punkte
- Gewichtsverlust von 5 kg (7 %) seit Beginn der Therapie = 1 Punkt
- Eingeschränkte, symptomatisch bedingte Nahrungsaufnahme = 2 Punkte

→ **3 Punkte = hohes Risiko für Mangelernährung**

19.4.2 Assessment für die Diagnosestellung

Zur Diagnose einer Mangelernährung sind nach GLIM bestimmte Kriterien für das Assessment festgelegt, die in phänotypische und ätiologische Kriterien unterteilt werden (➤ Tab. 19.3, ➤ Tab. 19.4). Das Assessment umfasst eine **ausführliche Erhebung** zu ernährungsrelevanten Informationen und körperliche Untersuchungen. Diese Phase wird durch eine **Ernährungsfachkraft** (Diätassistenten, Ökotrophologen, Ernährungsmediziner) durchgeführt (Valentini et al. 2013).

Phänotypische Kriterien

Die phänotypischen Diagnosekriterien einer Mangelernährung umfassen sichtbare und messbare Körpereigenschaften:

Tab. 19.3 Kriterien nach GLIM für die Diagnosestellung einer Mangelernährung (Cederholm et al. 2019)

Phänotypische Kriterien			Ätiologische Kriterien	
Gewichtsverlust	Niedriger BMI	Reduzierte Muskelmasse	Verminderte Nahrungsaufnahme und -zufuhr	Krankheitsschwere
> 5 % in den letzten 6 Mon.	• < 20 kg/m² bei < 70 J. • Asiatisch: < 18,5 kg/m² bei < 70 J.	Reduziert im Vergleich zu validierten Methoden zur Messung der Körperzusammensetzung	• ≤ 50 % des Energiebedarfs • Verminderung > 2 Wo.	Akute(s) Krankheit/Trauma mit schweren Entzündungen
ODER				
> 10 % länger als 6 Mon.	• < 22 kg/m² bei > 70 J. • Asiatisch: < 20 kg/m² bei < 70 J.	Oberarmumfang, Wadenumfang, Handkraft	• Gestörte Malabsorption • Gestörte Malassimilation	Chronische Krankheit mit anhaltender Entzündungsaktivität

- **Unbeabsichtigter Gewichtsverlust** > 5 % in den vergangenen sechs Monaten oder > 10 % in mehr als sechs Monaten.
- Ein **niedriger BMI** < 18,5 kg/m² weist darauf hin, dass eine Person mangelernährt ist. Diese Definition lässt sich jedoch nicht auf Patienten mit Übergewicht bzw. Adipositas übertragen. Deshalb ist der BMI allein für die Bewertung des Ernährungszustands nicht geeignet.
- Eine **reduzierte Muskelmasse** ist ein Indikator für eine Verschlechterung des Krankheitsverlaufs. Besonders relevant ist die Bestimmung des Verlusts der Skelettmuskulatur und der Muskelfunktion (Sarkopenie, ➤ Kap. 19.3.1). Die Messung der Muskelmasse soll durch validierte Messtechniken durchgeführt werden. Als Goldstandardmethoden gelten MRT und CT. Da diese Methoden sehr kostenaufwendig und in ambulantem Setting nicht praktikabel sind, können andere kostengünstigere und unkompliziertere Methoden wie die bioelektrische Impedanzanalyse (BIA, ➤ Kap. 3) bzw. bioelektrische Impedanzvektoranalyse (BIVA) und die Dual-Röntgen-Absorptiometrie angewendet werden.

Alternativen sind die Messung des Oberarm- und Wadenumfangs und die Handkraftmessung.

19

Zur Bestimmung der Funktionalität der Skelettmuskulatur – besonders bei geriatrischen Patienten – eignen sich die Short Physical Performance Battery (SPPB) und der Chair Rise Test (CRT).

Ätiologische Kriterien

- **Verminderte Nahrungszufuhr** bzw. **verminderte Nahrungsaufnahme** aufgrund gastrointestinaler Symptome (Übelkeit, Erbrechen, Durchfall) oder verursacht durch chronische gastrointestinale Krankheiten mit negativen Effekten (Malabsorption bzw. Malassimilation).
- Vorliegen eines **akuten Traumas durch Krankheit oder Verletzung** mit schwerer Entzündungsantwort, chronische Krankheit mit chronischer oder rezidivierender leichter bis mittelschwerer Entzündungsaktivität. Relevante Entzündungsmarker: C-reaktives Protein (CRP > 5 mg/dl), Albumin (< 35 g/l), Transthyretin (Präalbumin < 150 mg/l).

MERKE

Als Nachweis einer Mangelernährung müssen mindestens **ein phänotypisches UND ein ätiologisches Kriterium** erfüllt sein (➤ Tab. 19.3).

19.4.3 Schweregrad der Mangelernährung

Wurde mindestens *ein* phänotypisches und *ein* ätiologisches Kriterium festgestellt (➤ Kap. 19.4.2), liegt eine Mangelernährung vor. Zunächst wird deren Schweregrad bestimmt (➤ Tab. 19.4, ➤ Abb. 19.3). Dabei ist die Erfüllung der folgenden phänotypischen Kriterien zu berücksichtigen. Werden ein moderater Gewichtsverlust oder ein niedriger BMI oder eine reduzierte Muskelmasse nachgewiesen, ist die Mangelernährung als **moderat** zu bewerten. Ist mindestens **ein stark ausgeprägtes phänotypisches Kriterium** nachweisbar, wird die Mangelernährung als **schwer** eingestuft.

FALLBEISPIEL (FORTS.)

Nach dem auffälligen Screening von Herrn Müller ist eine diagnostische Abklärung der Mangelernährung notwendig, um diese so schnell wie möglich zu behandeln. Dafür ist die **Zusammenarbeit mit einer Ernährungsfachkraft** unerlässlich, wofür der Hausarzt eine ärztliche Notwendigkeitsbescheinigung ausstellt. Durch die Informationssammlung, das Ernährungsassessment und weitere notwendige Untersuchungen wurden folgende Parameter für die Diagnosestellung gewonnen:

Phänotypische Kriterien:
- Gewichtsverlust 7 % in den zurückliegenden 3 Monaten
- BMI 22,5 kg/m²
- BIA-Messung: FFM 63 % der Gesamtkörpermasse (Referenzwert ca. > 66 % des Gesamtkörpers [Müller 2013])

Ätiologische Kriterien:
- Verminderte Nahrungszufuhr ca. 600 kcal tgl. (< 50 % des Bedarfs) aufgrund von Mundschleimhautentzündung, Übelkeit und Erbrechen
- CRP 40 g/l, Albumin 26,4 g/l

→ Nach den GLIM-Diagnosekriterien (➤ Tab. 19.3) wurde mindestens *ein* moderates phänotypisches Kriterium und *ein* ätiologisches Kriterium erfüllt, was die Diagnose einer **moderaten Mangelernährung** ergibt → Eine Ernährungstherapie ist notwendig.

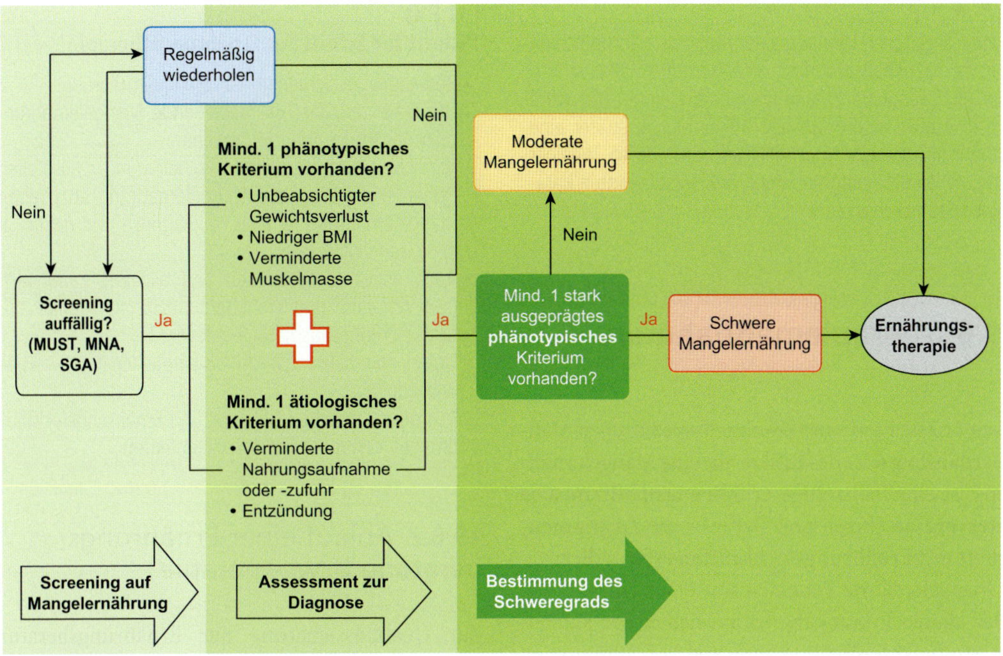

Abb. 19.3 Schema zur Diagnose einer Mangelernährung sowie Bestimmung des Schweregrads nach GLIM (nach Cederholm et al. 2019) [F824-003/L143]

Tab. 19.4 Phänotypische Kriterien zur Bestimmung des Schweregrades der Mangelernährung (Cederholm et al. 2019)

Gewichtsverlust	Niedriger BMI	Reduzierte Muskelmasse
Moderate Mangelernährung		
• 5–10 % innerhalb der letzten 6 Mon. *oder* • 10–20 % länger als 6 Mon.	• < 20 kg/m² bei < 70 J. • < 22 kg/m² bei ≥ 70 J.	• Moderater Muskelverlust • Nachgewiesen durch validierte Methoden
Schwere Mangelernährung		
• > 10 % innerhalb der letzten 6 Mon. *oder* • > 20 % länger als 6 Mon.	• < 18,5 kg/m² bei < 70 J. • < 20 kg/m² bei ≥ 70 J.	• Starker Muskelverlust • Nachgewiesen durch validierte Methoden

19.5 Therapieziele

Die Ernährungstherapie zielt darauf ab, die **Folgen der Mangelernährung zu minimieren** und die **Lebensqualität** der Patienten zu verbessern bzw. zu steigern. Aktuelle Daten zeigen, dass eine gezielte Ernährungsintervention viele Vorteile bringt und zur **Verbesserung des Gesundheitszustands** beiträgt. Die EFFORT-Studie zeigte im klinischen Umfeld, dass das Screening auf Mangelernährung und eine anschließende adäquate Ernährungstherapie den Gesundheitszustand bzw. die Krankheitsprognose positiv beeinflussen. Dabei wurden zwei Gruppen untersucht. Eine Gruppe wurde durch Ernährungsfachkräfte betreut und erhielt individuelle und ernährungsbezogene Maßnahmen. Die andere Gruppe erhielt keine personalisierte Betreuung. Als Ergebnis konnte beobachtet werden, dass bei der ersten Gruppe die **Komplikations- und Letalitätsrate gesenkt** sowie das **Wohlbefinden** und nicht zuletzt die Lebensqualität gesteigert wurden (Schuetz et al. 2019).

MERKE

Eine frühzeitige Erkennung einer Mangelernährung spielt für die Krankheitsprognose eine wichtige Rolle. Je früher eine adäquate Ernährungstherapie eingeleitet wird, desto größer ist die Aussicht auf Erfolg. Je später eine Ernährungstherapie durchgeführt wird, desto weniger effektiv ist diese aufgrund der krankheitsbedingten katabolen Stoffwechsellage.

19.6 Therapiemaßnahmen

Nach Feststellung einer krankheitsspezifischen Mangelernährung oder des Risikos für eine Mangelernährung ist eine **frühzeitige ernährungsmedizinische Intervention** einzuleiten. Dafür ist die **Zusammenarbeit mit Ernährungsfachkräften** erforderlich.

Mangelernährte Patienten mit einer chronischen oder akuten Erkrankung haben neben der katabolen Stoffwechselsituation aufgrund von Symptomen und appetitzügelnder Medikation veränderte Essgewohnheiten, weshalb sie sich **nicht bedarfsdeckend** ernähren können.

Durch ein intensives Assessment in der Ernährungsberatung werden die Gründe für die eingeschränkte Nahrungsaufnahme identifiziert und diese durch praktische, **am Alltag des Patienten orientierte Empfehlungen** beseitigt.

19

19.6.1 Zugang zur ambulanten Ernährungstherapie

Der Spitzenverband des Bundes der Krankenkassen ermöglicht eine Ernährungsberatung für Patienten, *deren Erkrankung durch eine Fehlernährung verursacht bzw. mitverursacht wurde und/oder bei denen eine Ernährungsumstellung die Therapie unterstützen kann* (Gemeinsamer Bundesausschuss 2022).

Eine indizierte Ernährungstherapie der Mangelernährung wird von den Krankenkassen mitfinanziert. Dafür werden eine **ärztliche Notwendigkeitsbescheinigung** vom Hausarzt bzw. zuweisendem Facharzt und ein Kostenvoranschlag der Ernährungsfachkraft benötigt. In der Regel übernehmen die Krankenkassen bis zu 85 Prozent der Kosten der Ernährungsberatung mit bis zu fünf Beratungseinheiten.

INFO

Schritt für Schritt zur Ernährungstherapie

- Regelmäßiges Screening auf Mangelernährung.
- Die Patienten über die bestehende Mangelernährung oder das Risiko dafür informieren.
- Ärztliche Notwendigkeitsbescheinigung ausstellen. Dabei ist die Diagnose Mangelernährung anzugeben. Mangelernährung ist eine Falldiagnose und gehört zu den Grundleistungen.
- Auch relevante Diagnosen und wichtige Laborwerte (z. B. Albumin) und krankheitsspezifische Marker sind für die Ernährungstherapie relevant.
- Ggf. einen Ernährungsfachkreis empfehlen (www.vdd.de, www.dge.de).
- Austausch zwischen Hausarzt und Ernährungsfachkraft und ggf. Verordnung von Supplementen.

19.6.2 Ablauf einer Ernährungsberatung bzw. -therapie

Zur Qualitätssicherung der Ernährungsberatung und -therapie wurde in Deutschland der German-Nutrition Care Process (G-NCP) etabliert (VDD 2015). Er soll den Prozess der Ernährungsberatung bzw. -therapie systematisieren und Transparenz für die Behandlung schaffen. Der G-NCP besteht aus fünf Prozessschritten (➤ Abb. 19.4):

- **Ernährungsassessment:** Sammeln von Daten zur Identifikation von Ernährungsproblemen, z. B.: Ernährungsanamnese, Gewichtsverlauf, Laborparameter, subjektive und objektive Symptome (Schmerzen, Völlegefühl, Übelkeit, Erbrechen, Fieber etc.).
- **Ernährungsdiagnose:** Beurteilung und Beschreibung der Ernährungsprobleme, z. B.: Appetitlosigkeit, Gewichtsverlust, Hypalbuminämie, Muskelkraftverlust, Übelkeit, Erbrechen.
- **Planung der Intervention:** Priorisierung der Ernährungsprobleme und Festlegung der Monitoringparameter, z. B: Gewicht, Oberarmumfang, Ernährungsprotokoll, Symptomprotokoll.
- **Durchführung und Intervention:** Durchführung der ernährungstherapeutischen Maßnahmen. Für die Therapie der Mangelernährung wurde das „Stufenschema Ernährung" entwickelt. Beispielsweise: Proteinanreicherung über natürliche (z. B. Öl, Fette, eiweißreiche Milchprodukte) oder spezielle Nahrungssupplemente (z. B. Proteinpulver) und/oder enterale Ernährung bis hin zu parenteraler Ernährung.

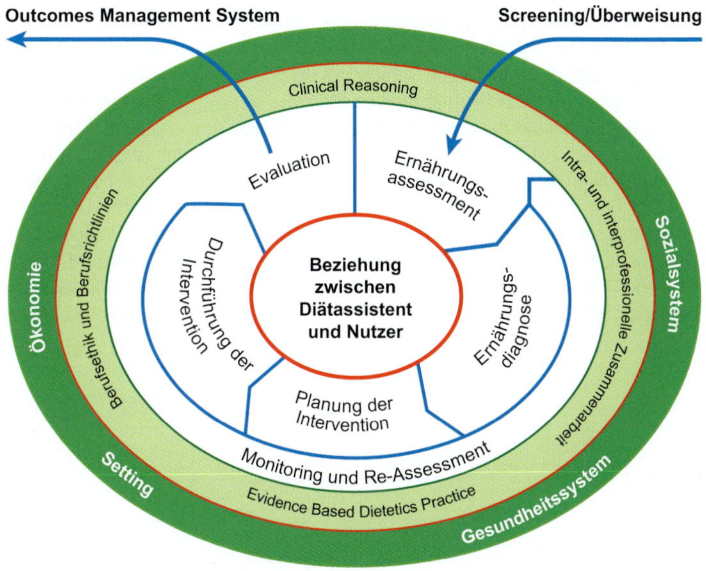

Abb. 19.4 Ernährungstherapie nach dem G-NCP (© VDD 2014) [W1234/L143]

- **Monitoring und Evaluation:** regelmäßige Evaluation bzw. Anpassung der ausgewählten Ernährungstherapie.

LITERATUR

Bauer JM, Wirth R, Volkert D et al. Malnutrition, Sarkopenie und Kachexie im Alter – Von der Pathophysiologie zur Therapie. Dtsch Med Wochenschr, 2008;133: 305–310.

Cederholm T, Barazzoni R, Austin P et al. ESPEN Guidelines on definitions and terminology of clinical nutrition. Clin Nutr, 2017;36(1): 49–64.

Cederholm T, Jensen GL, Correia MIDT et al. GLIM criteria for the diagnosis of malnutrition – A consensus report from the global clinical nutrition community. Clin Nutr, 2019;38(1): 1–9. DOI: https://doi.org/10.1016/j.clnu.2018.08.002.

Cruz-Jentoft AJ, Bahat G, Bauer J et al. Sarcopenia: revised European consensus on definition and diagnosis. Age Ageing, 2019;48:16–31. DOI: https://doi.org/10.1093/ageing/afy169.

Drey M, Ferrari U, Schraml M et al. German Version of SARC-F: Translation, Adaption, and Validation. J Am Med Dir Assoc, 2020;21(6): 747–751.e1. DOI: https://doi.org/10.1016/j.jamda.2019.12.011.

Fearon K, Strasser F, Anker SD et al. Definition and classification of cancer cachexia: An international consensus. Lancet Oncol, 2011;12(5): 489–95. DOI: https://doi.org/10.1016/S1470-2045(10)70218-7.

Gemeinsamer Bundesausschuss (2022). Richtlinie des Gemeinsamen Bundesausschusses. Richtlinie über die Verordnung von Heilmitteln in der vertragsärztlichen Versorgung (Heilmittel-Richtlinie/HeilM-RL). Stand: Februar 2022. Aus: www.g-ba.de/downloads/62-492-2857/HeilM-RL_2022-02-17_iK-2022-07-01.pdf (letzter Zugriff: 8.11.2022).

Hiesmayr M, Schindler K, Pernicka E et al. Decreased food intake is a risk factor for mortality in hospitalised patients: The NutritionDay survey 2006. Clin Nutr, 2009;28: 484–91.

Institut für das Entgeltsystem im Krankenhaus InEK, Geschäftsstelle des Schlichtungsausschusses nach § 19 KHG. Entscheidung KDE 16 vom 30.9.2020 zur Kodierempfehlungen (KDE) nach § 19 Abs. 5 KHG (Kode R64 Kachexie). Aus: www.dgem.de/sites/default/files/PDFs/Mangelernaehrung/Entscheidung KDE 16 Kachexie.pdf.

Kondrup J, Allison SP, Elia M et al. ESPEN Guidelines for nutrition screening 2002. Clin Nutr, 2003;22: 415–421.

Mueller C, Compher C, Ellen DM. A.S.P.E.N. Clinical guidelines: Nutrition Screening, Assessment, and Intervention in Adults. JPEN J Parenter Enteral Nutr, 2011;35: 16–24.

Müller MJ. Ernährungsmedizinische Praxis: Methoden-Prävention-Behandlung. Heidelberg: Springer, 2013.

Nüssler V. Kachexie bei Tumorerkrankungen. Erkennen und multimodal behandeln. Info Onkol. 21, 33 (2018). https://doi.org/10.1007/s15004-018-6062-z.

Pirlich M, Schütz T, Norman K et al. The German hospital malnutrition study. Clin Nutr, 2006;25: 563–72.

Schaupp A, Martini S, Schmidmaier R et al. Diagnostisches und therapeutisches Vorgehen bei Sarkopenie. Z Gerontol Geriat, 2021;54: 717–724. DOI: https://doi.org/10.1007/s00391-021-01968-7.

Schuetz P, Fehr R, Baechli V et al. Individualised nutritional support in medical inpatients at nutritional risk: a randomised clinical trial. Lancet, 2019;393 (10188): 2312–21 CrossRef. DOI: https://doi.org/10.1016/S0140-6736(18)32776-4.

Stewart GD, Skipworth RJ, Fearon KC. Cancer cachexia and fatigue. Clin Med (Lond), 2006;6(2): 140–143. DOI: https://doi.org/10.7861/clinmedicine.6-2-140.

Valentini L, Volkert D, Schütz T et al. Leitlinie der Deutschen Gesellschaft für Ernährungsmedizin (DGEM). DGEM-Terminologie in der Klinischen Ernährung. Aktuel Ernahrungsmed, 2013;38: 97–111.

Verband der Diätassistenten – Deutscher Bundesverband e. V. (VDD), German Dietitian Association. Manual für den German-Nutrition Care Process (G-NCP). Ein Standardwerk für die Durchführung, Weiterentwicklung, Überprüfung und Qualitätssicherung der Diätetik in Deutschland. Lengerich: Pabst Science Publishers, 2015.

Verband der Diätassistenten – Deutscher Bundesverband e. V. (VDD). VDD-Leitlinie für die Ernährungstherapie und das prozessgeleitete Handeln in der Diätetik. Bd. 2: Grundlagen zu Körpergröße, Körpergewicht, Körperzusammensetzung und Handkraft bei Erwachsenen. Lengerich: Pabst Science Publishers, 2017.

von Haehling S, Anker SD. Prevalence, incidence and clinical impact of cachexia: facts and numbers – update 2014. J Cachexia Sarcopenia Muscle, 2014;5(4): 261–3. DOI: https://doi.org/10.1007/s13539-014-0164-8.

von Haehling S, Arends J, Hacker U, Blum D. Kachexie bei Tumorerkrankungen – Erkennen und multimodal behandeln. Kachexie bei Tumorerkrankungen. München: Springer, 2017.

KAPITEL

20 Prähabilitation

Carl Meißner, Karsten Ridwelski

Zusammenfassung

- Prähabilitation mit gezielter präoperativer Unterstützung durch **Ernährung, Bewegung und Psychologie.**
- Prähabilitation verbessert den Ernährungszustand, verkürzt die Verweildauer und senkt die Komplikationsrate.
- **Ernährungsunterstützung bzw. -modifikation** spielt in der Prähabilitation eine wichtige Rolle.
- Leitlinien der DGEM und der ESPEN unterstreichen die Bedeutung der Ernährungsunterstützung bzw. -modifikation für Patienten, unabhängig von ihrem Ernährungszustand, die ihren Energiebedarf nicht auf normalem Weg decken können.
- Grundsätzlich sollte allen mangelernährten Krebs- und Hochrisikopatienten, die sich einer größeren **Bauchoperation** unterziehen, nach Verträglichkeit und Fähigkeit der oralen Nahrungszufuhr **orale Trink- und Zusatznahrung** verabreicht werden.
- Wünschenswert wäre ergänzend die Entwicklung technischer Tools, Apps oder eines Avatars zur Anleitung und zum Monitoring von Unterstützungsprogrammen.

20.1 Einleitung

Prähabilitation bezeichnet den **Prozess zur Verbesserung der individuellen Leistungs- und Funktionsfähigkeit vor einem geplanten operativen Eingriff,** der darauf abzielt, die Toleranz des Patienten gegenüber bevorstehenden körperlichen Belastungen zu verbessern (Carli und Ferreira 2018).

Ziel ist es, Patienten – insbesondere ältere, gebrechliche, unter- und mangelernährte Patienten – besser auf eine geplante Operation vorzubereiten, damit sie danach schneller und gut genesen. Die Leitlinien der Deutschen Gesellschaft für Ernährungsmedizin (DGEM) und der European Society for Clinical Nutrition and Metabolism (ESPEN) zur klinischen Ernährung in der Chirurgie dokumentieren dieses Konzept mit entsprechenden Empfehlungen für die perioperative Phase. Viele „Enhanced recovery after surgery" (ERAS)-Programme beinhalten solche Empfehlungen. Mittlerweile liegen zu unterschiedlichen Bereichen in der operativen Medizin erfolgversprechende Erkenntnisse vor, wie durch präoperative Unterstützung mittels oraler Nahrungssupplemente (ONS) die postoperative Erholung positiv beeinflusst werden kann. Aber auch mit bereits etablierten Prähabilitationsprogrammen mit Physiotherapie (einschließlich Atemtraining) und psychischer Unterstützung konnten positive Ergebnisse erzielt werden. Insbesondere die **Kombination unterschiedlicher Prähabilitationsansätze** bringt den Erfolg.

INFO

Nach der S3-Leitlinie der DGEM in Zusammenarbeit mit der GESKES, der AKE, der DGCH, der DGAI und der DGAV „Klinische Ernährung in der Chirurgie" heißt es zusammenfassend: *Eine perioperative supplementierende künstliche Ernährung ist auch bei Patienten ohne offensichtliche Mangelernährung indiziert, sofern vorhersehbar ist, dass der Patient für eine längere postoperative Zeitdauer unfähig zur adäquaten oralen Kalorienzufuhr sein wird. (Weimann et al. 2013)*

FALLBEISPIEL

Bei einem 71-jährigen Patienten mit der Diagnose eines Magenkarzinoms wird nach entsprechender Diagnostik (klinische Untersuchung, Labor, Gastroskopie, Computertomografie) im interdisziplinären Tumorboard die Indikation zur primären Operation gestellt.
Ernährungszustand: 1,79 m, persönliches Normalgewicht vor Erkrankung 79 kg, aktuell 71 kg, BMI 22,2 kg/m², ungewollter Gewichtsverlust von 8 kg (ca. 10 %) innerhalb eines Monats (entspricht Nutrition Risk Score [NRS] 5).
→ Der Patient erhält orale Trink- und Zusatznahrung über fünf Tage vor der Operation. Weiterhin erhält er einen Mediflow/Respiflow (Atemtrainer) für das Training der Lungenfunktion und eine Informationsbroschüre zu kleineren Sport- bzw. Bewegungsübungen. Die Bewegungs- bzw. Sportübungen sollten 2× täglich erfolgen und sind in der Broschüre zu dokumentieren.
Nach der Operation kann der Patient nach einem Tag auf der Intensivstation auf die Normalstation verlegt werden. Am neunten postoperativen Tag erfolgt die Entlassung in die Häuslichkeit mit primär heilenden Wunden nach minimalinvasiver Gastrektomie.

20.2 Konzept und Umfang der Prähabilitation

Größere chirurgische Eingriffe stellen meist eine schwere körperliche Belastung dar, insbesondere bei älteren Patienten mit schlechten kardiorespiratorischen und ernährungsphysiologischen Parametern (Boyd et al. 1993). Als Stressoren der Operationen gelten die Narkose, Blutverlust, perioperatives Gewebetrauma sowie anschließende systemische Entzündungsreaktionen mit Ausbildung eines Postaggressionsstoffwechsels (Kow 2019).

Traditionell wird die Rehabilitation als Genesung *nach* chirurgischen Eingriffen gesehen (Carli und Ferreira 2018). Es hat sich jedoch gezeigt, dass ein schlechter präoperativer körperlicher Zustand die Morbidität, Mortalität und die unterschiedlichen postoperativen Komplikationen erhöhen und die Rehabilitation verlängern kann (Wilson et al. 2010, Meissner et. al. 2017).

20.2.1 Präoperativer Ernährungszustand

Der präoperative Ernährungszustand spielt im Alter eine zentrale Rolle, insbesondere bei schweren Erkrankungen wie Krebs. Eine **Mangelernährung** kann insbesondere nach großen operativen Eingriffen das Risiko für Komplikationen im weiteren Verlauf erhöhen (Weimann et al. 2013). Sie begünstigt Sarkopenie und Kachexie (➤ Kap. 19.3) und beeinträchtigt die Lebensqualität von Krebspatienten erheblich (Miaskowski et al. 2017).

Die **Adipositas** (➤ Kap. 13) wird von der WHO als das weltweit am schnellsten wachsende Gesundheitsrisiko beschrieben. Die Zunahme von Übergewicht und Adipositas (Grad II bis III) in der westlichen Welt führt dazu, dass das Vorkommen einer Mangelernährung selten realisiert wird. Ein krankheitsassoziierter Gewichtsverlust führt gerade bei Patienten mit Übergewicht nicht notwendigerweise zu dem von der WHO definierten BMI für Unterernährung/Kachexie von <18,5 kg/m². Ein Gewichtsverlust an sich bedeutet aber aufgrund der Veränderung der Körperzusammensetzung ein **„metabolisches Risiko"**, welches bei Patienten vor Operationen, insbesondere Tumoroperationen, berücksichtigt werden muss (Weimann et al. 2013). Für die Bestimmung des metabolischen Risikos im Praxisalltag bietet sich die bioelektrische Impedanzanalyse an (➤ Kap. 3).

Das Konzept der Prähabilitation sieht vor, den Gesundheitszustand und die individuelle Funktionsfähigkeit der Patienten bereits vor der Operation zu verbessern oder zu optimieren. Die körperliche Fitness soll verbessert werden. Im Fall einer postoperativen Zustandsverschlechterung haben die Patienten dann noch einige Reserven, um Leistungs- und Funktionsverluste besser gegenregulieren zu können (Kow 2019).

20.2.2 Präoperative multiprofessionale Unterstützung

Prähabilitation wird als ein multiprofessionaler Prozess verstanden und umfasst im Wesentlichen folgende Bereiche (Kow 2019):

20

- Bewegung und Physiotherapie
- Enterale Ernährung
- Psychologische Begleitung

Patienten sollten vor der geplanten Operation in einen möglichst fitten und guten körperlichen Zustand gebracht werden. Die dafür vorgeschlagenen **Trainingsprogramme** zielen auf unterschiedliche Funktionsbereiche ab (Bloch 2017):

- Bewegungsapparat
- Herz-Kreislauf-System
- Immunsystem
- Lungenfunktion
- Stoffwechsel

Die präoperativen Körperübungen sollten an den Zustand des Patienten angepasst sein und Ausdauer-, Kraft- sowie Koordinationstraining unterschiedlicher Intensität beinhalten. Einfache Gymnastikübungen können z. B. an einem Stuhl oder mit einem Theraband ausgeführt werden. Die Ausdauer kann auf dem Fahrrad oder dem Hometrainer trainiert werden. Je nach Allgemeinzustand können die Patienten außerdem Krafttraining mit und ohne Geräte, Training im Wasser, sensomotorisches Training oder Atemmuskeltraining mit dem Atemtrainer durchführen. Die Übungen aktivieren nicht nur die Muskulatur und das Herz-Kreislauf-System, sondern auch weitere Körperfunktionen (Bloch 2017). In einem systematischen Review zum Einfluss präoperativer körperlicher Aktivität auf den postoperativen Verlauf von **Knie- und Hüftendoprothesen-Operationen** bei älteren Menschen zeigten die meisten Studien nach Knieoperationen einen Trend zur Verbesserung der Schmerzintensität sowie zur Verbesserung der Lebensqualität; präoperative Körperübungen führen weiterhin zu einer kürzeren Krankenhausverweildauer.

In einer Metaanalyse wurde der Effekt einer präoperativen Bewegungs- und Atemtherapie auf die chirurgischen Ergebnisse bei **Patienten mit Bronchialkarzinom und chronischer obstruktiver Lungenerkrankung (COPD)** untersucht. Patienten, die ein präoperatives Training erhielten, zeigten eine geringere Inzidenz postoperativer pulmonaler Komplikationen und eine kürzere Verweildauer in der Klinik. Bei Patienten mit COPD traten zwar nicht weniger postoperative Komplikationen auf, dafür kam es aber zu einer schnelleren Genesung (Li et al. 2019).

Die **Ernährungsunterstützung** ist ein zentraler Aspekt des perioperativen Managements (Weimann et al. 2013) und wird weltweit zunehmend zu einem wesentlichen Bestandteil unterschiedlicher chirurgischer Programme (Kow 2019). Eine ausreichende Nährstoffzufuhr in der präoperativen Phase ist von großer Bedeutung, nicht nur, um den katabolen Auswirkungen des Postaggressionsstoffwechsels/Stresses entgegenzuwirken, sondern auch, um den Gewebeheilungsprozess nach dem operativen Eingriff zu fördern (Gillis und Carli 2015). Zahlreiche aktuelle klinische Studien belegen den Nutzen der oralen Trink- und Zusatznahrung.

Die Zeit vor einer geplanten Operation kann für viele Patienten sehr angstbesetzt sein, besonders für ältere Patienten. Untersuchungen zeigen, dass Angst und Depression die postoperativen Ergebnisse häufig beeinflussen, was zu einem längeren Krankenhausaufenthalt, höheren Infektionsrisiken und zu einer schlechteren Genesung der Patienten führen kann (Munafò und Stevenson 2001, Gouin und Kiecolt-Glaser 2011). Daher ist es wichtig, diesen Patienten in der präoperativen Phase **psychosoziale Unterstützung** zukommen zu lassen. In vielen Prähabilitationsprogrammen wurde multiprofessionales (medizinisches) Personal (z. B. Pflege, Physiotherapie, Medizin, Psychologie) einbezogen, um die Patienten auch psychologisch zu unterstützen.

20.3 Leitlinien mit Bezug auf präoperative klinische Ernährung

20.3.1 DGEM-S3-Leitlinie zur klinischen Ernährung in der Chirurgie

Im Jahr 2013 wurden die Leitlinien der DGEM und der European Society for Clinical Nutrition and Metabolism (ESPEN) zur enteralen und parenteralen Ernährung erweitert, aktualisiert und zusammengeführt (Weimann et al. 2013). Vor dem Hintergrund existierender ERAS-Programme als Standard im perioperativen Management formuliert die aktuelle S3-Leitlinie 41 evidenzbasierte Empfehlungen für den Einsatz der „künstlichen Ernährung" (oral/enteral und/oder parenteral) für chirurgische Risikopatienten bei großen Tumoroperationen sowie bei schweren Komplikationen. Bezüglich präoperativer Ernährung empfiehlt die DGEM grundsätzlich, dass Patienten mit schwerem metabolischem Risiko[1] vor der Operation eine Ernährungstherapie erhalten sollten, selbst wenn die Operation verschoben werden muss (Empfehlung 16).

Des Weiteren empfiehlt die DGEM (Empfehlungen 17 bis 22):

- Wenn möglich und auch durchführbar, sollte oral ernährt werden.
- Aufgrund der Tatsache, dass viele Patienten ihren Energiebedarf in der präoperativen Phase durch eine normale Ernährung nicht adäquat decken können, kann unabhängig vom Ernährungsstatus das Angebot von oraler **Trinknahrung** empfohlen werden.
- Mangelernährte **Tumorpatienten und solche mit Hochrisiko** sollten vor großen viszeralchirurgischen Eingriffen Trinknahrung erhalten.
- **Immunmodulierende Diäten** (mit Arginin, n-3-Fettsäuren und Nukleotiden) sollten, wenn möglich, bevorzugt werden.
- Eine **präoperative Supplementierung mit Trinknahrung oder enteraler Ernährung** sollte möglichst vor dem Klinikaufenthalt (ambulant) begonnen werden, um den Aufenthalt im Krankenhaus nicht zu verlängern und das Risiko für eine nosokomiale Infektion zu verringern.
- Eine **präoperative parenterale Ernährung** sollte bei Patienten mit schwerem metabolischem Risiko erfolgen, wenn eine adäquate Energiezufuhr über die orale bzw. enterale Gabe nicht gewährleistet werden kann.

[1] Ein schweres metabolisches Risiko liegt bei chirurgischen Patienten vor, wenn mindestens eines der folgenden Kriterien erfüllt wird: a) Gewichtsverlust > 10 bis 15 % innerhalb von sechs Monaten; b) BMI < 18,5 kg/m²; c) Subjective Global Assessment (SGA) Grad C oder Nutritional Risk Screening (NRS 2002) > 3; d) Serumalbumin < 30 g/l, sofern präoperativ eine Leber- oder Nierenfunktionsstörung ausgeschlossen werden kann.

20.3.2 ESPEN-Leitlinie zur klinischen Ernährung in der Chirurgie

Im Jahr 2017 wurde die aktualisierte ESPEN-Leitlinie zur klinischen Ernährung in der Chirurgie veröffentlicht (Weimann et al. 2017). Diese Leitlinie ging aus der ESPEN-Leitlinie für enterale Ernährung/Chirurgie und Transplantation (Weimann et al. 2006), der ESPEN-Leitlinie für parenterale Ernährung/Chirurgie (Braga et al. 2009) sowie der DGEM-Leitlinie Klinische Ernährung in der Chirurgie (Weimann et al. 2013) hervor.

Wie bereits die DGEM-Leitlinie von 2013 (➤ Kap. 20.3.1) basiert auch die ESPEN-Leitlinie auf den ernährungswissenschaftlichen Aspekten des ERAS-Konzepts und den besonderen Ernährungsbedürfnissen von Patienten, die sich einer größeren, meist elektiven Operation, z. B. bei Krebs, unterziehen. Die ESPEN-Leitlinie formuliert 37 Empfehlungen. Vergleichbar mit den Empfehlungen der DGEM ist laut ESPEN die präoperative Ernährungsunterstützung unter folgenden Aspekten sinnvoll (Empfehlungen 14 bis 20) (Weimann et al. 2017):

- **Patienten mit schwerem metabolischem Risiko**[2] sollen vor einer größeren Operation eine ernährungstherapeutische Maßnahme erhalten, auch wenn die Operation (auch bei einer Tumorerkrankung) verschoben werden muss. Dafür wird ein Zeitraum von 7 bis 14 Tagen empfohlen.
- Wann immer möglich, wird der orale/enterale Weg bevorzugt.
- Wenn Patienten ihren Energiebedarf nicht mit normaler Nahrung decken, wird empfohlen, diese Patienten dazu zu ermutigen, vor der Operation **orale Nahrungssupplemente** (z. B. orale Trink- und Zusatznahrung) einzunehmen, unabhängig von ihrem Ernährungszustand.
- Präoperativ sollen alle mangelernährten Patienten mit Krebs und Hochrisikopatienten, die sich einer **größeren Bauchoperation** unterziehen, orale Nahrungssupplemente erhalten. Eine besondere Gruppe von Hochrisikopatienten sind **ältere Menschen mit Mangelernährung/Sarkopenie.**

[2] Gleiche Kriterien wie DGEM (Weimann et al. 2013; ➤ Kap. 19.4.1), außer Nutritional Risk Screening (NRS 2002) > 5 (statt > 3).

- **Immunmodulierende orale Nahrungssupplemente** mit Arginin, Omega-3-Fettsäuren und Nukleotiden können bevorzugt und präoperativ fünf bis sieben Tage lang verabreicht werden.
- **Präoperative enterale Ernährung** bzw. orale Nahrungssupplemente sollten vorzugsweise vor der Klinikeinweisung, d. h., wenn möglich, schon ambulant verabreicht werden.
- **Präoperative parenterale Ernährung** darf nur bei Patienten mit Mangelernährung oder schwerem Ernährungsrisiko verabreicht werden, bei denen der Energiebedarf durch orale/enterale Ernährung nicht ausreichend gedeckt werden kann. Dafür wird ein Zeitraum von 7 bis 14 Tagen vor der Operation empfohlen.

20.3.3 ERAS-Leitlinien zur nutritiven Prähabilitation

Enhanced recovery after surgery (ERAS) ist ein Konzept zur Verbesserung der Erholungsphase nach operativen Eingriffen, verbunden mit einer Senkung der Komplikationsrate, einer Verkürzung der Krankenhausverweildauer und einer Verminderung der Kosten (Weimann et al. 2013). Die ERAS-Programme sind inzwischen zu einem Standard im perioperativen Management geworden, der international von vielen chirurgischen Abteilungen übernommen und etabliert wurde (Weimann et al. 2017).

Weitere präoperative Empfehlungen vieler ERAS-Programme beziehen sich auf das Einstellen von gewohnheitsmäßigem Rauchen, Trinken schädlicher Mengen von Alkohol und Gewichtsreduktion bei Adipositas. Enterale und/oder parenterale Ernährung sind ebenfalls Bestandteil des perioperativen Managements bei vielen ERAS-Programmen.

LITERATUR

Batchelor TJP, Rasburn NJ, Abdelnour-Berchtold E et al. Guidelines for enhanced recovery after lung surgery: recommendations of the Enhanced Recovery After Surgery (ERAS®) Society and the European Society of Thoracic Surgeons (ESTS). Eur J Cardiothorac Surg, 2019;55: 91–115.

Bloch W. Prehabilitation: „Fit" werden für eine Operation. Dtsch Arztebl, 2017;114: 22–3.

Boyd O, Grounds RM, Bennett ED. A randomized clinical trial of the effect of deliberate perioperative increase of oxygen delivery on mortality in highrisk surgical patients. Jama, 1993;270: 2699–707.

Braga M, Ljungqvist O, Soeters P et al. ESPEN Guidelines on Parenteral Nutrition: surgery. Clin Nutr, 2009;28: 378–86.

Carli F, Ferreira V. Prehabilitation: a new area of integration between geriatricians, anesthesiologists, and exercise therapists. Aging Clin Exp, Res 2018;30: 241–4.

Gillis C, Carli F. Promoting Perioperative Metabolic and Nutritional Care. Anesthesiology, 2015;123: 1455–72.

Gouin JP, Kiecolt-Glaser JK. The impact of psychological stress on wound healing: methods and mechanisms. Immunol Allergy Clin North Am, 2011;31: 81–93.

Hübner M, Kusamura S, Villeneuve L et al. Guidelines for Perioperative Care in Cytoreductive Surgery (CRS) with or without Hyperthermic IntraPEritoneal Chemotherapy (HIPEC): Enhanced recovery after surgery (ERAS®) Society Recommendations – Part I: Preoperative and intraoperative management. Eur J Surg Oncol, 2020;46(12): 2292–2310.

Kow AW. Prehabilitation and Its Role in Geriatric Surgery. Ann Acad Med Singap, 2019;48: 386–92.

Li X, Li S, Yan S et al. Impact of preoperative exercise therapy on surgical outcomes in lung cancer patients with or without COPD: a systematic review and meta-analysis. Cancer management and research, 2019;11: 1765–77.

Low DE, Allum W, De Manzoni G et al. Guidelines for Perioperative Care in Esophagectomy: Enhanced Recovery After Surgery (ERAS®) Society Recommendations. World J Surg, 2019;43: 299–330.

Meissner C. Ernährung in den operativen Disziplinen. Berlin: De Gruyter, 2017.

Miaskowski C, Wong ML, Cooper BA et al. Distinct Physical Function Profiles in Older Adults Receiving Cancer Chemotherapy. J Pain Symptom Manage, 2017;54: 263–72.

Munafò MR, Stevenson J. Anxiety and surgical recovery. Reinterpreting the literature. J Psychosom Res, 2001;51: 589–96

Tan KY, Konishi F, Tan L et al. Optimizing the management of elderly colorectal surgery patients. Surg Today, 2010;40: 999–1010.

Weimann A, Braga M, Harsanyi L et al. ESPEN Guidelines on Enteral Nutrition: Surgery including organ transplantation. Clin Nutr, 2006;25: 224–44.

Weimann A, Breitenstein S, Breuer JP et al. S3-Leitlinie der Deutschen Gesellschaft für Ernährungsmedizin (DGEM) in Zusammenarbeit mit der GESKES, der AKE, der DGCH, der DGAI und der DGAV. Aktuel Ernahrungsmed, 2013;38: e155–e197.

Weimann A, Braga M, Carli F et al. ESPEN guideline: Clinical nutrition in surgery. Clin Nutr, 2017;36: 623–50.

Wilson RJ, Davies S, Yates D et al. Impaired functional capacity is associated with all-cause mortality after major elective intra-abdominal surgery. Br J Anaesth, 2010;105: 297–303.

KAPITEL

Christine Reudelsterz

21 Ernährung und Ernährungsprobleme bei und nach Tumorerkrankungen

Zusammenfassung

Ernährungsrelevante Veränderungen und resultierende Empfehlungen

- Zu unterscheiden sind Empfehlungen zur Ernährung *vor, während* und *nach* der Tumorerkrankung.
- Es gilt, während der aktiven Erkrankung eine **Mangelernährung** zu **vermeiden.**
- Eine **Gewichtszunahme** ist häufig bei *hormonpositiven Tumorerkrankungen.*
- **Lebensstilveränderungen** nach der Erkrankung haben Einfluss auf die Rezidivrate und die Sterblichkeit.

21.1 Einleitung

Während der aktiven Tumorerkrankung gilt es, Mangelernährung (aber auch Gewichtszunahme) zu vermeiden. Deshalb sollten in regelmäßigen Abständen Screeninguntersuchungen und Assessments durchgeführt werden, um den Ernährungszustand zu überprüfen.

Die folgenden Ernährungsempfehlungen basieren auf der Europäischen Leitlinie für Ernährung bei Krebs (Muscaritoli 2021). Voraussetzung ist, dass kein Risiko für eine Mangelernährung vorliegt. Es kann sinnvoll sein, bei bestimmten Ernährungsproblemen einzelne Bausteine zu modifizieren.

- **Energie:** Falls keine individuelle Messung (z. B. indirekte Kalorimetrie) möglich: 25–30 kcal/kg KG (Muscaritoli 2021).
- **Eiweiß:** Tumorpatienten haben aufgrund des Eiweißverlusts durch Therapie und/oder Entzündungsreaktion durch den Tumor einen höheren Eiweißbedarf. Der Bedarf liegt bei > 1 g Protein/kg Körpergewicht/Tag, wenn möglich bis zu 1,5 g/kg/KG (Muscaritoli 2021).
- **Mikronährstoffe:** Der Bedarf entspricht der empfohlenen Tagesdosis der Deutschen Gesellschaft für Ernährung (DGE) und sollte (wenn möglich) über die natürliche Ernährung zugeführt werden (Muscaritoli 2021).

MERKE

Eine exzessive Vitamin- und Mineralstoffzufuhr soll vermieden werden, da die Gefahr besteht, die Effektivität der Antitumortherapie zu beeinträchtigen (Muscaritoli 2021). Vitamin-D-Mangel (25-Hydroxyvitamin D, < 20 ng/ml), der während der Antitumortherapie häufig auftritt, wird mit einer schlechteren Prognose in Verbindung gebracht (Maalmi 2014).

Nach der aktiven Tumorerkrankung gelten für die Patienten (Cancer Survivor genannt) die Empfehlungen des World Cancer Research Found (WCRF 2018). Hauptziele sind dabei die Gewichtsabnahme bei bestehendem Übergewicht (z. B. bei Brustkrebs, Prostatakrebs, kolorektalem Karzinom), eine pflanzenbetonte Ernährungsweise, Einsatz von Vollkornprodukten sowie Hülsenfrüchten und die Limitierung des Alkoholkonsums. Zusätzlich wird geraten, bei Übergewicht zuckerhaltige Getränke und Speisen zu reduzieren und den Einsatz von Fertigprodukten einzuschränken. Regelmäßige Bewegung/Aktivität ist unerlässlich (WCRF 2018). Letztlich entsprechen diese Empfehlungen einer Ernährungsweise, die Krebs verhindern kann, und somit den Empfehlungen der DGE zur vollwertigen Ernährung, die z. B. mit den 10 Regeln der DGE umgesetzt werden kann (➤ Tab. 21.1).

Tab. 21.1 Ernährungsempfehlungen während und nach der Tumorerkrankung

Während der Erkrankung (Muscaritoli 2021)	Nach der Erkrankung (DGE 2022)
Gewichtsstabilisation	Gewicht nach der WHO: 20–25 kg/m^2
Mangelernährung vermeiden	Bei Übergewicht: Gewichtsabnahme
Energie: 25–30 kcal/kg KG	Energie gemäß den Empfehlungen der DGE
Protein: 1–1,5 kg/KG	Protein: 0,8 g/kg KG
Vitaminbedarf gemäß DGE Cave: Vitamin-D-Spiegel und bei Mangel Substitution	Vitaminbedarf gemäß DGE Cave: Vitamin-D-Spiegel und bei Mangel Substitution

21.2 Ernährungsprobleme bei Tumorerkrankungen

21.2.1 Mangelernährung

Ursachen

Die Ursachen von Mangelernährung während der aktiven Tumorerkrankung sind vielfältig (➤ Abb. 21.1). Tumorart, Stadium und das Alter können das Risiko für Mangelernährung stark beeinflussen. Die Antitumortherapie (Chemotherapie, Strahlentherapie) kann aufgrund der gastrointestinalen Nebenwirkungen (Übelkeit, Appetitlosigkeit, Mukositis, Durchfall etc.) die Nahrungszufuhr sowie die Resorption zusätzlich beeinträchtigen. Zusätzlich triggert eine Entzündungsreaktion den Appetitverlust und erhöht den Energiebedarf (Arends 2017).

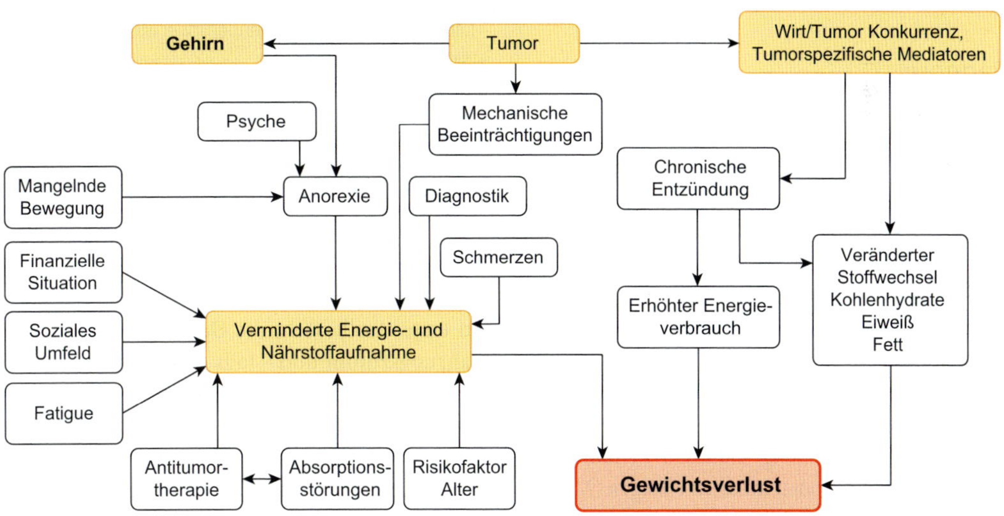

Abb. 21.1 Mögliche Ursachen von Gewichtsverlust bei Tumorpatienten [L143/M1214]

MERKE

Folgende Patientengruppen in der Onkologie haben ein hohes Risiko für **Mangelernährung** (Arends 2017, Hébuterne 2014):

- Patienten mit Tumoren im Gastrointestinaltrakt (z. B. Pankreas, Magen, Ösophagus, Leber, Peritoneum)
- Patienten mit Krebs im Mund- und Schluckbereich (z. B. Plattenepithel der Zunge)
- Patienten nach Stammzelltransplantation und Hochdosischemotherapie
- Patienten mit fortgeschrittenen Tumorerkrankungen
- Geriatrische Patienten

Folgen

Patienten mit Tumorleiden und bestehender Mangelernährung zeigen eine reduzierte Immunabwehr, mehr Infektionen, eine geringere Lebensqualität, mehr Nebenwirkungen der Behandlung, eine längere Krankenhausverweildauer sowie ein höheres Mortalitätsrisiko (Arends 2017). Zudem wird eine höhere Komplikationsrate nach Operationen beschrieben (Muscaritoli 2021).

Diagnose

Es sollte ein Screening auf Mangelernährung (bei Diagnose und in regelmäßigen Abständen im Verlauf der Erkrankung) erfolgen. Als Screeningtests eignen sich in der Onkologie das Malnutrition Universal Screening Tool (MUST, ➤ Kap. 19.4.1), das Nutrition Risk Screening 2002 (NRS-2002), der Short Nutritional Assessment Questionnaire (SNAQ), das Malnutrition Screening Tool (MST) und das Patient-Generated Subjective Global Assessment (PG-SGA) (Arends 2021).

Bei positivem Screening sollte ein **Ernährungsassessment** mit folgenden Inhalten erfolgen (Muscaritoli 2021):

- Quantitative und qualitative Erfassung der Nahrungsaufnahme.
- Abklärung der Symptome, die die Nahrungszufuhr beeinflussen (z. B. gastrointestinale Nebenwirkungen der Tumortherapie).
- Bestimmung der Muskelmasse.
- Körperliche Leistungsfähigkeit (z. B. ECOG-Status).
- Tumorassoziierte Inflammation.

Nur wenn die Ursache der Mangelernährung bekannt ist, kann diese gezielt behoben werden.

MERKE

Zu den häufigsten gastrointestinalen Nebenwirkungen einer Antitumortherapie zählen Appetitverlust, Übelkeit, Erbrechen, Durchfall, Obstipation, Mukositis und Dysgeusie (Arends 2017).

INFO

Zur Einschätzung der tumorassoziierten Inflammation und damit auch der Prognose kann der modifizierte Glasgow Prognostic Score (GPS) dienen (Arends 2021).

Modifizierter Glasgow Prognostic Score (mGPS) (McMillan 2013):

- mGPS 0 = normales CRP (≤ 10 mg/l)
- mGPS 1 = erhöhtes CRP (> 10 mg/l)
- mGPS 2 = erhöhtes CRP (> 10 mg/l) und erniedrigtes Albumin (< 35 g/l)

FALLBEISPIEL

Frau Schulz (55 Jahre alt) wiegt 90 kg bei einer Größe von 1,75 m. Sie ist an einem fortgeschrittenen Pankreaskarzinom (Metastasen in Leber und Peritoneum) erkrankt und hat in den zurückliegenden zwei Monaten rund 8 kg abgenommen.

- BMI 29,3 kg/m^2 (Übergewicht nach WHO)
- Hohes Risiko für eine Mangelernährung (NRS-2002 ≥ 3): onkologische Erkrankung (1 Punkt) und Gewichtsverlust von > 5 % in 2 Mon. (2 Punkte)

Therapieziele

An erster Stelle steht die Optimierung der oralen Nahrungszufuhr und – falls möglich – die Behandlung der gastrointestinalen Nebenwirkungen. Dazu wird die aufgenommene Menge an Mahlzeiten (z. B. anhand eines Ernährungsprotokolls) und die Differenz zur tatsächlich empfohlenen Nahrungsenergie berechnet. Eine unzureichende orale Nahrungszufuhr liegt vor, wenn die tatsächliche orale Energieaufnahme (über ein bis zwei Wochen) weniger als 60 % des empfohlenen Bedarfs beträgt. Dann können eine zusätzliche enterale Ernährung und ggf. parenterale Ernährung sinnvoll sein (Arends 2017).

Bei onkologischen Patienten mit Gewichtsverlust und gleichzeitiger Insulinresistenz wird eine

21

Verschiebung des Nährstoffverhältnisses Kohlenhydrate/Fett zugunsten von Fett empfohlen (Muscaritoli 2021). Praktisch bedeutet dies die Bevorzugung von energiedichten Lebensmitteln (z. B. Sahne statt Milch 1,5 %).

FALLBEISPIEL (FORTS.)

Frau Schulz hat ein hohes Risiko für eine Mangelernährung. Als Grund gibt sie an, dass sie keinen Appetit habe und deshalb nur die Hälfte ihrer sonst üblichen Essensportionen schaffe. Zudem habe sie ab und zu Durchfall. Sie bekommt aktuell eine Chemotherapie nach dem FOLFIRINOX-Schema.

- **Berechnung Energiedefizit:** Energiebedarf: 25 × 90 kg = 2.250 kcal/Tag, tatsächlich aufgenommene Energie: 1.000 kcal → Differenz > 60 %.
- **Abklärung Diarrhö:** 1) Ist eine ausreichende Pankreasleistung gewährleistet (Elastasetest)? 2) Chemotherapie (Nebenwirkung von Irinotecan: verzögerte Diarrhö): Wird Loperamid korrekt eingenommen?
- **Therapie:** energiereiche Nahrung mit geringem Volumen (Einsatz von Trinknahrung) und korrekte Einnahme von Pankreasenzymen (1 g Fett = 2.000 Einheiten Lipase).

INFO

Appetitlosigkeit (Erickson 2013, Kumar 2012)

Appetitlosigkeit (Anorexie) ist eine häufige Begleiterscheinung der Antitumortherapie und bei fortschreitender Tumorerkrankung (Tumorkachexie ➤ Kap. 21.2.2).
Empfohlene Maßnahmen:

- Einsatz von energiedichten Lebensmitteln (z. B. höhere Fettstufe bei Milchprodukten)
- Anorexie tritt abends meist häufiger auf: Speisen mit hoher Energiedichte zum Frühstück
- Veränderung des Essumfelds (z. B. in Gemeinschaft essen)
- Energiereiche Getränke
- Bewegung und körperliche Aktivität

Enterale Ernährung (ONS): Trinkflaschen („Astronautenkost") zusätzlich zu den Mahlzeiten.

- Vorteil: hohe Menge an allen essenziellen Makro- und Mikronährstoffen in geringem Volumen.
- **Tipps zum Einsatz in der Onkologie:**
  - Geschmack und Motivation sind wesentlich für den Erfolg.
  - Nur wenn Trinknahrung regelmäßig und in ausreichenden Mengen aufgenommen wird, kann eine Gewichtsstabilisierung erreicht werden.
  - Trinknahrung ist verordnungsfähig, jedoch sollte der Grund ausreichend dokumentiert werden (z. B. Tumorerkrankung, positives Screening auf Mangelernährung, Gewichtsverlauf pro Zeit).
  - Selbst zubereitete Shakes mit Anreicherung mit Maltodextrin/Eiweißpulver können eine zusätzliche Alternative darstellen.

Enterale Ernährung (transnasale Sonde, PEG, FKJ):

- Indikation: bei unzureichender oraler/enteraler Aufnahme und unter der Voraussetzung der Funktionsfähigkeit des Magen-Darm-Trakts.
- Beispiele: Patienten mit Tumorerkrankungen im HNO-Bereich und im oberen Magen-Darm-Trakt (aufgrund der Gefahr von Stenosierung, erwartete Mukositis bei kombinierter Radio-Chemotherapie) (Muscaritoli 2021).

Parenterale Ernährung:

- Indikation: bei unzureichender oraler/enteraler Aufnahme und dem Risiko einer Mangelernährung, bei fehlender/mangelnder Funktion des Magen-Darm-Trakts (Muscaritoli 2021).
- Beispiele: Strahlenenteritis, chronische Darmobstruktion, Kurzdarm (Restlänge des Darms < 1 m), peritoneale Karzinose, Chylothorax (Muscaritoli 2021).

Heimparenterale Ernährung (HPE): Verabreichung der parenteralen Ernährung zu Hause (Voraussetzung: zentralvenöser Zugang z. B. über Hickmann-Katheter, Port, PICC-Line). Die Fachgesellschaften diskutieren die HPE bei Krebspatienten kontrovers. In Studien wird eine frühzeitige heimparenterale Ernährung mit einer Verbesserung des Ernährungsstatus und der Lebensqualität in Verbindung gebracht – allerdings abhängig von einem guten körperlichen Zustand (definiert über den ECOG-Status ≤ 2) (Arends 2021). Demgegenüber stehen ein höheres Risiko für blutstromassoziierte Katheterinfektionen sowie eine sorgfältige Nutzen-Risiko-Abwägung am Lebensende (refraktäre Krebskachexie ➤ Kap. 21.2.2) (Arends 2021).

21.2.2 Tumorkachexie

Unter Tumorkachexie wird die „Auszehrung" durch den Tumor verstanden. Die Ursachen liegen in der Entzündungsreaktion und im Fortschreiten des Tumorleidens.

Traditionell werden drei Stadien der Tumorkachexie unterschieden: Präkachexie, Kachexie und refraktäre Kachexie (Arends 2021; ➤ Kap. 19.3.1):

- **Präkachexie:** Setzt keinen oder nur einen geringen Gewichtsverlust (< 5 %) voraus, jedoch einen Anstieg von CRP und eine zunehmende Appetitlosigkeit. Therapie: qualifizierte Ernährungsberatung.
- **Tumorkachexie:** Gewichtsabnahme (ggf. niedrige Muskelmasse), Entzündungsreaktion (CRP-Anstieg) und Appetitlosigkeit. Dieser Zustand ist umkehrbar (unter der Voraussetzung einer erfolgreichen Antitumortherapie). Ziel der Ernährungstherapie: Erhaltung des Ernährungsstatus und der körperlichen Leistungsfähigkeit durch qualifizierte Ernährungsberatung, ggf. enterale/parenterale Ernährung.
- **Refraktäre Tumorkachexie:** Massiver Abbau von Muskel- und Fettmasse, kataboler Zustand mit einem schlechten Performance Status (ECOG-Status 3–4) und Entzündungsreaktion (Anstieg CRP). Dieser Prozess ist nicht umkehrbar und tritt am Lebensende auf (Lebenserwartung 3–6 Wo.). Der Einsatz von Sondennahrung und parenteraler Ernährung ist kritisch zu betrachten. Ziel der Ernährungstherapie: Verbesserung der Lebensqualität und Symptomminderung (z. B. bei trockenem Mund).

MERKE
Die Amerikanische Krebsgesellschaft (ASCO) und die Europäische Krebsgesellschaft (ESMO) empfehlen zur Therapie der Kachexie an erster Stelle die qualifizierte Ernährungsberatung (Roehland 2020, Arends 2021).

21.2.3 Gewichtszunahme

Bedeutung

Mehr als 50 Prozent der Frauen mit **Brustkrebs** nehmen während und nach der Therapie an Gewicht zu. Diese Gewichtszunahme ist häufiger bei prämenopausalen Frauen. Gewichtszunahme und Übergewicht bei Frauen mit Brustkrebs wird mit einer negativen Prognose in Verbindung gebracht (Reudelsterz 2021).

INFO
Nach der Brustkrebsdiagnose ist jede **Gewichtszunahme von 5 kg** assoziiert mit einer
- 12-prozentigen Steigerung der Gesamtmortalität,
- 13-prozentigen Steigerung der krebsspezifischen Mortalität,
- 19-prozentigen Steigerung der kardiovaskulären Mortalität.

MERKE
Während der akuten Tumorerkrankung ist Mangelernährung bei Frauen mit Brustkrebs und Männern mit Prostatakarzinom eher selten. Nach der Erkrankung ist Übergewicht mit negativem Outcome assoziiert.

Ursachen

Bei der Pathogenese muss unterschieden werden zwischen krankhafter Gewichtszunahme (z. B. Aszites, Ödeme, cave: Mangelernährung) und der Zunahme von Fettgewebe. Ursachen für die Zunahme von Fettgewebe sind der Einsatz von hoch dosiertem Kortison, mangelnde Bewegung, hohe Energieaufnahme, Ausschaltung der ovariellen Funktion (Einsetzen der Menopause) und der Einsatz einer Antihormontherapie (z. B. Aromatasehemmer) (Reudelsterz 2021).

Diagnose

Die Diagnose einer krankhaften Gewichtszunahme im Sinne von Übergewicht und Adipositas erfolgt nach den Kriterien der WHO unter Berücksichtigung von BMI und Taillenumfang.

Therapie

Während der akuten Erkrankung wird immer eine Gewichtsstabilisation angestrebt (Muscaritoli 2021). Nach der Erkrankung sollten die Patienten strukturierten Gewichtsreduktionsprogrammen zugeführt werden, da Übergewicht die Rezidivrate erhöht (WCRF 2021). Die Therapie der Adipositas wird in ➤ Kap. 13 beschrieben.

21.2.4 Besondere Ernährungsprobleme bei einzelnen Tumorarten

Die unterschiedlichen Tumorerkrankungen erfordern eine differenzierte Betrachtungsweise bezüglich Ernährung. So sind die Ernährungsprobleme von Patienten mit Magenkrebs andere als für Männer mit Prostatakrebs. Die **individuelle prozessorientierte Ernährungsberatung** (z. B. G-NCP), durchgeführt von qualifiziertem Fachpersonal (Diätassistenten, Ökotrophologen), ist unabdingbar.

Magenkarzinom (von Grundherr 2021)

- Hohes Risiko für Mangelernährung (durchschnittlicher Gewichtsverlust nach Gastrektomie ca. 7 kg im ersten Jahr) und Osteoporose
- Weitere ernährungstherapeutische Themen: Dumping-Syndrom (➤ Kap. 14.2.4), gastroösophagealer Reflux, Stabilisierung des Gewichts

Tipps nach Gastrektomie (von Grundherr 2021):

- Häufig kleine Mahlzeiten
- Gut kauen
- Vermeidung von sehr fettigen, scharfen und sehr zuckerhaltigen Lebensmitteln
- Flüssigkeitsaufnahme zwischen den Mahlzeiten
- Ggf. Einsatz von Pankreasenzymen
- Vitamin-B_{12}-Substitution, Vitamin-B_{12}-Status regelmäßig überprüfen
- Ausreichende Zufuhr von Kalzium und Vitamin D

Pankreaskarzinom (von Grundherr 2021)

- Hohes Risiko für Mangelernährung (bis zu 70 % aller Erkrankten)
- Viele Patienten bereits vor der Diagnosestellung mangelernährt und somit Verschlechterung der Prognose
- Weitere ernährungstherapeutische Themen: exokrine Pankreasinsuffizienz (s. u. Kasten), ausgeprägte Appetitlosigkeit, Diabetes mellitus

INFO

Exokrine Pankreasinsuffizienz bei Pankreaskarzinom (von Grundherr 2021)

- Prävalenz bei Pankreaskarzinom: 55–92 %
- Hauptsymptomatik: Steatorrhö
- Folge: abdominelle Schmerzen, Blähungen, Gewichtsverlust, Mangelernährung (u. a. Mangel an fettlöslichen Vitaminen, Aminosäuren, essenziellen Fettsäuren, Mineralstoffen)
- Diagnose: Elastasetest (niedriger Elastasegehalt ist mit einer schlechteren Prognose assoziiert)
- Therapie: Pankreasenzyme (abhängig vom Fettgehalt der Nahrung; 2.000 IE pro Gramm Fett), Einnahme der Pankreasenzyme während der Mahlzeit

Onkologische Patienten mit geschwächtem Immunsystem

Insbesondere Patienten nach Stammzelltransplantation und Hochdosischemotherapie sind von folgenden Ernährungsproblemen betroffen (RKI 2021):

- Hohes Risiko für Mangelernährung.
- Hohes Risiko für Infektionen.
- Das Robert Koch-Institut (RKI) gibt keine generelle Empfehlung für eine keimarme („neutropene“) Kost, sondern empfiehlt eine gezielte und strukturierte Beratung zu Lebensmittelhygiene (➤ Tab. 21.2 und Infokasten), Lagerung und Zubereitung von Lebensmitteln.

INFO

Ausgewählte Regeln der Basishygiene im Umgang mit Nahrungsmitteln (RKI 2021)

- Mindesthaltbarkeitsdaten beachten.
- Händewaschen mit Seife vor der Zubereitung (Händedesinfektion nach Kontakt mit potenziell kontaminierten Fleisch- oder Fischprodukten).
- Zubereitung von frischem Fleisch und Fisch innerhalb von zwei Tagen.
- Trennung der Küchenbereiche „unsauber" (rohes Fleisch, ungewaschenes Gemüse etc.) und „sauber"; unterschiedliche Bereiche (inklusive Küchenutensilien, z. B. Schneidebrett) für das Zubereiten von rohem Fleisch, Geflügel, Fisch, Gemüse und Sonstigem.
- Lagerung der Nahrungsmittel im Kühlschrank (4–8 °C).
- Essensreste (auch angebrochene Fruchtsäfte) nur kurzzeitig ausreichend gekühlt aufbewahren (max. 24 Stunden) oder einfrieren und vor dem Verzehr ausreichend erhitzen.

- Geschirr in Spülmaschine (mind. 65 °C) aufbereiten.
- Keinen Spülschwamm verwenden, Reinigung der Küchenflächen mit Einmaltüchern, Küchentextilien bei mind. 60 °C waschen und nach dem Trocknen bügeln.

Tab. 21.2 Nahrungsmittel mit hohem Risiko für eine bakterielle Kontamination durch Krankheitserreger (modifiziert nach RKI 2021)

Lebensmittel	Hohes Risiko
Fleisch inkl. Geflügel, Fisch	• Roh oder nicht ausreichend erhitzt (z. B. Muscheln, Krabben) • Frisches Mett, Tatar und ähnliche rohe Hackfleischzubereitungen • Rohe Fleischzuschnitte (z. B. Carpaccio) • Streichfähige, kurz gereifte Rohwürste (z. B. frische Mettwurst, Zwiebelmettwurst, Mett, Teewurst, Braunschweiger), hartgereifte Salami
Eier und Eiprodukte	Roh oder nicht ausreichend erhitzt (< 8 min)
Milchprodukte (Quark, Käse)	Produkte aus Rohmilch, Käse mit Oberflächenschmiere (z. B. Sauermilchkäse, Harzer, Mainzer, Gelbkäse, Ölmützer Quargel, Limburger, Münster, Tilsiter)
Wasser, Eis	Leitungswasser (ungefiltert, nicht abgekocht), stilles Mineralwasser
Früchte und Gemüse	Nicht gewaschen
Müsli	In Großpackungen

21

21.3 Tumordiäten

In laienverständlichen Publikationen werden „Krebsdiäten" mit einem verbesserten Überleben in Verbindung gebracht. Oft steht dahinter der Wunsch der Erkrankten, selbst etwas zum positiven Heilungsverlauf beizutragen. Bei den zitierten Studien handelt es sich in der Regel um Fallbeobachtungen oder Studien mit unzureichendem Design (nicht randomisiert, kontrolliert etc.). Krebsdiäten können zu einer unzureichenden Energieaufnahme, Fehlernährung und Mangelernährung führen (Muscaritoli 2021) und ggf. gefährlich sein.

Zu den populären Krebsdiäten zählen u. a. ketogene Ernährung, Fasten während Chemotherapie, Stoffwechseltherapie mit Amygdalin, basische Ernährung, Blutgruppendiät, Breuß-Diät, Gerson-Diät und, Öl-Protein-Kost nach Budwig (Erickson 2016). Im Folgenden werden einige der populärsten Diäten kurz vorgestellt.

Zuckerfreie (ketogene) Ernährung (Muscaritoli 2021, Erickson 2017)

- **Prinzip:** Warburg-Effekt (Tumoren ernähren sich von Glukose, der Tumor könnte durch Zuckerentzug ausgehungert werden). Durch induzierte Ketose werden Ketonkörper gebildet (z. B. HMB), welche den Tumor „schrumpfen" lassen sollen.
- **Durchführung:** Meiden von allen Kohlenhydraten (Brot, Nudeln, Kartoffeln, Reis, Obst, Zucker etc.). Deckung des Nährstoffbedarfs hauptsächlich durch Fett.
- **Ergebnis:** Zum jetzigen Zeitpunkt kein Vorteil bezüglich Überleben und Wiedererkranken. Die S3-Leitlinie „Komplementärmedizin in der Behandlung von onkologischen PatientInnen" (AWMF 2021) rät deshalb von dieser Diätform ab.

Fasten während Chemotherapie (Schmidt et al. 2022)

- **Prinzip:** Tumorzelle kann sich beim Fasten bzw. im Hungerzustand nicht vor der Chemotherapie schützen und wird deshalb schneller abgetötet.
- **Durchführung:** keine oder ungenügende Nahrungsaufnahme (bis 500 kcal) einen Tag vor sowie während der Chemotherapie und bis zu zwei Tage danach.
- **Ergebnis:** Zum jetzigen Zeitpunkt kein Vorteil bezüglich Überleben und Wiedererkranken.

Stoffwechseltherapie mit Amygdalin (AWMF 2021)

- **Prinzip:** Amygdalin soll den Tumor abtöten. Amygdalin kommt in Aprikosenkernen und bitteren Mandeln vor, die über das Internet vertrieben

werden und keine natürlichen Lebensmittel darstellen.
- **Durchführung:** Amygdalin ist ein cyanogenes Glykosid. Während der Verdauung entsteht daraus giftige Blausäure.
- **Ergebnis:** klinische Anzeichen für Vergiftungserscheinungen bereits bei kleinen verzehrten Mengen. Die S3-Leitlinie „Komplementärmedizin in der Behandlung von onkologischen PatientInnen“ (AWMF 2021) rät aufgrund der potenziell lebensbedrohlichen Nebenwirkung von der Verwendung ab.

MERKE

Viele Patienten wollen etwas tun, um den Heilungsverlauf ihrer Tumorerkrankung zu unterstützen. Sowohl Krebsdiäten als auch Fasten während der Chemotherapie sind populär, zeigen jedoch eine uneinheitliche Studienlage und können bis dato nicht empfohlen werden. Diese Ernährungsformen bergen ein hohes Risiko für Mangelernährung. Es sollte daher immer in der ärztlichen Anamnese abgefragt werden, ob potenziell schädliche oder wirkungslose Diäten verfolgt und potenziell schädliche Nahrungsergänzungsmittel eingenommen werden.

INFO

Patienten, die den Verlauf ihrer Erkrankung positiv beeinflussen wollen, kann eine vollwertige Ernährung (Voraussetzung: keine gastrointestinalen Symptome und Beschränkungen) sowie regelmäßige körperliche Aktivität empfohlen werden.

21.4 Ernährung nach einer Tumorerkrankung (Survivorship)

Der WCRF sammelt und bewertet weltweit publizierte Studien zum Thema „Krebs und Ernährung“ und veröffentlicht in regelmäßigen Abständen aktuelle, evidenzbasierte Ernährungsempfehlungen zu Prävention und Nachsorge von Patienten mit Krebserkrankungen (WCRF 2021).

Die Langzeitüberlebensraten bei den meisten Krebserkrankungen haben sich deutlich verbessert. Schätzungsweise gibt es derzeit in Deutschland etwa vier Millionen Personen mit einer aktuellen oder bereits überstandenen Krebserkrankung. Über 60 % davon sind **Langzeitüberlebende (Cancer Survivors).** Für viele Betroffene stellt Krebs mittlerweile eine chronische Erkrankung dar, die sich auch Jahre nach der Diagnose auf die Gesundheit und die Lebensqualität auswirken kann. Für diese Patienten sind kardiovaskuläre Ereignisse die häufigste Todesursache (Deutsches Krebsforschungszentrum 2022).

INFO

Langzeitüberlebende sind Personen, die fünf und mehr Jahre nach der Diagnose von Krebs überlebt haben (Deutsches Krebsforschungszentrum 2022).

21.4.1 Empfehlungen

Zu den wichtigsten Empfehlungen des WCRF für Cancer Survivors gehören die Gewichtsregulation, eine pflanzenbetonte Ernährungsweise, Vermeiden von Fast Food und gezuckerten Getränken, der moderate Konsum von Fleisch und dessen Erzeugnissen, die Begrenzung des Alkoholkonsums und regelmäßige körperliche Aktivität. Von der Einnahme von Nahrungsergänzungsmitteln wird abgeraten und stattdessen auf eine qualifizierte Ernährungsberatung verwiesen. Eine Gewichtsregulation ist insbesondere bei Krebsüberlebenden mit Mammakarzinom, Prostatakarzinom und kolorektalem Karzinom von Vorteil (WCRF 2021).

INFO

Umsetzung der Empfehlungen in die Praxis

- **Pflanzenbetonte Ernährung** → kann mit den Empfehlungen der DGE zur vollwertigen Ernährung (➤ Kap. 21.1) umgesetzt werden.
- **Einsatz von Vollkornprodukten und Hülsenfrüchten:** Empfehlung von 30 g Ballaststoffen am Tag → 2 Scheiben Vollkornbrot à 50 g enthalten 10 g Ballaststoffe.
- **Fleisch** und daraus hergestellte Produkte: pro Woche nur bis max. 500 g (WCRF 2021) bzw. bis max. 600 g (DGE 2022) verzehren → Fleisch und Wurst sollten nicht täglich konsumiert werden.
- **Vermeidung von Fast Food** (schlechtes Nährstoffprofil durch hohen Fett- und Zuckeranteil) und zuckerhaltigen Getränken → Speisen/Mahlzeiten selbst zubereiten.
- **Alkoholkonsum** begrenzen auf max. 10 g Ethanol (Frauen) und 20 g (Männer). Diese Werte sind jedoch

nicht als Aufforderung zu täglichem Alkoholgenuss anzusehen (DGE 2022):
- 1 Glas Sekt (0,1 l) enthält 10 g Ethanol.
- 1 Glas Bier (0,3 l) enthält ca. 12 g Ethanol.

- **Regelmäßige körperliche Aktivität** (WCRF 2017) → pro Woche mind. 150 min moderate aerobe körperliche Aktivität oder mind. 75 min intensive körperliche Aktivität sowie 2× Krafttraining.

Besonderheiten für Brustkrebsüberlebende

Laut der aktuellen Leitlinie für Brustkrebs sind kardiovaskuläre Ereignisse die häufigste Todesursache nach der Brustkrebserkrankung. Deshalb sind in Bezug auf die Ernährung nicht nur die Menge, sondern vor allem die Qualität der verzehrten Fette relevant. Insbesondere wird angeraten, den Verzehr von gesättigten Fettsäuren zu reduzieren. Diese sind vor allem in Süßigkeiten, Fertiggebäck, fettigem Fleisch und Wurstwaren (z. B. Salami) und Milchprodukten (Sahne) zu finden. Brustkrebsüberlebende mit Übergewicht sollten dahingehend beraten werden, den Konsum kalorienreicher Nahrungsmittel und Getränke zur reduzieren, körperliche Aktivität zu fördern und dadurch einen Gewichtsverlust zu erreichen (AWMF 2021).

INFO

Nachsorgeärzte sollten Patientinnen mit Brustkrebs hinsichtlich einer gesunden Ernährung beraten. Diese sollte viel Gemüse, Obst, Vollkornprodukte, Hülsenfrüchte und wenig gesättigte Fette und Alkohol enthalten (AWMF 2021).

21

21.4.2 Körperliche Aktivität

Regelmäßige Bewegung und körperliche Aktivität sind wichtig für Krebsüberlebende. Nachweislich können strukturierte Bewegungsprogramme (Bewegung und Krafttraining) bei Krebsüberlebenden die Psyche positiv beeinflussen (weniger depressive Symptome, weniger Ängstlichkeit) sowie Fatigue, Lebensqualität, Lymphödeme und körperliche Leistungsfähigkeit verbessern (Campell 2019). Körperliche Aktivität kann zudem zu einer gewünschten Gewichtsreduktion oder gewünschten Gewichtsstabilisation beitragen.

LITERATUR

Arends J, Baracos V, Bertz H et al. ESPEN expert group recommendations for action against cancer-related malnutrition. Clin Nutr, 2017;36(5): 1187–1196.

Arends J, Strasser F, Gonella S et al. Cancer cachexia in adult patients: ESMO Clinical Practice Guidelines. ESMO Open, 2021;6(3): 100092.

AWMF. S3-Leitlinie Komplementärmedizin in der Behandlung von onkologischen PatientInnen. Langversion 1.0. AWMF-Register Nr. 032/055OL. Stand Juli 2021a.

AWMF. Interdisziplinäre S3-Leitlinie für die Früherkennung, Diagnostik, Therapie und Nachsorge des Mammakarzinoms. Langversion 4.4. AWMF-Register Nr. 032–045OL. Stand Juni 2021b.

Campbell KL, Winters-Stone KM, Wiskemann J et al. Exercise Guidelines for Cancer Survivors: Consensus Statement from International Multidisciplinary Roundtable. Med Sci Sports Exerc, 2019;51(11): 2375–2390.

DGE. Vollwertige Ernährung. Aus: www.dge.de/ernaehrungspraxis/vollwertige-ernaehrung (letzter Zugriff: 21.11.2022a).

DGE. Vollwertig essen und trinken nach den 10 Regeln der DGE. Aus: www.dge.de/ernaehrungspraxis/vollwertige-ernaehrung/10-regeln-der-dge (letzter Zugriff: 21.11.2022b).

Deutsches Krebsforschungszentrum. Cancer Survivorship. Aus: www.dkfz.de/de/cancer-survivorship/index.php (letzter Zugriff: 21.11.2022).

Erickson N, Schaller N, Berling-Ernst AP et al. Ernährungspraxis Onkologie. Stuttgart: Schattauer; 2016.

Erickson N, Buchholz D, Hübner J. Stellungnahme zu ketogenen und kohlenhydratarmen Diäten bei Menschen mit Krebs für die Arbeitsgemeinschaft Prävention und Integrative Onkologie (PRIO) der Deutschen Krebsgesellschaft (DKG). Ernährungsumschau, 2017;9: 514–515.

Hébuterne X, Lemarié E, Michallet M et al. F. Prevalence of malnutrition and current use of nutrition support in patients with cancer. J Parenter Enteral Nutr, 2014;38(2): 196–204.

Kumar NB. Nutritional management of cancer treatment effects. Berlin und Heidelberg: Springer; 2012.

Maalmi H, Ordóñez-Mena JM, Schöttker B et al. Serum 25-hydroxyvitamin D levels and survival in colorectal and breast cancer patients: Systematic review and meta-analysis of prospective cohort studies. Eur J Cancer, 2014;50(8): 1510–1521.

McMillan DC. The systemic inflammation-based Glasgow Prognostic Score: a decade of experience in patients with cancer. Cancer Treat Rev, 2013;39(5): 534–540.

Muscaritoli M, Arends J, Bachmann P et al. ESPEN practical guideline: Clinical Nutrition in cancer. Clin Nutr, 2021;40(5): 2898–2913.

Reudelsterz C. Ernährung bei Brustkrebs im frühen Stadium. Ernährung & Medizin, 2021;36(01): 11–15.

RKI. Anforderungen an die Infektionsprävention bei der medizinischen Versorgung von immunsupprimierten

Patienten, Empfehlung der KRINKO (2021): Aus: www.rki.de/DE/Content/Infekt/Krankenhaushygiene/Kommission/Downloads/Infektionspraevention_immunsupprimierte_Patienten.html (letzter Zugriff: 21.11.2022).

Roeland EJ, Bohlke K, Baracos VE et al. Management of Cancer Cachexia: ASCO Guideline. J Clin Oncol, 2020;38(21): 2438–2453.

Schmidt L, v Grundherr J, Rubin D et al. Fasten während Chemotherapie. Ernährungsumschau, 2022;69(11): 17–175.

von Grundherr J, Reudelsterz C. Gesunde Ernährung und Mangelernährung bei Krebs. Der Onkologe, 2021;27(2): 108–119.

WCRF. Cancer survivors. Aus: www.wcrf.org/diet-activity-and-cancer/global-cancer-update-programme/cancer-survivors (letzter Zugriff: 21.11.2022).

KAPITEL

22 Psychogene Essstörungen

Maj-Britt Vivell, Andrea S. Hartmann

Zusammenfassung

- Essstörungen finden sich über die **gesamte Lebensspanne.**
- Essstörungen können erhebliche **psychische, soziale und körperliche Folgen** haben.
- Patienten mit Essstörungen stehen ihrer Erkrankung oft ambivalent gegenüber.
- **Psychotherapie** gilt als Verfahren der ersten Wahl zur Behandlung von Essstörungen.

22.1 Einleitung

Psychogene Essstörungen werden in der 11. Version der International Classification of Diseases (ICD-11) in der Kategorie **„Fütter- und Essstörungen"** zu den psychischen und Verhaltensstörungen oder Entwicklungsstörungen des zentralen Nervensystems gezählt. Eine Übersicht über die Fütter- und Essstörungen, die in ICD-11 in einem lebensübergreifenden Zusammenhang betrachtet werden, findet sich in ➤ Abb. 22.1.

Die **Lebenszeitprävalenz** von Essstörungen liegt bei über 10 Prozent (Smink, van Hoeken und Hoek 2013), Mädchen und junge Frauen sind deutlich häufiger betroffen als Männer (Galmiche et al. 2019). Nach der „Studie zur Gesundheit von Kindern und Jugendlichen in Deutschland" (KiGGS) zeigen sich bei jedem fünften Kind im Alter zwischen 11 und 17 Jahren Hinweise auf ein gestörtes Essverhalten (Hölling und Schlack 2007).

Essstörungen können erhebliche negative **Auswirkungen auf die körperliche, psychische und soziale Entwicklung** der Patienten haben und gehen mit einem **hohen Risiko für eine Chronifizierung** einher.

CAVE

Die Diagnose der Anorexia nervosa gilt als psychische Erkrankung mit der höchsten Mortalitätsrate. Innerhalb der ersten zehn Jahre nach Erkrankungsbeginn sterben bis zu zehn Prozent der Betroffenen an den Folgen der Erkrankung.

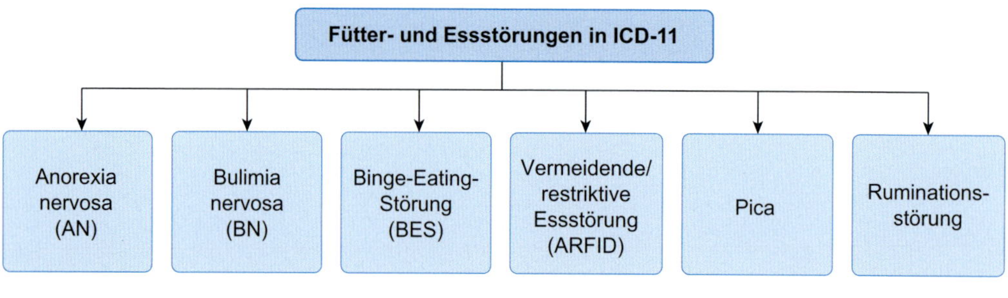

Abb. 22.1 Quantitative und qualitative Auffälligkeiten des Essverhaltens [L143]

22.2 Symptomatik

FALLBEISPIEL

Die 23-jährige Patientin berichtet, seit dem 13. Lebensjahr an einer Essstörung erkrankt zu sein. Aktuell leide sie unter Essanfällen (ca. 2–3 pro Woche), bei denen sie heimlich große Nahrungsmengen zu sich nehme (z.B. eine Packung Chips, 400 g Nudeln mit Käsesoße, 3 Brötchen mit Marmelade, ein halbes Glas Nutella, eine Packung Schokoriegel). Nach dem Essen empfinde sie Scham und Ekel. Um nicht zuzunehmen, erbreche sie und nehme Abführmittel ein. Außerdem treibe sie viel Sport (tägl. mind. 20.000 Schritte, alle 2 Tage 3 Stunden Fitnessstudio).
Generell versuche sie, auf Süßigkeiten und fetthaltige Lebensmittel zu verzichten. Sie habe schon mehrere Diäten ausprobiert und zähle ihre Kalorien mit einer App. Wohlbefinden und Selbstwertgefühl seien stark von ihrem Gewicht und ihrer Figur abhängig. Im Laufe der Jahre habe sie extreme Gewichtsschwankungen erlebt, ihr niedrigstes Gewicht von 45 kg habe sie als 19-Jährige gehabt (BMI 15,6). Nach einer stationären Therapie sei sie einige Monate stabil gewesen. Mit dem Auszug aus dem Elternhaus und dem Beginn ihres Studiums sei der Druck jedoch so stark geworden, dass die Essanfälle und infolgedessen auch die gegensteuernden Maßnahmen begonnen hätten.
In den zurückliegenden drei Monaten habe sie 13 kg zugenommen und nun mit 74 kg ihr bislang höchstes Gewicht (BMI 25,6) erreicht. Sie fühle sich sehr unwohl in ihrem Körper, vor allem Bauch und Oberschenkel nehme sie als „zu dick" wahr. Jedoch bereite ihr auch die Gewichtszunahme im Gesicht große Sorgen; wenn sie in den Spiegel schaue, könne sie nur noch ihre „Hamsterbacken" sehen.

22.2.1 Quantitative Auffälligkeiten des Essverhaltens

Charakteristische Symptome der Essstörungen mit quantitativen Auffälligkeiten des Essverhaltens finden sich in unterschiedlicher Ausprägung bei den einzelnen Störungsbildern (für eine Übersicht ➤ Abb. 22.2).

Gewicht

Essstörungen können Auswirkungen auf das Körpergewicht im Sinne von Unter- oder Übergewicht haben und mit signifikanten körperlichen Folgen einhergehen. Die Kategorisierung des Gewichts wird anhand des **BMI** (kg/m^2, ➤ Tab. 22.1) oder mit **alters- und geschlechtsbezogenen BMI-Perzentilkurven** vorgenommen. Bei der Beurteilung sollte nicht nur das aktuelle Gewicht, sondern auch der Gewichtsverlauf und damit einhergehende Veränderungen berücksichtigt werden (z. B. Schnelligkeit der Gewichtsabnahme).

Während **Anorexia nervosa** (AN) und die **Störung mit Vermeidung oder Einschränkung der Nahrungsaufnahme** (ARFID) in der Regel durch ein ausgeprägtes Untergewicht bzw. eine signifikante Gewichtsabnahme gekennzeichnet sind, liegt das Gewicht bei **Bulimia nervosa** (BN) im Normal- und teilweise im leicht übergewichtigen Bereich. Allerdings setzen sich bulimische Patienten oft selbst sehr eng definierte Gewichtsgrenzen, die weit unter ihrem

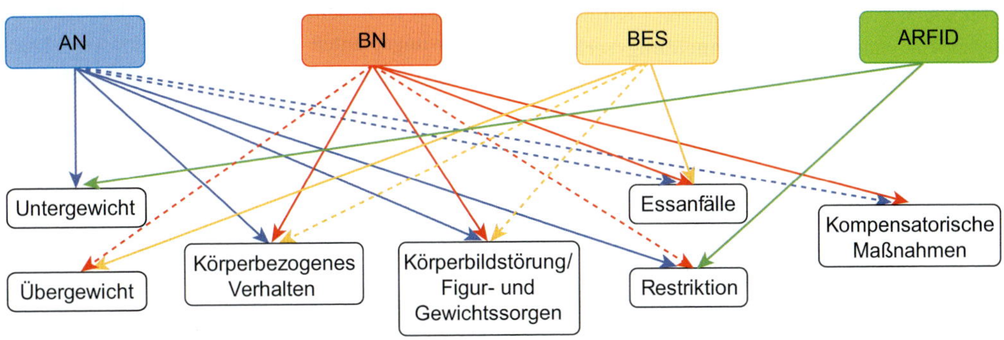

Abb. 22.2 Quantitative Auffälligkeiten des Essverhaltens [L143]

22

Tab. 22.1 Einteilung des BMI für Erwachsene (WHO Global Database on Body Mass Index, WHO technical report 854)

Definition nach WHO*		BMI (kg/m^2)
Untergewicht		< 18,5
	Hochgradiges Untergewicht	< 16,0
	Mäßiggradiges Untergewicht	16,0–16,9
	Leichtgradiges Untergewicht	17,0–18,49
Normalgewicht		18,5–24,9
Übergewicht		25,0–29,9

prämorbiden oder als gesund betrachteten Gewicht liegen. Die **Binge-Eating-Störung** (BES) geht dagegen häufig mit Übergewicht bzw. Adipositas einher.

Körperbezogene Verhaltensweisen (Vermeidung und Kontrolle)

Viele Betroffene kontrollieren und überprüfen wiederholt ihren eigenen Körper **(Body Checking),** wobei der Fokus hauptsächlich auf Figur und Gewicht liegt. Dabei kann das Verhalten zum Teil **zwanghaften Charakter** annehmen. Typische Beispiele sind häufiges Wiegen, Kneifen in Körperfett, Messen von Körperteilen (z. B. mit einem Maßband, mit den Händen), Betrachten der Figur im Spiegel und in anderen reflektierenden Oberflächen oder das Überprüfen der Passform von Kleidung und Schmuck.

Andererseits weisen Betroffene von Essstörungen häufig ein ausgeprägtes **Vermeidungsverhalten** bezogen auf den eigenen Körper auf. So kann sich die Vermeidung auf die Betrachtung bestimmter Körperteile (z. B. Bauch, Oberschenkel) oder das Tragen enger, körperbetonter Kleidung beziehen. Weiterhin vermeiden Betroffene häufig Orte oder Tätigkeiten, an denen die Aufmerksamkeit auf den Körper gelenkt ist oder dieser deutlicher von ihnen gespürt wird (z. B. im Schwimmbad, beim Tanzen, Sport oder Sexualität). Außerdem sind soziale Aktivitäten, bei denen die Themen Figur/Gewicht und Essverhalten im Fokus stehen, für Betroffene oft nur schwer zu ertragen (z. B. beim Essen in Gesellschaft) und werden daher vermieden.

Häufig weisen Patienten mit Essstörungen sowohl Vermeidungs- als auch Kontrollverhalten auf. Darüber hinaus kann meist eine **Vernachlässigung körperbezogener Aktivitäten** beobachtet werden (z. B. Körper mit Bodylotion eincremen).

22

Essanfälle

Essanfälle stellen einen **Kontrollverlust** über das gewöhnliche Essverhalten dar und können in Abhängigkeit von der verzehrten Menge in subjektiv/objektiv unterteilt werden.

Objektive Essanfälle werden hauptsächlich bei BN und BES beobachtet. In der Regel werden schnell verfügbare fett- und kohlenhydratreiche Nahrungsmittel verzehrt, deren Konsum ansonsten weitestgehend vermieden wird. Eine Gesamtkalorienzahl für einen objektiven Essanfall wird in den Diagnosesystemen nicht vorgegeben. In der Regel liegt die Zahl der aufgenommenen Kalorien jedoch zwischen 3.000 und 4.500 kcal (bei Kindern teilweise auch deutlich geringer) und überschreitet damit erheblich die Menge, die die meisten Menschen in einem vergleichbaren Zeitraum und unter ähnlichen Bedingungen essen würden. Beginn und Ende eines Essanfalls werden bei der BN im Vergleich zur BES als stärker umgrenzt beschrieben.

Subjektive Essanfälle, d. h. eine ungeplante, unkontrollierte oder unerwünschte Aufnahme von Nahrung, können bei AN (Subtyp Binge-Eating-/Purging-Muster) vorkommen, wobei die Menge objektiv nicht auffällig erscheint. Für die Beurteilung einer ungeplanten Nahrungsaufnahme als Essanfall ist also mitunter weniger die aufgenommene Kalorienmenge, sondern vielmehr der wahrgenommene Kontrollverlust von Bedeutung.

Einschränkung der Nahrungsaufnahme

Eine eingeschränkte Nahrungsaufnahme kann bei Essstörungen unterschiedliche Hintergründe haben. Bei der AN stehen **starke Körperbildsorgen** im Vordergrund, sodass die Nahrungsmenge aus **Angst vor einer Gewichtszunahme** stark eingeschränkt wird.

Dabei zeigen Betroffene häufig typische Verhaltensweisen, z. B.:

- Selektive Nahrungsauswahl und Vermeiden bestimmter Lebensmittel (z. B. hochkalorisch, fett- oder kohlenhydrathaltig)
- Kalorienzählen und Abwiegen von Nahrungsmitteln vor dem Verzehr
- Verwenden von Süßstoffen, Fettersatzstoffen und Light-Produkten
- Auslassen von Mahlzeiten oder die Veränderung des Mahlzeitenrhythmus (z. B. eine Mahlzeit pro Tag oder viele Kleinstmahlzeiten)
- Essrituale wie z. B. langsames Kauen, Ausspucken von Essen oder Kleinschneiden von Nahrung
- Aufnahme großer Mengen Flüssigkeit vor der Nahrungsaufnahme bzw. Flüssigkeitsentzug zur Begrenzung der Nahrungsaufnahme z. B. durch Mundtrockenheit
- Auswahl unattraktiver oder ungenießbar gemachter Lebensmittel (z. B. durch scharfe Gewürze, Salz)
- Erzeugen eines frühzeitigen Völlegefühls durch beengende Kleidung oder Muskelanspannung

Auch bei der BN kann ein restriktiver Essstil vor dem Hintergrund ausgeprägter Körperbildsorgen beobachtet werden, der wiederum Auslöser für Essanfälle sein kann. Bei der Vermeidung der Nahrungsaufnahme im Zusammenhang mit ARFID steht dagegen **fehlendes Interesse gegenüber Nahrungsmitteln, Angst vor aversiven Konsequenzen der Nahrungsaufnahme** (z. B. Verschlucken, Ersticken) oder eine **sensorische Sensibilität gegenüber bestimmten Eigenschaften von Nahrung** (z. B. Geruch, Konsistenz) im Vordergrund.

Kompensatorische Maßnahmen

Um einer befürchteten Gewichtszunahme entgegenzuwirken, werden bei der BN, aber auch bei der AN (Subtyp Binge-Eating-/Purging-Muster) unangemessene **Verhaltensweisen** eingesetzt, um aufgenommene **Energie oder Flüssigkeiten zu kompensieren** (Purging-Verhalten). Unter derartige Maßnahmen fallen

- selbstinduziertes Erbrechen (z. B. durch mechanische Reizung des Rachenraums, chemische Substanzen wie Salzlösungen),
- Missbrauch von Abführmitteln (Laxanzien), wassertreibenden Substanzen (Diuretika) oder anderen Medikamenten (z. B. Schilddrüsenpräparate zur Erhöhung des Grundumsatzes),
- Einsatz von Stimulanzien (z. B. Nikotin, Kokain) oder anderen, pharmakologischen Appetitzüglern,
- exzessives Sporttreiben bis hin zur Hyperaktivität,
- Exposition gegenüber Kälte oder Hitze,
- Reduktion der vorgeschriebenen Insulinmenge bei Typ-1-Diabetes.

Bei wiederkehrendem Purging-Verhalten zur Beeinflussung von Gewicht oder Figur, ohne Essanfälle und/oder Untergewicht, kann die Diagnose einer **Purging-Störung** erwogen werden (andere näher bezeichnete Fütter- und Essstörungen im Diagnostischen und Statistischen Manual Psychischer Störungen [DSM-5], American Psychiatric Association 2013).

Körperbildstörung

Eine Körperbildstörung, wie sie vor allem bei AN und BN vorkommt, ist durch die **Überschätzung der eigenen Körperdimensionen** gekennzeichnet, d. h., Betroffene nehmen sich selbst beispielsweise trotz starken Untergewichts als zu dick wahr (bezieht sich häufig auf Bauch, Oberschenkel und Hüfte). Die negative Bewertung des eigenen Körpers und die Unsicherheit in der Wahrnehmung der eigenen Körperproportionen gehen mit **Gefühlen wie Angst, Ekel und Scham** einher. Figur und Körpergewicht spielen für die **Selbstbewertung** und das **Selbstwertgefühl** der Betroffenen eine zentrale Rolle.

Auch bei einem Teil der Patienten mit BES zeigen sich eine Überbewertung von Figur und Gewicht und ein hohes Ausmaß an Unzufriedenheit mit dem eigenen Körper, was eine Abgrenzung der BES zur Adipositas zulässt.

22.2.2 Körperliche Folgen von Essstörungen

Essstörungen können erhebliche Auswirkungen auf den Körper haben (u. a. laborchemische Veränderungen wie Elektrolytverschiebungen, kardiovaskuläre und gastrointestinale Erkrankungen oder Veränderungen des Skelettsystems; ➤ Abb. 22.3). Die körperlichen Folgen und Komplikationen von Untergewicht bilden sich in der Regel ab einem BMI ≥18 wieder zurück.

22.2.3 Qualitative Auffälligkeiten des Essverhaltens

Unter die Essstörungen mit qualitativen Auffälligkeiten im Essverhalten zählen Pica und die Ruminationsstörung.

Patienten mit **Pica** nehmen Substanzen zu sich, die weder einen Nährwert haben noch zum Verzehr bestimmt sind. Welche Substanzen aufgenommen werden, kann interindividuell stark variieren (z. B. Papier, Erde, Kreide, Haare, Kot, Farbe, Lehm), wobei die betroffene Person ein Entwicklungsalter von zwei Jahren überschritten haben muss. Durch den Verzehr der Substanzen kann es zu teils **schweren medizinischen Komplikationen** wie z. B. Verletzungen des Verdauungstrakts, Verstopfungen oder Vergiftungen kommen. Bisher fehlen altersübergreifende Studien zum Vorkommen von Pica in der Gesamtbevölkerung, jedoch wird das Erkrankungsbild vorwiegend bei Kindern beobachtet. In deutschen Untersuchungen fanden sich beispielsweise bei ca. 5 % der 7- bis 14-Jährigen (Hartmann et al. 2018) und bei ca. 1 % der Erwachsenen (Hartmann et al. 2022) wiederholt Pica-Verhaltensweisen.

Die **Ruminationsstörung** ist gekennzeichnet durch das Wiederhochbringen von geschluckter und teilweise verdauter Nahrung. Die Regurgitation geschieht willkürlich, ohne dass Übelkeit, Ekel oder Reflux vorliegen. Die Nahrung wird nach dem Wiederhochbringen erneut gekaut und anschließend entweder ausgespuckt oder wieder geschluckt. Bei Säuglingen zeigt sich bei diesem Vorgang ein Überstrecken und Zurückkrümmen des Rückens mit wiederholten, ruckartigen Bewegungen. Wiederholte Ruminationsverhaltensweisen zeigen sich bei ca. 1,5 % der 7- bis 14-jährigen Kinder und Jugendlichen (Hartmann et al. 2018) sowie bei etwa 0,7 % der Erwachsenen (Hartmann et al. 2022) in Deutschland. Medizinische Komplikationen reichen von schlechtem Atem und Zahnverfall über Geschwüre in der Speiseröhre, Unterernährung und Dehydrierung bis zum Tod.

22.3 Diagnostik

22.3.1 Psychische Symptomatik

Früherkennung von Essstörungen

Häufig haben Betroffene insbesondere zu Beginn ihrer Erkrankung keinen Kontakt zu den entsprechenden Expertengruppen aus Medizin und Psychologie, sondern eher zu anderen Facharztgruppen (z. B. Allgemein-, Zahn-, Kinder- oder Jugendmedizin). Demnach kommt der Früherkennung von Essstörungen eine besondere Bedeutung zu – alle Berufsgruppen sollten für potenzielle Warnzeichen sensibilisiert sein.

INFO

Gemäß den Empfehlungen der S3-Leitlinie zur „Diagnostik und Therapie von Essstörungen" (DGESS 2019) besteht besondere Wachsamkeit bei
- Abweichungen im Körpergewicht, Gewichtsverlust oder -zunahme,
- Sorgen über Gewicht als Anlass der Kontaktaufnahme (bzw. Eltern, die besorgt über Gewicht und Essverhalten des Kindes sind),
- Amenorrhö oder Infertilität,
- Zahnschäden, gastrointestinale Störungen bei ungeklärter medizinischer Ursache,
- Kinder und Jugendliche mit Wachstumsverzögerungen,
- Patienten aus Unterhaltungs-, Mode- oder Ernährungsbranche, Leistungssportler.

Instrumente für Screening und Diagnostik

Bei Hinweisen auf das Vorliegen einer Essstörung sollten Körpergröße und -gewicht gemessen und Fragen zum Essverhalten sowie zu den typischen Symptomen einer Essstörung gestellt werden.

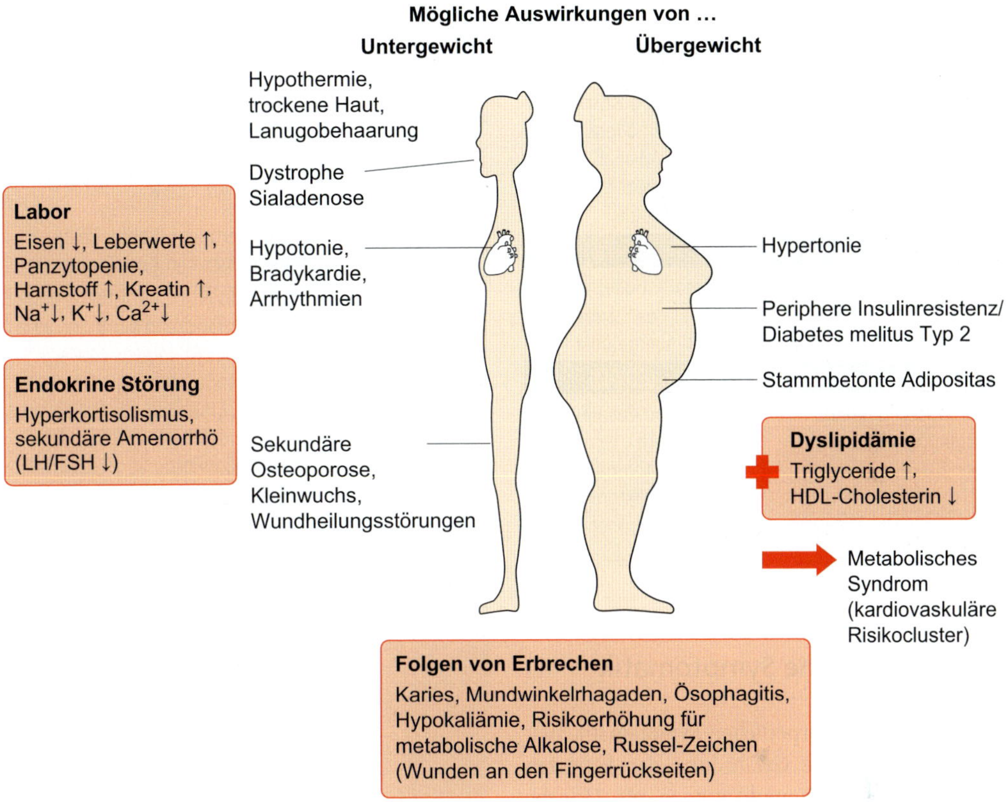

Abb. 22.3 Körperliche Folgen von Untergewicht, Übergewicht und Erbrechen [L143]

INFO

Screeningfragen zur Identifikation von Essstörungen

- Beschäftigen Sie sich viel mit Ihrer Figur oder Ihrer Ernährung?
- Machen Sie sich Sorgen um Ihr Gewicht?
- Haben Sie in letzter Zeit stark ab- oder zugenommen?
- Hängt Ihr Wohlbefinden oder Ihr Selbstwertgefühl von Ihrem Gewicht und Ihrer Figur ab?
- Essen Sie heimlich?
- Schränken Sie Ihren Nahrungskonsum ein oder vermeiden Sie gewisse Nahrungsmittel?
- Machen Sie sich Sorgen, weil Sie manchmal nicht aufhören können zu essen oder die Kontrolle über Ihr Essverhalten verlieren?
- Übergeben Sie sich, wenn Sie sich unangenehm voll fühlen, oder nutzen Sie andere Maßnahmen, um nicht zuzunehmen?

Die Diagnosestellung erfolgt mittels strukturierter störungsspezifischer Experteninterviews sowie essstörungsübergreifender Interviews, um die allgemeine Psychopathologie und mögliche Komorbiditäten zu erfassen. Ausprägungsmuster und Schwere der Essstörungspsychopathologie lassen sich anhand von störungsspezifischen Fragebögen abbilden (➤ Tab. 22.2). Als Screening für Fachärzte aus dem nicht klinisch-psychologischen oder psychiatrischen Bereich empfiehlt sich z. B. das frei zugängliche **Screeninginstrument SCOFF** (Berger et al. 2011), das anhand von fünf Items das Vorhandensein einer Essstörungspsychopathologie erfasst.

22

Tab. 22.2 Selbstbeurteilungsinstrumente für Screening und Diagnostik von Essstörungen

Eating Disorder Examination-Questionnaire (EDE-Q)	
• Kinder zwischen 8 und 14 Jahren (Hilbert 2016) • Erwachsene ab 14 Jahren (Hilbert und Tuschen-Caffier 2016)	Auftreten diagnostisch relevanter Verhaltensweisen und Ausmaß essstörungsspezifischer Psychopathologie
Fragebogen zum Essverhalten (FEV)	
Pudel und Westenhofer 1989	Kognitive Kontrolle, Störbarkeit des Essens und erlebte Hungergefühle
Eating Disorders in Youth-Questionnaire (EDY-Q)	
Kinder zwischen 8 und 13 Jahren (van Dyck und Hilbert 2016)	Screening und Ausprägung von ARFID, Pica, Ruminationsstörung und Fütter- oder Essstörungen mit Beginn im frühen Lebensalter

22.3.2 Körperliche Symptomatik

Die Diagnostik der körperlichen Symptomatik zielt darauf ab, eine akute Gefährdung der Patienten sowie medizinische Komplikationen als Ursache oder Begleiterscheinung des gestörten Essverhaltens zu erkennen (➤ Tab. 22.3).

22.4 Versorgungsebenen

Die Behandlung von Essstörungen erfolgt in der Regel multidisziplinär und ist im deutschen Gesundheitssystem in drei Settings möglich: ambulant, teilstationär/tagesklinisch und stationär. Die Aufgabe der **Haus- und Fachärzte** liegt insbesondere in der Früherkennung sowie in der begleitenden körperlichen und medizinischen Betreuung. Darüber hinaus leisten sie einen wichtigen Beitrag zur Förderung der Motivation zur Aufnahme einer **Psychotherapie.** Die Behandlung kann darüber hinaus durch **Sozial- und Ernährungsberater** sowie ggf. **Spezialtherapeuten** (z. B. Körpertherapie) unterstützt werden. Reicht die Unterstützung nach einer Behandlung im häuslichen Umfeld nicht aus, können spezielle Nachsorgemaßnahmen wie **therapeutische Wohngruppen** erwogen werden.

Tab. 22.3 Medizinische Diagnostik bei Essstörungen (Schweiger und Hagenah 2018)

Erhebung des Allgemeinzustands	• Körpermaße (Größe, Gewicht, Umfänge) • Vitalparameter (RR, Puls, Temperatur, SpO_2) • Ernährungszustand (BMI, Waist-to-Hip-Ratio) • Bei Kindern und Jugendlichen: Pubertätsstadien nach Tanner
Erweiterte Untersuchung	• Standardisierte internistische körperliche Untersuchung der thorakalen Organe, des Abdomens sowie orientierende neurologische Untersuchung, Erhebung des Gefäßstatus • Ergänzend: EKG, Inspektion der Haut, abdominelle Sonografie, Echokardiografie
Labordiagnostik	• Differenzialblutbild • BSG • Elektrolyte • Leber- und Nierenwerte • Blutfette • Entzündungsparameter • Außerdem: Glukose, Vitamin D, Lipase, Amylase, Sexual-, Schilddrüsen- und Wachstumshormone, Urinstatus • Erwogen werden kann: Eisen, Ferritin, Spurenelemente wie Zink, Kupfer und Selen, Vitamine A, E, B_{12}, Folsäure
Interdisziplinäre Konsile	• Regelmäßige gynäkologische Vorstellung • Zahnarzt zur Erhebung des Zahnstatus und von Zahnschäden etc. • Orthopädisch: Bestimmung der Knochenmineraldichte

22.5 Therapieziele

Die Therapieziele (➤ Tab. 22.4) sollten zu Beginn der Behandlung gemeinsam mit den Patienten erarbeitet und individuell festgelegt werden. Je nach

Tab. 22.4 Therapieziele in der Behandlung von Essstörungen (nach Hilbert, Herpertz et al. 2018)	
Allgemeine Ziele	• Normalisierung des Essverhaltens • Reduktion der essstörungsspezifischen Psychopathologie (z. B. Reduktion von Essanfällen und gegensteuernden Maßnahmen) • Behandlung somatischer Begleiterscheinungen • Behandlung der zugrunde liegenden bzw. aufrechterhaltenden Probleme und Schwierigkeiten (z. B. Affektregulation, Selbstwert, Leistungsansprüche, interpersonelle Konflikte) • Prävention bzw. Rückfallprophylaxe
Spezifische Ziele bei Anorexia nervosa	• Normalisierung des Körpergewichts, d. h. Wiederherstellung und Halten eines für Alter und Größe angemessenen Gewichts

Gefährdungslage (z. B. durch starke körperliche Folgen der Mangelernährung oder Auswirkungen psychischer Komorbiditäten) muss eine **Hierarchisierung** vorgenommen werden.

22.6 Therapiemaßnahmen

22.6.1 Therapiemotivation

Betroffene stehen ihrer Essstörung und damit der Motivation zur Veränderung in der Regel **ambivalent** gegenüber. Einerseits entstehen den Patienten durch die Essstörung oft hohe Kosten, da sie erhebliche Einschränkungen in verschiedenen Lebensbereichen erleben (z. B. durch körperliche Folgen, sozialen Rückzug). Andererseits kann eine Essstörung – zumindest kurzfristig – mit positiven Effekten wie z. B. Stabilisierung des Selbstwertes, Emotionsregulation (v. a. unangenehme Emotionen) und Erhöhung des Kontrollgefühls einhergehen. Darüber hinaus ist die Krankheitseinsicht z. T. deutlich beeinträchtigt. Patienten mit AN nehmen ihre Erkrankung z. B. häufig als **Ich-synton** wahr.

Entsprechend sollte nicht nur in der Therapie, sondern auch im Erstkontakt mit Betroffenen die Veränderungsmotivation adressiert werden. Zu diesem Zweck können Techniken der **motivierenden Gesprächsführung** (Miller und Rollnick 2015) auch mit wenig (zeitlichem) Aufwand eingesetzt werden (➤ Tab. 22.5).

22.6.2 Behandlungssetting

Die **Behandlung von Essstörungen kann in der Regel ambulant erfolgen.** Eine stationäre Behandlung kann jedoch zeitweilig indiziert sein, z. B. bei extremer Ausprägung der Symptomatik (z. B. exzessives Erbrechen, erheblicher Kontrollverlust des Essverhaltens) und damit einhergehender medizinischer Gefährdung (z. B. durch Mangelerscheinungen), durch die Auswirkungen einer komorbid bestehenden Symptomatik (z. B. schwere depressive Episoden mit Suizidgefährdung, Missbrauch psychotroper Substanzen) oder wegen der Notwendigkeit zur Veränderung der aktuellen Lebenssituation (z. B. durch familiäre Konflikte, Probleme im beruflichen oder sozialen Kontext).

Tab. 22.5 Motivierende Gesprächsführung (Miller und Rollnick 2015)	
Grundprinzipien	• Empathische, wertschätzende Grundhaltung • Diskrepanzen zwischen den Zielen des Patienten und dem Problemverhalten entwickeln • Selbstwirksamkeit fördern • Widerstand reduzieren
Beispieltechniken	• Offene Fragen (z. B. „Was beunruhigt Sie an Ihrem aktuellen Verhalten?") • Würdigung (z. B. „Ich finde es toll, wie gut Sie sich schon über Ihre Erkrankung informiert haben") • Reflektieren (z. B. „Das klingt für mich, als ob …") • Zusammenfassungen • Problemexploration („Was lässt Sie annehmen, dass … ein Problem ist?") • Kosten-Nutzen-Analyse (d. h. Vor- und Nachteile des Problemverhaltens und der Veränderung) • Ziele erfragen • Vergangene Erfolge erarbeiten („Was gab es damals für Schwierigkeiten und wie sind Sie damit umgegangen?")

Bei der AN ist eine stationäre Behandlung aufgrund des ausgeprägten Untergewichts häufiger erforderlich.

MERKE

Indikation zur stationären Behandlung der Anorexia nervosa (DGESS 2019)

- Gewichtsabnahme von mehr als 30 % des Ausgangsgewichts, v. a. wenn diese sehr schnell erfolgt ist (innerhalb von drei Monaten oder weniger)
- BMI < 14 kg/m²
- Schwerwiegende körperliche Folgeerscheinungen
- Ausgeprägte Begleiterscheinungen, z. B. Schwierigkeiten der Stoffwechselkontrolle bei Diabetes mellitus

Anmerkung: Auch bei Patienten ab einem BMI ≤16 kg/m² sollte eine stationäre Therapie erwogen werden, da die Umsetzung der Maßnahmen zur Gewichtsnormalisierung im ambulanten Setting zu Überforderung führen kann (Jacobi und Beintner 2021).

CAVE

In der Wiederernährung stark mangelernährter Patienten kommt es nicht selten zu gefährlichen **Refeeding-Phänomenen.** Ursächlich ist die Umstellung von kataboler Fettverbrennung hin zum anabolen Kohlenhydratstoffwechsel. Es kommt zu Veränderungen im Flüssigkeitshaushalt sowie zu Elektrolytverschiebungen, wobei die durch das Untergewicht bedingte Hypophosphatämie sowie eine Störung der Gewinnung von ATP eine zentrale Rolle spielen. Auswirkungen dieser metabolischen Entgleisung zeigen sich auf kardiovaskulärer, respiratorischer sowie zerebraler Ebene und können potenziell tödlich verlaufen.

→ Engmaschige Kontrolle von Herz-/Kreislauffunktion, Blutzuckerspiegel, Wasser- und Elektrolythaushalt (v. a. Phosphat).

Erfolgt die Behandlung der AN ambulant (z. B. weil sich die Patienten einen stationären Aufenthalt aktuell nicht vorstellen können), sollte klar kommuniziert werden, dass es sich um einen **Therapieversuch** handelt, der **an bestimmte Vereinbarungen gebunden** ist (u. a. Mitbehandlung durch Fachärzte für Innere Medizin oder Allgemeinmedizin, Aufgabe des restriktiven Essverhaltens, regelmäßiges Wiegen, Gewichtszunahme von 200–500 g/Woche, Vorgehen bei weiterer Gewichtsabnahme).

22.6.3 Behandlungsempfehlungen

MERKE

- Patienten mit Essstörungen sollten aufgrund des Risikos einer Chronifizierung frühzeitige Hilfe erfahren.
- Psychotherapie ist das Behandlungsverfahren erster Wahl.
- Die Behandlung sollte multidisziplinär in engem Austausch der Fachdisziplinen erfolgen und die körperlichen Folgen berücksichtigen.
- Insbesondere bei Patienten mit AN sollte die Behandlung in Einrichtungen oder bei Therapeuten erfolgen, die Expertise im Umgang mit Essstörungen haben.

Konkrete **evidenzbasierte Handlungsempfehlungen** zur Behandlung von Essstörungen können der S3-Leitlinie zur „Diagnostik und Therapie von Essstörungen" der AWMF (DGESS 2019) entnommen werden. Diese basieren auf den Ergebnissen systematischer Übersichtsarbeiten (z. B. Zeeck et al. 2018, Hilbert et al. 2019, Svaldi et al. 2019).

Aufgrund der geringen Studienzahl konnten für die Behandlung von Pica und Rumination bisher keine evidenzbasierten Behandlungsempfehlungen abgeleitet werden.

Pharmakotherapie

Zum gegenwärtigen Zeitpunkt gibt es aufgrund der Ergebnisse pharmakologischer Studien **keine Empfehlung zur pharmakologischen Behandlung** der AN. Auch bei der Behandlung von BN und BES hat eine zusätzliche medikamentöse Therapie keinen überzeugenden Einfluss auf die Essstörungssymptomatik.

Psychotherapie

Ziele und Behandlungselemente der **kognitiven Verhaltenstherapie** sind exemplarisch in ➤ Tab. 22.6 dargestellt.

Für **Pica** gibt es Hinweise auf die Wirksamkeit verhaltenstherapeutischer Techniken, die auf lerntheoretischen Annahmen basieren. Bei der **Ruminationsstörung** liegt der Fokus der Behandlung auf der

Tab. 22.6 Elemente der kognitiven Verhaltenstherapie zur Behandlung von AN, BN, BES und ARFID* (nach Jacobi und de Zwaan 2011)

Ziel	Behandlungselement	Relevant für
Normalisierung von Gewicht und Essverhalten	Problemanalyse und Störungsmodell, anamnestische Gewichtskurve, Normalisierung des Essverhaltens (u. a. Abbau „verbotener Lebensmittel" durch Exposition, regelmäßige Essenspläne)	AN, BN, BES, ARFID
	Umgang mit Essanfällen und Erbrechen, Stimuluskontrolle (z. B. beim Einkaufen, Vorratshaltung von Lebensmitteln)	AN, BN, BES**
	(Stationäre) Maßnahmen zur Gewichtsstabilisierung	AN, ARFID
Bearbeitung zugrunde liegender Problembereiche	• Problemanalyse und zielorientierte Bearbeitung (z. B. mittels kognitiver Techniken) • Andere Techniken, z. B. soziales Kompetenztraining, Emotionsregulation, Einbezug von Familie/ Partner	AN, BN, BES, ARFID
Verbesserung von Körperwahrnehmung und -akzeptanz	Körperübungen, Körperkonfrontation, kognitive Techniken	AN, BN, BES

* AN: Anorexia nervosa, BN: Bulimia nervosa, BES: Binge-Eating-Störung, ARFID: Störung mit Vermeidung oder Einschränkung der Nahrungsaufnahme

** Bezieht sich bei der BES nur auf die Essanfälle, da kein Erbrechen stattfindet.

Entspannung der Bauchwandmuskulatur durch Biofeedback und das Erlernen der Zwerchfellatmung.

Ernährungstherapeutische Maßnahmen

Zur Normalisierung von Gewicht und Essverhalten kann begleitend zur Psychotherapie die Durchführung einer **Ernährungsberatung** sinnvoll sein. Diese sollte von speziell ausgebildeten Ernährungsfachkräften durchgeführt werden und ist nicht als Ersatz für eine ambulante Psychotherapie zu verstehen. Die Notwendigkeit der Expertise im Umgang mit Essstörungen zeigt sich beispielsweise bei der Behandlung der AN: Während das detaillierte Berechnen von Kalorien und die Umsetzung einer rohkostreichen Ernährung bei Adipositas durchaus angezeigt sein können, ist dies bei AN kontraindiziert. Ob eine Ernährungsberatung ggf. vorgeschaltet wird, um die Wartezeiten auf einen Psychotherapieplatz zu überbrücken, ist im Einzelfall zu entscheiden. In jedem Fall sollten Mediziner darauf hinwirken, die Motivation zur Aufnahme einer Psychotherapie zu steigern.

Konservative **Gewichtsreduktionsprogramme** (d. h. Kombination aus Ernährungs-, Bewegungs- und Verhaltenstherapie) können für die Behandlung der BES mit kombinierter Adipositas lediglich einschränkend empfohlen werden, da von einer zeitlich begrenzten Wirksamkeit ausgegangen wird. Auch hier stellt Psychotherapie die Methode der Wahl dar.

LITERATUR

American Psychiatric Association. Diagnostic and statistical manual of mental Disorders (DSM-5). 5th ed. Washington, DC: American Psychiatric Association, 2013.

Berger U, Wick K, Hölling H et al. Screening riskanten Essverhaltens bei 12-jährigen Mädchen und Jungen: psychometrischer Vergleich der deutschsprachigen Versionen von SCOFF und EAT-26. Psychotherapie, Psychosomatik, Medizinische Psychologie, 2011;61: 311–318.

Deutsche Gesellschaft für Essstörungen (DGESS), Deutsche Gesellschaft für Psychiatrie und Psychotherapie, Psychosomatik und Nervenheilkunde (DGPPN), Deutsche Gesellschaft für Kinder- und Jugendpsychiatrie, Psychosomatik und Psychotherapie (DGKJP), Deutsches Kollegium für Psychosomatische Medizin (DKPM), Deutsche Gesellschaft für Psychologie (DGPs). Gemeinsame S3-Leitlinie: Diagnostik und Therapie der Essstörungen, Stand: 31.05.2018, gültig bis 30.05.2023, AWMF-Register Nr. 051/026. Aus: www.awmf.org/leitlinien/detail/ll/051-026.html (letzter Zugriff: 19.11.2022).

Galmiche M, Déchelotte P, Lambert G et al. Prevalence of eating disorders over the 2000–2018 period: a systematic literature review. Am J Clin Nutr, 2019;109(5): 1402–1413.

Hartmann AS, Poulain T, Vogel M et al. Prevalence of pica and rumination behaviors in German children aged 7–14 and their associations with feeding, eating, and general psychopathology: a population-based study. Eur Child Adolesc, Psychiatry, 2018;27(11): 1499–1508.

Hartmann AS, Zenger M, Glaesmer H et al. Prevalence of pica and rumination behaviours in adults and associations with eating disorder and general psychopathology: findings from a population-based study. Epidemiol Psychiatr Sci, 2022;31: e40.

Hilbert A, Herpertz S. et al. Binge-Eating-Störung. In: S3-Leitlinien Diagnostik und Therapie der Essstörungen (DKPM), AWMF 2018.

Hilbert A, Tuschen-Caffier B. Eating Disorder Examination-Questionnaire. 2. A. Tübingen: dgvt; 2016.

Hilbert A, Petroff D, Herpertz S et al. Meta-analysis of the efficacy of psychological and medical treatments for binge-eating disorder. J Consult Clin Psychol, 2019;87(1): 91–105.

Hölling H, Erhart M, Ravens-Sieberer U et al. Verhaltensauffälligkeiten bei Kindern und Jugendlichen. Bundesgesundheitsbl, 2007;50: 784–793.

Jacobi C, Zwaan MD. Essstörungen. In: Wittchen HU, Hoyer J (Hrsg.). Klinische Psychologie und Psychotherapie. Berlin, Heidelberg: Springer; 2011. S. 1053–1081.

Jacobi C, Beintner I. Anorexia Nervosa. Fortschritte der Psychotherapie, Bd. 81. Göttingen: Hogrefe; 2021.

Miller WR, Rollnick S. Motivierende Gesprächsführung. 3. A. Freiburg im Breisgau: Lambertus; 2015.

Pudel V, Westenhöfer J. Fragebogen zum Eßverhalten. Göttingen: Hogrefe, 1989.

Schweiger U, Hagenah U. Diagnostik der körperlichen Symptomatik. In: S3-Leitlinien Diagnostik und Therapie der Essstörungen (DKPM), AWMF 2018.

Smink FR, van Hoeken D, Hoek HW. Epidemiology, course, and outcome of eating disorders. Curr Opin Psychiatry, 2013;26(6): 543–548.

Svaldi J, Schmitz F, Baur J et al. Efficacy of psychotherapies and pharmacotherapies for Bulimia nervosa. Psychol Med, 2019;49(6): 898–910.

van Dyck Z, Hilbert A. Eating Disorders in Youth-Questionnaire. Deutsche Version. Universität Leipzig, 2016. Aus: https://ul.qucosa.de/api/qucosa%3A13435/attachment/ATT-0 (letzter Zugriff: 19.11.2022).

WHO. Physical status: the use and interpretation of anthropometry. Report of a WHO Expert Committee. WHO Technical Report Series 854. Geneva: World Health Organization, 1995.

Zeeck A, Herpertz-Dahlmann B, Friederich HC, Brockmeyer T, Resmark G, Hagenah U, Ehrlich S, Cuntz U, Zipfel S, Hartmann A. Psychotherapeutic Treatment for Anorexia Nervosa: A Systematic Review and Network Meta-Analysis. Front Psychiatry, 2018;9: 158.

KAPITEL

23 Erkrankungen des Gastrointestinaltrakts und des Pankreas

Gert Bischoff, Christiane Schäfer

23.1 Chronisch-entzündliche Darmerkrankungen (CED)

Zusammenfassung

- Zu den chronisch-entzündlichen Darmerkrankungen (CED) zählen **Colitis ulcerosa** und **Morbus Crohn.**
- CED sind charakterisiert durch **Malabsorption mit Mikro- und Makronährstoffmangel.**
- Es besteht die Gefahr der **Mangelernährung** mit Verschlechterung der Lebensqualität und Erhöhung von Morbidität und Mortalität.
- Außer Stillen ist keine Primärprävention bekannt.
- **Morbus Crohn:** Die exklusive enterale Ernährung (EEN), die bei Kindern die First-line-Intervention ist, wird zunehmend erfolgreich als additive Therapie auch bei Erwachsenen eingesetzt.

Colitis ulcerosa

Die Colitis ulcerosa ist eine chronisch-entzündliche Darmerkrankung mit kontinuierlicher Ausbreitung und mit Ausbildung von Ulzerationen der oberflächlichen Schleimhautschichten im Kolon. Sie beginnt meist distal im Rektum mit Ausbreitung nach proximal.

Morbus Crohn

Morbus Crohn ist eine chronisch-entzündliche Darmerkrankung mit einer diskontinuierlichen, segmental auftretenden Entzündung auch der tieferen Wandschichten des Gastrointestinaltrakts. Morbus Crohn kann im gesamten Gastrointestinaltrakt auftreten.

Symptome

- **Colitis ulcerosa:** Es tritt meist blutige Diarrhö mit Bauchschmerzen auf.
- **Morbus Crohn:** Die Symptomatik ist abhängig von der Lokalisation. Meist treten (unblutige) Durchfälle und Bauchschmerzen auf.

Bei beiden Erkrankungen ist aufgrund der Chronifizierung frühzeitig auf Symptome möglicher krankheitsbedingter Folgeerkrankungen (u. a. Osteoporose, Nephrolithiasis, Lebermanifestationen) zu achten. Diese sind in ihrer Ausprägung ernährungsbeeinflussbar.

Diagnostik (Sturm 2022)

- Anamnese (einschl. Vorbefunden) und klinisches Erscheinungsbild (im Verlauf)
- Bildgebung, insbesondere Dünndarmdiagnostik bei Morbus Crohn (MRT, CT, Sonografie)
- Endoskopie mit Histologie
- Labor: kleines BB (bei Auffälligkeiten TrS, Holo-TC und Folsäure), Leukozyten, CRP, Calprotectin im Stuhl
- Ggf. Testung auf Mikronährstoffmangel bei klinischen Hinweisen (z. B. Selen, Vitamin C, Vitamin B_6 und B_{12}, Vitamin D [25-OH], Vitamin A, Zink) (Lomer 2022)
- Strukturiertes Screening auf Mangelernährung (z. B. NRS 2002)

CAVE

CED-Patienten haben ein hohes Risiko für eine Mangelernährung. Daher muss laut Leitlinie (Bischoff et al. 2014, Sturm 2022, Lomer 2022) sowohl initial als auch im Verlauf (mindestens alle sechs Monate) regelmäßig ein strukturiertes Screening auf Mangelernährung erfolgen.

Therapie

Im akuten Schub

Neben der leitliniengerechten medikamentösen Therapie (z. B. Biologicals, Immunsuppressiva, Mesalazin, Steroide) und einer im Einzelfall notwendigen chirurgischen Therapie kommt der Ernährungstherapie eine große Bedeutung zu (Preiß 2014, van Rheenen 2020, Sturm 2022). Bei CED-Patienten führt eine **Mangelernährung** zu kürzeren Remissionsphasen und zu einer deutlichen Reduktion der Lebensqualität, bei gleichzeitig signifikantem Anstieg der Morbidität und Mortalität. Es bedarf daher eines frühzeitigen und wiederholten strukturierten Screenings auf Mangelernährung sowie einer frühzeitigen ernährungstherapeutischen Intervention.

Zentral ist eine **frühzeitige eiweißreiche Ernährung.** Wird dieses Therapieziel nicht mit oraler Kost erreicht, kann die orale Ernährung mit Eiweißzusätzen angereichert werden. Gelingt hiermit keine bedarfsgerechte Ernährung, soll (speziell im akuten Schub) frühzeitig Trinknahrung oder enterale Sondennahrung zum Einsatz kommen. Eine exklusive enterale Ernährung wirkt ebenfalls antientzündlich und kann im akuten (leichten bis mittleren) Schub eine Remissionsinduktion (v. a. bei Morbus Crohn) bewirken bzw. unterstützen.

MERKE

Bei Morbus Crohn wird der frühzeitige Einsatz einer exklusiven enteralen Ernährungstherapie (EEN) empfohlen.

Seit 2014 ist die EEN mit der Gabe einer Trinknahrung für sechs bis acht Wochen First-line-Therapie für Patienten mit Morbus Crohn in der Pädiatrie (Ruemmele 2014, Van Rheenen et al. 2020).

Für erwachsene Patienten mit Morbus Crohn stellt die frühzeitige EEN eine supportive Therapie im Schub dar, wenn die leitliniengerechte Therapie wegen unerwünschter Wirkungen nicht oder schlecht vertragen wird (Sturm 2022).

Weitere Ernährungsansätze

- An die spezifische Krankheitssituation angepasste, individualisierte Ernährungstherapie, um Aversionen und mögliche Nahrungsmittelunverträglichkeiten rechtzeitig zu erfassen und das Ernährungsmuster zu optimieren (Sturm 2022).
- Probiotika (bei Colitis ulcerosa und Pouchitis).
- Omega-3-Fettsäuren (uneinheitliche Studienlage, gute Daten nur bei kolischem Befallsmuster).

Remissionserhaltung (Bischoff 2020, Lomer 2022, Verburgt 2021)

Bei Morbus-Crohn-Patienten in Remission kann eine mediterrane Ernährung empfohlen werden.

- Dabei sollte eine energieangepasste vollwertige Mischkost unter Bevorzugung von Gemüse und Obst umgesetzt werden.
- Vermeidung einer Western Diet – unter Verzicht auf hochprozessierte Lebensmittel (Karenz von NOVA-4-Lebensmitteln).
- **Kritische Nährstoffe bei CED-Patienten:** Eisen, Vitamin B_{12}, Kalzium, Folsäure und Vitamin D.

CAVE

Im akuten Schub der Erkrankung haben Patienten mit Morbus Crohn in bis zu 75 % der Fälle einen Gewichtsverlust und Patienten mit Colitis ulcerosa in bis zu 60 %.

MERKE

- Bei Patienten mit CED treten Nahrungsmittelallergien und -unverträglichkeiten signifikant häufiger auf als bei Darmgesunden. Es sollte daher immer danach gefragt bzw. eine weiterführende Diagnostik eingeleitet werden.
- Laut Leitlinie soll jeder Patient mit CED sowohl initial als auch danach einmal pro Jahr eine professionelle Ernährungsberatung erhalten (Sturm 2022).

23.2 Chronisches Darmversagen

Zusammenfassung

- Bei chronischem Darmversagen ist eine **multifaktorielle Genese** möglich (OP, Trauma, Ischämie, Entzündung etc.).
- Die Patienten leiden unter **Malabsorption mit Mikro- und Makronährstoffmangel.**
- Es besteht das hohe **Risiko der Mangelernährung und des akuten Nierenversagens** mit Verschlechterung der Lebensqualität und Erhöhung von Morbidität und Mortalität.

- **Typ I:** selbstlimitierendes passageres Darmversagen nach resezierender Operation.
- **Typ II:** septische und metabolische Komplikation, Malabsorption bzw. Mangelernährung infolge einer Operation. Eine multidisziplinäre Betreuung einschließlich Ernährungstherapie ist notwendig, um Malabsorption und ein systemisches inflammatorisches Response-Syndrom (SIRS) zu überwinden und eine Rekonvaleszenz bzw. Heilung zu ermöglichen.
- **Typ III:** chronisches Darmversagen mit der Notwendigkeit der weitgehenden/vollständigen parenteralen Flüssigkeits- und Ernährungstherapie.

➤ Tab. 23.1 gibt einen Überblick über die Phasen des chronischen Darmversagens nach Darmresektion.

Symptome

Je nach Ausmaß des Darmversagens und der betroffenen Darmabschnitte:
- Diarrhö, Nierenversagen
- Gewichtsverlust
- Oft erhebliche Mangelernährung für Makro- und Mikronährstoffe

Tab. 23.1 Einteilung der Phasen nach einer Darmresektion (S3-Leitlinie „Chronisches Darmversagen", Lamprecht 2014, ©Thieme)

Hypersekretorische Phase	• Beginn innerhalb von Tagen nach OP • Sehr hoher Stoma-Output • Sehr schlechte Resorption aller Nährstoffe • Hypergastrinämie, Hyperbilirubinämie
Adaptionsphase	• 48 h bis 24 Mon. nach OP • Zunehmende intestinale Resorption • Abhängig von luminalem Nährstoffangebot
Chronisch adaptierte, stabile Phase	• Maximale Adaption erreicht • Orale Autonomie oder parenterale Supplementierung oder weitgehende/vollständige parenterale Flüssigkeitstherapie und Ernährung

MERKE

Das chronische Darmversagen ist keine statische Erkrankung. Nach einer umfangreichen Darmresektion kommt es zunächst zu einer Hypersekretionsphase, auf die eine Adaptationsphase und eine chronisch adaptierte Phase folgen (➤ Tab. 23.1). Feste, biologisch oder funktionell definierte Abgrenzungspunkte zwischen diesen Phasen existieren nicht. Während der bis zu zwei Jahre dauernden Adaptationsphase verbessert sich die Resorptionsleistung des Darms. Bei einer Dünndarmlänge von weniger als 100 cm Restlänge bei Jejunostoma bzw. weniger als 50 cm bei Kolon in Kontinuität ist fast immer eine dauerhafte parenterale Ernährung notwendig. Diese Patienten sollten in einem spezialisierten Zentrum behandelt werden.

Diagnostik

Wichtig ist eine ausführliche Anamnese mit der Sichtung von OP-Protokollen, um die funktionell aktive Darmlänge und die aktuelle Ernährungssituation festzustellen.

Speziell in den frühen Phasen der Erkrankung kommt es häufig zu **sekundären Intoleranzen** (z. B. Laktose, Fruktose), die im Verlauf der in ➤ Tab. 23.1 genannten Anpassungsvorgänge mit der Zeit reversibel sein können. Daher sollten (unter ernährungstherapeutischer Betreuung) im Verlauf auch initial schlecht verträgliche Lebensmittel wieder vorsichtig in die Ernährung eingeführt werden.

Im späteren Verlauf der Erkrankung muss an das gehäufte Vorkommen einer Dünndarmfehlbesiedelung (small intestinal bacterial overgrowth, SIBO) gedacht und ggf. eine Diagnostik mittels Glukose-H2-Atemtest durchgeführt werden. An die Möglichkeit eines SIBO muss vor allem gedacht werden, wenn sich eine bereits stabile Krankheitssituation ohne ersichtlichen Grund wieder verschlechtert.

Je nach betroffenem Darmabschnitt ist eine Diagnostik auf Mikronährstoffmangel (z. B. Vitamin B_{12}, Eisen, Elektrolyte) notwendig (Lamprecht 2014).

INFO

Beim chronischen Darmversagen mit Ileumresektion kann es zu einem Gallensäureverlustsyndrom und bei erhaltenem Kolon in Kontinuität zu einer chologenen Diarrhö kommen.

Therapie

Medikamentöse Therapie

- Protonenpumpeninhibitoren (Verminderung der Magensäuresekretion)
- Reduktion der Diarrhö durch Darmmotilitätssenkung (z. B. Tinctura opii oder Loperamid)
- Gallensäurebindung bei chologener Diarrhö (z. B. Colestyramin)
- GLP-2-Analoga (z. B. Teduglutide)
- Pankreasenzymsubstitution

Parenterale Ernährungstherapie

In der Initialphase des Darmversagens kommt der ausreichenden parenteralen Ernährung und der Flüssigkeits- und Elektrolytsubstitution die entscheidende Bedeutung zu.

Orale und enterale Ernährungstherapie

So früh wie möglich (Initialphase) soll eine orale/enterale Ernährung begonnen werden. Dies kann initial über minimale Volumina („Zottenernährung“) erfolgen und dann kontinuierlich gesteigert werden. Aufgrund der besseren Resorbierbarkeit haben **Oligopeptidnahrungen** (Trinknahrung und Sondenkost) bei dieser Indikation einen Stellenwert und sollen (v. a. bei ausgedehntem Darmversagen) primär eingesetzt werden. Je nach individueller Verträglichkeit und Ausmaß des Darmversagens soll möglichst frühzeitig eine zumindest additive orale Ernährung stattfinden.

Die **Gesamtkalorienzufuhr** (oral, enteral, Trinknahrung) orientiert sich am Normalgewicht des Patienten und an der angenommenen Darmresorptionsleistung und kann bis zu 32–35 kcal/kg Körpergewicht betragen. Zur Erfolgskontrolle der Ernährungstherapie kann neben dem Körpergewicht auch eine bioelektrische Impedanzanalyse (➤ Kap. 3) hilfreich sein. Hier zeigt vor allem der Phasenwinkel rasch (innerhalb weniger Wochen) eine Verbesserung bzw. Verschlechterung des Ernährungszustands an.

Prinzipien der oralen Ernährung (Lamprecht et al. 2014)

- Essen und Trinken voneinander trennen
- Reduktion von Mono- und Disacchariden
- Verdünnung hyperosmolarer Fruchtsäfte und Softdrinks um den Faktor 2 bis 3 mit Wasser (isotone Getränke)
- Meiden von langfaserigem Gemüse
- Meiden von blähendem Gemüse und Obst
- Meiden von schwer aufzuschlüsselnden Nahrungsmitteln (z. B. Hartweizen, Hülsenfrüchte, Rohkost)
- Reduktion von oxalatreichen Nahrungsmitteln
- Bei in Kontinuität stehendem Kolon ggf. Reduktion des Fettanteils und ggf. Supplementation mit MCT-Fetten

CAVE

Patienten mit Darmversagen haben ein besonders hohes Risiko für eine Mangelernährung. Ein frühzeitiges und strukturiertes Screening (z. B. NRS 2002) und eine strukturierte Therapie der Mangelernährung kommen bei diesen Patienten daher besondere Bedeutung zu (Lamprecht et al. 2014).

23.3 Reizdarmsyndrom (RDS)

Zusammenfassung

- Das RDS ist ein **heterogenes Krankheitsbild.**
- Die Diagnosestellung ist schwierig und erfolgt aktuell durch **Ausschlussdiagnostik,** da keine Biomarker vorliegen.
- Für Patienten mit RDS ist eine **„individuell angepasste Vollkost“** geeignet.
- Zeitlich befristet kann eine **Low-FODMAP** bei RDS-D oder RDS-M/S infrage kommen.
- Eine **Optimierung der Ballaststoffqualität** kann eine Besserung erzielen.
- **Probiotika** sind additiv einsetzbar.

Das RDS ist eine der häufigsten gastroenterologischen Erkrankungen. Laut Leitlinie ist sie folgendermaßen definiert (Layer et al. 2021):

- Chronische (> 3 Monate) anhaltende oder rezidivierende Beschwerden, die auf den Darm bezogen werden.
- Die Beschwerden sollen begründen, dass deswegen Hilfe gesucht wird.
- Ausschluss anderer Krankheitsbilder als Ursache der Beschwerden.

Symptome

Die Symptomatik des Reizdarmsyndroms kann sehr unterschiedlich sein und unterliegt zusätzlich individuellen Schwankungen. Es gelingt nicht, unterschiedliche Schweregrade zu etablieren. Prinzipiell können folgende Typen unterschieden werden:

- Diarrhödominantes RDS (RDS-D)
- Obstipationsdominantes RDS (RDS-O)
- Meteorismus-/schmerzdominantes RDS (RDS-M/S)
- Mischtypen-unsubtyped (RDS-U)

Diagnostik

Die Diagnostik soll sich an der Leitlinie orientieren (➢ Abb. 23.1). Doppel- und Mehrfachuntersuchungen sollen vermieden werden. Auch sollen nicht evidenzbasierte Diagnostiken (IgG4-Test, Stuhlmikrobiombestimmungen etc.) unterlassen werden. Diese verursachen unnötige Kosten, verunsichern die Patienten und führen nicht selten zu unsinnigen Ernährungseinschränkungen. Sie befördern daher das Risiko einer Mangelernährung und reduzieren Speisenauswahl und Lebensqualität, da Patienten mit RDS sich besonders anfällig für Karenzempfehlungen zeigen.

Die aktuelle S3-Leitlinie empfiehlt den in ➢ Abb. 23.1 dargestellten diagnostischen Algorithmus (Layer et al. 2021).

Therapie

Je nach Ausprägung und Typ des RDS stehen verschiedene Therapieoptionen zur Verfügung. Neben medikamentösen Optionen (z. B. Rifaximin, Antidepressiva, Spasmolytika, Analgetika, Loperamid, Laxanzien) kommen auch Psychotherapie, psychoedukative Komponenten, Stressbewältigung und Bewegungstherapie infrage.

Ernährungstherapie (› Abb. 23.2)

Bei anamnestischen Hinweisen auf ein RDS sollte ein **Ernährungssymptom-Tagebuch** geführt werden. Eine temporäre probatorische Eliminationskost kann bei eindeutigen Hinweisen versucht werden. Die Wiedereinführung der Lebensmittel sollte aber kontrolliert werden.

➢ Tab. 23.2 gibt einen Überblick über Kostformen und Nahrungsmittelauswahl bei RDS.

INFO

- Die **individuell angepasste Vollkost** kann als eine Weiterentwicklung der historischen „leichten Vollkost“ angesehen werden. Hierbei werden individuell Lebensmittel, die Beschwerden verursachen, gemieden und geeignete Garmethoden von Lebensmitteln berücksichtigt.
- Aktuelle Studien sehen günstige Hinweise für die Umsetzung der **mediterranen Mischkost** unter Bevorzugung frischer Gemüseprodukte und Einsatz frischer, nicht abschließend wärmebehandelter Fermentationsprodukte (McKenzie 2016 update, Moayyedi, 2019).

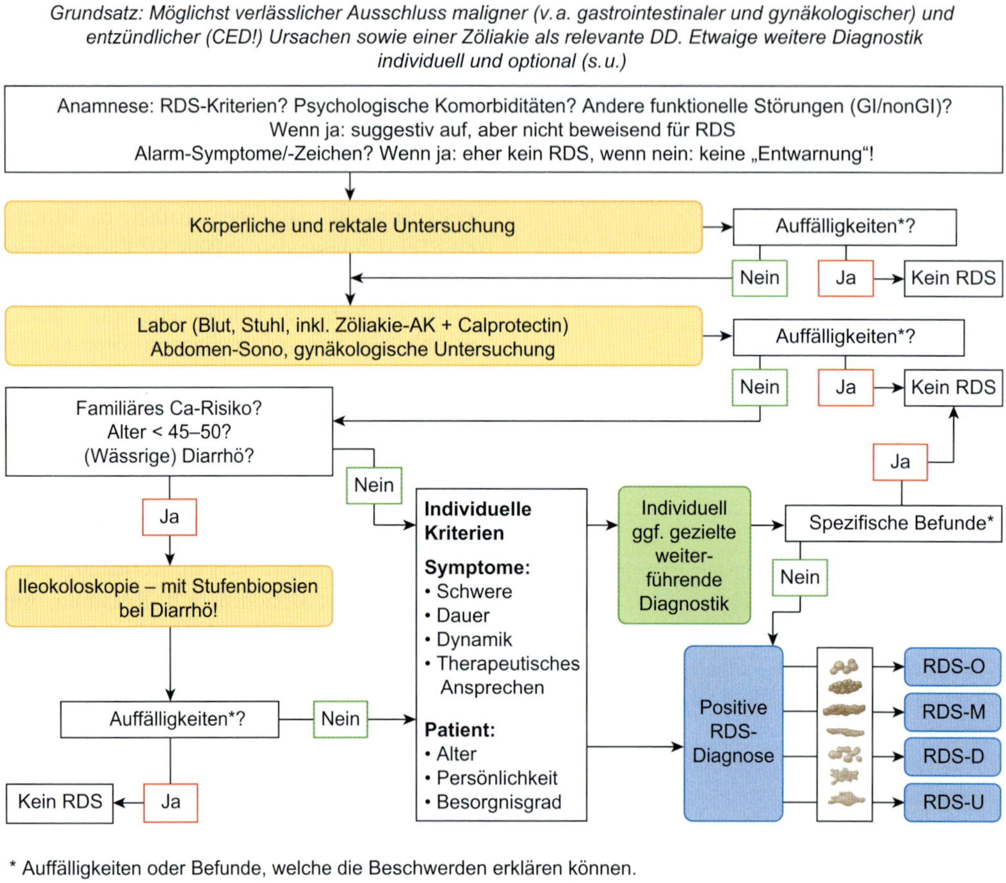

Abb. 23.1 Diagnostischer Algorithmus des Reizdarmsyndroms (Layer et al. 2021) [F602-007/ L143]

INFO

Low-FODMAP-Diät bei RDS-D

Die Low-FODMAP-Diät (LFD) ist eine Ernährungsform, die einen hohen Gehalt an fermentierbaren Oligo-, Di- und Monosacchariden und Polyolen vermeidet, sofern der Betroffene anamnestische Hinweise zeigt. In einer kurzen, max. sechs- bis achtwöchigen Initialphase werden die individuell verdächtigen Nahrungsmittel mit FODMAP gemieden und dann langsam, je nach individueller Verträglichkeit, wieder in die Ernährung eingebaut. Diese Form der Ernährungstherapie soll immer von einer professionellen Ernährungsberatung begleitet sein.

CAVE

- Weitreichende Karenzempfehlungen ohne einen Nachweis klinischer Wirksamkeit sollten vermieden werden.
- Eine Mangelernährung muss vermieden bzw. behandelt werden.

INFO

- **Individuelle Trigger** und externe Faktoren, die mit einer Aggravierung der Symptome einhergehen, (z.B. Nahrungsmittel, Medikamente, Schichtarbeit, psychologische Stressoren) sollten identifiziert werden. Psychoedukative Elemente können den Krankheitsverlauf günstig beeinflussen.
- Generelle Lebens- und Ernährungsstilempfehlungen können nicht gegeben werden. Ein einfaches „Weglassen" (häufig aufgrund von Listen aus dem Internet) muss vermieden werden. Stattdessen muss eine **professionelle Ernährungsberatung** erfolgen mit dem Ziel einer ausgewogenen, bedarfsgerechten Ernährung unter Einbeziehung der individuellen Vorlieben und Gegebenheiten.

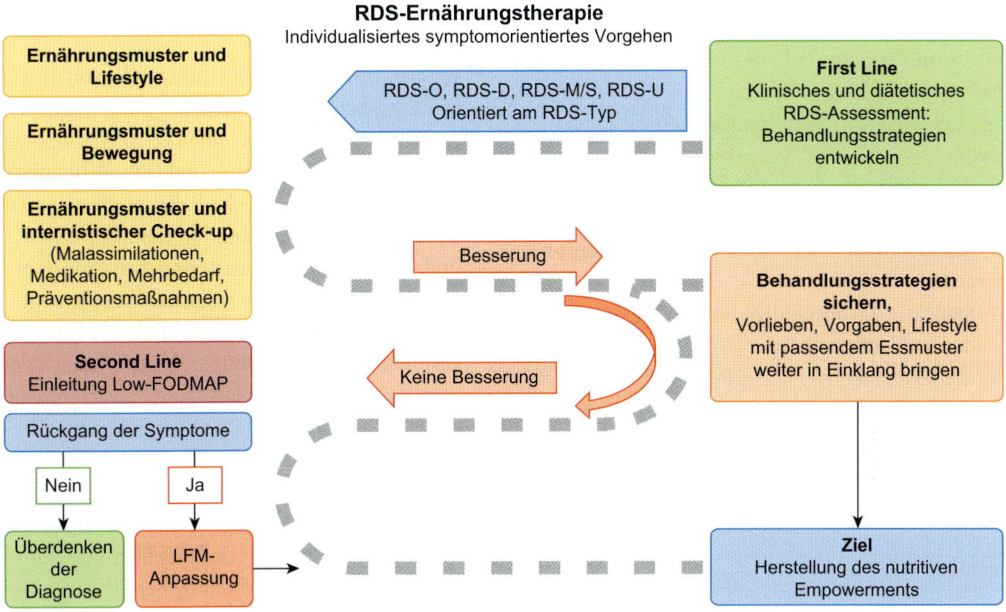

Abb. 23.2 Ernährungstherapie des Reizdarmsyndroms [L143]

Tab. 23.2 Kostformen und Nahrungsmittelauswahl bei Reizdarmsyndrom

Konzept	Anmerkung
Individuell angepasste Vollkost	Gut individuell anpassbar für alle RDS-Typen und ähnlich effektiv wie Low-FODMAP bei RDS-D
Lösliche Ballaststoffe	• Bei obstipations- und diarrhödominantem RDS • Optimierung der Ballaststoffqualitäten durch Abgleich mit dem Ernährungsprotokoll; Koexistenzen der Kostform bedenken
Low-FODMAP-Diät als Zweitlinientherapie bei RDS-D	Unter Begleitung einer Ernährungsfachkraft in 3 Phasen: Elimination, Toleranzfindung, Langzeiternährung
Pfefferminzöl	Symptomatische Therapie bei „Schmerz" und „Blähung"
Probiotika	Stammspezifische Indikationen berücksichtigen

23.4 Obstipation

Zusammenfassung

- Obstipation kann als **Symptom bei zahlreichen gastrointestinalen und extraintestinalen Erkrankungen** auftreten.
- Obstipation führt häufig zu einer deutlichen **Einschränkung der Lebensqualität.**
- Entsprechend der multifaktoriellen Genese kommen neben pharmakologischen Therapien auch verschiedenste ernährungsmedizinische Therapieoptionen in Betracht.
- Es besteht eine Assoziation zwischen Obstipation und faserarmer Kost sowie zwischen Obstipation und verringerter Flüssigkeitsaufnahme. Daraus kann jedoch *nicht* generell abgeleitet werden, dass die Ballaststoffanreicherung und eine erhöhte Flüssigkeitszufuhr sinnvolle Maßnahmen sind.

Symptome

Definition (folgende 3 Kriterien sollen mindestens 3 Monate bestehen):

- ≥2 der folgenden Symptome sollten vorhanden sein:
  - Klumpiger oder harter Stuhl bei > 25 % der Stuhlentleerungen
  - Starkes Pressen bei > 25 % der Stuhlentleerungen
  - Subjektiv unvollständige Entleerung bei > 25 % der Stuhlentleerungen
  - Manuelle Manöver zur Erleichterung der Defäkation bei > 25 % der Stuhlentleerungen
  - < 3 spontane Stuhlgänge pro Woche.
- Weiche Stühle kommen ohne die Einnahme von Laxanzien nur selten vor.
- Die Kriterien für ein Reizdarmsyndrom sind nicht erfüllt.

Diagnostik

Zunächst erfolgt eine Basisdiagnostik mit ausführlicher Anamnese mit Analyse des Stuhlverhaltens, unter Einsatz der Bristol Stool Scale und eines Stuhltagebuchs. In Abhängigkeit hiervon muss eine Bildgebung und Endoskopie ergänzt werden. Vor allem bei einer plötzlichen Veränderung des Stuhlverhaltens muss differenzialdiagnostisch an maligne Erkrankungen (z. B. kolorektales Karzinom) gedacht werden. In manchen Fällen ist eine erweiterte funktionelle Diagnostik inkl. Stuhltransitzeit, Defäkografie notwendig und sinnvoll.

Therapie

Allgemein- und Basismaßnahmen bei Obstipation umfassen eine tägliche Trinkmenge von mindestens 1,5 bis 2 Litern sowie ausreichende körperliche Bewegung.

Ernährungstherapie bei Obstipation (S2k-Leitlinie Andresen 2022, Pehl 2021)

- **Ballaststoffe:** Eine Ballaststoffzufuhr von 30 g pro Tag ist empfehlenswert. Bei Unverträglichkeit von unlöslichen Ballaststoffen (z. B. Weizenkleie, Pflanzenfasern in Gemüse und Hülsenfrüchten) können bevorzugt lösliche Ballaststoffe eingesetzt werden (z. B. Pektin, Inulin in Gemüse[-säften] und Obst). Neben ballaststoffreichen Nahrungsmitteln können additiv Ballaststoffsupplemente (z. B. Flohsamenschalen, hydrolysiertes Guarkernmehl, Haferkleie, Inulin, Pektin, Weizenkleie) zum Einsatz kommen. Der tägliche Verzehr von zwei Portionen (300 g) Früchten mit nachgewiesener Wirkung auf chronische Obstipation (z. B. Pflaumen, Kiwi, Mango) kann empfohlen werden.
- **Flüssigkeitszufuhr:** Insbesondere die Verteilung der Flüssigkeitsmenge (ca. 1,5 l) über den Tag ist effizienter als die Erhöhung der Flüssigkeitszufuhr. Dies ist umso effektiver, je mehr auch die Ballaststoffzufuhr optimiert wird.
- **Probiotika:** Können die Stuhlfrequenz, die Stuhlkonsistenz und die Transitzeit verbessern.

INFO

Ergänzende Therapiemaßnahmen, z. B. normale körperliche Aktivität und Aufklärungsmaßnahmen zum Entleerungsprozess, beeinflussen das Geschehen positiv.

23.5 Divertikulose und Divertikulitis

Zusammenfassung

- Die Divertikulose und die Divertikulitis gehören zu den häufigsten gastroenterologischen Krankheitsbildern.
- Die **häufigste Lokalisation ist das linksseitige Kolon.**
- **Die Prävalenz nimmt mit dem Alter zu.**
- Aktuell zeigt sich eine **stärkere Inzidenz in jüngeren Altersgruppen.** (Leifeld 2022)

Symptome

Die Bandbreite der Symptome reicht vom asymptomatischen Verlauf über intermittierende Entzündungen bis hin zu septischen Komplikationen.

Diagnostik

Die Diagnostik umfasst neben Anamnese und klinischer Untersuchung auch die Bildgebung (Sonografie, MRT, CT), Labordiagnostik (CRP, Leukozyten u. a.) und ggf. die Endoskopie. Calprotectin kann zur Differenzialdiagnostik eingesetzt werden.

Therapie

Je nach Stadium und Aktivität der Erkrankung kommen antientzündliche, antibiotische und operative Therapien zum Einsatz (S3-Leitlinie Leifeld et al. 2022, Germer et al. 2022).

Ernährungstherapie bei akuter Divertikulitis

Die verfügbare Evidenz, wenn auch von sehr niedriger Qualität, legt nahe, dass Einschränkungen in der Ernährung stationär behandelter Patienten mit akuter, unkomplizierter Divertikulitis nicht generell notwendig sind.

Im akuten Stadium und bei passager nicht möglicher Vollkost können faserarme Basiskostformen zum Einsatz kommen. Vorübergehend kann bei hypokalorischer Ernährung additiv eine Trinknahrung zum Einsatz kommen.

Prävention

Ein normales Körpergewicht und eine ballaststoffreiche Kost (≥30 g/d), welche reich an Gemüse, Obst, Hülsenfrüchten und wenig verarbeiteten Zerealien ist, wird zur Primärprophylaxe der Divertikelkrankheit empfohlen. Dies kann praktisch durch eine Empfehlung für 5 Portionen Gemüse und Obst pro Tag unterstützt werden. Spezielle Karenzempfehlungen (u. a.) für Nüsse und Körner sollten nicht ausgesprochen werden.

Der Verzehr von rotem Fleisch sollte zur Primärprophylaxe der Divertikelkrankheit eingeschränkt werden. Bei einem Verzehr von mehr als 105–135 g/Woche steigt das Risiko linear bis zu einem Plateau bei ca. 540 g/Woche um ca. 50 % an.

CAVE

Entgegen der häufig verbreiteten Annahme wirkt die Meidung von Nüssen, Körnern, Mais und Popcorn *nicht vorbeugend* auf die Entwicklung einer Divertikelkrankheit.

INFO

Ein gesunder Lebensstil mit kräftigender körperlicher Aktivität oder zumindest täglich 30 bis 60 Minuten moderater körperlicher Aktivität mit Erhalt eines normalen Körpergewichts wirkt präventiv. Nikotinabstinenz ist zur Primärprophylaxe zusätzlich empfehlenswert (Meli 2022).

23.6 Gastroösophageale Refluxerkrankung

Zusammenfassung

- Die gastroösophageale Refluxerkrankung ist **eine häufige Erkrankung in den Industrieländern** (Katz et al. 2022).
- Als **Risikofaktoren** gelten u. a. Übergewicht/Adipositas, Rauchen und vermehrter Alkoholkonsum.

Symptome

Typisch für die Erkrankung ist das retrosternale Brennen. Komplikationen sind beispielsweise eine Passagestörung bei Stenosen oder die Entwicklung eines Ösophaguskarzinoms.

Diagnostik

Zur Diagnostik dienen (neben der Anamnese) primär die Endoskopie (inkl. Histologie), die Schnittbildgebung und ggf. funktionelle Tests (z. B. pH-Metrie und Motilitätsbestimmungen).

Therapie

Neben der medikamentösen Therapie (v. a. Protonenpumpenhemmer) kommen Allgemeinmaßnahmen wie nächtliche Oberkörperhochlagerung, Rauchstopp, Alkoholreduktion und Gewichtsnormalisierung zur Anwendung. Zudem sollte auf Spätmahlzeiten verzichtet werden.

Individuelle Auslöser können in einer Ernährungsberatung auf der Grundlage von Ernährungs- und Symptomprotokollen herausgearbeitet werden.

CAVE

Entgegen der häufigen Meinung hilft Milch *nicht* gegen Reflux. Zwar verspüren viele Patienten unmittelbar beim Konsum eine gewisse Kühlung und Linderung, jedoch führen vor allem das enthaltene Fett und das Eiweiß reaktiv zu einer noch stärkeren Säurebildung. Sie können somit das Sodbrennen eher noch verstärken.

23.7 Akute Pankreatitis

Zusammenfassung

- Eine **parenterale Ernährung** ist bei akuter Pankreatitis **nur sehr selten indiziert.**
- Eine **frühzeitige orale/enterale Ernährung** verbessert Outcome und Lebensqualität.

Symptome

Akut auftretende, meist gürtelförmige Schmerzen im Oberbauch. Das Krankheitsbild kann sehr unterschiedliche Verläufe nehmen, vom milden, ödematösen Verlauf bis hin zum nekrotisierenden und septischen Verlauf mit einer Letalität von bis zu 15 Prozent. Die häufigsten Auslöser einer akuten Pankreatitis sind Gallensteine und Alkohol. Seltenere Ursachen sind Medikamente, Hyperlipidämie und Infektionen.

Diagnostik

- Bildgebung (MRT, CT, Sonografie)
- Ggf. Endoskopie mit Endosonografie
- Labor (Leukozyten, CRP, Lipase, Cholestaseparameter)

CAVE

Auch bei einer akuten Pankreatitis soll ein strukturiertes Screening auf Mangelernährung (z. B. NRS 2002) erfolgen.

Therapie

Bezüglich der **Ernährungstherapie** hat bei der akuten Pankreatitis ein echter Paradigmenwechsel stattgefunden. Die früher häufig durchgeführte totale parenterale Ernährung (TPE) hat sich bezüglich klinischem Outcome und Lebensqualität als nachteilig erwiesen (Albalawi et al. 2010, Al-Omran et al. 2010). Demzufolge sollte möglichst frühzeitig eine **orale/enterale Ernährung** stattfinden. Handelt es sich um einen leichten Verlauf ohne Organkomplikationen, kann der Patient eine normale Mischkost zu sich nehmen („erlaubt ist, was vertragen wird"). Bei schwerem Verlauf mit nekrotisierender Pankreatitis empfiehlt sich eine frühe (24–72 Stunden) enterale Ernährung. Bezüglich der Auswahl der Trinknahrung/enteralen Ernährung sollten nährstoffdefinierte Formulierungen zum Einsatz kommen. Nur falls diese nicht vertragen werden, kann auf niedermolekulare Formulierungen (Oligopeptiddiäten) zurückgegriffen werden.

Eine **parenterale Ernährung** ist nur bei schweren Komplikationen (z. B. ausgeprägter Ileus, schweres septisches Krankheitsbild) notwendig. Wann immer möglich, sollte jedoch auch in diesen Fällen eine minimale enterale Ernährung („Zottenernährung") erfolgen, um die Dünndarmfunktion und das Mikrobiom aufrechtzuerhalten. Sollte nach drei Tagen keine isokalorische orale/enterale Ernährung möglich sein, kann diese passager parenteral ergänzt werden („duale Ernährung") (Ockenga 2021).

CAVE

Speziell bei rezidivierender akuter Pankreatitis besteht ein hohes Risiko für die Entwicklung einer Mangelernährung.

MERKE

Bei leichtem/mildem Verlauf sind keine spezifischen Diätvorgaben medizinisch belegt.

23.8 Chronische Pankreatitis

Zusammenfassung

- Patienten mit chronischer Pankreatitis zeigen häufig ein **chronisch-rezidivierendes Krankheitsbild.**
- Im Verlauf besteht die hohe Gefahr einer **Mangelernährung.**
- Empfohlen wird ein **Monitoring auf exo- und endokrine Pankreasinsuffizienz.**

Symptome

Typisch sind **rezidivierende Oberbauchschmerzen.** Häufig treten diese vor allem postprandial auf und sind somit ein zusätzlicher Faktor für die Entwicklung einer Mangelernährung. Im Verlauf kann sich eine exokrine Organinsuffizienz (z. B. Fettstühle, Malabsorption) entwickeln. Hauptrisikofaktoren für die Entwicklung einer chronischen Pankreatitis sind fortgesetzter Substanzmissbrauch (v. a. Alkohol, Rauchen) sowie eine vorangegangene schwere akute Pankreatitis mit chronifizierten Organschäden wie z. B. Pseudozysten, Organverkalkungen und Pankreatikolithiasis. Im fortgeschrittenen Stadium ist auch die Entwicklung einer endokrinen Insuffizienz mit Entwicklung eines pankreopriven Diabetes mellitus (früher Typ 3C genannt) möglich.

Diagnostik

- Bildgebung (MRT, CT, Sonografie)
- Ggf. Endoskopie mit Endosonografie
- Labor (Leukozyten, CRP, Lipase, Cholestaseparameter, HbA1c)
- Elastase im Stuhl

CAVE

Aufgrund der häufig auftretenden Fettresorptionsstörung muss auch an einen möglichen Mangel an fettlöslichen Vitaminen gedacht werden. Bei chronischer alkoholischer Pankreatitis ist zudem ein begleitender Thiaminmangel häufig.

Therapie

Neben der Elimination von Risikofaktoren (Rauchen, Alkohol) und der Behebung kausaler Ursachen (Gallensteine, Pseudozysten, Pankreatikolithiasis) kommt der **Ernährungstherapie** eine entscheidende Bedeutung zu (Ockenga 2021). Ziel der Ernährungstherapie ist eine isokalorische, proteinreiche (1,0–1,5 g/kg/KG) Ernährung. Kann dies durch eine orale Mischkost nicht erreicht werden, soll eine orale Supplementierung mit z. B. Eiweißpulver und/oder eiweißreicher Trinknahrung erfolgen. Die Fettzufuhr soll nicht reduziert werden, sondern eher im mittleren Bereich liegen, da sich sonst das Risiko einer Mangelernährung weiter erhöht. Der adäquaten und ausreichenden **Pankreasenzymsubstitution** kommt hierbei eine zentrale Bedeutung zu. Pankreasenzyme müssen direkt zu jeder fetthaltigen Mahlzeit bzw. Zwischenmahlzeit eingenommen werden. In der klinischen Praxis werden die Pankreasenzyme häufig unterdosiert. Die Unterdosierung und zusätzliche Anwendungsfehler (z. B. falsche Einnahme) führen häufig zu einem mangelhaften klinischen Ansprechen. Als Faustformel für die Dosierung von Pankreasenzymen kann gelten: 1 Gramm Fett = 2.000 IE. Für eine durchschnittliche Mahlzeit bedeutet dies 80.000 IE/Mahlzeit. Bei Nichtansprechen auf hohe Dosen müssen Einnahmefehler berücksichtigt werden sowie die bei der Erkrankung häufige bakterielle Überbesiedelung des Dünndarmes (Diagnostik: Glukose-H2-Atemtest). Klinische Parameter für das

Ansprechen sind das Sistieren von Fettstühlen und die Gewichtszunahme.

CAVE

- Aufgrund des hohen Risikos einer Mangelernährung muss initial und im Verlauf regelmäßig ein strukturiertes Screening (z. B. NRS 2002) durchgeführt werden. Ergänzend ist eine intermittierende Bestimmung der Körperzusammensetzung (z. B. BIA-Messung mit Bestimmung des Phasenwinkels, ➤ Kap. 3) sinnvoll.
- Rauchen ist einer der wichtigsten Risikofaktoren bei einer chronischen Pankreatitis. Entsprechend sollte zwingend ein Rauchstopp erfolgen.

LITERATUR

Al-Omran M, Albalawi ZH, Tashkandi MF et al. Enteral versus parenteral nutrition for acute pancreatitis. Cochrane Database of Systematic Reviews, 2010;2010(1): CD002837

Andresen V. Aktualisierte S2k-Leitlinie chronische Obstipation der Deutschen Gesellschaft für Gastroenterologie, Verdauungs-und Stoffwechselkrankheiten (DGVS) und der Deutschen Gesellschaft für Neurogastroenterologie & Motilität (DGNM) (April 2022). AWMF-Register Nr. 021–019. Aus: https://register.awmf.org/de/leitlinien/detail/021-019 (letzter Zugriff: 21.11.2022).

Beyer G et al. S3-Leitlinie Pankreatitis. Z Gastroenterol 2022;60: 419–521.

Bischoff SC, Koletzko B, Lochs H et al. S3-Leitlinie der Deutschen Gesellschaft für Ernährungsmedizin (DGEM) in Zusammenarbeit mit GESKES, AKE und DGVS. Klinische Ernährung in der Gastroenterologie (Teil 4) – Chronisch-entzündliche Darmerkrankungen. Aktuel Ernahrungsmed, 2014;39(03): e72-e98.

Bischoff SC. ESPEN practical guideline: Clinical Nutrition in inflammatory bowel disease. Clinical Nutrition, 2020;39(3): 632–653.

Chumpitazi B. Commentary: Adherence with a low-FODMAP diet in irritable bowel syndrome: are eating disorders the missing link? Frontiers in nutrition, 2019;6: 136.

Harer KN. Irritable bowel syndrome, disordered eating, and eating disorders. Gastroenterology & hepatology, 2019;15(5): 280 ff.

Katz P O, Dunbar K B, Schnoll-Sussman F H et al. ACG clinical guideline for the diagnosis and management of gastroesophageal reflux disease. The American Journal of Gastroenterology, 2022;117(1): 27–56.

Lamprecht G. et al. S3-Leitlinie der Deutschen Gesellschaft für Ernährungsmedizin in Zusammenarbeit mit der AKE, der GESKES und der DGVS. Aktuel Ernahrungsmed, 2014;39(02): e57–e71.

Layer P, V. Andresen V, Allescher H et al. Update S3-Leitlinie Reizdarmsyndrom: Definition, Pathophysiologie, Diagnostik und Therapie. AWMF-Register Nr. 021/016. Z Gastroenterol, 2021;59(12): 1323–1415.

Leifeld LG. S3-Leitlinie Divertikelkrankheit/Divertikulitis – Gemeinsame Leitlinie der Deutschen Gesellschaft für Gastroenterologie, Verdauungs-und Stoffwechselkrankheiten (DGVS) und der Deutschen Gesellschaft für Allgemein-und Viszeralchirurgie (DGAV). Z Gastroenterol, 2022;60(04): 613–688.

Lomer MC, Wilson B, Wall CL. British Dietetic Association Consensus Guidelines on the Nutritional Assessment and Dietary Management of Patients with Inflammatory Bowel Disease (IBD). J Hum Nutr Diet, 2022 Jun 23. DOI: https://doi.org/10.1111/jhn.13054. Online ahead of print.

McKenzie Y A. British Dietetic Association systematic review and evidence-based practice guidelines for the dietary management of irritable bowel syndrome in adults. J Hum Nutr Diet, 2016 (update);29(5): 549–575.

Mearin F C. Clinical practice guideline: irritable bowel syndrome with constipation and functional constipation in the adult. Rev Esp Enferm Dig, 2016;108(6): 332–63.

Meli SB. Current Guidelines and Controversies in the Management of Diverticulitis. Current Emergency and Hospital Medicine Reports, 2022; S. 1–6.

Moayyedi PA. Canadian Association of Gastroenterology clinical practice guideline for the management of irritable bowel syndrome (IBS). Journal of the Canadian Association of Gastroenterology, 2019;2(1): 6–29.

Ockenga J. Ernährungstherapie bei akuter und chronischer Pankreatitis – Update 2021. Aktuel Ernahrungsmed, 2021;46(03): 186–199.

Preiß JC. Aktualisierte S3-Leitlinie „Diagnostik und Therapie des Morbus Crohn". Z Gastroenterol, 2014;52(12): 1431–1484.

Ruemmele FM. Consensus guideline of ECCO/ESPGHAN on the medical management of pediatric Crohn's disease. Journal of Crohn's and Colitis, 2014;8: 1179–1207.

Sturm A, Atreya R, Bettenworth B et al. Aktualisierte S3-Leitlinie „Diagnostik und Therapie des Morbus Crohn" der Deutschen Gesellschaft für Gastroenterologie, Verdauungs- und Stoffwechselkrankheiten (DGVS). AWMF-Register Nr. 021–004. Z Gastroenterol, 2022;60(8): 332–418.

van Rheenen PF. The Medical Management of Paediatric Crohn's Disease: an ECCO-ESPGHAN Guideline Update. Journal of Crohn's and Colitis, 2020;(15)2: 171–194.

Verburgt CM. Nutritional Therapy Strategies in Pediatric Crohn's Disease. Nutrients, 2021;13: 212 ff.

KAPITEL

24 Erkrankungen der Leber

Mathias Plauth

Zusammenfassung

- Bei Patienten mit **Leberzirrhose** (LZ) oder alkoholischer **Steatohepatitis** (ASH) liegen häufig eine Mangelernährung und eine Sarkopenie vor, die beide mit einer ungünstigen Prognose einhergehen.
- **Adipositas** ist bei Patienten mit einer chronischen Leberkrankheit mit einer rascheren Progression der Leberkrankheit und einer ungünstigen Gesamtprognose verbunden.
- Zur Erkennung einer **Mangelernährung** soll bei Patienten mit einer chronischen Leberkrankheit ein systematisches Screening mit einem validierten Instrument erfolgen.
- Patienten mit LZ oder ASH zeigen häufig eine geringe spontane Nahrungsaufnahme, die nicht ausreichend ist, um den Bedarf an Energie ($30\,kcal \cdot kg^{-1} \cdot d^{-1}$) und Eiweiß ($1{,}2–1{,}5\,g \cdot kg^{-1} \cdot d^{-1}$) zu decken.
- Zur Optimierung ihres Eiweißstoffwechsels sollen Patienten **längere (> 12 h) Nüchternphasen** vermeiden, beispielsweise durch eine abendliche Spätmahlzeit oder die nächtliche Einnahme von Trinknahrung.
- Bei übergewichtigen bzw. adipösen Patienten mit **nicht-alkoholischer Fettleberkrankheit** (NAFLD) können durch Lebensstiländerung mit gesteigerter körperlicher Aktivität und hypokalorischer Ernährung nicht nur die Steatose und die Entzündung beseitigt, sondern auch die Fibrose vermindert werden, sofern eine Gewichtsreduktion von mindestens 10 Prozent erreicht wird.

24.1 Einleitung

Die Bedeutung der Ernährungstherapie als metabolisches Management chronischer Leberkrankheiten ist lange bekannt und fand deshalb auch Eingang in den prognostischen Score von Child und Turcotte in seiner ursprünglichen Fassung von 1964. Bei den meisten akuten Lebererkrankungen, beispielsweise einer akuten Virushepatitis, hat sie jedoch eine weitaus geringere Bedeutung. Deshalb beschränkt sich dieses Kapitel auf das metabolische Management von chronischen, auch in der Niederlassung behandelten Lebererkrankungen wie der Leberzirrhose (LZ), der nicht-alkoholischen Fettleberkrankheit (non-alcoholic fatty liver disease, NAFLD) und der alkoholischen Steatohepatitis (ASH).

Bei der **LZ** handelt es sich um das terminale Stadium einer chronisch-destruierenden Entzündung, die durch vielfältige Ursachen initiiert und unterhalten werden kann, so auch durch die nicht-alkoholische oder die alkoholische Fettleberentzündung.

Bei der **NAFLD** liegt eine Steatose vor, die nicht durch eine sekundäre Fetteinlagerung infolge von Alkoholkonsum, einer HCV-Infektion oder medikamentöser bzw. hereditärer Lebererkrankungen verursacht ist (EASL-EASD-EASO 2016). Man unterscheidet aufgrund der histologischen Befunde zwischen der blanden Fettleber (non-alcoholic fatty liver, NAFL) mit alleiniger Steatose und der nicht-alkoholischen Steatohepatitis (NASH) mit der Kombination von Steatose, Entzündung und hepatozellulärem Schaden, die zu Fibrose, Zirrhose und hepatozellulärem Karzinom fortschreiten kann (EASL-EASD-EASO 2016). Das Kriterium eines signifikanten Alkoholkonsums als $> 10–40\,g \cdot d^{-1}$ wird in der Literatur inkonsistent verwendet (EASL-EASD-EASO 2016, Roeb et al. 2022).

24.2 Epidemiologie

Von allen chronischen Krankheiten hat die LZ die höchste Kliniksterblichkeit in Deutschland. In den Jahren von 2006 bis 2014 lag die Prävalenz der NAFLD in westlichen Ländern für Erwachsene bei 20 bis 29 %. Modellrechnungen prognostizieren für die Jahre 2016 bis 2030 eine Zunahme der NAFLD um bis zu 30 %, der NASH um bis zu 50 % sowie von Lebersterblichkeit und fortgeschrittener Lebererkrankung um mehr als das Doppelte (Plauth et al. 2019).

24.3 Grundlagen

24.3.1 Ernährungsbedingtes Risiko

Als Screeninginstrument zur Erkennung eines ernährungsbedingten Risikos ist das NRS-2002 weitverbreitet, für Patienten mit LZ aber nicht validiert.

MERKE

Die ESPEN-Leitlinien empfehlen das validierte **Royal Free Hospital Nutrition Prioritizing Tool (RFH-NPT)** (➤ Abb. 24.1) als Screeninginstrument für chronische Leberkrankheiten (Plauth et al. 2019).

Leberzirrhose und Lebertransplantation

Mangelernährte Patienten mit LZ haben ein erhöhtes Morbiditäts- und Mortalitätsrisiko und sind nach LT oder anderen viszeralchirurgischen Eingriffen durch eine höhere Sterblichkeit bedroht (Plauth et al. 2019). Niedriger Nahrungsverzehr ist mit hoher Sterblichkeit assoziiert. Bei Patienten mit LZ bestehen nicht selten eine Eiweißmangelernährung und eine Verminderung von Muskelkraft und Muskelmasse (Sarkopenie), die mit einer höheren Morbidität und Mortalität einhergehen (Montano-Loza et al. 2012).

MERKE

Zur Prognoseeinschätzung sollte stets geklärt werden, ob eine Sarkopenie vorliegt.

Bei Leberkranken mit Überwässerung und verminderter Eiweißsynthese ist die akkurate Bestimmung des Ernährungszustandes besonders diffizil, und einfache Instrumente wie der Body-Mass-Index (BMI) erweisen sich als ungeeignet, um eine Mangelernährung zu erkennen.

Der **Verlust von Muskelmasse** kann mit radiologischen Methoden (CT, DXA) oder mit der Bestimmung des Phasenwinkels mittels Bioimpedanzanalyse (BIA, ➤ Kap. 3) zuverlässig bestimmt werden (Plauth et al. 2019, Ruiz-Margáin et al. 2021). Die Sarkopenie kann auch am **Verlust von Muskelfunktion** bemessen werden: Eine reduzierte Handkraft oder Gebrechlichkeit zeigt ebenfalls ein schlechteres Überleben an (Plauth et al. 2019).

FALLBEISPIEL

Anamnese: Eine 59-jährige Patientin wird wegen seit einem Tag zunehmender Schläfrigkeit in das Krankenhaus eingewiesen. Vor 1,5 Jahren wurde die Diagnose einer alkoholischen LZ gestellt; seither sind drei Episoden mit aszitischer Dekompensation aufgetreten. Bei der letzten Episode vor zwei Monaten hatte sie während der stationären Behandlung 25 kg an Gewicht abgenommen. Kürzlich habe sie wieder Gewicht zugenommen. Seit acht Monaten sei sie alkoholabstinent und habe nach der verschriebenen Diät (eiweißarm, salzarm) gelebt. In letzter Zeit habe sie aber wegen des dicken Bauchs deutlich weniger als normal essen können.

Befunde: Länge 168 cm, Gewicht 62,6 kg, BMI 22,0 kg · m^{-2}, RR 110/70 mmHg, Puls 82/min, Ikterus, Spidernävi, Palmarerythem, schmächtige Extremitätenmuskulatur, Unterschenkelödeme, Aszites, harte, höckerige Leber, Splenomegalie, Flapping Tremor. Das Screening mit dem Royal Free Hospital Nutrition Prioritizing Tool (➤ Abb. 24.1) ergibt 6 Punkte und damit ein hohes Mangelernährungsrisiko. Das daraufhin eingeschaltete Ernährungsteam führte eine BIA (➤ Kap. 3) durch, die einen Phasenwinkel von 4,3° (< 5. Perzentile) zeigt.

Labor: Na^+ 121 mmol · L^{-1}, K^+ 5,3 mmol · L^{-1}, Cl^- 83 mmol · L^{-1}, Krea 79 µmol · L^{-1}, Alb 24 g · L^{-1}, Bili 146 µmol · L^{-1}, INR 2,1, Hb 5,1 mmol · L^{-1}, Thrombo 131 · nL^{-1}, Leuko 21,8 · nL^{-1}, CrP 20 mg · L^{-1}.

Klinische Diagnose

Dekompensierte alkoholische Leberzirrhose, MELD 23, Child-Pugh C (13 Punkte).

- Aszites
- Hepatische Enzephalopathie Stadium II
- Mangelernährung mit schwerer Atrophie der Skelettmuskulatur

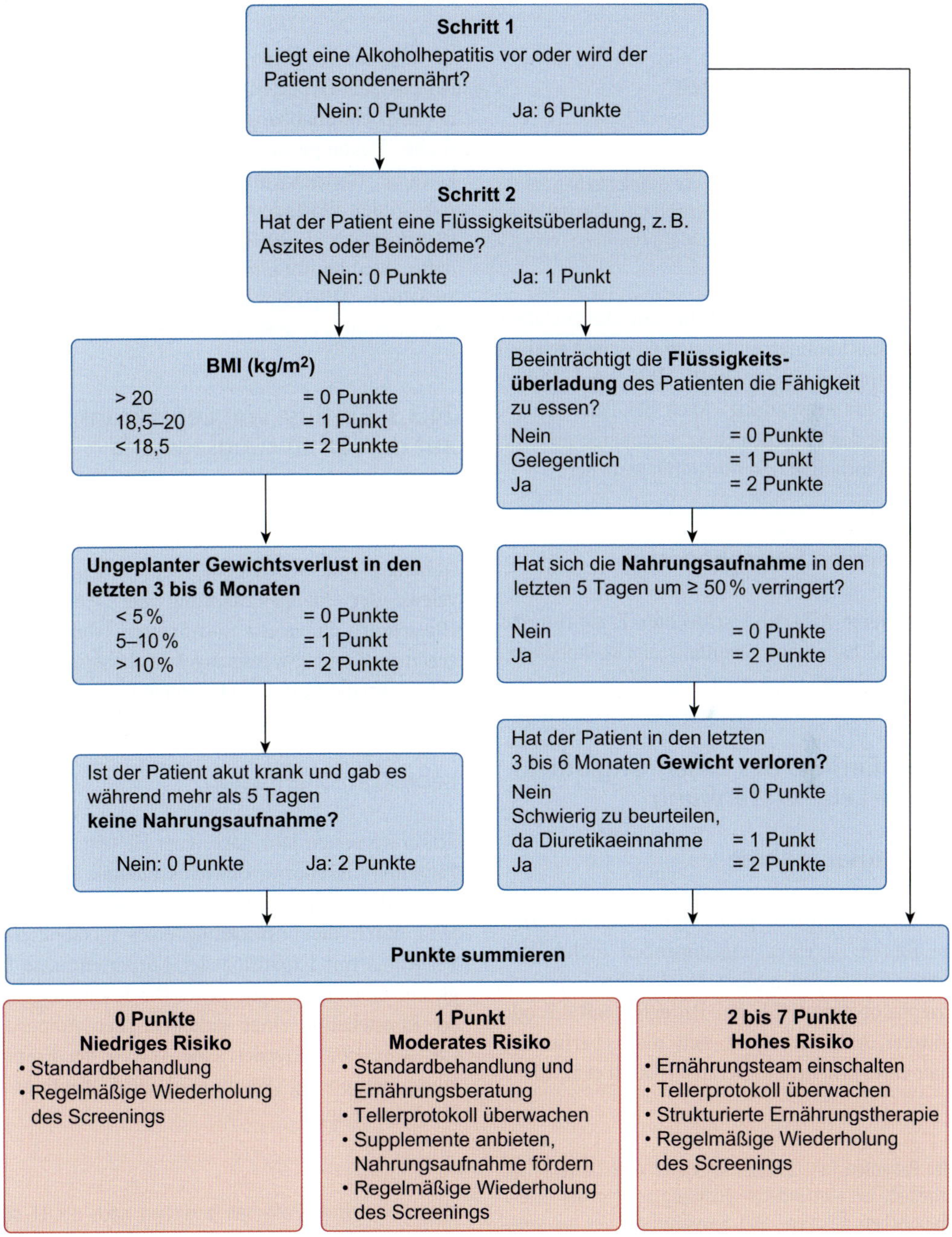

Abb. 24.1 Royal Free Hospital Nutrition Prioritizing Tool (RFH-NPT) [F220-005/L143]

Nicht-alkoholische Fettleberkrankheit

Patienten mit NAFLD haben eine erhöhte Gesamt- und Kardiovaskulärsterblichkeit.

MERKE
Nach der kardiovaskulären und der onkologischen Sterblichkeit steht für Patienten mit NAFLD die Lebersterblichkeit erst an dritter Stelle (Plauth et al. 2019).

Zur ersten orientierenden Erfassung des metabolischen Status kommen anthropometrische Verfahren (Körperlänge, Gewicht, BMI, Hüft- und Taillenumfang) zur Anwendung. Auch bei Patienten mit NAFLD ist das Vorliegen einer Sarkopenie mit einer höheren Morbidität und Mortalität assoziiert.

Alkoholische Steatohepatitis

Bei schwerer ASH sind schlechter Ernährungszustand und Sarkopenie ebenfalls als Risikofaktoren bekannt.

24.3.2 Einfluss des Ernährungsstatus auf die Lebererkrankung

Nahrungsaufnahme

Schwäche, Inappetenz und psychomotorische Defizite führen zu einer ungenügenden oralen Nahrungsaufnahme, auch ohne offenkundige hepatische Enzephalopathie (HE). Bei Patienten mit LZ oder schwerer ASH verbessert sich die Leberfunktion unter einer Ernährungstherapie (Plauth et al. 2019).

MERKE
Bei Patienten mit LZ oder schwerer ASH besteht fast regelhaft ein verminderter Nahrungsverzehr mit einem chronischen Kalorien- und Eiweißdefizit, der mit einer schlechten Prognose verbunden ist (Moreno et al. 2016, Merli et al. 2019, Plauth et al. 2019).

Adipositas

Bei adipösen Patienten mit LZ ist neben dem Ausmaß der portalen Hypertension und dem Serumalbumin der BMI ein unabhängiger Prädiktor für eine hepatische Dekompensation. Eine Gewichtsreduktion kann bei übergewichtigen bzw. adipösen Patienten mit LZ den Pfortaderhochdruck signifikant senken (Berzigotti et al. 2017). Neuere Befunde sprechen dafür, dass die mit einem inflammatorischen Status assoziierte Adipositas die Progredienz der NAFLD und besonders eine Sarkopenie verstärken kann.

24.3.3 Einfluss von Leberkrankheiten auf den Ernährungszustand

Leberzirrhose

Abhängig vom Schweregrad der LZ liegt die Prävalenz der Mangelernährung bei ≥ 60 Prozent. Hinsichtlich Prävalenz und Schwere von Mangelernährung und Eiweißmangel ist die Ätiologie der Lebererkrankung eher unbedeutend.

Lebertransplantation

Schon im ersten Jahr nach einer LT tritt bei vielen Patienten eine enorme Gewichtszunahme ein, sodass die wiedergewonnene Gesundheit aufs Spiel gesetzt wird durch die Entwicklung eines metabolischen Syndroms mit Expansion der Körperfettmasse bei gleichbleibender Magermasse. Die Erkennung dieser Konstellation einer sarkopenischen Adipositas (➤ Kap. 19.3) erfordert eine Analyse der Körperzusammensetzung (Plauth et al. 2014, Plauth et al. 2019) (➤ Kap. 3).

MERKE
Bei den meisten Patienten persistiert nach der LT die Dekonditionierung der Skelettmuskulatur und eine reduzierte VO_2peak aus der Zeit der verminderten körperlichen Aktivität vor LT.

Allerdings zeigen Teilnehmer der USA Transplant Games eine normale VO_2peak (Painter et al. 1997), womit das enorme Rehabilitationspotenzial der LT belegt ist.

Nicht-alkoholische Fettleberkrankheit

Mit Fortschreiten der NAFLD zur NASH steigt die Sarkopenierate.

Alkoholische Steatohepatitis

Die höhere Prävalenz und der höhere Grad der Mangelernährung bei Patienten, die an Alkoholkrankheit leiden, resultieren offenkundig aus ungesundem Lebensstil und niedrigem sozioökonomischem Status.

24.4 Pathophysiologie und Bedarf an Nährstoffen

24.4.1 Energie

Leberzirrhose

Ruheumsatzmessungen bei Patienten mit LZ zeigen keinen Unterschied zu gesunden Kontrollen (LZ: 22–27 kcal $\cdot$ kg^{-1} $\cdot$ d^{-1}).

MERKE

Messungen des gesamten Energieumsatzes von Patienten mit LZ zeigen, dass der 24-h-Energiebedarf von Patienten mit Leberzirrhose bei ca. 130 % des Ruheumsatzes liegt und sich letztlich nicht wesentlich von dem gesunder Personen mit sitzendem Lebensstil unterscheidet.

Für die Berechnung des Energiebedarfs sollte das aktuelle Körpergewicht herangezogen werden (➤ Kap. 2.5). Schätzungen des Trockengewichts sind ungenau und geben Anlass zu Fehlern.

Lebertransplantation

Beim individuellen Patienten findet sich wie bei LZ nur eine geringe Konkordanz zwischen gemessenem (24,5±6,1 kcal $\cdot$ kg^{-1} $\cdot$ d^{-1}) und berechnetem mittlerem Ruheumsatz (21,1±2,0 kcal $\cdot$ kg^{-1} $\cdot$ d^{-1}) (Lindqvist et al. 2020). Als Gesamtheit haben Lebertransplantierte den gleichen Energiebedarf wie Patienten nach einem großen Oberbaucheingriff (130 % des Ruheumsatzes) (Merli et al. 2019).

Nicht-alkoholische Fettleberkrankheit

Die NAFLD bedingt per se keine Abweichung im Ruheumsatz. Bei Menschen mit gleichem BMI zeigt sich nach Adjustierung für die fettfreie Masse kein Unterschied zwischen Patienten mit NAFLD und Kontrollen (26,6 ± 0.5 vs 26,0 ± 0,3 kcal $\cdot$ kg FFM^{-1} $\cdot$ d^{-1}) (Plauth et al. 2019).

Alkoholische Steatohepatitis

Aktiver Alkoholabusus geht mit einem erhöhten Ruheumsatz einher, der nach vier Tagen Abstinenz abnimmt (Plauth et al. 2019).

24.4.2 Kohlenhydrate

Leberzirrhose

Bereits nach nächtlicher Nahrungskarenz sind bei Patienten mit LZ die hepatischen Glykogenspeicher entleert, und es kommt im Rahmen der Glukoneogenese zu einer vermehrten Eiweißkatabolie, wie sie bei Gesunden erst nach mehrtägigem Fasten eintritt. Die hepatische Glukoseabgabe ist aufgrund der Glykogenentspeicherung vermindert.

Nicht-alkoholische Fettleberkrankheit

Insulinresistenz in Leber und Muskel, eine erhöhte hepatische Glukoseproduktion und hepatische Fettablagerung sind charakteristische Befunde bei nicht diabetischen Adipösen (Kirk et al. 2009). Bei ihnen geht eine 48-stündige Kalorienrestriktion mit einer raschen Abnahme des hepatischen Fettgehalts, mit einer Verbesserung der hepatischen Insulinsensitivität und einer Abnahme der hepatischen Glukoseproduktion einher. Eine Verbesserung der muskulären Insulinsensitivität ist jedoch erst nach mehrwöchiger hypokalorischer Ernährung (-1.000 kcal · d^{-1}) und damit verbundener Gewichtsabnahme um 7 % zu beobachten (Kirk et al. 2009). Nach einer Gewichtsreduktion um 18 % verbesserte sich bei Adipösen mit Typ-2-Diabetes der Glukosestoffwechsel in gleichem Maße, unabhängig davon, ob die Gewichtsreduktion mittels metabolischer Chirurgie oder intensiver Lebensstilintervention erreicht wurde (Yoshino et al. 2020).

24.4.3 Fett

Leberzirrhose

Bei Patienten mit LZ finden sich typischerweise eine Insulinresistenz sowie eine erhöhte Fett- und eine verminderte Glukoseoxidationsrate. Weder Plasmaclearance noch Fettoxidationsraten sind vermindert, sodass die Verwertung von exogenem Fett nicht eingeschränkt ist (Plauth et al. 2019).

Nicht-alkoholische Fettleberkrankheit

Übergewichtige oder adipöse Patienten mit NAFLD zeigen postabsorptiv in Ruhe und nach körperlicher Arbeit eine gegenüber normalgewichtigen Probanden stadienabhängig verminderte hepatische und Ganzkörperoxidationsrate für Fett.

24.4.4 Eiweiß und Aminosäuren

Leberzirrhose

Der Eiweißstoffwechsel ist von einer erhöhten **Eiweißkatabolie** und einer mit Fortschreiten der Erkrankung abnehmenden Eiweißsynthese geprägt. Die Eiweißkatabolie prägt auch die Aminosäurenimbalanz der LZ und belastet die eingeschränkte metabolische Kapazität der Leber durch eine übermäßige Stickstoffanflutung und eine daraus resultierende Hyperammoniämie. Im Plasma findet sich bei LZ ein charakteristisches Aminosäurenmuster mit Erhöhung der aromatischen (Phenylalanin, Tyrosin) und schwefelhaltigen (Methionin) Aminosäuren sowie von Tryptophan und Verminderung der verzweigtkettigen Aminosäuren (VKAS: Leuzin, Isoleuzin, Valin) (Plauth et al. 2019).

MERKE

Systematische Bestimmungen des Eiweißbedarfs zeigen bei Patienten mit stabiler LZ einen erhöhten Bedarf, sodass eine Zufuhr von 1,2 g · kg^{-1} · d^{-1} empfohlen wird, die deutlich über dem für gesunde und wohl ernährte Erwachsene empfohlenen Wert von 0,8 g · kg^{-1} · d^{-1} liegt (Plauth et al. 2019). Bei Mangelernährten und dekompensierter LZ wird eine Eiweißzufuhr von 1,5 g · kg^{-1} · d^{-1} empfohlen.

Nicht-alkoholische Fettleberkrankheit

Es liegen keine explizit an Patienten mit NAFLD ermittelten Werte für den Eiweißbedarf vor. Bei adipösen Diabetikern mit NAFLD verbesserte eine isokalorische, aber eiweißreiche (30 % Energie) Ernährung den Fettgehalt der Leber und die Insulinresistenz (Markova et al. 2017). Die Eiweißzufuhr für Patienten mit NAFLD kann sich an den Empfehlungen für Patienten mit kompensierter LZ orientieren. Für adipöse Patienten mit NAFLD kann man sich an den Empfehlungen für kritisch Kranke orientieren (Elke et al. 2018).

Alkoholische Steatohepatitis

In älteren Interventionsstudien wurden Aminosäuren parenteral in Tagesmengen von 35–130 g verabreicht und gut toleriert. In den VA-Studien waren eine niedrige Eiweißzufuhr mit einer Verschlechterung der hepatischen Enzephalopathie (HE) und eine höhere Eiweißzufuhr mit einer Verbesserung der HE assoziiert (Plauth et al. 2019).

24.4.5 Mikronährstoffe und Mineralien

Leberzirrhose

Bei Patienten mit LZ besteht schon im Stadium Child-Pugh A eine Überwässerung, die mit einer Kochsalzretention Hand in Hand geht, aber nicht an einer Hypernatriämie zu erkennen ist. Bei anderen Mineralien wie Kalium, Magnesium oder Phosphat bestehen dagegen häufig echte Depletionen.

Zink- und Selenmangel sind bei alkoholischer wie auch bei nicht-alkoholischer Lebererkrankung beschrieben. Orale Zinksupplemente haben offenbar günstige Effekte auf den Stickstoffmetabolismus bei LZ mit Verbesserung der Harnstoffproduktion und Senkung der Ammoniumspiegel. Bei einem Serumspiegel von 50–70 $\mu g \cdot dl^{-1}$ oder Verdacht auf Zinkmangel wird eine tägliche Supplementierung von 50 mg elementarem Zink empfohlen und von 75 mg bei einem Serumspiegel von $< 50\ \mu g \cdot dl^{-1}$ (Bloom et al. 2021). Die ESPEN-Leitlinien empfehlen die **empirische Supplementierung von Mikronährstoffen** (Zink, Multivitaminpräparat) in den ersten zwei Behandlungswochen ohne vorherige Spiegelbestimmung (Plauth et al. 2019).

MERKE

Bei mangelernährten Patienten ist in erhöhtem Maß mit dem Auftreten eines **Refeedingsyndroms** (➤ Kap. 12.5) zu rechnen, sodass entsprechende präventive Strategien angezeigt sind (➤ Kap. 19).

Ein Mangel an **wasserlöslichen Vitaminen,** insbesondere der B-Gruppe, ist häufig, insbesondere bei alkoholbedingter LZ (Plauth et al. 2019). Bei Patienten mit LZ besteht häufiger als in der Allgemeinbevölkerung ein **Vitamin-D-Mangel,** der mit einer erhöhten Dekompensations- und Komplikationsrate assoziiert ist (Kubesch et al. 2018). Eine Metaanalyse zur oralen Vitamin-D-Supplementierung zeigte ein hohes Maß an Ungewissheit bezüglich ihrer Wirksamkeit und Sicherheit (Bjelakovic et al. 2017).

Alkoholische Steatohepatitis

Auch bei Patienten mit Alkoholabusus, alkoholischer Leberkrankheit oder schwerer ASH sind Mikronährstoffdefizite beschrieben, wobei das Risiko mit Höhe des Verzehrsdefizits zunimmt. Die pragmatische Verordnung von Zink und einem Multivitaminpräparat wird analog zum Vorgehen bei LZ empfohlen (Plauth et al. 2019).

24.5 Ernährungstherapie

24.5.1 Ernährungstherapie bei Leberzirrhose

Viele Patienten mit LZ essen zu wenig und nehmen im Krankenhaus oft nur die Hälfte ihrer Mahlzeit oder noch weniger zu sich. Daher ist es primäres Ziel, eine quantitativ ausreichende Nährstoffzufuhr sicherzustellen. Patienten mit LZ sollten eine Energieaufnahme von 30 $kcal \cdot kg^{-1} \cdot d^{-1}$ (Gesamtenergie) und eine Proteinzufuhr von 1,2–1,5 $g \cdot kg^{-1} \cdot d^{-1}$ erreichen (➤ Tab. 24.1).

Die in ➤ Tab. 24.1 genannten Empfehlungen für eine ausreichende Eiweißzufuhr kann die Sterblichkeit senken (Cabré et al. 1990). Mit dieser Ernährungsstrategie können insbesondere nach erfolgreicher Behandlung der portalen Hypertension mittels TIPS eine Zunahme der Körperzellmasse und eine Verbesserung der Sarkopenie erzielt werden (Plauth et al. 2004).

MERKE

Primär sollte eine **Ernährungsberatung** erfolgen. Der Einsatz von **oraler Trinknahrung** ist hilfreich, wenn der Patient seinen Nährstoffbedarf trotz individueller Ernährungsberatung nicht mehr decken kann.

Eine Verkürzung der Perioden ohne Nahrungsaufnahme, eine kohlenhydratreiche Spätmahlzeit, die nächtliche Einnahme von oraler Trinknahrung und ein zeitiges Frühstück können den Eiweißstoffwechsel von Patienten mit LZ stabilisieren.

Tab. 24.1 Zufuhrempfehlungen für Energie und Eiweiß für Patienten mit Leberzirrhose (Plauth et al. 2019), bezogen auf das aktuelle Körpergewicht bzw. bei adipösen Patienten auf das Idealgewicht

	Makronährstoffe	Ernährungszustand	Zufuhrempfehlung
Zirrhose ohne hepatische Enzephalopathie (HE)	Gesamtenergie*	–	$30\,\text{kcal} \cdot \text{kg}^{-1} \cdot \text{d}^{-1}$
	Eiweiß	Keine oder mäßige Mangelernährung	$1{,}2\,\text{g} \cdot \text{kg}^{-1} \cdot \text{d}^{-1}$
		Schwere Mangelernährung	$1{,}5\,\text{g} \cdot \text{kg}^{-1} \cdot \text{d}^{-1}$
Zirrhose mit HE	Gesamtenergie*	–	$30\,\text{kcal} \cdot \text{kg}^{-1} \cdot \text{d}^{-1}$
	Eiweiß und/oder Aminosäuren	–	$1{,}0–1{,}2\,\text{g} \cdot \text{kg}^{-1} \cdot \text{d}^{-1}$
Nach Transplantation	Gesamtenergie*	–	$30\,\text{kcal} \cdot \text{kg}^{-1} \cdot \text{d}^{-1}$
	Eiweiß	–	$1{,}5\,\text{g} \cdot \text{kg}^{-1} \cdot \text{d}^{-1}$

* Gesamtenergie = Energie aus verzehrten Kohlenhydraten, Fett und Eiweiß

MERKE

Durch **nächtliche Einnahme von oraler Trinknahrung** kann der Eiweißstatus von Patienten mit Leberzirrhose effektiver verbessert werden als durch die Einnahme tagsüber (Plank et al. 2008).

Wenn auf oralem Weg eine bedarfsdeckende Zufuhr nicht erzielt wird, kann mit einer rechtzeitigen **enteralen Sondenernährung** eine ausreichende Nährstoffzufuhr sichergestellt und das Überleben verbessert werden (Plauth et al. 2019). Bei unkooperativen Patienten und Patienten mit fortgeschrittener HE ist das Aspirationsrisiko zu bedenken und gegebenenfalls der parenteralen Ernährung der Vorzug zu geben. Die Sicherheit der in ➤ Tab. 24.1 empfohlenen Eiweißzufuhr zeigte sich in mehreren Studien.

MERKE

Auch in der Risikogruppe der Patienten mit LZ und episodischer HE wird die Ernährung mit einer Eiweißmenge von $1{,}2\,\text{g} \cdot \text{kg}^{-1} \cdot \text{d}^{-1}$ gut toleriert. Die früher geübte passagere Eiweißrestriktion während einer HE-Episode bleibt ohne Vorteil (Córdoba et al. 2004).

Die **parenterale Ernährung** (PE) ist eine wertvolle Drittlinientherapie und soll bei mäßig oder schwer mangelernährten Patienten eingesetzt werden, sobald eine ausreichende Ernährung auf oralem oder enteralem Weg nicht möglich ist.

MERKE

Um eine unnötige Eiweißkatabolie durch orale Nahrungskarenz zu vermeiden, wird empfohlen, dass jeder Patient mit LZ, der länger als 12 Stunden nahrungskarent (nächtliche Karenz eingeschlossen!) bleiben muss, eine periphervenöse hypokalorische Ernährung bzw. eine bedarfsdeckende TPE erhält, wenn die orale Karenz länger als 72 Stunden dauert.

Bei der PE führt die simultane Infusion von **Fett und Glukose** zu einem besseren metabolischen Profil als Glukose allein. **Aminosäuren** sollten bei Patienten mit kompensierter LZ ohne Mangelernährung in einer Rate von $1{,}2\,\text{g} \cdot \text{kg}^{-1} \cdot \text{d}^{-1}$ und mit $1{,}5\,\text{g} \cdot \text{kg}^{-1} \cdot \text{d}^{-1}$ bei dekompensierter Zirrhose und schwerer Mangelernährung infundiert werden.

Bei Patienten ohne HE können Standard-Aminosäurelösungen eingesetzt werden. Für Patienten mit manifester HE sind **leberadaptierte Aminosäurelösungen** verfügbar, mit erhöhtem Anteil an VKAS (35–45 %) und reduziertem Gehalt an Tryptophan, aromatischen und schwefelhaltigen Aminosäuren. Sie zielen auf eine Korrektur des pathologisch veränderten Aminosäuremusters und wurden in Studien mit Raten von 0,6 bis $1{,}2\,\text{g} \cdot \text{kg}^{-1} \cdot \text{d}^{-1}$ infundiert. Metaanalysen zeigen für dieses Behandlungskonzept eine Wirksamkeit bezüglich der HE, aber keinen Überlebensvorteil (Plauth et al. 2019). Leberadaptierte Aminosäurelösungen sollten bei höhergradiger HE (III–IV), insbesondere nach gastrointestinaler Blutung eingesetzt werden.

FALLBEISPIEL (FORTS.)

Differenzialtherapeutische Überlegungen

An erster Stelle steht bei der Patientin die Identifizierung des Auslösers der HE-Episode. Die diagnostische Parazentese ergibt eine Neutrophilenkonzentration von 650 · µl⁻¹ und damit die Diagnose einer spontan bakteriellen Peritonitis. Nach Gewinnung von Blut- und Urinkulturen wird umgehend eine empirische antibiotische Therapie begonnen. Die Verdünnungshyponatriämie erfordert die Reduktion der diuretischen Therapie (Torasemid, Spironolacton). Der formal normale Kreatininwert muss im Licht der schweren Sarkopenie als Indikator einer gestörten Nierenfunktion gewertet werden.

Bei der Patientin besteht also

a) eine Eiweiß- und Energiemangelernährung bei Anamnese einer eiweißarmen Ernährung,
b) eine reduzierte spontane Nahrungsaufnahme und
c) eine lebensbedrohliche Infektion vor dem Hintergrund einer 90-Tage-Sterblichkeit von 13 % aufgrund der dekompensierten Leberzirrhose mit einer HE Stadium II.

Metabolisches Management

Angesichts der schweren Mangelernährung mit Sarkopenie, der lebensbedrohlichen Infektion und der Tatsache, dass Patienten mit LZ aufgrund der hepatischen Glykogendepletion schon nach kurzer oraler Karenz in einen Hungerstoffwechsel mit vermehrter Eiweißkatabolie geraten, ist eine sofortige Ernährungstherapie notwendig. Nach den ESPEN-Leitlinien sind eine tägliche Energiezufuhr von 1.900 kcal (30 $kcal \cdot kg^{-1}$) und eine Eiweißzufuhr von 90 g (1,5 $g \cdot kg^{-1}$) indiziert. Da Patienten mit fortgeschrittener LZ selten die erforderliche Nahrungsmenge auf natürlichem Weg verzehren, wird der Patientin noch in der Aufnahmestation eine nasogastrale Ernährungssonde gelegt und die Ernährung mit einer Standardsondennahrung mit 40 $ml \cdot h^{-1}$ begonnen. Auf der Station wird der Patientin zusätzlich die leichte Vollkost des Krankenhauses serviert.

Klinischer Verlauf

Die Enzephalopathie bildet sich in den ersten 24 Stunden vollständig zurück. Die Kontrollparazentese zwei Tage später zeigt einen Rückgang der Neutrophilenzahl im Aszites < 250 · μl^{-1}. Die Patientin bleibt ohne HE, ist zunächst jedoch noch matt und bettlägerig.

Von der leichten Vollkost (2.000 kcal, 75 g Eiweiß) konsumiert sie initial nur die Hälfte, weshalb die Sondenernährung zur Sicherstellung der ausreichenden Energie- und Eiweißzufuhr mit 40 $ml \cdot h^{-1}$ fortgeführt wird. Nach einigen Tagen wird die Patientin aktiver und mobiler und „verliert" die Ernährungssonde. Von der leichten Vollkost verzehrt sie nun mehr, aber nicht alles. Der Patientin wird empfohlen, zusätzlich eine flüssige Trinknahrung (300 kcal und 19 g Eiweiß in 200 ml) nach 20 Uhr einzunehmen. Damit erreicht sie eine tägliche Zufuhr von ca. 30 $kcal \cdot kg^{-1}$ und 1,4 g Eiweiß · kg^{-1}.

Für den Hausarzt ist die Diagnose der Eiweißmangelernährung im Entlassbrief eine große Hilfe für die weitere Verordnung der oralen Trinknahrung.

24.5.2 Ernährungstherapie perioperativ und bei Lebertransplantation

Präoperativ

Vor elektiven Eingriffen oder bei Listung zur LT sollte bei allen Patienten mit LZ zur Prognoseabschätzung ein **Mangelernährungsscreening** und insbesondere eine **Sarkopeniediagnostik** erfolgen. Der Einsatz einer „Immunonutrition" vor LT brachte gegenüber einer Standardnahrung keinen klinischen Vorteil (Plank et al. 2015). Der Einsatz von **Probiotika** vor und nach LT kann die Rate an infektiösen Komplikationen senken. Grundsätzlich gilt: Die präoperative Ernährungstherapie sollte den Empfehlungen für Patienten mit LZ folgen (Merli et al. 2019, Plauth et al. 2019).

Auch in der Leberchirurgie können Komplikationsraten und Krankenhausverweildauer durch Anwendung des **ERAS-Protokolls** verbessert werden, bei dem neben anderen Maßnahmen die Verabreichung einer klaren kohlenhydratreichen Trinklösung bis zwei Stunden vor dem Eingriff sowie frühe postoperative Ernährung und Mobilisierung zum Einsatz kommen (Plauth et al. 2019).

Postoperativ

Normales Essen und/oder eine enterale Ernährung schon in den ersten 12 bis 24 Stunden nach der LT sind mit einer niedrigeren Morbidität und Mortalität als bei einer parenteralen Ernährung (PE) verbunden. Nach anderen elektiven Eingriffen sollte gemäß dem ERAS-Protokoll verfahren werden. Wenn nach abdominalen Eingriffen bei Patienten mit Leberzirrhose eine orale oder enterale Ernährung nicht möglich ist, sollte eine PE mit 30–35 $kcal \cdot kg^{-1} \cdot d^{-1}$ unter Verwendung von Standard-Aminosäurelösungen (1,2–1,5 $g \cdot kg^{-1} \cdot d^{-1}$) erfolgen (Plauth et al. 2019).

24.5.3 Ernährungstherapie bei nicht-alkoholischer Fettleberkrankheit

MERKE

Die Auswertung von Leberbiopsien vor und nach therapeutischer Intervention zeigt, dass ab einer **Gewichtsreduktion** um mindestens 10 % die vollständige Rückbildung einer NASH und eine Verbesserung der für die Prognose entscheidenden Fibrose erreicht werden können (Plauth et al. 2019).

Bleibt die Gewichtsreduktion unter diesem Ziel, finden sich lediglich Verbesserungen von Steatose und Inflammation. Übergewichtige bzw. adipöse Patienten mit NAFLD sollen sich so ernähren, dass sie Gewicht abnehmen, um die Therapieziele – a) Senkung der Komorbiditätsrisiken und b) Rückbildung des biochemischen und histologischen Leberschadens – zu erreichen. Allerdings gibt es keine gesicherten Kenntnisse zu einer speziellen, für Patienten mit NAFLD besonders geeigneten Zusammensetzung der notwendigerweise hypokalorischen Ernährungsweise. Es wird deshalb eine hypokalorische Ernährung gemäß den Adipositas-Leitlinien empfohlen (Plauth et al. 2019). Im direkten Vergleich zwischen fett- und kohlenhydratreduzierter hypokalorischer Ernährung fand sich bei unverändert bewegungsarmer Lebensweise kein Unterschied: Die Gewichtsreduktion war in beiden Gruppen gleichermaßen von einem Rückgang des hepatischen Fettgehalts und der Insulinresistenz begleitet (Haufe et al. 2011). In dieser Patientengruppe ist die Bereitschaft zu einer nachhaltigen Änderung des Lebensstils jedoch gering. Das Potenzial einer Gewichtsreduktion um mindestens 10 % wird von nur etwa 10 % aller Betroffenen auf konservativem Weg erreicht (Vilar-Gomez et al. 2015, Plauth et al. 2019) (➤ Tab. 24.2).

Fruktosekonsum steht im Verdacht, die Entstehung der NAFLD zu begünstigen. Es ist jedoch schwierig, die nachteilige Wirkung von Fruktose als Bestandteil einer normokalorischen Ernährung an der Entstehung einer NAFLD zu belegen. Bei übergewichtigen Männern war in einer doppelt blinden Studie nur die hyperkalorische Ernährung, nicht aber Fruktose im Vergleich mit isokalorischen Mengen von Glukose mit einem Anstieg von intrahepatischem Fett und Transaminasen assoziiert.

MERKE

Ergebnisse von interventionellen und Observationsstudien legen nahe, dass sich die **mediterrane Ernährung** (ME) günstig auf das Körpergewicht und die Insulinsensitivität wie auch auf die hepatische Steatose und Fibrose auswirkt (Plauth et al. 2019).

Es gibt inzwischen gute Evidenz dafür, dass die Einhaltung einer ME bei Patienten mit NAFLD mit einer Reduktion von Leber-, Herz- und Pankreasfett sowie Komponenten des metabolischen Syndroms – BMI, Blutdruck – verbunden ist (Gepner et al. 2018).

MERKE

Körperliches Training bietet sich als lohnende und wirksame Maßnahme bei motivierten Patienten an, denen eine größere Gewichtsreduktion nicht empfohlen werden kann, beispielsweise auch normalgewichtigen Patienten mit NAFLD.

US-amerikanische und europäische Leitlinien (EASL-EASD-EASO 2016) empfehlen lediglich die

Tab. 24.2 Ergebnisse der konservativen Therapie mit intensiver Lebensstilintervention bezüglich vollständiger Rückbildung der NASH oder Besserung der Fibrose (modifiziert nach Ergebnissen von Vilar-Gomez et al. 2015)

	Alle Patienten	Gewichtsverlust < 5 %	Gewichtsverlust 5–9,99 %	Gewichtsverlust ≥ 10 %
Vollständige NASH-Rückbildung	25 %	10 %	42 %	90 %
Besserung der Fibrose	19 %	16 %	17 %	45 %
Anteil	100 %	70 %	20 %	10 %

Enthaltsamkeit von hohem Alkoholkonsum, wohingegen eine Metaanalyse (Rehm et al. 2010) zeigt, dass es für beide Geschlechter zwar eine Schwellendosis bezüglich der Zirrhosemorbidität, nicht aber bezüglich der Sterblichkeit gibt. Für Patienten mit einer Lebererkrankung, also auch für Patienten mit NAFLD, erscheint es daher ratsam, sich vollständig des Alkohols zu enthalten. Diese Empfehlung erfährt Unterstützung durch jüngere Analysen großer Kohorten in Finnland und Korea (Chang et al. 2019, Åberg et al. 2020), die ebenfalls belegen, dass es hinsichtlich hepatischer oder neoplastischer Mortalität oder Morbidität keinen „sicheren" Alkoholkonsum gibt.

24.5.4 Ernährungstherapie bei alkoholischer Steatohepatitis

Wenn Patienten mit schwerer ASH ihren Nährstoffbedarf nicht mehr auf normalem Weg decken können, ist eine ergänzende Ernährungstherapie indiziert. Studien haben gezeigt, dass die ergänzende Ernährungstherapie mit **oraler Trink- oder Sondennahrung** eine angemessene Energie- und Eiweißzufuhr sicherstellen kann, ohne das Risiko für eine HE zu erhöhen (Plauth et al. 2019).

MERKE

Bei ASH mit schwerer Mangelernährung kann die ergänzende orale Trinknahrung das Überleben verbessern.

Wenn Patienten auch mit oraler Trink- oder Sondennahrung keine ausreichende orale Nahrungszufuhr erreichen, sollte die **enterale Ernährung (EE) über eine Sonde** eingesetzt werden, auch bei Patienten mit Ösophagusvarizen. Für eine Erhöhung des Blutungsrisikos lassen sich bei Verwendung moderner weicher und kleinkalibriger (9F) Sonden keine Belege finden (Plauth et al. 2019). Die EE über eine nasale Sonde zeigte sich der Behandlung mit Prednisolon hinsichtlich des 365-Tage-Überlebens als ebenbürtig. Unter den Patienten, welche die 28-tägige Behandlungsphase überlebten, zeigten die enteral ernährten sogar eine niedrigere Sterblichkeit in den folgenden elf Monaten (Cabré et al. 2000). Patienten mit schwerer ASH und unzureichender Ernährung ($< 21\,kcal \cdot kg^{-1} \cdot d^{-1}$) haben eine schlechte Prognose (Moreno et al. 2016).

LITERATUR

Åberg F, Puukka P, Salomaa V et al. Risks of Light and Moderate Alcohol Use in Fatty Liver Disease: Follow-Up of Population Cohorts. Hepatology, 2020;71: 835–48.

Berzigotti A, Albillos A, Villanueva C et al. Effects of an intensive lifestyle intervention program on portal hypertension in patients with cirrhosis and obesity: The Sport Diet study. Hepatology, 2017;65: 1293–305.

Bjelakovic G, Nikolova D, Bjelakovic M et al. Vitamin D supplementation for chronic liver diseases in adults. Cochrane Database of Systematic Reviews 2017, Issue 11. Art. No.: CD011564.

Bloom A, Bloom S, Silva H et al. Zinc supplementation and its benefits in the management of chronic liver disease: An in-depth literature review. Ann Hepatol, 2021;25: 100549.

Cabré E, González-Huix F, Abad A et al. Effect of total enteral nutrition on the short-term outcome of severely malnourished cirrhotics: a randomized controlled trial. Gastroenterology, 1990;98: 715–20.

Cabré E, Rodriguez-Iglesias P, Caballeria J et al. Short- and long-term outcome of severe alcohol-induced hepatitis treated with steroids or enteral nutrition: a multicenter randomized trial. Hepatology, 2000;32: 36–42.

Chang Y, Cho YK, Kim Y et al. Nonheavy Drinking and Worsening of Noninvasive Fibrosis Markers in Nonalcoholic Fatty Liver Disease: A Cohort Study. Hepatology, 2019;69: 64–75.

Córdoba J, López-Hellín J, Planas M et al. Normal protein for episodic hepatic encephalopathy: results of a randomized trial. J Hepatol, 2004;41: 38–43.

EASL-EASD-EASO Clinical Practice Guidelines for the management of non-alcoholic fatty liver disease. J Hepatol, 2016,64: 1388–402.

Elke G, Hartl WH, Kreymann G et al. Klinische Ernährung in der Intensivmedizin. S2k-Leitlinie (AWMF-Register Nr. 073–004) der Deutschen Gesellschaft für Ernährungsmedizin (DGEM). Aktuel Ernahrungsmed 2018;43: 341–408.

Gepner Y, Shelef I, Schwarzfuchs D et al. Effect of Distinct Lifestyle Interventions on Mobilization of Fat Storage Pools: CENTRAL Magnetic Resonance Imaging Randomized Controlled Trial. Circulation, 2018;137: 1143–57.

Haufe S, Engeli S, Kast P et al. Randomized comparison of reduced fat and reduced carbohydrate hypocaloric diets on intrahepatic fat in overweight and obese human subjects. Hepatology, 2011;53: 1504–14.

Kirk E, Reeds DN, Finck BN et al. Dietary fat and carbohydrates differentially alter insulin sensitivity during caloric restriction. Gastroenterology, 2009;136: 1552–60.

Kubesch A, Quenstedt L, Saleh M et al. Vitamin D deficiency is associated with hepatic decompensation and inflammation in patients with liver cirrhosis: A prospective cohort study. Plos One, 2018;13(11): e0207162.

Lindqvist C, Nordstedt P, Nowak G et al. Energy expenditure early after liver transplantation: better measured than predicted. Nutrition, 2020;79–80: 110817.
Markova M, Pivovarova O, Hornemann S et al. Isocaloric Diets High in Animal or Plant Protein Reduce Liver Fat and Inflammation in Individuals With Type 2 Diabetes. Gastroenterology, 2017;152: 571–85.
Merli M, Berzigotti A, Zelber-Sagi S et al. EASL Clinical Practice Guidelines on nutrition in chronic liver disease. J Hepatol, 2019;70: 172–93.
Montano-Loza AJ, Meza-Junco J, Prado CMM et al. Muscle Wasting Is Associated With Mortality in Patients With Cirrhosis. Clin Gastroenterol Hepatol, 2012;10: 166–73.
Moreno C, Deltenre P, Senterre C et al. Intensive Enteral Nutrition Is Ineffective for Patients With Severe Alcoholic Hepatitis Treated With Corticosteroids. Gastroenterology, 2016;150: 903–10.
Painter PL, Luetkemeier MJ, Moore GE et al. Health-related fitness and quality of life in organ transplant recipients. Transplantation, 1997;64: 1795–800.
Plank LD, Gane EJ, Peng S et al. Nocturnal nutritional supplementation improves total body protein status of patients with liver cirrhosis: a randomized 12-month trial. Hepatology, 2008;48: 557–66.
Plank LD, Mathur S, Gane EJ et al. Perioperative immunonutrition in patients undergoing liver transplantation: A randomized double-blind trial. Hepatology, 2015;61: 639–47.
Plauth M, Schütz T, Buckendahl DP et al. Weight gain after transjugular intrahepatic portosystemic shunt is associated with improvement in body composition in malnourished patients with cirrhosis and hypermetabolism. J Hepatol, 2004;40: 228–33.
Plauth M, Bernal W, Dasarathy S et al. ESPEN guideline on nutrition in liver disease. Clin Nutr, 2019;38: 485–521.
Rehm J, Taylor B, Mohapatra S et al. Alcohol as a risk factor for liver cirrhosis: a systematic review and meta-analysis. Drug Alcohol Rev, 2010;29(4): 437–45.
Roeb E, Canbay A, Bantel H, Bojunga J et al. Leitlinie der aktualisierten S2k-Leitlinie nicht-alkoholische Fettlebererkrankung der Deutschen Gesellschaft für Gastroenterologie, Verdauungs- und Stoffwechselkrankheiten (DGVS). AWMF-Register Nr. 021–025 (April 2022).
Ruiz-Margáin A, Xie JJ, Román-Calleja BM et al. Phase Angle From Bioelectrical Impedance for the Assessment of Sarcopenia in Cirrhosis With or Without Ascites. Clin Gastroenterol Hepatol, 2021;19(9): 1941–1949.
Vilar-Gomez E, Martinez-Perez Y, Calzadilla-Bertot L, Torres-Gonzalez A, Gra-Oramas B, Gonzalez-Fabian L, et al. Weight Loss Through Lifestyle Modification Significantly Reduces Features of Nonalcoholic Steatohepatitis. Gastroenterology 2015, 149: 367–78
Yoshino M, Kayser BD, Yoshino J et al. Effects of Diet versus Gastric Bypass on Metabolic Function in Diabetes. N Engl J Med, 2020;383: 721–32.

KAPITEL

25 Nierenerkrankungen

Jörg Radermacher, Doris Borgmann

Zusammenfassung

- Die Ernährungstherapie bei chronischen Nierenerkrankungen berücksichtigt die metabolischen Veränderungen in verschiedenen Stadien und den Ernährungsstatus.
- Die Auswahl und Menge der Eiweißlieferanten im **Prädialysestadium** haben einen Einfluss auf die Entwicklung und Prognose der Nierenerkrankung.
- Elektrolytstörungen und kardiovaskuläre Risiken sind im Stadium der **Dialysetherapie** individuell ernährungstherapeutisch zu berücksichtigen.
- Bei nachgewiesener, **chronisch krankheitsbezogener Mangelernährung** (chronic disease-related malnutrition, C-DRM) sollten ernährungstherapeutische Maßnahmen entsprechend den Ursachen erfolgen.

25.1 Einleitung

Chronische Nierenerkrankungen erfordern eine an den Schweregrad der Niereninsuffizienz angepasste Ernährungstherapie. In frühen Stadien liegt der Fokus auf einer pflanzenbetonten Ernährung mit einem Eiweißgehalt entsprechend den Empfehlungen für die Allgemeinbevölkerung.

In fortgeschrittenen Stadien (Stadium 3b oder Albuminurie > 30 mg/Tag) ist eine Anpassung der Eiweißzufuhr unter nephrologischer Kontrolle erforderlich.

Die Ernährungsempfehlungen unterscheiden sich auch nach Risikogruppe. In den ersten Stadien liegt der Schwerpunkt auf der Verbesserung des renalen und des kardiovaskulären Überlebens. In der Dialysephase liegt der Fokus auf der Vermeidung einer Mangelernährung und von lebensgefährlichen Elektrolytstörungen (Kalium, Phosphat).

25.2 Diagnose und Klassifikation

Etwa 15 % der Bevölkerung weltweit leiden an einer Nierenerkrankung.

Eine chronische Nierenerkrankung besteht immer dann (unabhängig von der Grunderkrankung), wenn ein **Nierenschaden** vorliegt, der belegt wird durch:

- pathologische Veränderungen in bildgebenden Verfahren,
- Marker für Nierenschäden im Blut oder Urin,
- glomeruläre Filtrationsrate (GFR) < 60 ml/min/1,73m^2.

Diese Veränderungen müssen über **mehr als drei Monate** nachweisbar sein.

Die häufigsten Nierenerkrankungen sind die **diabetische Nephropathie** und die **hypertensive Nephrosklerose.** Prognosebestimmend ist nicht allein die Ausprägung der Nierenfunktionseinschränkung, sondern in gleichem Maße die Höhe der **Albuminurie.** Dies hat die Organisation KDIGO (Kidney Disease: Improving Global Outcomes) in einer Heatmap-Tabelle dargestellt (➤ Tab. 25.1). Entsprechende Abbildungen zum Risiko der kardiovaskulären Mortalität sind fast deckungsgleich. Patienten, die gemäß ➤ Tab. 25.1 orange oder rot markiert sind, sollten einem Nephrologen vorgestellt werden. Diese Gruppe macht nur 3,8 % der Gesamtbevölkerung aus. Die Klassifikation ist auch wichtig für die Einleitung der stadiengerechten Ernährungstherapie.

Tab. 25.1 Dialyseprognose anhand von GFR- und Albuminuriekategorien (KDIGO 2012)

GFR-Kategorien (ml/min/1,73m²), Beschreibung und Bereich			Persistierende Albuminurie: Kategorien, Beschreibung und Bereich		
			A1	A2	A3
			Normal bis gering erhöht (< 30 mg/g)	Mäßig erhöht (30–300 mg/g)	Deutlich erhöht (> 300 mg/g)
–	Normal	≥90	1,0	11	20
G2	Gering erniedrigt	60–89	1,0	7,4	67
G3a	Gering bis moderat erniedrigt	45–59	5,2	40	147
G3b	Moderat bis schwer erniedrigt	30–44	56	294	763
G4	Schwer erniedrigt	15–29	433	1.056	2.286
G5	Nierenversagen	< 15			

25.3 Versorgungsebenen

- **Hausarzt:** GFR > 45 ml/min und Albuminurie < 30 mg/Tag oder pro Gramm Kreatinin (grüne oder gelbe Markierung in ➤ Tab. 25.1, Risikokategorie I und II in ➤ Tab. 25.2).
- **Nephrologe:** GFR < 45 (= CKD G3b und höher) und/oder Albuminurie > 30 mg/Tag und Dialysepatienten (orange und rote Markierung in ➤ Tab. 25.1 und ➤ Tab. 25.2).

25.4 Ernährungstherapie

25.4.1 Ernährungstherapeutische Ziele

Prädialysephase

Das Ziel der Ernährungstherapie in der Prädialysephase besteht darin, die Progression der Nierenerkrankung durch Anpassung der Proteinzufuhr zu reduzieren.

Dialysephase

- Akute Komplikationen verhindern (Hyperkaliämie, Überwässerung).
- Kardiovaskuläres Risiko minimieren (Gefäßverkalkung).

Allgemein

- Förderung und Erhalt eines guten Ernährungszustandes.
- Gute Lebensqualität und Freude am Essen erhalten.

In ➤ Tab. 25.2 werden alle Ernährungsempfehlungen kurz zusammengefasst. Zur Umsetzung bedarf es gerade in höheren Stadien der Hilfe einer professionellen Ernährungsberatung. Weitere Empfehlungen sind auf der Webseite der Deutschen Gesellschaft für Nephrologie zu finden (www.dgfn.eu/ernaehrungsratgeber-fuer-patienten.html).

In den meisten Stadien einer Nierenerkrankung ist eine **ballaststoffreiche, pflanzlich dominierte Ernährung** angeraten. Basismöglichkeiten hierfür bieten gemäß den Empfehlungen der DGE neben der gesunden vollwertigen Ernährung die **mediterrane**

Tab. 25.2 Ernährungsempfehlungen bei CKD nach Stadium (angelehnt an die Leitlinien KDIGO 2013, Up To Date 2013, Up To Date 2020 und Aspen 2010)

	KDIGO Risikokategorie I	**KDIGO Risikokategorie II**	**KDIGO Risikokategorie III**	**KDIGO Risikokategorie IV**	**Dialyse**
Progressionsrisiko	Niedrig	Moderat erhöht	Hoch	Sehr hoch	–
CKD-Stadien	G1A1, G2A1	G1A2, G2A2, G3A1	G1A3, G2A3, G3aA2, G3bA1	G3aA3, G3bA2/G4Ax, G5Ax	G5D
Ernährungsprinzip	Pflanzlich dominierte Ernährung (mediterrane Kost) mit 25–38 g Ballaststoff/Tag				Malnutrition vermeiden
Eiweißzufuhr (in g pro kg KG pro Tag)	• Keine Eiweißrestriktion (0,8–1,2) • An Aktivitätslevel anpassen		• Kontrollierte Eiweißzufuhr (0,6–0,8) • Kontrolle des Ernährungszustands	• 0,6–0,8, Einzelfälle 0,3 • **Cave:** Risiko für Mangelernährung	• Hämodialyse (HD) > 1,1 • Peritonealdialyse (PD) ≥ 1,2
Phosphatzufuhr mg/g Protein	≤ 14 mg/g Protein, Additiva meiden, Magnesiumwerte im obersten Normbereich anstreben				
Energiezufuhr (kcal/kg KG pro Tag)	• 25–35 • An Aktivitätslevel anpassen		• 30–35 • An Aktivitätslevel anpassen		• 30–40 • Bei PD Dialysatenergie hinzurechnen • An Aktivitätslevel anpassen
Kochsalz (g pro Tag)	> 3 und < 6–8	> 3 und < 5–6		< 5	< 5
Kalium	Keine Kaliumrestriktion		Selten Kaliumrestriktion	Kaliumrestriktion bei Hyperkaliämie (meist erst bei GFR < 15)	Bei Hyperkaliämie 1.500–2.700 mg bzw. 20–40 mg/kg KG
Kalzium (mg/Tag)	≤ 1.500			–	–
Trinkmenge	Keine Einschränkung, > 1,2 l/Tag			Abhängig vom Volumenstatus	• 500–800 ml + Restdiurese • Anurie: max. 20 ml/kg KG
Ernährungsberatung	**Wünschenswert** (Fokus auf pflanzlich basierte Ernährung)	**Prinzipiell** (Fokus auf pflanzlich basierte Ernährung und Kochsalzrestriktion)	**Regelmäßig, 1×/Jahr** (Fokus auf individuellen Eiweißbedarf, Ernährungszustand und Kochsalz)	**Unerlässlich, mind. 1–2×/Jahr** (Fokus auf Ernährungszustand, Kochsalz, Kalium, Trinkmenge, Mobilität, Frailty)	**Unerlässlich, mind. 1–2×/Jahr** (Fokus auf Ernährungszustand, Kochsalz, Kalium, Trinkmenge, Mobilität, Frailty)

Kost oder die **DASH-Diät** (Dietary Approaches to Stop Hypertension) (➤ Kap. 25.4.4, ➤ Tab. 25.4).

MERKE

Die Ernährungstherapie bei Nierenerkrankungen wird unterschieden in Prädialyse- und Dialysephase. Diese Unterscheidung ist unbedingt zu berücksichtigen.

25.4.2 Prädialysephase

In den frühen Phasen einer Nierenerkrankung besteht das Therapieziel hauptsächlich in einer **Progressionsverzögerung.**

Heutzutage kann der Progress bei proteinurischen Patienten durch die Gabe von RAS-Inhibitoren und bei allen Patienten durch den Einsatz von SGLT-2-Hemmern verlangsamt werden. Daher ist die vor 30 Jahren noch gebräuchliche **streng eiweißarme Kost (< 0,6 g/kg)** – auch zum Schutz vor einer Mangelernährung – nicht mehr üblich. Eine Metaanalyse aus dem Jahr 2012 (Fink et al. 2012) fand keinen signifikanten Effekt einer strengen Eiweißrestriktion auf Mortalität oder terminale Niereninsuffizienz.

MERKE

Eine streng eiweißarme Kost (< 0,6 g/kg KG) wird aufgrund der damit verbundenen engmaschigen (monatlichen) Überwachung der Patienten und aufgrund der niedrigen Compliance mit dieser Diätkostform und des hohen Risikos der Mangelernährung nicht mehr empfohlen.

Einzig bei Patienten mit einer Niereninsuffizienz kurz vor dem Dialysestadium (GFR 10–20 ml/min) mit einem starken Wunsch nach Aufschiebung der Dialysepflichtigkeit kann eine streng eiweißarme Kost mit 0,3 g/kg KG unter Zusatz von Ketonkörpern sinnvoll sein. Für diese Gruppe von Patienten sind die neuen nephroprotektiven SGLT-2-Hemmer nicht mehr zugelassen. Bei 112 Patienten mit einer Ausgangs-GFR von 5–7 konnte die Dialyse ohne Überlebensnachteil über ein Jahr hinausgezögert werden (Brunori et al. 2007). Eine andere Studie fand allerdings im Langzeitverlauf über zehn Jahre eine erhöhte Mortalität unter der streng eiweißarmen Kost (0,3 g/kg KG + Ketonkörper) (Menon et al. 2009), sodass diese Kostform nur unter einer sehr engmaschigen Kontrolle durch den Nephrologen und einer nephrologisch erfahrenen Ernährungsfachkraft erfolgen sollte. Bei Hinweisen auf eine Malnutrition muss diese Kostform gestoppt werden.

Protein

Die moderate **Senkung der Proteinzufuhr auf 0,6–0,8 g/kg KG/Tag** ist im eigentlichen Sinn keine Einschränkung, da sie den Empfehlungen der DGE für gesunde Menschen entspricht.

Die Auswahl der Proteinlieferanten sollte zur Hälfte über pflanzliche Proteine und zur Hälfte über Proteine von hohem biologischem Wert erfolgen. Hier bieten sich Proteinkombinationen aus Kartoffeln und Milch, Kartoffeln und Ei, Weizen und Ei an. Proteinkombinationen mit Hülsenfrüchten sind im Prädialysestadium ebenfalls geeignet. (➤ Tab. 25.2)

Eine **Proteinzufuhr > 1,3 g/kg KG/Tag** sollte bei Patienten mit Nierenerkrankung immer vermieden werden. 1.624 Patientinnen mit einer Ausgangs-eGFR von 55–80 ml/min pro 1,73 m^2 aus der Nurses' Health Study wurden mittels Ernährungsprotokollen auf ihren Eiweißkonsum hin untersucht und über elf Jahre beobachtet. Bei normaler Nierenfunktion konnte kein Einfluss des Eiweißgehalts der Nahrung auf die Nierenfunktion gesehen werden. Bei einer leichten Nierenfunktionseinschränkung (eGFR 56–79 ml/min) sank in diesem Zeitraum die eGFR um 7,7 ml/min pro 1,73 m^2 pro 10 g mehr Eiweißzufuhr. Der Effekt war in der Gruppe mit dem höchsten Eiweißkonsum am deutlichsten (Knight et al. 2003).

Energie

In den Risikogruppen I und II (grün und gelb hinterlegte Zellen in ➤ Tab. 25.2) entspricht der Energiebedarf dem von gesunden Probanden. Ab Risikogruppe III (orange hinterlegte Zellen in ➤ Tab. 25.2) sollte die Energiezufuhr aufgrund des Hyperkatabolismus auf 30–35 kcal/kg KG in Abhängigkeit vom Aktivitätsmaß gesteigert werden, wobei die Entwicklung eines Übergewichts zu vermeiden ist.

Flüssigkeit

In den Stadien 1 bis 5 (➤ Tab. 25.1) tritt außer bei Patienten mit Herzschwäche kein Rückgang der Urinmenge auf. Eine Reduktion der zugeführten Flüssigkeit über Getränke unter 1.200–1.500 ml wird daher generell nicht empfohlen. Die Gesamtmenge der Flüssigkeit erfolgt bedarfsdeckend und wird mit **20–30 ml/kg KG/Tag** veranschlagt (DGE 2021).

Umgekehrt führte eine Trinkmengensteigerung in einer kontrollierten randomisierten Studie mit 631 Patienten mit CKD 3 zu keiner Verlangsamung des Nierenfunktionsverlusts nach einem Jahr (Clark et al. 2018). Eine therapierefraktäre Überwässerung stellt eine absolute Dialyseindikation dar.

Blutdruck, Kochsalz

Bei Nierenerkrankungen hat die Blutdruckeinstellung auf **Werte um 120/70 bis 130/80 mmHg** einen nachgewiesenen progressionshemmenden Effekt, insbesondere bei Patienten mit erhöhter Eiweißausscheidung. Die Blutdrucksenkung erfolgt in erster Linie mit ACE-Hemmern, aber auch mit Kalziumantagonisten. Beide Medikamentengruppen wirken besser, wenn die Patienten eine kochsalzarme Kost einhalten (Vegter et al. 2012).

Eine Reduktion der **Kochsalzzufuhr auf < 5–6 g/Tag** (< 90–100 mmol Natrium) wird – wie auch für die Allgemeinbevölkerung – empfohlen.

Kalium, metabolische Azidose

Eine Beschränkung der Kaliumzufuhr auf < 4.000 mg/Tag (DGE) im Prädialysestadium sollte nur bei Patienten mit erhöhten Kaliumwerten erfolgen. Eine therapierefraktäre Hyperkaliämie tritt meist erst im Terminalstadium der Niereninsuffizienz auf und stellt eine absolute Dialyseindikation dar. Bis zu diesem Zeitpunkt sind diätetische Maßnahmen meist nicht erforderlich.

Die **metabolische Azidose** kann dagegen bereits in frühen Stadien der Niereninsuffizienz bestehen. Fällt die GFR unter 40–50 ml/min, können die verbliebenen Nephrone nicht mehr genügend Säure ausscheiden. Es kommt zum rascheren Verlust der Nierenfunktion. Aus diesem Grund sollten bei einer eGFR < 45 ml/min die Patienten einem Nephrologen vorgestellt werden, da hier immer die Möglichkeit einer Blutgasanalyse besteht. Ein nephroprotektiver Effekt einer antiazidotischen Therapie mit Natriumbikarbonat bzw. Früchte-/Gemüsegabe konnte gezeigt werden, wobei zwischen den beiden Therapieformen kein Unterschied in der Effektivität festgestellt wurde (Goraya et al. 2019). Bei Eintreten einer Hyperkaliämie unter den zum Teil kaliumreichen Lebensmitteln ist der medikamentösen antiazidotischen Therapie der Vorzug zu geben. Therapiemaßnahmen sollten bei einem **Bikarbonatspiegel < 22 mmol/l** ergriffen werden.

Phosphat

Phosphat wird überwiegend renal eliminiert. Erhöhte Serum-Phosphatspiegel sind bereits im Prädialysestadium mit einer erhöhten Mortalität assoziiert. Bei nierengesunden Patienten kommt es nur sehr selten zu einer Hyperphosphatämie. Dennoch stellen Phosphatwerte im oberen Normbereich auch für diese Patienten bereits einen signifikanten kardiovaskulären Risikofaktor dar (Tonelli et al. 2005).

Die Phosphatreduktion kann durch eine **eiweißkontrollierte Kost** (➤ Kap. 24.4.1) erreicht werden und stellt möglicherweise eine der Ursachen der positiven Effekte der eiweißkontrollierten Ernährung dar.

Lebensmittel mit einem Phosphatgehalt < 14 mg/g Protein werden empfohlen. Phosphat aus pflanzlichen Quellen kann dabei vom Körper in deutlich geringerem Ausmaß absorbiert werden als aus Fleisch oder Milchprodukten. Die Phosphataufnahme aus prozessierten Lebensmitteln liegt dagegen bei fast 100 Prozent.

Die frische Zubereitung von Speisen wird empfohlen.

Hyperurikämie

Kleinere randomisierte Studien sowie eine Metaanalyse sahen einen progressionshemmenden Effekt einer **Allopurinoltherapie** bei Patienten mit eingeschränkter Nierenfunktion (Kanji et al. 2015). Dieser

Effekt bestätigte sich aber in einer randomisierten Studie mit 530 Patienten mit Typ-1-Diabetes nicht. Der Nierenfunktionsverlust war in der behandelten und in der Placebogruppe gleich (Doria et al. 2020). Daher ist eine purinarme Kost auch kein lohnendes Ziel einer Diätberatung, es sei denn, der Patient leidet unter Gichtanfällen.

FALLBEISPIEL

58-jähriger Mann, Größe 1,80 m, Gewicht 97 kg, BMI 30 kg/m².

- Verwaltungsangestellter mit vorwiegend sitzender Tätigkeit, im Freizeitbereich mit regelmäßigen Spaziergängen, keine sportlichen Aktivitäten
- Chronische Niereninsuffizienz KDIGO-Stadium G3A1
- Diabetes mit Übergewicht
- Arterielle Hypertonie

Ziele der Ernährungstherapie

- Progressionsverlangsamung der chronischen Nierenerkrankung
- Senkung des kardiovaskulären Risikos
- Anhaltende Gewichtsnormalisierung

Ernährungstherapeutische Intervention

- Empfohlene Proteinzufuhr 0,8 g/kg KG/Tag, hier: 78 g/Tag
- Kochsalzrestriktion auf max. 6 g Kochsalz/Tag
- Beschränkung der anorganischen Phosphate
- Individualisierte, bewusste Energiezufuhr, hier: Senkung auf 2.425 kcal/Tag (25 kcal/kg KG)

Umsetzungsvorschlag

DASH-Diät (➤ Tab. 25.4)

Begründung

Eine Reduzierung der Energiezufuhr auf ca. 2.400 kcal wird durch einen hohen Anteil an Vollkorngetreide, Gemüse, Obst, fettarmer Milch und Milchprodukten, wenig mageres Fleisch und Fisch und eine eingeschränkte Zufuhr von Fetten und Süßwaren erreicht (davon ca. 15 En% Protein, 30 En% Fett, 55 En% Kohlenhydrate). Die Kost enthält ca. 30 g Ballaststoffe und 6 g Kochsalz. Durch das Weglassen von fertigen Lebensmitteln, Instantprodukten und durch wenig Wurstwaren ist die Zufuhr von anorganischen Phosphaten sehr begrenzt.

FALLBEISPIEL

50-jährige Frau, Größe 1,68 m, Gewicht 57 kg, BMI 20,2/m².

- Lehrerin mit Vollzeitstelle, durchschnittliche Alltagsaktivität mit sportlicher Aktivität, 1× wöchentlich 60 Minuten Walking und 1× wöchentlich 60 Minuten Yoga.
- Chronische Nierenerkrankung KDIGO-Stadium G3b, Zystennieren.
- Patientin möchte die Dialysepflichtigkeit so lange wie möglich hinauszögern.

Ziele der Ernährungstherapie

- Progressionsverlangsamung der chronischen Nierenerkrankung
- Vermeidung einer Mangelernährung

Ernährungstherapeutische Intervention

- Verordnete Proteinzufuhr 0,8 g/kg KG/Tag, hier: 46 g/Tag
- Kochsalzrestriktion auf max. 6 g Kochsalz/Tag
- Beschränkung der anorganischen Phosphate
- Energiereiche Ernährung, hier: 35 kcal/kg KG, hier: 1.995 kcal/Tag

Umsetzungsvorschlag

- Energiereiche Ernährung mit einer adaptierten Proteinzufuhr von 45–50 g/Tag (= 10 En%) unter Berücksichtigung hoher biologischer Wertigkeit.
- Zum Erreichen der Energiezufuhr wird die Fettzufuhr auf 35 En% (= 78 g Fett) erhöht. Die Anforderungen an die Fettqualität orientieren sich an den Empfehlungen für eine gesunde Ernährung der DGE.
- Der Kohlenhydratanteil liegt bei 55 En% (74 g/Tag). Für die Auswahl kohlenhydratreicher Lebensmittel gelten ebenfalls die Grundlagen einer gesunden Ernährung.
- Option einer professionellen Ernährungsberatung favorisieren. Ausstellung einer ärztlichen Notwendigkeitsbescheinigung nach § 43 SGB V.

Begründung

Gefahr einer Mangelernährung durch unzureichende Informationen.

25.4.3 Dialysephase

Spätestens in der Dialysephase einer Nierenerkrankung hat der Nephrologe die Verantwortung für den Patienten. Die Indikation zur Einleitung einer Dialysetherapie wird vom Nephrologen gestellt und gehört zu seinen schwersten Entscheidungen. In der Regel liegt die GFR zu diesem Zeitpunkt deutlich < 15 ml/min, bezogen auf 1,73 m². Bei Werten < 5 ml/min wird in der Regel jedem Patienten zu einer Nierenersatztherapie geraten. Zumeist wird aber auf das Eintreten der ersten **Zeichen einer Harnvergiftung** gewartet, bevor ein Patient zum Dialysepatienten erklärt wird. Diese Zeichen können sein: Perikarditis oder Pleuritis, Verwirrtheit, Muskelzuckungen, Krämpfe, unstillbare Blutungen als dringliche Indikationen. Meistens wird aber nicht bis zum Eintreten dieser dringlichen Indikationen gewartet, sondern es werden eine therapierefraktäre Hyperkaliämie, Azidose, Hyperphosphatämie, Hypo- oder Hyperkalzämie, Hypertonie, Übelkeit (mit Erbrechen) oder Zeichen der Malnutrition zum Anlass für die Einleitung einer Nierenersatztherapie genommen.

In der Phase der Dialysetherapie sind die beiden wichtigsten Ziele der Ernährungstherapie die **Verhinderung einer Mangelernährung** und die **Reduktion des bei Dialysepatienten massiv erhöhten kardiovaskulären Risikos,** kurzfristig bedingt durch Kaliumentgleisungen, langfristig durch die ausgeprägte Gefäßverkalkung bei Dialysepatienten (phosphatassoziiert).

Energiegehalt der Nahrung

Empfohlen wird bei Hämo- und Peritonealdialysepatienten eine Energiezufuhr von 30–40 kcal/kg KG/Tag, angepasst an den Aktivitätsgrad. Prospektive Studien zur Untermauerung dieser Empfehlung fehlen allerdings. Es gibt auch keine Empfehlungen zur Reduktion des Körpergewichts adipöser Patienten. Übergewichtige Dialysepatienten scheinen sogar – im Gegensatz zur Allgemeinbevölkerung und zu Prädialysepatienten – einen Überlebensvorteil zu haben (Chazot et al. 2009, Schmidt und Salahudeen 2007).

Protein- und Phosphatgehalt der Nahrung

Bei der Blutwäsche und noch mehr bei der Bauchfelldialyse gehen Aminosäuren mit der Dialysatlösung verloren. Daher sollte die zuvor eher proteinarme Ernährung auf eine **proteinreiche Kost** umgestellt werden (Hämodialyse > 1,1 g/kg KG, Peritonealdialyse 1,2–1,4 g/kg KG). Eiweißmengen > 1,4 g/kg KG werden nicht empfohlen, da sie zu keiner weiteren Senkung der Malnutritionsgefahr und damit zu keiner weiteren Senkung der kardiovaskulären Mortalität führen.

Gleichzeitig soll aber die **Phosphatkonzentration im Blut** so niedrig wie möglich gehalten werden, da sonst die Mortalität ansteigt. Mit einem gezielten Phosphatmanagement, bestehend aus

- reduzierter Phosphatzufuhr über ausgewählte Lebensmittel (➤ Kap. 25.4.2),
- dem gezielten Einsatz von Phosphatbindern und
- Phosphatelemination durch Dialyse

kann das Ziel erreicht werden.

In einer professionellen Ernährungsberatung soll versucht werden, tierisches Phosphat mit einem **Phosphat-Eiweiß-Quotienten** (PEQ) < 14 mg/g Eiweiß für den Patienten auszusuchen, da eine direkte und lineare Korrelation des PEQ mit der Gesamtmortalität bei Dialysepatienten gezeigt werden konnte (Noori et al. 2010). Phosphat aus pflanzlicher Nahrung ist schwerer resorbierbar, hier gilt eine solche Beschränkung nicht.

Wichtiger als die Einhaltung bestimmter Proteinmengen ist die Abschätzung, ob eine **Mangelernährung** vorliegt. Zeigt ein Dialysepatient mit einer Eiweißaufnahme von nur 0,9 g/kg KG keinerlei Anzeichen einer Mangelernährung, muss er nicht dazu gezwungen werden, höhere Eiweißmengen zu konsumieren. Wie es zu einer Mangelernährung kommt, wie sie erkannt und behandelt werden kann, wird in ➤ Kap. 19 dargestellt.

MERKE

Die Umstellung der eher proteinarmen Ernährung in der Prädialysephase auf eine proteinreichere Ernährung bei Dialysetherapie muss berücksichtigt werden, um nicht eine Mangelernährung durch dialysebedingte Verluste zu forcieren.

Kochsalz, Trinkmenge

Wie im Prädialysestadium wird auch im Stadium mit Dialyse eine Reduktion der **Kochsalzzufuhr** auf < 5 g/Tag (< 90 mmol Natrium) empfohlen. In der HEMO-Studie wurde der Kochsalzkonsum anhand von Ernährungsbögen ausgewertet und nach

Altersadjustierung ein Überlebensvorteil bei Kochsalzrestriktion < 5 g gesehen (Mc Causland, Waikar und Brunelli 2012). Nicht nur in dieser Studie konnte nachgewiesen werden, dass unter einer kochsalzarmen Kost das Durstgefühl geringer ausgeprägt ist und damit die Gewichtszunahmen zwischen den Dialysen geringer ausfallen. Hohe interdialytische Gewichtszunahmen sind wiederum mit einer erhöhten Sterblichkeit von Dialysepatienten assoziiert (Movilli et al. 2007, Kimmel et al. 2000).

Empfohlen wird eine **Trinkmenge** von 500–800 ml/Tag zuzüglich Restdiurese im langen Intervall (wenn der Abstand zwischen zwei Dialysen drei Tage beträgt); im kurzen Intervall sind auch Trinkmengen von 1,4 l (bzw. 20 ml/kg) möglich. Diese Empfehlung hilft den Patienten, eine Überwässerung mit erhöhten Blutdruckwerten und die Gefahr eines Lungenödems zu vermeiden.

Um nach dem langen Dialyseintervall (zwei bis drei Tage ohne Dialyse) nicht zu viel Gewicht mitzubringen, wird bei Dialysepatienten gelegentlich nicht nur an der Trinkmenge, sondern auch an der Nahrung gespart. Das kann an einem geringeren Eiweißkonsum – welcher an der Dialyse abgeschätzt werden kann – gesehen werden.

Kalium

Die Bedeutung sowohl zu hoher als auch zu niedriger Kaliumspiegel zeigt sich durch die erhöhte Sterblichkeit von Dialysepatienten nach einem langen Dialyseintervall, wenn die höchsten Kaliumwerte zu erwarten sind, sowie während der Dialyse nach einem langen Intervall, da es hier zu den größten Kaliumverschiebungen kommt (Foley et al. 2011). Die Mortalität ist bei Kaliumwerten > 5,5 mmol/l signifikant erhöht (Kovesdy et al. 2007).

Die Kaliumproblematik betrifft insbesondere Patienten mit einer Reduktion der Ausscheidungsmenge und langen Pausen zwischen den Dialysen, also mehr die Hämodialyse- als die Bauchfelldialysepatienten. Eine Kaliumzufuhr von **max. 2.700 mg (bzw. 40 mg/kg KG) bei Hämodialysepatienten** mit Neigung zu Hyperkaliämie wird empfohlen. Eine diätetische Kaliumreduktion sollte nur bei Dialysepatienten mit manifester Hyperkaliämie – und nicht prophylaktisch – erfolgen. Jüngere Patienten (< 60 Jahre) zeigen sogar einen Überlebensvorteil bei mediterraner (und damit kaliumreicher) Kost (Saglimbene et al. 2019). Fasten sollte vermieden werden, da durch die verminderte Insulinproduktion Kalium nicht mehr so gut in die Zellen aufgenommen werden kann.

Magnesium

Der Magnesiumgehalt der meisten Lebensmittel ist gering und in den vergangenen 100 Jahren um bis zu 90 % zurückgegangen. Magnesiumwerte oberhalb des derzeitigen Normbereichs (0,8–1,1 mmol/l) sind in einer Metaanalyse mit einer Mortalitätsverringerung bei Dialysepatienten assoziiert (Wu et al. 2021). Der Tagesbedarf an Magnesium liegt bei ca. 300 mg. Der einfachste Weg zur Anhebung der Magnesiumspiegel besteht in der Anhebung der Dialysatkonzentration von den üblichen 0,5 mmol/l auf 1 mmol/l.

Kalzium

Dialysepatienten leiden fast immer unter einer **Nebenschilddrüsenüberfunktion** (Hyperparathyreoidismus). Durch Kalziumgabe können erhöhte Parathormonwerte supprimiert werden. Andererseits besteht durch die Kalziumgabe – insbesondere bei gleichzeitiger Einnahme von Vitamin-D-Präparaten – die Gefahr einer positiven Kalziumbilanz. Diese ist charakterisiert durch erhöhte Serum-Kalziumwerte und Gefäßverkalkungen. Die KDIGO-Leitlinien empfehlen daher eine Beschränkung der täglichen Kalziumzufuhr auf 1.500 mg, aber auch Beschränkungen bis auf 1.000 mg/Tag werden genannt, da bei Dialysepatienten eine positive Kalziumbilanz ab einer Zufuhr von 1,5 g/Tag gesehen wurde (Hill Gallant und Spiegel 2017).

Vitamine

Durch eine „gesunde" Ernährung kann der Vitaminbedarf in der Regel auch über die Nahrung gedeckt werden. Die Wässerung von Lebensmitteln (Kartoffeln) zur gewünschten Kaliumreduktion führt auch zu einem Verlust an wasserlöslichen Vitaminen, sodass die meisten Ärzte ihren dialysepflichtigen Patienten wasserlösliche Vitamine in Tablettenform verschreiben, um eine Hypovitaminose sicher auszuschließen (Tattersall, Martin-Malo und Pedrini 2007).

Der Nutzen einer **Vitamin-D-Gabe** außerhalb der Osteoporosetherapie konnte bislang in Studien an nierengesunden und nierenkranken Patienten nicht gezeigt werden.

Ein **Vitamin-K-Mangel,** der je nach Messmethode bis zu 90 % der Dialysepatienten betrifft, wird als ursächlich für die hohe Verkalkungsgefahr (Atherosklerose, Mediasklerose) bei diesen Patienten gesehen. Studien zum Nutzen einer Vitamin-K-Therapie bei Dialysepatienten sind aber noch nicht abgeschlossen.

Blutlipide

Eine Reihe von randomisierten Studien (4-D, Aurora, Sharp) zeigte bei Hämodialysepatienten keinen positiven Effekt einer Senkung der Cholesterinwerte auf kardiovaskuläre Ereignisse (Baigent et al. 2011). Studien zu einer Verlängerung der Überlebenszeit von Dialysepatienten bei cholesterinarmer Kost liegen nicht vor. Es gibt daher auch keine Empfehlungen für eine fettarme Kost bei Dialysepatienten. Gemäß den Empfehlungen für die Allgemeinbevölkerung sollten 30 bis 35 Prozent der Energiezufuhr aus Fett stammen.

FALLBEISPIEL

61-jähriger Mann, Größe 1,76 m, Trockengewicht 83,5 kg.

- Seit Beginn der Dialysepflichtigkeit frühberentet, depressive Stimmungslage aufgrund der plötzlichen Erkrankung, alleinstehend
- Niereninsuffizienz KDIGO-Stadium 5 mit Hämodialysetherapie bei Nierenzellkarzinom der rechten Niere, Tumornephrektomie rechts, Nierenagenesie der linken Niere
- Aktuell Hyperkaliämie (bei Anurie) und Hyperphosphatämie
- Professionelle Ernährungsberatung über ärztliche Notwendigkeitsbescheinigung nach § 43 SGB V

Ziele der Ernährungstherapie

➢ Kap. 25.4.1.

Beratungsinhalte

- Bedarfsdeckende Energie- und Nährstoffversorgung
- Kaliummanagement
- Phosphatmanagement mit Phosphatbindertherapie mit jeweils individueller Handlungsanleitung für die praktische Umsetzung
- Bewältigungsstrategien zur Trinkmengenbeschränkung (max. 800 ml/Tag)
- Möglichkeiten zur Einschränkung des Kochsalzkonsums

Die Beratungsinhalte werden in fünf Beratungseinheiten zu jeweils 60 Minuten vermittelt.

Außerhalb dieser Beratungen wird dem Patienten die Möglichkeit gegeben, an einem Kochkurs für Patienten mit Hämodialysetherapie teilzunehmen. Organisator dieser regelmäßig stattfindenden Kochveranstaltung ist das Dialysezentrum in Zusammenarbeit mit einer Diätassistentin. Die Finanzierung der Maßnahme erfolgt über Sponsoren und Eigenbeteiligung der Teilnehmer. Die Kochveranstaltung dient der Motivation und Wissensauffrischung.

25.4.4 Mangelernährung

Wie bereits zuvor dargestellt, besteht die größte Gefahr einer Nierenerkrankung darin, dass die diätetischen Beschränkungen letztlich zu einer Mangelernährung der Patienten führen. Die Situation hat sich in den vergangenen Jahren gebessert, sodass heute nicht mehr 40 bis 70 %, sondern nur noch 18 % der Dialysepatienten mangelernährt sind (Wolfson 2013). Die Marker der Malnutrition gehören immer noch zu den besten Mortalitätsprädiktoren von Dialysepatienten (Owen et al. 1993). Früher wurde die Mangelernährung auf den dialysebedingten Eiweißverlust zurückgeführt und daher **Protein-Energy Wasting (PEW)** genannt. Eine Vielzahl weiterer Faktoren trägt allerdings dazu bei, die besser mit dem Begriff **chronic disease-related malnutrition (C-DRM)** beschrieben werden (➢ Kap. 19).

INFO

Ursachen der Malnutrition: chronic disease-related malnutrition (C-DRM)

- Gesteigerter Proteinkatabolismus (auch bei gut genährten Dialysepatienten)
- Erhöhter Energiebedarf
- Proinflammatorischer Status (MIA-Syndrom)
- Metabolische Azidose

- Anorexie durch Urämietoxine bei zu geringer Dialysedosis
- Diätetische Restriktionen
- Verzögerte Magenentleerung (Gastroparese) insbesondere bei Patienten mit Diabetes und bei Patienten mit erhöhtem intraabdominellem Druck bei Peritonealdialyse (PD)
- Verändertes Geschmacksempfinden
- Psychosoziale Probleme
- Demenz
- Störung des Geruchsempfindens
- Depression
- Dialysebedingter Nährstoffverlust
  - Verpasste Mahlzeit
  - Aminosäureverlust (4–10 g/Tag bei HD, 5–15 g/Tag bei PD)
- Medikamente (Eisenpräparate, Vitamin-D-Überdosis, Antibiotika etc.)
- Häufige Hospitalisierungen
- Armut

Diagnose

Kein einzelner Parameter, sondern eine Kombination verschiedener Parameter erlaubt die Diagnose einer Mangelernährung. Mindestens zwei der in ➤ Tab. 25.3 genannten Parameter müssen vorliegen, um die Diagnose zu sichern (die gebräuchlichsten sind fett ausgezeichnet).

MERKE

Ein starker Hinweis auf eine Mangelernährung ist in Stadium 1 bis 3a eine Proteinzufuhr (nPCR) < 0,6 g/kg KG/Tag bzw. in den Stadien 3b bis 5 < 0,8 g/kg KG/Tag oder eine Energieaufnahme von < 25 kcal/kg KG/Tag in allen Stadien.

Therapie

Bei Hinweis auf eine Mangelernährung ohne andere Ursachen (z. B. Infekt, schlechter Zahnstatus, unzureichende Dialysedosis, Gastritis, Malignom) stehen die in ➤ Abb. 25.1 dargestellten Therapiemöglichkeiten zur Verfügung.

Die **intradialytische parenterale Ernährung** konnte in einer kontrollierten Studie mit 186 Dialysepatienten keinen Nutzen zeigen (Cano et al. 2007) und ist teuer. Sie sollte daher nur in absoluten

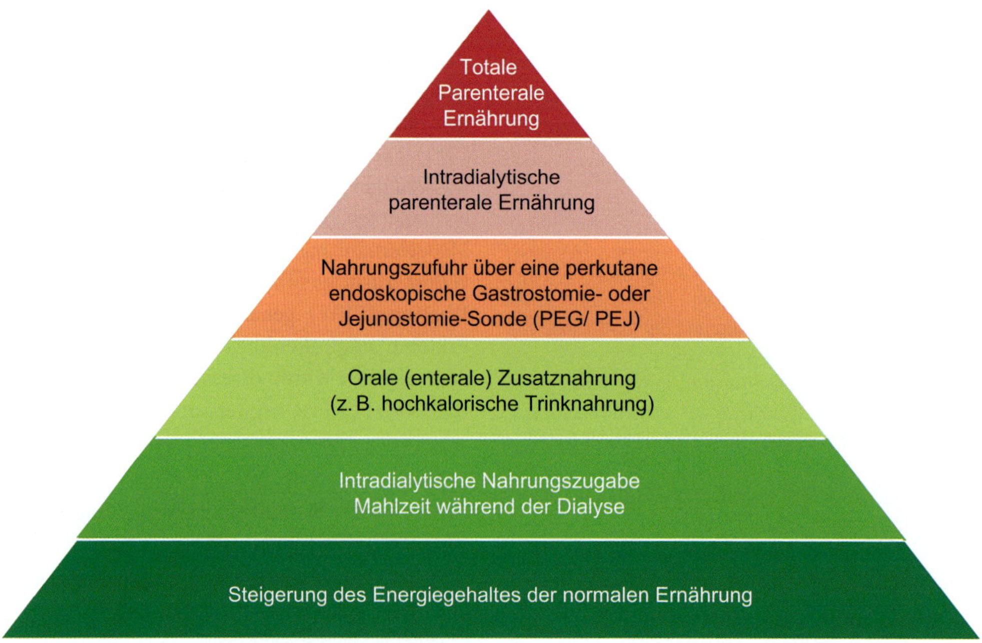

Abb. 25.1 Therapiemöglichkeiten bei Mangelernährung ohne andere Ursachen [L143]

Tab. 25.3 Parameter zur Diagnose einer Mangelernährung

Methode	Kommentar
SGA*, Ernährungsprotokoll	**SGA**-Kategorien: A = keine Mangelernährung; B = Risiko für Mangelernährung; C = manifeste Mangelernährung
	Ernährungsprotokoll: Energiezufuhr < 25 kcal/kg KG/Tag über > 2 Mon. (also mind. 2 Protokolle)
Laborwerte	**S-Albumin** < 38 g/l (schwerer Fall < 30 g/l)
	Präalbumin < 30 mg/dl
	Cholesterin < 100 mg/dl
	nPCR**
Anthropometrie	**BMI** < 20–23 kg/m²
	Gewichtsverlust oder Muskelmasseverlust (Oberarmumfang) > 5 % in 3 Mon. oder 10 % in 6 Mon.
	Handkraftmessung mit Dynamometer
BIA***	• Fettmasse < 10 % der Gesamtkörpermasse
	• Muskelmasseverlust > 5 % in 3 Mon. oder 10 % in 6 Mon.

* SGA = Subjective Global Assessment
** nPCR = normalized Protein Catabolic Rate
*** BIA = Bioimpedanzanalyse

Ausnahmefällen (Kontraindikation gegen enterale Ernährung auch über PEG) erwogen werden. Der Wert einer **intradialytischen oralen Nahrungsgabe** wird kontrovers diskutiert. Eine retrospektive Analyse mit 31.419 Patienten untersuchte den Effekt der intradialytischen Ernährung auf die Gesamtmortalität über ein Jahr. Hier zeigte sich eine um 34 % gesenkte Mortalität in der Interventionsgruppe (Lacson et al. 2012). Trotz Blutdruckabfall und Effektivitätsverlust führt also die intradialytische Ernährung zu einem verbesserten Überleben und sollte nur Patienten mit einer signifikanten intradialytischen Hypotonie vorenthalten werden.

Sollte der Patient so weit in die Mangelernährung geraten sein, dass eine eigenständige Nahrungsaufnahme nicht mehr möglich ist, kann die Anlage einer **perkutanen endoskopischen Gastrostomie- oder Jejunostomie-Sonde (PEG, PEJ)** erwogen werden. In diesem Stadium der Mangelernährung besteht häufig eine Hypophosphatämie, sodass auf eine phosphatarme Kost in diesem Stadium nicht zu achten ist. Die orale Nahrungsaufnahme sollte auch unter dieser Maßnahme fortgeführt werden. Bei Bauchfelldialysepatienten ist die PEG-Anlage aufgrund des Peritonitisrisikos nicht möglich.

FALLBEISPIEL

35-jähriger Mann, Größe 1,89 m, Gewicht 73 kg, BMI 20/m²

- KDIGO-Stadium 5 mit Peritonealdialysetherapie (seit 3 Jahren)
- Gewichtsverlust von 8 kg innerhalb von 3 Monaten
- SGA-Screening (➤ Tab. 25.3) zwischen Score B (Risiko für eine Mangelernährung) und Score C (manifeste Mangelernährung)

Mögliche Ursachen: diätetische Restriktionen durch fehlende Kenntnis und Druck durch Dialysepersonal, ungenügende Nährstoffzufuhr, Phosphatbindertherapie (fehlende Adhärenz zur Tablettenmenge und -einnahme), zunehmend depressive Stimmungslage.

Soll-Ist-Vergleich nach fünftägigem Ernährungsprotokoll

- **Energie:**
  - Soll: 2.848 kcal (40 kcal/kg KG) inklusive Dialysatenergie
  - Ist: Ø 2.200 kcal
- **Protein:**
  - 102 g/Tag (1,4 g/kg KG/Tag)
  - Ø 75 g

Ernährungstherapeutische Intervention

- Energie- und Nährstoffsteigerung durch Optimierung der Nährstoffzufuhr über natürliche Lebensmittel, geeignete Lebensmittelauswahl, Zugabe von Fetten. Eine Erhöhung der leicht resorbierbaren Kohlenhydrate ist bei Peritonealdialyse nicht optimal (Glukosegehalt des Dialysats).
- Zusätzliche Verordnung von hochkalorischer Trinknahrung nach AM-RL Kap. I § 23
- Ernährungsberatung nach ärztlicher Notwendigkeitsbescheinigung (§ 43 SGB V):
  - Individuelles Phosphatmanagement inklusive Anpassung der Phosphatbindertherapie
  - Anleitung zum eigenverantwortlichen Handeln
- Regelmäßige Kontrollen über SGA-Screening und Ernährungsprotokoll

25

MERKE

Die Ernährungstherapie nierenkranker Patienten stellt sowohl für den betreuenden Arzt als auch für die Diätassistenten eine große Herausforderung dar. Die normalen Ernährungsgewohnheiten des Patienten sollten so weit wie möglich berücksichtigt werden, um die Compliance mit der Vielfalt von Vorschriften zu fördern.

Eine Übersicht über die praktische Umsetzung der DASH-Diät gibt ➤ Tab. 25.4.

Tab. 25.4 Praktische Umsetzung der DASH-Diät, adaptiert an deutsche Essgewohnheiten (Mahan und Escott-Stump 2004, Höfler und Spengart 2018)

Lebensmittelgruppe	Tägliche Portionen	Portionsgrößen	Beispiele
Getreide und Getreideprodukte	7–8	• 1 Scheibe Brot • 2 Scheiben Knäckebrot • 60 g Reis (roh) • 60 g Teigwaren (roh) • 25 g Getreideflocken	Vollkornbrot, Vollkorntoast, Vollkornbrötchen, Knäckebrot, Schüttelbrot, Haferflocken, Cornflakes (ungezuckert) und andere Getreideflocken
Gemüse	4–5	• Ca. 100 g Gemüse • Ca. 100 g Kartoffeln • Ca. 50 g Salat	Möhren, Brokkoli, Blumenkohl, Fenchel, Bohnen, Erbsen, Kohlrabi, Spinat, Lauch, Sellerie, Rotkohl, Weißkohl, Tomate, Zucchini, Gurke, Paprikaschote, Aubergine, Kartoffeln, alle Blattsalate
Obst	4–5	• 200 ml Saft • 120–150 g Frischobst • 20 g Trockenfrüchte • 120 g gefrorene oder Früchte aus der Konserve	Äpfel, Birnen, Beerenfrüchte, Zitrusfrüchte, Pfirsiche, Aprikosen, Bananen, Ananas, Weintrauben, Rosinen, Feigen und andere Trockenfrüchte, Fruchtcocktail, Kirschen, Zwetschen, Fruchtsäfte
Milchprodukte (fettarm)	2–3	• 250 ml Milch • 250 g Joghurt • 40 g Käse	• Milch, Joghurt und Dickmilch mit 1,5–1,8 % Fett • Buttermilch, Magerquark, körniger Frischkäse, Käse bis 30 % Fett i.Tr.
Fleisch, Fisch, Geflügel	Max. 2	80 g Fleisch, Geflügel oder Fisch, gegart	• Nur magere Fleischteile verwenden; sichtbares Fett entfernen, Geflügel ohne Haut • Garverfahren: Braten, Grillen, Kochen
Nüsse, Samen, Hülsenfrüchte	4–5 pro Woche	• 40 g Nüsse, 15 g Samen • 40–50 g Hülsenfrüchte (getrocknet)	Mandeln, Haselnüsse, gemischte Nüsse, Sonnenblumenkerne, Linsen, getrocknete Bohnen und Erbsen
Fette und Öle	2–3	• 5 g Halbfettmargarine • 1 TL Salatmayonnaise • 10 g Salatsoße (leicht) • 5 g Pflanzenöl	Oliven-, Raps-, Maiskeim-, Sonnenblumenöl
Zucker und gezuckerte Lebensmittel	5 pro Woche	• 5 g Zucker • 10 g Konfitüre oder Gelee • 15 g Gummibärchen • 250 ml Limonade	Zucker oder Honig, Gummibärchen, Geleefrüchte, Bonbons, Fruchtsaftgetränke, Sorbet, Eis und andere Süßwaren sollen einen niedrigen Fettgehalt aufweisen.

LITERATUR

Baigent C et al. The effects of lowering LDL cholesterol with simvastatin plus ezetimibe in patients with chronic kidney disease (Study of Heart and Renal Protection): a randomised placebo-controlled trial. Lancet, 2011;377: 2181–2192.

Brunori G et al. Efficacy and safety of a very-low-protein diet when postponing dialysis in the elderly: a prospective randomized multicenter controlled study. Am J Kidney Dis, 2007;49: 569–580.

Cano NJ et al. Intradialytic parenteral nutrition does not improve survival in malnourished hemodialysis patients: a 2-year multicenter, prospective, randomized study. J Am Soc Nephrol, 2007;18: 2583–2591.

Chazot C et al. Is there any survival advantage of obesity in Southern European haemodialysis patients? Nephrol Dial Transplant, 2009;24: 2871–2876.

Clark WF et al. Effect of Coaching to Increase Water Intake on Kidney Function Decline in Adults With Chronic Kidney Disease: The CKD WIT Randomized Clinical Trial. JAMA, 2018;319: 1870–1879.

Doria A et al. Serum Urate Lowering with Allopurinol and Kidney Function in Type 1 Diabetes. N Engl J Med, 2020;382: 2493–2503.

Fink HA et al. Screening for, monitoring, and treatment of chronic kidney disease stages 1 to 3: a systematic review for the U. S. Preventive Services Task Force and for an American College of Physicians Clinical Practice Guideline. Ann Intern Med, 2012;156: 570–581.

Foley RN, Gilbertson DT, Murray T et al. Long interdialytic interval and mortality among patients receiving hemodialysis. N Engl J Med, 2011;365: 1099–1107.

Goraya N, Munoz-Maldonado Y, Simoni J et al. Fruit and Vegetable Treatment of Chronic Kidney Disease-Related Metabolic Acidosis Reduces Cardiovascular Risk Better than Sodium Bicarbonate. Am J Nephrol, 2019;49: 438–448.

Hill Gallant KM, Spiegel DM. Calcium Balance in Chronic Kidney Disease. Curr Osteoporos Rep, 2017;15: 214–221.

Höfler E, Spengart P. Praktische Diätetik, Grund, Ziele und Umsetzung der Ernährungstherapie. 2. A. Stuttgart: Wissenschaftliche Verlagsgesellschaft, 2018

Kanji T, Gandhi M, Clase CM et al. Urate lowering therapy to improve renal outcomes in patients with chronic kidney disease: systematic review and meta-analysis. BMC Nephrol, 2015;16: 58.

Kimmel PL et al. Interdialytic weight gain and survival in hemodialysis patients: effects of duration of ESRD and diabetes mellitus. Kidney Int, 2000;57: 1141–1151.

Knight EL, Stampfer MJ, Hankinson et al. The impact of protein intake on renal function decline in women with normal renal function or mild renal insufficiency. Ann Intern Med, 2003;138: 460–467.

Kovesdy CP et al. Serum and dialysate potassium concentrations and survival in hemodialysis patients. Clin J Am Soc Nephrol, 2007;2: 999–1007.

Lacson E, Wang W, Zebrowski B et al. Outcomes associated with intradialytic oral nutritional supplements in patients undergoing maintenance hemodialysis: a quality improvement report. Am J Kidney Dis, 2012;60: 591–600.

Mahan LK, Escott-Stump S. Food, nutrition & diet therapy. 11th edition, Saunders 2004.

Mc Causland FR, Waikar SS, Brunelli SM. Increased dietary sodium is independently associated with greater mortality among prevalent hemodialysis patients. Kidney Int, 2012;82: 204–211.

Menon V et al. Effect of a very low-protein diet on outcomes: long-term follow-up of the Modification of Diet in Renal Disease (MDRD) Study. Am J Kidney Dis, 2009;53: 208–217.

Movilli E et al. Association between high ultrafiltration rates and mortality in uraemic patients on regular haemodialysis. A 5-year prospective observational multicentre study. Nephrol Dial Transplant, 2007;22: 3547–3552.

Noori M et al. Association of dietary phosphorus intake and phosphorus to protein ratio with mortality in hemodialysis patients. Clin J Am Soc Nephrol, 2010;5: 683–692.

Owen WF, Lew NL, Liu Y et al. The urea reduction ratio and serum albumin concentration as predictors of mortality in patients undergoing hemodialysis. N Engl J Med, 1993;329: 1001–1006.

Saglimbene VM et al. Fruit and Vegetable Intake and Mortality in Adults undergoing Maintenance Hemodialysis. Clin J Am Soc Nephrol, 2019;14: 250–260.

Schmidt DS, Salahudeen AK. Obesity-survival paradox-still a controversy? Semin Dial, 2007;20: 486–492.

Tattersall J, Martin-Malo M, Pedrini L. European best practice guidelines on haemodialysis Nephrol Dial Transplant, 2007;22: S1–40.

Tonelli M, Sacks F, Pfeffer M et al. Relation between serum phosphate level and cardiovascular event rate in people with coronary disease. Circulation 2005;112: 2627–2633.

Vegter S et al. Sodium intake, ACE inhibition, and progression to ESRD. J Am Soc Nephrol 2012;23: 165–173.

Wolfson M, in UpToDate. (Wolters Kluwer, 2013)

Wu H et al. Prognostic Value of Serum Magnesium in Mortality Risk among Patients on Hemodialysis: A Meta-Analysis of Observational Studies. Kidney Dis (Basel), 2021;7: 24–33.

KAPITEL

26 Osteoporose

W. Alexander Mann

Zusammenfassung

- Osteoporose ist mit einer **Prävalenz von fünf bis acht Prozent** eine häufige Erkrankung. In Deutschland sind ca. sechs Millionen Menschen davon betroffenen.
- Nur die Hälfte der Fälle ist bekannt, nur ein Viertel der Fälle wird angemessen behandelt.
- **Osteoporotische Frakturen** sind wesentliche Gründe für Morbidität und Mortalität.
- **Eine Osteoporose ist in vielen Fällen vermeidbar oder behandelbar.** Die Ernährung spielt hierbei eine wesentliche Rolle.

26.1 Einleitung

Osteoporose als Erkrankung des Bewegungsapparats ist eine der wichtigsten Ursachen für Schmerzen und körperliche Beeinträchtigungen in unserer Gesellschaft und somit ein wesentlicher Faktor für Morbidität und Mortalität. Der zunehmenden Anzahl von Patienten mit Osteoporose stehen sehr gute Möglichkeiten der Diagnostik und Behandlung gegenüber. Eine rechtzeitige Diagnose und angemessene Behandlung der Osteoporose ist daher eine der großen Herausforderungen der Medizin. Dieses Kapitel fasst Grundlagen der Epidemiologie, der Krankheitsentstehung und des klinischen Erscheinungsbildes sowie die aktuellen Behandlungsansätze zusammen. Ein besonderer Schwerpunkt wird auf die Ernährungstherapie gelegt.

26.2 Definition

Osteoporose ist eine systemische Erkrankung des Skelettsystems mit einer Verringerung der Knochenmasse und Veränderung der Mikroarchitektur des Knochengewebes sowie einer daraus folgenden Erhöhung der Knochenbrüchigkeit und des Frakturrisikos.

Eine **primäre Osteoporose** entsteht aus einem Ungleichgewicht von Knochenaufbau durch Osteoblasten und Knochenabbau durch Osteoklasten meist als Folge natürlicher hormoneller und metabolischer Veränderungen (z. B. nach der Menopause). Eine **sekundäre Osteoporose** als Folge einer definierten Erkrankung liegt in etwa 5 % der Fälle vor (z. B. Hyperparathyreoidismus, Hyperthyreose, Diabetes mellitus, chronische Nieren- und Lebererkrankungen, Malabsorptionssyndrom, Pankreasinsuffizienz, Malignome oder als Medikamentennebenwirkung).

26.3 Epidemiologie

Osteoporose kann in jedem Lebensalter auftreten, sowohl bei Männern als auch bei Frauen sowie in allen ethnischen Gruppen. In Deutschland geht man aktuell von einer Prävalenz von 5 bis 8 % aus, d. h. von mehr als sechs Millionen Osteoporosepatienten. Personen im Alter über 50 Jahren haben das größte Risiko für eine Osteoporose und osteoporotische Frakturen. Mehr als jede zweite Frau über 50 Jahren und mehr als jeder fünfte Mann wird im Lauf des Lebens eine osteoporotische Fraktur erleiden.

Die Gesamtzahl an **Wirbelkörperfrakturen** liegt bei über 200.000/Jahr, die der **Schenkelhalsfrakturen** bei über 120.000/Jahr. Aktuelle Zahlen zeigen eine deutliche Zunahme der Frakturhäufigkeit (Rupp et al. 2021). Die Immobilisation und Komplikationen, die mit einer osteoporosebedingten Fraktur verbunden sind, führen zu einer Mortalität von über 20 % im ersten Jahr nach einem Frakturereignis. Damit liegt die Sterblichkeit einer manifesten Osteoporose im ersten Jahr nach einer Fraktur im Bereich derjenigen von bösartigen Erkrankungen. Abgesehen von der Morbidität und Mortalität hat die Osteoporose eine erhebliche finanzielle Bedeutung für das Gesundheitssystem (Häussler et al. 2007). Neben den unmittelbaren Kosten durch eine Fraktur entstehen zusätzliche Belastungen durch einen erhöhten Pflegeaufwand. Etwa 20 % der Patienten bleiben dauerhaft pflegebedürftig.

26.4 Ursachen

Der Knochen ist kein statisches Organ, sondern befindet sich in einem ständigen Umbauprozess. Jährlich werden ca. 8 % des Knochens umgebaut. Überwiegt die katabole Seite, folgt eine Minderung der Knochendichte bis hin zur Osteoporose. Bis zum Alter von etwa 30 Jahren überwiegt die anabole Seite, der Knochen befindet sich im Aufbau. Die höchste Knochendichte wird in diesem Alter erreicht, wichtige Faktoren in der Aufbauphase sind Ernährung und körperliche Bewegung. Bei Männern ist die **Knochendichte** aufgrund der höheren Muskelmasse und des höheren Gewichts höher als bei Frauen. Im mittleren Lebensalter bleibt die Knochendichte relativ stabil, neben Ernährung und körperlicher Aktivität haben hormonelle Faktoren einen starken Einfluss. Nach der Menopause folgt bei Frauen, verbunden mit dem Absinken der Östrogene, eine Zeit mit starkem Knochenverlust bis zu 4 %/Jahr. Aufgrund des langsamer sinkenden Testosteronspiegels ist bei Männern der Knochenmasseverlust in dieser Lebensphase geringer. Genetische Faktoren spielen ebenfalls eine wichtige Rolle (v. a. erkennbar an der positiven Familienanamnese).

MERKE

Die Knochenspitzenmasse ist vor allem abhängig von Ernährung, Bewegung, Hormonen und genetischen Faktoren. Präventiv beeinflussbar sind insbesondere Ernährungs- und Bewegungsverhalten.

Eine Reihe weiterer Risikofaktoren sind für die Einschätzung des Osteoporose- und Frakturrisikos von großer Bedeutung. Risikofaktoren sind u. a. das Vorhandensein einer vorherigen Fraktur, Abnahme der Körpergröße um $\geq$ 4 cm, Inaktivität, Immobilisation, Alter über 70 Jahre, hohes Sturzrisiko, Familienanamnese, weibliches Geschlecht, kurze Östrogenexposition, geringe Lichtexposition, Umweltgifte, Medikamente, Typ-1- und Typ-2-Diabetes, gastroenterologische Erkrankungen wie entzündliche Darmerkrankungen, Zöliakie und bariatrische Eingriffe. Insbesondere ernährungsabhängige Risikofaktoren sind ein BMI < 20 kg/m^2, Gewichtsabnahme > 10 %, Vitamin-D-Mangel, Kalziummangel, übermäßiger Alkoholkonsum, Vitamin-B_{12}- und Folsäuremangel.

INFO

Risikofaktorenkonzept: Osteoporose ist ein multifaktorielles Geschehen. Die Erhebung der Risikofaktoren ist wesentlich für die Einschätzung des Frakturrisikos und der Therapie.

26.5 Diagnose und Klassifikation

Die Diagnose einer Osteoporose wird durch die klinische Untersuchung sowie bildgebende Verfahren (Röntgen, evtl. CT und MRT) gestellt. Der „Goldstandard" ist aber die **Knochendichtemessung** durch die DXA-Messung (Dual-Energy X-Ray Absorptiometry). Eine Osteoporose liegt vor, wenn die Knochendichte mehr als 2,5 Standardabweichungen unterhalb des Mittelwerts gesunder, junger Vergleichspersonen liegt (T-Wert < -2,5, ➤ Tab. 26.1, WHO 2003). Zur ergänzenden Beurteilung der Knochenqualität kann der **Trabecular Bone Score (TBS)** eingesetzt werden. Der TBS ist ein Parameter für die Bestimmung der Qualität der Mikroarchitektur des

Tab. 26.1 Definition und Klassifikation der Osteoporose nach WHO

Kategorie	T-Score
Normale Knochendichte	> -1
Osteopenie	-1 bis -2,5
Osteoporose	< -2,5
Manifeste Osteoporose	< -2,5 mit Fraktur

Knochens und soll eine zusätzliche Aussage über die Knochenstabilität ermöglichen (Silva et al. 2014).

Fragilitätsfrakturen ereignen sich am häufigsten im Wirbelkörper, in der Hüfte oder im Handgelenk. Die Wirbelkörperfraktur ist die häufigste klinische Manifestation der Osteoporose und Osteopenie. Meist wird diese als Zufallsbefund bei einer Röntgenaufnahme oder in der DXA-Messung festgestellt. Die Frakturen treten typischerweise in der Lumbal- und tieferen Thoraxregion auf und können durch einfache Bewegungen wie Drehen und Heben ausgelöst werden. Eine **Kyphose** („Witwenbuckel") kann als Folge mehrfacher Frakturen entstehen. Die Osteoporose ist ohne Frakturen in der Regel schmerzfrei, Schmerzen weisen auf Frakturen oder andere Knochenerkrankungen hin.

Die Diagnostik sollte ab einem 10-Jahres-Frakturrisiko von > 20 % durchgeführt werden. **Sie umfasst neben der klinischen Untersuchung bildgebende Verfahren (v. a. DXA-Messung)** und eine Laboranalytik (Serum-Kalzium, Serum-Phosphat, Kreatinin-Clearance, alkalische Phosphatase, GGT, Blutbild, BSG, CRP und TSH). Optional sind Serum-Eiweißelektrophorese, Serum-Natrium, TSH, ggf. Knochenumbaumarker, Vitamin D, Testosteron und Kalziumausscheidung. Eine Knochenbiopsie ist meist nicht erforderlich.

Zur Einschätzung des Risikos können Risikoscores eingesetzt werden, z. B. der DVO-Score (DVO-Leitlinie, 2017). Einfach anwendbar ist der **Osteoporose-Risikofragebogen** des Dachverbandes Osteologie (DVO 2017). Hier wird eine Osteoporoseabklärung empfohlen, wenn die Punktezahl mindestens 3 beträgt.

FALLBEISPIEL

Frau Niemeyer wird zur Beurteilung des Knochenstoffwechsels vorgestellt. Die Patientin ist 43 Jahre alt, aus der Vorgeschichte ist ein langjähriges Untergewicht, eine mit Schilddrüsenhormon behandelte Hypothyreose und eine Laktoseintoleranz bekannt. Beschwerden bestehen bis auf eine gelegentliche Lumbago nicht, Stürze oder Frakturen haben sich nicht ereignet. Die Familienanamnese ist positiv für eine Osteoporose mütterlicherseits.

Eine Basisdiagnostik ist indiziert und ergibt die folgenden Befunde:

- Körpergröße 174 cm
- Gewicht 53 kg
- BMI 17 kg/m^2
- Guter Allgemeinzustand

Der weitere internistische Befund ist unauffällig, Beweglichkeit und Kraft sind altersentsprechend unauffällig.

Laborchemisch finden sich Kalzium, Phosphat, Kreatinin, alkalische Phosphatase, GGT, Blutbild, BSG, Serum-Eiweiß und Eiweiß-Elektrophorese unauffällig. Der TSH-Wert liegt mit 2,41 mIU/l im Referenzbereich. Vitamin D ist erniedrigt mit 17 ng/ml.

Knochendichtemessung: Der T-Score liegt mit -1,3 im Bereich einer Osteopenie. Der Trabecular Bone Score findet sich mit -0,8 im normalen Bereich.

→ Es wird eine **Ernährungsberatung** durchgeführt mit dem Ziel der Gewichtsnormalisierung und Sicherstellung der Kalziumzufuhr (1.000 mg tgl.). Vitamin D_3 wird mit 1.000 IE/Tag substituiert.

Die Fortsetzung einer bereits früher durchgeführten regelmäßigen körperlichen Bewegung (Fahrradfahren, Fitness) wird besprochen, mit besonderer Berücksichtigung von Kräftigungsübungen zur Stärkung der Rücken- und Bauchmuskulatur.

26.6 Therapie

Die wichtigsten Ziele der Behandlung sind die Prävention, im weiteren Verlauf die symptomatische Therapie und Verhinderung der Osteoporoseprogression. Wesentliche Faktoren der basistherapeutischen Maßnahmen sind Ernährung, eine adäquate Versorgung mit Vitamin D und körperliche Aktivität. Veränderbare Risikofaktoren (Lebensstil, Medikamente) sollten überprüft und nach Möglichkeit verbessert werden. In Abhängigkeit vom Frakturrisiko ist eine zusätzliche knochenspezifische Pharmakotherapie erforderlich.

26.6.1 Ernährungsmedizinische Aspekte

Untergewicht

Ein Untergewicht und/oder eine Gewichtsabnahme, insbesondere nach einem bariatrischen Eingriff, sowie eine Anorexia nervosa sind Risikofaktoren für eine Osteoporose. Wünschenswertes Behandlungsziel ist das **Erreichen und Halten eines normalen Köpergewichts mit einem BMI > 20 kg/m²** ohne Zunahme in den übergewichtigen Bereich.

Vor dem Hintergrund der steigenden Zahl **bariatrischer Eingriffe** ist in den vergangenen Jahren der Knochen als mitbetroffenes Organsystem Gegenstand eines wachsenden Interesses geworden (Gagnon et al. 2018). Nach einem restriktiven oder malabsorptiven Eingriff kommt es zu einem deutlichen Anstieg der Knochenstoffwechselparameter mit einem Überwiegen des Knochenabbaus, zu einer Abnahme der Knochendichte (bis zu ca. 10 % im ersten Jahr postoperativ) und einem folgenden Anstieg des Frakturrisikos. Eine wesentliche Rolle spielt die (gewünschte) Malabsorption und ein häufig vorbestehender Vitamin-D-Mangel. Es wird daher eine Zufuhr von 1.200 mg Kalzium (bevorzugt als Kalziumcitrat) und ein Vitamin-D-Spiegel > 30 ng/ml bzw. eine Vitamin-D-Zufuhr von 1.000–3.000 IE/Tag empfohlen. Eine ausreichende Eiweißzufuhr ist ebenfalls zu beachten (1 g pro kg Normalgewicht).

MERKE

Ernährungsmedizinisch besonders relevant sind
- Untergewicht, Gewichtsabnahme und bariatrische Eingriffe,
- Vitamin-D-Mangel,
- Kalziummangel,
- erhöhter Alkoholkonsum.

Vitamin D

Der Zusammenhang zwischen einem Mangel an Vitamin D und Osteoporose oder Rachitis ist unbestritten. Auch weitere chronische Erkrankungen werden damit assoziiert (Bouillon et al. 2022). Bei Risikogruppen und älteren Menschen sollte darum auf einen ausreichenden Vitamin-D-Spiegel geachtet werden. Zu den Risikogruppen für einen Vitamin-D-Mangel gehören neben Patienten mit Osteoporose, Leber- oder Niereninsuffizienz auch untergewichtige sowie adipöse Menschen (ab BMI > 30 kg/m²), außerdem Menschen, die selten ins Freie kommen wie z. B. Pflegebedürftige, oder Menschen, die aus religiösen oder kulturellen Gründen voll verschleiert sind. Wird ein Mangel nachgewiesen, sollte eine **Substitution mit dem Provitamin D_3** erfolgen. Der optimale Vitamin-D-Spiegel ist allerdings nach wie vor umstritten. Während manche Fachgesellschaften einen Grenzwert von 20 ng/ml (50 nmol/l) empfehlen, befürworten die endokrinologischen Fachgesellschaften 30 ng/ml. Zur Erreichung angemessener Vitamin-D-Spiegel ist vor allem die **körpereigene Synthese durch Sonnenlichtbestrahlung der Haut** erforderlich. Im Vergleich hierzu spielt die nahrungsbedingte Aufnahme von Vitamin D mit ca. 80–160 IE/Tag µg/Tag eine deutlich geringere Rolle (➤ Tab. 26.2). Der Tagesbedarf an Vitamin D liegt bei 400–800 IE, in besonderen Fällen zwei- bis dreimal höher. Der therapeutische Bedarf liegt in der Regel bei 800–1.000 IE pro Tag, als sicher gelten bis 4.000 IE pro Tag. Hochdosierte Bolusgaben (z. B. 50.000 IE als Einmalgabe) sind bei älteren Patienten mit einem erhöhten Sturzrisiko verbunden und sollten vermieden werden. Die Datenlage ist nicht konsistent, aktuelle Daten lassen aber bei älteren Menschen mit erhöhtem Sturzrisiko eine Vitamin-D-Dosis bis 1.000 IE/Tag empfehlen

Tab. 26.2 Vitamin-D-Gehalt in ausgesuchten Lebensmitteln

Lebensmittel	Vitamin D (µg/100 g, 1 µg = 40 IE)
Hering	25
Lachs	16
Eigelb	5,6
Makrele	4
Ei (gesamt)	2,9
Pfifferlinge	2,1
Champignons	1,9
Rinderleber	1,7
Butter	1,2
Milch	0,09

(Appel et al. 2020). Als fettlösliches Vitamin sollte Vitamin D mit einer fetthaltigen Mahlzeit eingenommen werden.

Kalzium

Kalzium ist ein entscheidendes Mineral für den Aufbau und Erhalt der Knochensubstanz. Die empfohlene Kalziumzufuhr liegt für Erwachsene bei 1.000 mg/Tag und soll bevorzugt über die Ernährung erfolgen (D-A-CH-Referenzwerte für die Nährstoffzufuhr). Wichtige Kalziumquellen im Essen sind Milch und Milchprodukte, verschiedene Gemüse, ausgesuchte kalziumreiche Mineralwasser sowie einige Nussarten (➤ Tab. 26.3). Bei Nüssen ist der Energiegehalt zu beachten, als alleinige Quelle kommen sie daher nicht in Betracht.

Der Verzicht auf Milch und Milchprodukte aufgrund einer **Laktoseintoleranz** oder einer **veganen Ernährung** kann eine ausreichende Kalziumversorgung erschweren, in diesen Fällen ist eine Supplementation notwendig. Diese kann durch Verwendung kalziumangereicherter Nahrungsmittel (z. B. Sojamilch) und spezieller Säfte auf Frucht-, Nuss- oder Getreidebasis erfolgen. Kann die empfohlene Zufuhr nicht erreicht werden, sollten zusätzlich Kalziumpräparate eingesetzt werden, die in Form von **Kalziumglukonat, Kalziumcarbonat oder Kalziumcitrat** zur Verfügung stehen. Zu beachten ist die dosisabhängig ansteigende Rate gastrointestinaler Nebenwirkungen wie Übelkeit und Diarrhö. Auch wegen der genannten Nebenwirkungen sollte die Kalziumzufuhr über den Tag verteilt erfolgen, am besten im Rahmen mehrerer Mahlzeiten. Andere Nahrungsbestandteile wie Oxalsäure (z. B. in Rhabarber, Spinat oder Mangold), Phytate und Ballaststoffe können die Kalziumaufnahme im Darm vermindern. Koffein kann die renale Kalziumausscheidung fördern. Diese Effekte haben aber bei der üblichen Zufuhr keine relevante Auswirkung auf das Frakturrisiko.

Bei der Behandlung der Osteoporose ist die **gemeinsame Gabe von Kalzium und Vitamin D** wichtig: Eine signifikante Reduktion der Frakturrate konnte nur bei kombinierter Vitamin-D- und Kalziumeinnahme gesichert werden (Weaver CM et al. 2016).

Tab. 26.3 Kalziumgehalt in ausgesuchten Lebensmitteln

Lebensmittel	Kalziumgehalt
Milch, Joghurt	120 mg/100 g
Käse	400–900 mg/100 g
Brokkoli, Grünkohl, Rucola	> 80 mg/100 g
Kalziumreiche Mineralwässer	> 150 mg/l
Haselnüsse, Paranüsse	> 100 mg/100 g

INFO
Neben Vitamin D und Kalzium spielen weitere Nährstoffe eine Rolle im Knochenstoffwechsel. Diskutiert werden hier insbesondere die **Vitamine A, B und K** sowie die Eiweißzufuhr und die **ernährungsbedingte Säurelast.**

Vitamin A

Eine Metaanalyse (Wu et al. 2014) zeigt eine U-förmige Beziehung von Vitamin A und dem Frakturrisiko, sodass eine Vitamin-A-Zufuhr von > 1.500 µg/Tag ungünstig erscheint. Ein möglicher Pathomechanismus ist die Stimulation von Osteoklasten durch Retinolsäure. Eine angemessene Versorgung mit Vitamin A kann im Rahmen einer vollwertigen Ernährung erreicht werden, sodass in der Regel eine Supplementierung nicht notwendig ist.

Vitamin-B-Komplex, Folsäure

Ein Mangel an Vitamin B_2, B_6, B_{12} und/oder Folsäure kann zu einem erhöhten Homozysteinspiegel führen, für den ein Zusammenhang mit einem erhöhten Frakturrisiko diskutiert wird. Eine Evidenz für eine entsprechende Supplementation liegt nicht vor, sodass eine Gabe im Rahmen einer Osteoporoseprävention oder -therapie nicht empfohlen wird.

INFO
Eine **knochengesunde Ernährung** beinhaltet
- normales Körpergewicht (Untergewicht vermeiden),
- angemessene Eiweiß- und Energiezufuhr,

- angemessene Kalziumzufuhr (1.000 mg/d auf mehrere Portionen verteilt),
- angemessene Vitamin-D-Aufnahme/Sonnenexposition, ggf. mithilfe von Supplementen,
- mäßigen Alkoholkonsum, Nikotinverzicht und regelmäßige Bewegung als ergänzende Lebensstilmaßnahmen.

Vitamin K

Vitamin K spielt eine Rolle bei der Bildung und **Aktivierung von Osteocalcin in Osteoblasten** und dadurch bei der Knochenmineralisierung. Auch wenn somit ein plausibler Zusammenhang zwischen Vitamin K und einer Osteoporose erkennbar ist, fehlen belastbare Daten zum Nutzen einer Vitamin-K-Supplementierung (Mott et al. 2019). Deshalb wird die Einnahme von Vitamin K_2 zur Behandlung der Osteoporose und zur Frakturprävention nicht empfohlen. Eine adäquate Vitamin-K-Zufuhr (1 µg/kg/Tag) ist im Rahmen einer vollwertigen Ernährung gewährleistet. Vitamin K_1 ist in insbesondere in grünem Blattgemüse, Vitamin K_2 in tierischen Nahrungsmitteln wie Fleisch, Eiern und Milchprodukten enthalten.

Eiweißzufuhr und alimentäre Säurelast

Die Eiweißzufuhr hat direkte und indirekte Auswirkungen auf eine Osteoporose. Ein Proteinmangel hat negative Auswirkungen auf die Knochenmatrix und führt zu Muskelmasse- und Kraftverlust. Eine hohe Eiweißzufuhr ist mit erhöhter Knochendichte und verminderter Frakturrate verbunden. Als günstig wird eine Eiweißmenge von 0,8–1,5 g/kg Körpergewicht angesehen (O'Keefe et al. 2016). In Bezug auf die Eiweißquelle ist zu berücksichtigen, dass tierische Proteine relativ reich an schwefelhaltigen Aminosäuren sind, welche die Kalziumausscheidung über die Niere fördern. Eine hohe Phosphataufnahme durch den Verzehr von Fleisch, Wurst, Schinken, Schmelzkäse und Fertigprodukten hemmt die Kalziumaufnahme und ist mit einem erhöhten Osteoporoserisiko verbunden. Durch den relativ niedrigeren Gehalt an schwefelhaltigen Aminosäuren sind in dieser Hinsicht pflanzliche Eiweiße günstiger und dementsprechend empfehlenswert. Eine Ernährungsform, die Gemüse, Obst, Nüsse und Vollkornprodukte besonders berücksichtigt, ist somit günstig für die Knochengesundheit und mit einer besseren Knochendichte und einem niedrigeren Frakturrisiko assoziiert (Movassagh et al. 2017).

Alkohol

Eine hohe Alkoholzufuhr (> 50 g/Tag) ist mit einem erhöhten Frakturrisiko verbunden und sollte vermieden werden. Eine moderate oder niedrige Zufuhr war diesbezüglich nicht ungünstig (Zhang et al. 2015).

Kaffee, Tee

Koffein und/oder Teein können bei hohem Konsum die renale Kalziumausscheidung fördern. Bei üblichen Verzehrmengen scheint es keinen Einfluss auf das Frakturrisiko zu geben (Lee 2014).

Nikotin

Nikotin ist ein Risikofaktor für Osteoporose und sollte vermieden werden.

26.6.2 Medikamentenprüfung

Eine begleitende Medikation sollte regelmäßig auf das Risiko-Nutzen-Verhältnis überprüft werden. Dies gilt insbesondere für die folgenden Medikamentengruppen, die das Osteoporose- oder Frakturrisiko erhöhen: Antidepressiva, Antiepileptika, Aromatasehemmer, Glitazone, hormonablative Therapie, orale und inhalative Glukokortikoide, Neuroleptika, orthostatisch wirksame Medikamente, Protonenpumpenhemmer (v. a. bei Langzeiteinnahme), Opioide, Sedativa und Schilddrüsenhormone.

26.6.3 Körperliche Aktivität

Muskelkraft und Koordination sollten durch **regelmäßiges Kraft- und Ausdauertraining** gefördert werden. Dies ist sinnvoll sowohl für die Prävention als auch Behandlung einer Osteoporose. Bei erhöhtem Sturzrisiko und ab der achten Lebensdekade sollte eine Sturzanamnese und ggf. eine Ursachen- und Risikoabklärung erfolgen. Vermeidbare Sturzursachen sollten behandelt bzw. beseitigt werden. Hüftprotektoren sollten zur Frakturvermeidung erwogen und angesprochen werden. Ein Aufenthalt von mindestens 30 Minuten im Freien ist empfehlenswert.

26.6.4 Medikamentöse Therapie

Zusätzlich zu den oben genannten Ernährungs- und Lebensstilmaßnahmen (➤ Kap. 26.6.1, ➤ Kap. 26.6.3) ist in Abhängigkeit vom Frakturrisiko eine knochenspezifische Pharmakotherapie erforderlich. ➤ Tab. 26.4 zeigt einen Überblick über Indikationen zur medikamentösen Therapie.

Grundlage für die Pharmakotherapie sind die jeweils spezifischen Zulassungen, Indikationen, Kontraindikationen unter Berücksichtigung aktueller Leitlinien, die hier nicht im Detail aufgeführt werden. Grundsätzlich können die folgenden knochenspezifischen Substanzen eingesetzt werden:

- **Bisphosphonate** hemmen die Osteoklastenfunktion und vermindern dadurch die Knochenresorption. Die Knochendichte steigt, das Frakturrisiko sinkt. Verfügbar sind Alendronat, Risedronat, Zoledronat für Männer und Frauen sowie Ibandronat für Frauen. Bei oraler Einnahme können eine Ösophagitis und weitere gastrointestinale Nebenwirkungen auftreten, weshalb die Einnahmeempfehlungen konsequent beachtet werden sollen. Kiefernekrosen und atypische Femurfrakturen sind seltene Komplikationen, die vor allem bei Tumorpatienten und intravenöser Gabe auftreten.
- **Denosumab** ist ein humaner monoklonaler Antikörper, der einen Liganden (RANKL) bindet, der die Entwicklung und Funktion von Osteoklasten reguliert. Die bei Männern und Frauen effektiv einsetzbare Substanz wird alle sechs Monate subkutan gespritzt. Überempfindlichkeitsreaktionen können auftreten, selten Kiefernekrosen. Hypokalziämien können auftreten, insbesondere bei Niereninsuffizienz. Wichtig ist, dass die Behandlung nicht unterbrochen wird, da sonst ein rascher Knochenmasseverlust und Frakturen auftreten können. Bei Beendigung der Therapie ist eine Bisphosphonatgabe anzuschließen.

MERKE

Für die beiden genannten antiresorptiven Substanzen sollte vor und unter Therapie eine zahnärztliche Untersuchung durchgeführt werden.

- **Selektive Östrogenmodulatoren** (SERM: Raloxifen, Bazedoxifen) wirken am Knochen wie Östrogen und hemmen die Knochenresorption. Einsetzbar sind sie bei Frauen zur Reduktion des Risikos für Wirbelkörperfrakturen. Zusätzlich ist das Mammakarzinomrisiko vermindert. Nebenwirkungen sind klimakterische Beschwerden und ein leicht erhöhtes Thromboserisiko.
- **Teriparatid** ist ein rekombinantes verkürztes humanes Parathormon. Es stimuliert

Tab. 26.4 Indikationen für eine spezifische Pharmakotherapie (abhängig von Geschlecht, Lebensalter, DXA-Knochendichte und weiteren Risikofaktoren)

Lebensalter (Jahre)		T-Score (nur auf DXA-Werte anwendbar; Wirksamkeit einer medikamentösen Therapie für periphere Frakturen bei T-Score > -2,0 nicht sicher belegt)				
Frau	Mann	-2,0 bis -2,5	-2,5 bis -3,0	-3,0 bis -3,5	-3,5 bis -4,0	< -4,0
50–60	60–70	Nein	Nein	Nein	Nein	Ja
60–65	70–75	Nein	Nein	Nein	Ja	Ja
65–70	75–80	Nein	Nein	Ja	Ja	Ja
70–75	80–85	Nein	Ja	Ja	Ja	Ja
> 75	> 85	Ja	Ja	Ja	Ja	Ja

Knochenaufbau und -abbau und bewirkt eine sehr effektive Steigerung der Knochendichte und eine Reduktion der Frakturrate. Eingesetzt wird es bei Männern und Frauen mit komplizierter Osteoporose und/oder sehr hohem Frakturrisiko. Es wird täglich subkutan gespritzt, die Therapiedauer ist auf zwei Jahre begrenzt. Zu den Nebenwirkungen gehören u. a. Übelkeit und Schwindel. Der Serumkalziumspiegel kann durch die Therapie erhöht werden.
- **Romosozumab** ist ein humaner Sklerostin-Antikörper, der sowohl knochenaufbauend als auch abbauhemmend wirkt. Er wird bei Frauen mit hohem Frakturrisiko eingesetzt und einmal monatlich subkutan verabreicht. Die Anwendung ist auf ein Jahr begrenzt. Bei Patientinnen mit Myokardinfarkt oder Schlaganfall ist die Substanz kontraindiziert.

MERKE
- Bei den genannten knochenanabolen Wirkstoffen ist eine antiresorptive Therapie anzuschließen.
- Eine medikamentöse Osteoporose wird immer von den einleitend genannten Basistherapiemaßnahmen begleitet.

26.7 Versorgungsaspekte

Ernährungsberatung

Eine Ernährungsberatung nach § 43 SGB V ist bei Osteoporose medizinisch sinnvoll und indiziert und wird nach aktuellen DVO-Leitlinien empfohlen, mit dem Ziel, eine angemessene Nährstoffversorgung zu ermöglichen und zu sichern. Beratungsstandards sind über die Fachgesellschaften verfügbar, z. B. über die Deutsche Gesellschaft für Ernährung (DGE 2020).

Die Kosten für die Ernährungsberatung werden von den gesetzlichen und privaten Krankenkassen in unterschiedlicher Höhe übernommen. Voraussetzung für die Kostenerstattung ist eine ärztliche Bescheinigung der medizinischen Notwendigkeit und die Durchführung durch eine zertifizierte Ernährungsfachkraft (Diätassistent, Ökotrophologe, Ernährungswissenschaftler, s. a. ➤ Kap. 1).

Aufgrund der unterschiedlichen Erstattungsumfänge ist ein Kostenvoranschlag sinnvoll.

Verordnung von Kalzium und Vitamin D

Kalzium und Vitamin D sind gemäß der Arzneimittel-Richtlinie Anlage 1 nur bedingt zulasten der gesetzlichen Krankenkassen verordnungsfähig. Möglich ist dies zur Behandlung der manifesten Osteoporose, zeitgleich bei einer höher dosierten Steroidtherapie, als begleitende Gabe bei einer Osteoporosetherapie (z. B. mit einem Bisphosphonat oder Denosumab) und bei einem labordiagnostisch nachgewiesenen relevanten Mangel.

Verordnung einer Knochendichtemessung

Die Knochendichtemessung ist unter folgenden Bedingungen zulasten der gesetzlichen Krankenkassen verordnungsfähig: bei manifester Osteoporose oder zur Klärung einer medikamentösen Behandlungsindikation einer Osteoporose. Die Messung kann nach fünf Jahren wiederholt werden, in Ausnahmefällen wie z. B. einer höher dosierten Steroidtherapie auch früher. Eine präventive Untersuchung ist keine Leistung der gesetzlichen Krankenversicherungen.

Disease-Management-Programm (DMP)

Ein DMP Osteoporose wurde vom Gemeinsamen Bundesausschuss im Jahr 2020 beschlossen, mit dem Ziel, die Versorgung der Patienten mit Osteoporose zu verbessern. Bislang ist eine Implementierung noch nicht umgesetzt, sodass das Programm noch nicht in der Regelversorgung zur Verfügung steht.

26.8 Fazit für die Praxis

Osteoporose ist eine multifaktorielle Erkrankung, deren Behandlung interdisziplinär erfolgt.

Die Ernährungsmedizin leistet dabei einen wichtigen präventiven und auch therapeutischen Beitrag. Wesentliche Ziele sind die angemessene Zufuhr der knochenrelevanten Nährstoffe, insbesondere Kalzium und Vitamin D, zunächst zum Erreichen einer optimalen Knochenspitzenmasse und im Verlauf des Lebens zur Vermeidung eines vorschnellen Knochenabbaus.

LITERATUR

Appel LJ, Michos ED, Mitchell CM et al. The effects of four doses of Vitamin D supplements on falls in older adults. A response-adaptive, randomized clinical trial. Ann Int Med, 2021;174(2): 145–156.

Bouillon R, Manousaki D, Rosen C et al. The health effects of vitamin D supplementation: evidence from human studies. Nature Reviews, 2022;18: 96–110.

Dachverband Osteologie (DVO) (Hrsg.). Prophylaxe, Diagnostik und Therapie der Osteoporose bei postmenopausalen Frauen und Männern – Leitlinie des Dachverbands der deutschsprachigen wissenschaftlichen osteologischen Gesellschaften – Langfassung. 2017. AWMF-Register Nr 183/001.

Deutsche Gesellschaft für Ernährung (DGE) (Hrsg.). Osteoporose. DGE Beratungsstandards. 2020. 1. Auflage. 4.4.21–10.

Deutsche Gesellschaft für Ernährung, Österreichische Gesellschaft für Ernährung, Schweizerische Gesellschaft für Ernährung (Hrsg.). Calcium. In: Referenzwerte für die Nährstoffzufuhr. 2. Auflage, 7. aktualisierte Ausgabe 2021.

Gagnon C, Schafer AL. Bone Health after bariatric surgery. JMBR Plus, 2018;2(3): 121–133.

Häussler B, Gothe H, Göl D et al. Epidemiology, treatment and costs of osteoporosis in Germany – the BoneEVA Study. Osteoporos Int, 2007;18(1): 77–84.

Lee DR, Lee J, Rota M et al. Coffee consumption and risk of fractures: a systematic review and dose response meta-analysis. Bone, 2014;63: 20–28.

Mott A, Bradley T, Wright K et al. Effect of Vitamin K on Bone Mineral Density and Fractures in Adults: an updated systematic review and meta-analysis of randomised controlled trials. Osteoporos Int, 2019;30: 1543–1559.

Movassagh EZ, Vatanparast H. Current evidence on the association of dietary patterns and bone health: a scoping review. And Nutr, 2017;8(1): 1–16.

O'Keefe JH, Bermann N, Carrera-Bastos P et al. Nutritional strategies for skeletal and cardiovascular health: hard bones, soft arteries rather than vice versa. Open Heart, 2016;3(1): e000325.

Rupp M, Walther N, Pfeifer C et al. Inzidenz von Frakturen in der Erwachsenenpopulation in Deutschland. Dtsch Arztebl Int, 2021;118: 665–9.

Silva BC et al. Trabecular bone score: a noninvasive analytical method based upon the DXA image. J Bone Miner Res, 2014;29(3): 518–530.

Weaver CM, Alexander DD, Boushey CJ et al. Calcium plus vitamin D supplementation and risk of fractures: an updated meta-analysis from the national osteoporosis foundation. Osteoporos Int, 2016;27(1): 367–376.

WHO (World Health Organization). Prevention and management of osteoporosis. Report of a WHO scientific group. In: WHO Technical Report Series (2003).

Wu AM, Hunag CQ, Lin ZK et al. The relationship between Vitamin A and risk of fracture: Metaanalysis of prospective studies. J Bone Miner Res, 2014;29(9): 2032–2039.

Zhang X, Yu Z, Yu M et al. Alcohol consumption and hip fracture risk. Osteoporos Int, 2015;26(2): 531–542.

KAPITEL

27

Tobias Warnecke, Rainer Dziewas

Schluckassessment, Dysphagie und Ernährung bei neurologischen Erkrankungen

Zusammenfassung

- Neurologische Erkrankungen sind die häufigste Ursache für Dysphagien.
- Die **neurogene Dysphagie** ist als multiätiologisches Syndrom zu verstehen.
- Mit einer **spezifischen Diagnostik** werden Ätiologie und Störungsmuster identifiziert.
- Ätiologie und Störungsmuster bestimmen die therapeutischen Maßnahmen und die ernährungsmedizinischen Interventionen.
- **Die Behandlung erfolgt im multidisziplinären Team.** Die Therapie setzt sich aus spezifisch neurologischen, logopädischen und seltener auch chirurgischen Therapiemaßnahmen zusammen.
- Außerdem ist ein **gezieltes Ernährungsmanagement** erforderlich.
- Durch das multiprofessionelle Management werden Schlucksicherheit und Schluckeffektivität sowie die Lebensqualität in vielen Fällen erheblich verbessert.

27.1 Einleitung

Schluckstörungen (Dysphagien) kommen in der Allgemeinbevölkerung so häufig vor wie die „Volkskrankheit" Diabetes mellitus und sind damit in der Hausarztpraxis allgegenwärtig. Allein in Deutschland leiden wahrscheinlich etwa fünf Millionen Menschen an einer Dysphagie. Schluckstörungen betreffen 13 % der Gesamtbevölkerung ab einem Lebensalter von 65 Jahren. Die **Prävalenz** von Dysphagien nimmt mit dem Alter zu und beträgt 30 bis 40 % bei älteren unabhängig lebenden Personen. Am höchsten ist die Prävalenz in der Gruppe älterer Patienten mit neurologischen Grunderkrankungen. Mehr als 50 % der Pflegeheimbewohner und bis zu 70 % aller im Krankenhaus behandelten geriatrischen Patienten leiden an einer Dysphagie (Dziewas und Pflug 2020).

Neurologische Erkrankungen stellen die häufigste Ursache von Dysphagien dar (➤ Tab. 27.1). Bei der neurogenen Dysphagie handelt es sich *nicht* um ein einheitliches Krankheitsbild, vielmehr unterscheiden sich die durch die einzelnen neurologischen Krankheitsbilder hervorgerufenen Schluckstörungen hinsichtlich ihrer klinischen Präsentation (Phänotypen), der jeweiligen therapeutischen Optionen und der Prognose erheblich. Dysphagien gehören zu den häufigsten und zugleich gefährlichsten Symptomen vieler neurologischer Erkrankungen und sind mit einem schlechteren Outcome (z. B. Aspirationspneumonie) bis hin zu einer erhöhten Mortalität assoziiert. Die häufigste Form neurogener Dysphagien ist die **schlaganfallbedingte Dysphagie.** Aber auch bei neurodegenerativen Erkrankungen wie Demenz und Morbus Parkinson ist die Dysphagie eine häufige und klinisch relevante Komplikation (Warnecke und Dziewas 2018).

Diagnostik und Therapie neurogener Dysphagien erfolgen nach den Empfehlungen der S1-Leitlinie „Neurogene Dysphagie", herausgegeben von der Deutschen Gesellschaft für Neurologie (DGN) in Zusammenarbeit mit der Deutschen interdisziplinären Gesellschaft für Dysphagie (DGD) (Dziewas et al. 2020).

Tab. 27.1 Häufigkeit von neurogenen Dysphagien bei verschiedenen neurologischen Erkrankungen

Neurologische Krankheitsbilder	Häufigkeit der Dysphagie
Akuter Schlaganfall	50 %
Schädel-Hirn-Trauma	60 %
Morbus Parkinson	80 %
Demenz	20–30 %
Amyotrophe Lateralsklerose	Initial 30 %, nahezu 100 % im Verlauf
Multiple Sklerose	> 30 %
Myasthenia gravis	Initial 15 %, > 50 % im Verlauf
Myositiden	20–85 %, je nach Myositis-Subtyp

27

INFO

Ein wesentliches Hindernis für die adäquate Diagnostik und Therapie neurogener Dysphagien ist die insbesondere im ambulanten Bereich noch nicht flächendeckend zur Verfügung stehende flexible endoskopische Evaluation des Schluckaktes (FEES) als wichtigstes instrumentelles Diagnoseverfahren (Dziewas et al. 2019).

27.2 Diagnose und Klassifikation

FALLBEISPIEL

Frau Meier (56 Jahre alt) hat keine wesentlichen internistischen Vorerkrankungen. In der Hausarztpraxis klagt sie jetzt erstmalig über eine unregelmäßig auftretende Schluckstörung, die es ihr manchmal erschwere, feste Speisen ganz herunterzuschlucken. Es würden dann Reste im Rachen hängen bleiben. Dieses Problem trete besonders oft beim Abendessen auf. In den zurückliegenden drei Monaten habe sie ca. 3 Kilo an Gewicht abgenommen.

In der weiteren dysphagiespezifischen Anamnese ergeben sich keine Hinweise für wiederholte Infekte unklarer Genese. Relevante Arzneimittel, die eine Schluckstörung hervorrufen können, wurden nicht eingenommen. Regurgitationen, Sodbrennen oder Schmerzen beim Schlucken bestehen nicht. Es ergeben sich keine Anhaltspunkte für eine HNO-ärztliche oder gastroenterologische Ursache der Dysphagie. Das Routinelabor ist unauffällig.

Es erfolgt die Überweisung zum Facharzt für Neurologie. Hier ist das Aspirationsscreening unauffällig. In der klinisch-neurologischen Untersuchung finden sich keine weiteren fokalneurologischen Symptome. Zur weiteren phänotypischen Diagnostik wird die Patientin in eine Spezialambulanz für neurogene Dysphagien geschickt. Hier erfolgt eine detaillierte klinische Schluckuntersuchung in Kombination mit einer flexiblen endoskopischen Evaluation des Schluckaktes (FEES).

→ Als wesentliches Störungsmuster wird eine belastungsabhängige pharyngeale Ermüdbarkeit mit zunehmenden Residuen fester Nahrungsboli im Pharynx diagnostiziert. Es besteht damit der hochgradige Verdacht auf eine Myasthenia gravis. Es wird weitere Diagnostik und die Therapieeinleitung stationär in einer Klinik für Neurologie initiiert.

Die leitliniengerechte **Dysphagiediagnostik** besteht üblicherweise aus vier Komponenten (Dziewas und Pflug 2020):

1. Dysphagiespezifische Anamnese
2. Aspirationsscreening und klinisch-neurologische Untersuchung
3. Detaillierte klinische Schluckuntersuchung
4. Instrumentelle Untersuchungsmethoden, insbesondere flexible endoskopische Evaluation des Schluckaktes (FEES)

Neurogene Dysphagien werden anhand des Störungsmusters und des Schweregrads klassifiziert (➤ Tab. 27.2). Das Störungsmuster lässt sich durch Nachweis spezifischer Hauptbefunde bestimmen, hierzu zählen **Leaking** (unkontrolliertes Abgleiten des Bolus aus der Mundhöhle), **gestörte Schluckreflextriggerung, Residuen** (Bolusmaterial verbleibt nach dem Schluckvorgang im Schlucktrakt), **Bewegungsstörungen** (z. B. Tremor oder Bradykinese) und **Ermüdbarkeit** (Verschlechterung der Schluckfunktion mit zunehmender Anzahl an konsekutiven Schlucken) (Warnecke et al. 2021).

Der Schweregrad der Dysphagie wird durch das Ausmaß von **Penetrationen** (Bolusanteile im Larynxeingang oberhalb der Stimmlippen) und **Aspirationen** (Bolusanteile unterhalb der Stimmlippen in der subglottischen Region bzw. Trachea) bestimmt (➤ Tab. 27.3).

Tab. 27.2 Phänotypische Klassifikation neurogener Dysphagien (modifiziert nach Warnecke et al. 2021)

Störungsmuster		Neurologische Erkrankungen
1	Ausgeprägtes Leaking (Störung in der oralen Vorbereitungsphase oder oralen Phase)	Schlaganfall, amyotrophe Lateralsklerose, Demenz
2	Pathologischer (verzögerter/fehlender) Schluckreflex	Schlaganfall, Schädel-Hirn-Trauma
3	Unzureichende pharyngeale Bolusreinigung (pharyngeale Residuen in Valleculae → Sinus piriformis)	Morbus Parkinson, Myopathien
4	Öffnungsstörung des oberen Ösophagussphinkters (pharyngeale Residuen in Sinus piriformis → Valleculae)	Medulla oblongata: Infarkt, Myositiden
5	Komplexe Störung (Kombination aus 1 bis 4, mind. 2 gleichwertige Störungsmuster)	Amyotrophe Lateralsklerose, atypische Parkinson-Syndrome, Guillain-Barré-Syndrom
6	Kombination eines Störungsmusters mit pharyngolaryngealer Bewegungsstörung	Neuroleptikabedingte Dysphagie, idiopathische und atypische Parkinson-Syndrome, Dystonien, Chorea
7	Kombination eines Störungsmusters mit belastungsabhängiger pharyngealer Ermüdbarkeit	Myasthenia gravis, idiopathisches Parkinson-Syndrom

Tab. 27.3 Schweregradklassifikation neurogener Dysphagien (Warnecke und Dziewas 2018)

Grad 0	Keine klinisch relevante neurogene Dysphagie
Grad 1	Leichtgradige neurogene Dysphagie: relevantes Leaking* und/oder Residuen*, aber keine Penetration/Aspiration
Grad 2	Mittelgradige neurogene Dysphagie: Penetration/Aspiration von einer Nahrungskonsistenz
Grad 3	Hochgradige neurogene Dysphagie: Penetration/Aspiration von zwei oder mehr Nahrungskonsistenzen

* Bei sehr stark ausgeprägtem Leaking und/oder schwerwiegenden Residuen kann im Einzelfall auch ohne unmittelbaren Penetrations-/Aspirationsnachweis eine Höherklassifizierung, also auf Grad 2, erfolgen.

27.3 Versorgungsebenen

27.3.1 Hausarztpraxis

Die neurogene Dysphagie ist **kein eigenständiges Krankheitsbild,** sondern ein komplexes Syndrom, das durch ganz unterschiedliche neurologische Erkrankungen bedingt ist. In der Hausarztpraxis kommen neurogene Dysphagien zwar oft vor, die Möglichkeiten zur Diagnostik und Therapie sind hier aber oft nur begrenzt. Der wichtigste Aspekt ist, sicher zu erkennen, bei welchen Patienten eine klinisch relevante Dysphagie vorliegen könnte, um dann die entsprechende zielgerichtete Diagnostik und Therapie zu initiieren.

Zu den diagnostischen Interventionen in der Hausarztpraxis gehören die dysphagiespezifische Anamnese und die Erhebung der Ernährungssituation (➤ Tab. 27.4).

Von den neurogenen Dysphagien müssen Dysphagien infolge von Erkrankungen aus dem Bereich der **HNO-Heilkunde** (z. B. Tumoren oder Entzündungen des Schlucktrakts), aus dem Bereich der inneren Medizin, insbesondere der **Gastroenterologie** (z. B. Zenker-Divertikel, Refluxkrankheit) sowie aus dem Bereich der **Psychiatrie/Psychosomatik** (z. B. Phagophobie) abgegrenzt werden. Dies gilt es beim strukturierten dysphagiespezifischen **Anamnesegespräch** während des Erstkontakts zu bedenken. Dabei erhält der Untersucher auch einen orientierenden Eindruck über den Gesamtzustand des Patienten, seine Vigilanz und Kognition, die Kommunikationsmöglichkeiten und die zu erwartende Compliance. Diese Faktoren sind neben dem Vorhandensein eines Störungsbewusstseins wichtige prognostische Faktoren und ebenso relevant für die Einschätzung der Therapiefähigkeit. Falls der Patient nicht selbst Auskunft geben kann oder die Selbstwahrnehmung eingeschränkt ist, sind die Angehörigen die wichtigste Informationsquelle. In einer verständlichen Form sollten **dysphagiespezifische subjektive Beschwerden** und **objektivierbare Symptome** während der Nahrungsaufnahme abgefragt werden (Dziewas und Pflug 2020).

Auch das ambulante **Therapiemonitoring** und das **Ernährungsmanagement** (➤ Tab. 27.5) werden im weiteren Verlauf vom Hausarzt in regelmäßiger

Tab. 27.4 Diagnostische Interventionen in der Hausarztpraxis bei Verdacht auf eine neurogene Dysphagie

Dysphagiespezifische und strukturierte Anamnese	• Ursächliche Grunderkrankung (sofern bereits bekannt) und Komorbiditäten • Arzneimittelanamnese (v. a. Anticholinergika, Neuroleptika, Benzodiazepine, Statine) • Bisherige Diagnostik und Therapieversuche (Besserung? Komplikationen?) • Veränderung des Ess-/Trinkverhaltens? • Vermeidung bestimmter Nahrungsmittel/Konsistenzen? • Langsameres Essen/veränderte Haltung beim Essen? • Kaustörung? Bleibt nach dem Schlucken Nahrung im Mundraum zurück? (Hinweis auf verringerte Schluckeffektivität) • Ist mehrfaches Nachschlucken erforderlich? (Hinweis auf verringerte Schluckeffektivität) • Läuft Ihnen Speisebrei aus dem Mund oder gelangt etwas in die Nase? Besteht vermehrter Speichelfluss? • Besteht das Gefühl, dass Ihnen das Essen in der Kehle stecken bleibt? (Hinweis auf verringerte Schluckeffektivität) • Haben Sie Schmerzen beim Schlucken? (Falls ja, ist eine neurogene Dysphagie eher unwahrscheinlich) • Haben Sie häufig Sodbrennen? (Falls ja, ist eine neurogene Dysphagie eher unwahrscheinlich) • Kommt es zu Regurgitation, d. h., kommt die Nahrung wieder hoch? (Falls ja, ist eine neurogene Dysphagie eher unwahrscheinlich) • Haben Sie Atemnot beim Schlucken? (Hinweis auf gestörte Schlucksicherheit) • Ist der Klang Ihrer Stimme nach dem Schlucken verändert, sodass Sie sich räuspern müssen? (Hinweis auf gestörte Schlucksicherheit) • Verschlucken Sie sich häufig? Müssen Sie häufig nach dem Schlucken husten? (Hinweis auf gestörte Schlucksicherheit) • Ist ein unbeabsichtigter Gewichtsverlust aufgetreten? (Immer den aktuellen BMI bestimmen) • Kommt es gehäuft zu bronchopulmonalen Infekten oder unklarem Fieber? • Besteht ein Globus- oder Fremdkörpergefühl?
Erheben der Ernährungssituation	• Ernährungszustand? • Momentane Ernährungsweise? • Liegt eine aktuelle Ernährungsempfehlung vor? • Kommt es häufig zu Dehydrierung? • Ernährungssonde? • Versorgung mit Trachealkanüle? • Äußere Lebensumstände/soziale Situation (Beruf, häusliches Umfeld; Hilfestellung durch Familienmitglieder möglich?)

Tab. 27.5 Therapeutische Interventionen in der Hausarztpraxis

Therapiemonitoring	• Gewicht und BMI im Verlauf regelmäßig kontrollieren! • Häufigkeit bronchopulmonaler Infekte und Fieber ungeklärter Ursache dokumentieren!
Ernährungsmanagement	• Kontrolle der Umsetzung von aktuellen Ernährungsempfehlungen • Kontrollen bezüglich Dehydrierung und/oder Malnutrition

Abstimmung mit Logopäden, Neurologen und Ernährungsmedizinern koordiniert.

27.3.2 Facharzt für Neurologie, neurologische Klinik

Um adäquate **protektive und rehabilitative Maßnahmen** bei Patienten mit neurogener Dysphagie einzuleiten, ist es erforderlich, die verursachende neurologische Erkrankung richtig zu diagnostizieren. Darüber hinaus können erst dann für Patienten und Angehörige relevante Aussagen zur Prognose getroffen werden, wenn die Ätiologie einer neurogenen Dysphagie geklärt ist. Die Diagnosesicherung erfolgt durch eine Vorstellung beim Neurologen, je nach Schweregrad und Dringlichkeit im ambulanten oder stationären Setting (Warnecke und Dziewas 2018).

Tritt eine **neurogene Dysphagie zusammen mit weiteren neurologischen Symptomen** auf, lässt sich die Ätiologie oft anhand dieser Symptomkombination nach einer klinisch-neurologischen Untersuchung klären. Bei der Untersuchung wird nach Zusatzsymptomen gefahndet, die auf eine bestimmte neurologische Erkrankung hindeuten können. Zusätzlich gehört das **Aspirationsscreening** zur klinisch-neurologischen Untersuchung (➤ Tab. 27.6) (Dziewas und Pflug 2020).

Abgeleitet aus der **klinisch-neurologischen Untersuchung** können oft zielgerichtete diagnostische (➤ Tab. 27.7, ➤ Abb. 27.1) und therapeutische Maßnahmen eingeleitet werden.

Ist die Dysphagie das klinisch ganz im Vordergrund stehende oder sogar einzige Symptom einer neurologischen Erkrankung, gestaltet sich die Differenzialdiagnostik oft schwieriger. Als Fehldiagnosen werden in solchen Fällen strukturelle Ösophaguserkrankungen oder psychogene Dysphagien vermutet. Keineswegs sollte man sich damit zufriedengeben, eine Dysphagie bloß festzustellen, ohne eine adäquate Ursachenforschung zu betreiben, was in der täglichen Praxis leider immer noch häufiger als bei vergleichbaren neurologischen Symptomen wie z. B. Dysarthrie oder Aphasie geschieht (Warnecke und Dziewas 2018).

Tab. 27.6 Methoden des Aspirationsscreenings

Wasser-Schluck-Tests	• 50- oder 90-ml-Wassertest • Rapid Aspiration Screening in Suspected Stroke • Timed Water Swallow Test • „Dysphagie Limit"-Test • Standardized Swallowing Assessment (SSA) • Toronto Bedside Swallowing Screening Test (TOR-BSST®)
Tests mit mehreren Nahrungskonsistenzen	• Gugging Swallowing Screen (GUSS) • Semisolid Bolus Swallow Test • Volume Viscosity Swallow Test (VVST)
Schutzreflex-Provokationstests	• Schluckprovokationstest (SPT) • Hustenreflex-Provokationstest (Cough Reflex Test, CRT)

Tab. 27.7 Differenzialdiagnostische Interventionen

Neurologie	• Spezifische laborchemische Untersuchungen (z. B. Myasthenie-, Myositis- oder Gangliosid-Antikörper) • Elektromyografie • Elektroneurografie • Evozierte Potentiale • Mittelhirn-Sonografie • Lumbalpunktion
Radiologie, Nuklearmedizin	• MRT des Kopfes • MRT der HWS • Ganzkörper-Muskel-MRT • DaTSCAN
Neurochirurgie, Neuropathologie	Muskelbiopsie

MERKE

Es ist von erheblicher klinischer Bedeutung, bei einer ätiologisch ungeklärten Dysphagie, so wie bei allen anderen neurologischen Symptomen auch, eine umfassende Differenzialdiagnostik (➤ Abb. 27.1) durchzuführen, bevor die endgültige Therapiestrategie gemeinsam vom logopädischen Schlucktherapeuten und behandelnden Arzt festgelegt wird. Auch wenn es zunächst nicht gelingt, die Ursache der Dysphagie zu eruieren, sollte im weiteren Verlauf immer wieder kritisch eine ätiologische Reevaluation erwogen werden.

In Fällen, in denen aufgrund der **Akuität der Dysphagie** ein schnelles Vorgehen nötig ist, sollten die folgenden diagnostischen Maßnahmen rasch durchgeführt werden, weil dadurch relevante, akut behandlungspflichtige neurologische Erkrankungen festgestellt werden können (Warnecke und Dziewas 2018):

- **KM-MRT des Kopfes** (inkl. DWI-Sequenz und Dünnschichtung des Hirnstamms) mit der Frage nach einem akuten Schlaganfall
- **Lumbalpunktion** mit der Frage nach einer Hirnstammenzephalitis, einer Sonderform eines Guillain-Barré-Syndroms oder einer Meningeosis neoplastica
- **FEES-Tensilon-Test** mit der Frage nach einem myasthenen Syndrom

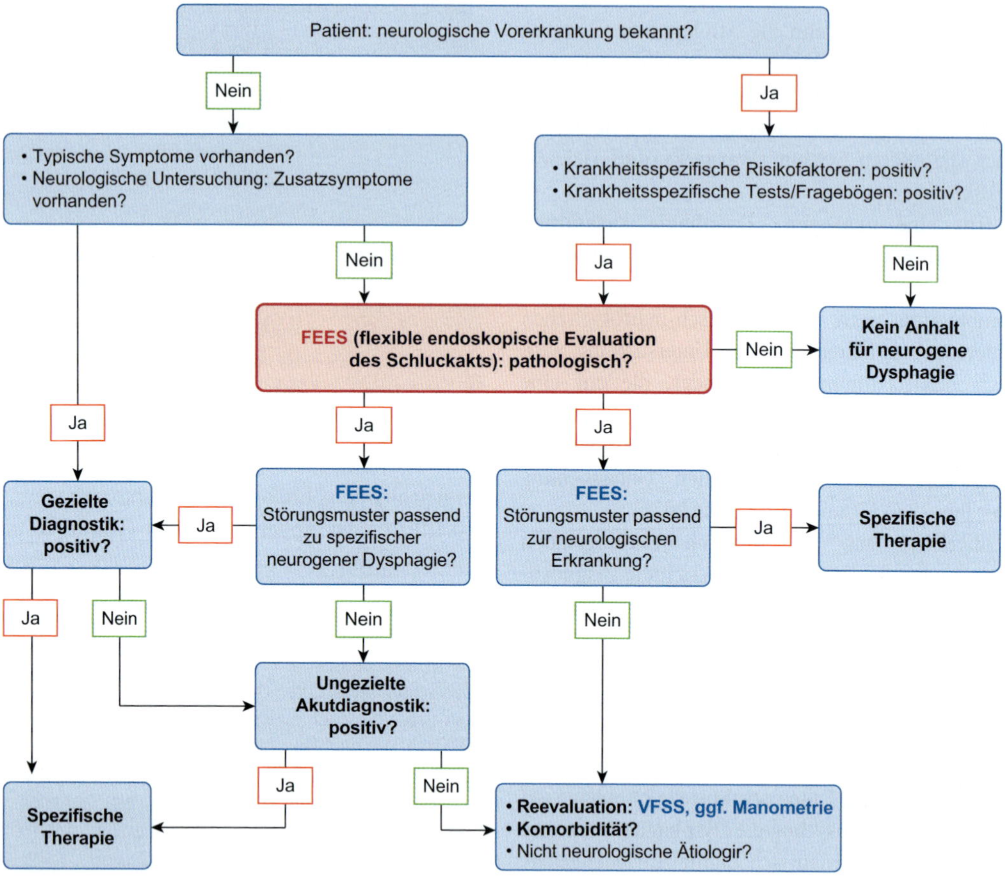

Abb. 27.1 Strukturierter Algorithmus zur Diagnostik neurogener Dysphagien (aus: Warnecke und Dziewas 2018) [L143]
FEES: flexible endoskopische Evaluation des Schluckaktes, VFSS: videofluoroskopische Evaluation des Schluckaktes

INFO

Seit 2015 besteht mit dem **FEES-Curriculum** die Möglichkeit, eine **Zusatzqualifikation in der endoskopischen Schluckuntersuchung** zu erwerben. Diese Weiterbildungsinitiative wurde in Anbetracht der vielfältigen Einsatzmöglichkeiten der FEES bei neurologischen Krankheitsbildern und klinischen Szenarien und des sich hieraus ergebenden Bedarfs an qualifizierter Dysphagiediagnostik von der **Deutschen Gesellschaft für Neurologie (DGN)** und der **Deutschen Schlaganfall-Gesellschaft (DSG)** etabliert, um eine systematische Ausbildung in der endoskopischen Dysphagiediagnostik zu ermöglichen (Dziewas et al. 2014, Dziewas et al. 2016). Auch die **Deutsche Gesellschaft für Geriatrie (DGG)** hat dieses Curriculum 2016 anerkannt. Durch eine Vereinheitlichung der Terminologie, der Untersuchungsalgorithmen und der Befundinterpretation soll die interprofessionelle Kommunikation sowohl innerhalb der einzelnen Behandlungsteams als auch zwischen den im Zeitverlauf in die Behandlung eines Patienten involvierten Einrichtungen (z. B. Akutklinik, Rehabilitationsklinik, ambulante Versorgung) optimiert werden. Da Diagnostik und Therapie von neurogenen Dysphagien viele Disziplinen betreffen, richtet sich diese Weiterbildungsmöglichkeit nicht nur an Neurologen, sondern steht grundsätzlich jedem interessierten Mediziner offen. Zudem bietet sie auch und insbesondere Logopäden die Möglichkeit, sich auf diesem Gebiet zu qualifizieren (nähere Informationen: www.dgn.org/events-fortbildungen/kategorie/fees-fortbildungen).

In Abhängigkeit von der erfolgten Diagnostik stehen für bestimmte neurogene Dysphagien spezifische neurologische Therapien zur Verfügung. Klassische Beispiele sind die **Myasthenia gravis** oder **Parkinson-Syndrome** als Dysphagieursache. Diese spezifischen neurologischen Therapien werden üblicherweise vom behandelnden Neurologen initiiert und monitort.

27.3.3 Logopädische Praxis

Die detaillierte **klinische Schluckuntersuchung (KSU)** fällt in den Aufgabenbereich von Logopäden bzw. Sprachtherapeuten. Sie umfasst neben der Einschätzung des Aspirationsrisikos auch die möglichst genaue Erfassung des Störungsmusters und des Schweregrades einer neurogenen Dysphagie als Basis für die weitere Diagnostik, Kostanpassung und Therapieplanung. Die ausführliche Befunderhebung gliedert sich üblicherweise in zwei Teile:

- **Teil 1: Untersuchung der oropharyngealen Strukturen in der Reihenfolge:**
  - Ruhebeobachtung (Atrophien, Paresen, Tonus, Faszikulationen, Tremor)
  - Reflexprüfung (insb. Husten-, Würge- und Schluckreflex, pathologische orale Primitivreaktionen)
  - Beurteilung von Willkürbewegungen (Kraft, Tempo, Flüssigkeit und Zielgenauigkeit, Symmetrie, Diadochokinese)
  - Sensibilitätsprüfung (Setzen taktiler Reize mit Wattestäbchen)
- **Teil 2: Schluckversuch, meist in der Reihenfolge breiige Kost, Flüssigkeit, feste Kost**

Wichtige Hinweise auf ein **erhöhtes Aspirationsrisiko** sind eine gestörte Gaumensegelbeweglichkeit, gestörtes willkürliches Husten, feuchter Stimmklang und eine verminderte Kehlkopfelevation.

Zur Behandlung von neurogenen Dysphagien, deren primäres Ziel immer eine **aspirationsfreie Ernährung** ist, können Logopäden auf zahlreiche Methoden zurückgreifen. Die für die logopädische Schlucktherapie im Einzelfall am besten geeigneten Therapiebausteine können abhängig von dem für die Dysphagie ursächlichen neurologischen Krankheitsbild stark variieren. Zudem stehen für bestimmte Formen neurogener Dysphagien spezielle medikamentöse und/oder operative Behandlungsoptionen zur Verfügung (➤ Kap. 27.5).

Nach der ätiologischen Diagnostik wird die endgültige Therapiestrategie gemeinsam von Schlucktherapeut und behandelndem Arzt festgelegt. Für eine optimale Therapie neurogener Dysphagien ist außerdem sowohl im stationären als auch ambulanten Setting eine enge **interdisziplinäre Zusammenarbeit** von Neurologen, Logopäden/Sprachtherapeuten, Ernährungsmedizinern, Pflegepersonal, Physiotherapeuten, Ergotherapeuten und Sozialdienstmitarbeitenden eine wesentliche Voraussetzung (Prosiegel et al. 2013).

27.3.4 Ernährungsmedizin

Bei einer neurogenen Dysphagie ist die häufigste adaptive Therapiemaßnahme eine **Einschränkung der oralen Nahrungs- und Flüssigkeitszufuhr,** die bei subakuter und chronischer neurogener Dysphagie auch von den Betroffenen selbst oft mehr oder weniger unbewusst durchgeführt wird. Allerdings kann diese Einschränkung der oralen Nahrungs- und Flüssigkeitsaufnahme zu einer **unzureichenden Nährstoffaufnahme** führen, die je nach Ausprägung und Ernährungsstatus bereits nach kurzer Zeit eine klinische Verschlechterung und Verringerung der funktionellen Reserven des Patienten bewirkt. Insbesondere eine **unzureichende Flüssigkeitsaufnahme** kann innerhalb weniger Tage den Zustand eines Patienten dramatisch verschlechtern. Aber auch eine **zu geringe Energie- und Proteinaufnahme** kann bereits kurz- und mittelfristig weitreichende Konsequenzen für den Patienten und dessen Rehabilitationsfähigkeit mit sich bringen. Für zahlreiche physiologische Funktionen und Parameter, von der Wundheilung über die Immunabwehr bis hin zu Stimmung und Vigilanz, sind die ungünstigen Auswirkungen einer unzureichenden Nährstoffversorgung dokumentiert. Bei Patienten mit chronisch-progredienten neurologischen Erkrankungen und bei Schlaganfallpatienten tritt insbesondere die Beeinträchtigung der Muskelfunktion in den Vordergrund. So tragen nicht nur Lähmungen und allgemeine Immobilität, sondern auch eine unzureichende Energie- und Proteinaufnahme wesentlich zum Verlust von Muskelmasse und -kraft bei und können damit die Funktionalität und Rehabilitationskapazität der Patienten stark beeinträchtigen.

Für die **Diagnostik und Therapie der Mangelernährung (Malnutrition)** aufgrund einer neurogenen Dysphagie sollte optimalerweise die Ernährungsmedizin einbezogen werden (Burgos et al. 2018).

Die Diagnostik der Ernährungssituation zeigt ➤ Tab. 27.8.

Tab. 27.8 Diagnostik der Ernährungssituation

Aktueller Ernährungszustand? (Kondrup et al. 2003, ➤ Kap. 19.4)	• MUST(Malnutrition Universal Screening Tool)-Score für ambulante Patienten • NRS 2002 (Nutritional Risk Screening) für akutmedizinische Patienten • MNA (Mini Nutritional Assessment) für ältere Patienten
Wie groß ist das Flüssigkeits-, Energie- und Proteindefizit angesichts der aktuellen Nahrungszufuhr und des aktuellen Nährstoffbedarfs? (Warnecke und Dziewas 2018)	• Ernährungsprotokolle basierend auf Tellerdiagrammen • Detaillierte Protokollierung der Nahrungsaufnahme über möglichst mehrere Tage mit Berechnung der Energie und Proteinzufuhr durch eine Ernährungsfachkraft • Faustregel für den Energie- und Flüssigkeitsbedarf: 30 kcal/kg KG/d und 30 ml/kg KG/d (Die Werte beziehen sich auf das Zielgewicht und müssen unter Berücksichtigung von körperlicher Aktivität und metabolischer Krankheitsaktivität individuell angepasst werden.)

27.4 Therapieziele

Bei der **spezifischen Therapie der ursächlichen neurologischen Grunderkrankung** ist es von besonderer Bedeutung, die Dysphagie als Zielsymptom regelmäßig zu kontrollieren, um Behandlungseffekte, insbesondere **Schluckeffektivität und Schlucksicherheit,** zu monitoren und ggf. die Therapie anzupassen. Hierfür sind in den meisten Fällen als instrumentelle Verfahren die **FEES und/oder VFSS** unverzichtbar. Für verschiedene neurologische Krankheitsbilder wurden darüber hinaus in den vergangenen Jahren **standardisierte Untersuchungsprotokolle** entwickelt (➤ Tab. 27.9), die eingesetzt werden können, um eine bestmögliche neurologische Therapie der Dysphagie zu gewährleisten (Dziewas und Pflug 2020).

In der **logopädischen Schlucktherapie** werden je nach Therapiezielen folgende Verfahren unterschieden:

- **Restituierende Verfahren** dienen dazu, beeinträchtigte Schluckfunktionen wiederherzustellen oder Restfunktionen zu fördern. Dies erfolgt durch vorbereitende Stimulation (z. B. thermische Reize), Mobilisationstechniken (z. B. Zunge gegen Spatel drücken) und autonome Bewegungsübungen (z. B. Shaker-Übung = Kopf in flacher Rückenlage in bestimmten Abständen heben und senken oder Masako-Manöver = Vorderzunge mit Lippen/Zähnen festalten und schlucken). Zu den restituierenden Verfahren zählt auch die neuromuskuläre Elektrostimulation (NMES).

Tab. 27.9 Standardisierte Untersuchungsprotokolle für neurologische Krankheitsbilder

Krankheitsbild	Protokoll
Schlaganfall	FEDSS: Fiberoptischer endoskopischer Dysphagie-Score für Schlaganfallpatienten (Dziewas et al. 2008)
Morbus Parkinson	FEES-Levodopa-Test (Warnecke et al. 2016)
Myasthenia gravis	FEES-Tensilon-Test (Warnecke et al. 2021)

- **Kompensatorische Verfahren** (Haltungsänderungen, spezielle Schlucktechniken) werden direkt während des Schluckens angewendet, sodass trotz Funktionsbeeinträchtigungen ein effektives und aspirationsfreies Schlucken möglich werden soll.
- **Adaptive Verfahren** umfassen die diätetische Veränderung von Nahrung (z. B. passierte Kost, Andicken von Flüssigkeit) und den Einsatz spezieller Trink- und Esshilfen oder Hilfestellungen während der Nahrungsaufnahme. Die Verwendung texturmodifizierter Diäten und angedickter Flüssigkeiten gehört zu den gebräuchlichsten Therapiestrategien im Kontext der neurogenen Dysphagie. Um hier eine einheitliche Terminologie und verbindliche Definitionen für die unterschiedlichen Texturen einzuführen, wurden im Rahmen der **International Dysphagia Diet Standardisation Initiative (IDDSI)** operationalisierbare Konsistenzstufen für texturmodifizierte Diäten und angedickte Flüssigkeiten entwickelt (Cichero et al. 2017).

Die **Auswahl des jeweiligen Verfahrens** und die Therapieziele hängen auch davon ab, ob die zu behandelnde neurogene Dysphagie durch eine akute (z. B. Schlaganfall, Schädel-Hirn-Trauma) oder durch eine chronisch-progrediente neurologische Erkrankung (z. B. amyotrophe Lateralsklerose, Parkinson-Syndrom) bedingt ist. Bei der ersten Krankheitsgruppe ist es das Ziel, gestörte Schluckfunktionen wiederherzustellen, weshalb in diesen Fällen vermehrt restituierende Verfahren zum Einsatz kommen. Dagegen lassen sich in der zweiten Krankheitsgruppe Funktionsverbesserungen der Schluckmuskulatur durch ein sensomotorisches restituierendes Training nur in begrenztem Umfang erzielen. In diesen Fällen kommt den kompensatorischen und adaptiven Verfahren eine größere Bedeutung zu. Das wesentliche Ziel besteht darin, trotz Progredienz der neurogenen Dysphagie so lange wie möglich ein sicheres Schlucken sowie eine orale Ernährung aufrechtzuerhalten (Warnecke und Dziewas 2018).

Die **Therapieziele bei einer Malnutrition** richten sich nach dem Nährstoffbedarf, der Patientenprognose und der Art der Dysphagie (Burgos et al. 2018).

MERKE

Relevante Aspekte zur Festlegung von ernährungsmedizinischen Therapiezielen

- Wird sich die Dysphagie und damit die Nahrungszufuhr voraussichtlich kurzfristig verbessern?
- Welche Konsistenzen können ohne relevantes Aspirationsrisiko sicher geschluckt werden?
- Wie groß ist das tägliche Energie-, Protein- und Flüssigkeitsdefizit?
- Wie ist die grundsätzliche Prognose des Patienten?

Wenn eine künstliche Ernährung indiziert ist:

- Wie lautet der (mutmaßliche) Patientenwille bzgl. einer indizierten künstlichen Ernährung in dieser konkreten Situation?

27.5 Therapiemaßnahmen

FALLBEISPIEL

Frau Schmidt (80 Jahre alt) leidet seit 15 Jahren an einer Parkinson-Krankheit. In der Hausarztpraxis wird sie seit über 20 Jahren betreut. Einmal im Quartal geht sie zum niedergelassenen Facharzt für Neurologie, um dort die Parkinson-Medikation kontrollieren zu lassen. Seit einigen Monaten hat sie eine Gewichtsabnahme bemerkt (ca. 5 kg in 3 Monaten). Von selbst berichtet sie nicht über Schluckstörungen. Die dysphagiespezifische Anamnese ergibt aber, dass sich ihr Essverhalten verändert hat. Insgesamt benötige sie länger für das Essen und verzichte auf festere Speisen. Auf die gezielte Frage, wo möglicherweise eine Störung im Schlucktrakt vorliegen könnte, zeigt sie auf den Rachen.

→ Es erfolgt die Überweisung in eine Parkinson-Spezialsprechstunde. Hier wird eine detaillierte klinische Schluckuntersuchung in Kombination mit einer flexiblen endoskopischen Evaluation des Schluckaktes (FEES) durchgeführt. Es zeigt sich das typische Störungsmuster einer bradykinetischen pharyngealen Dysphagie mit im Verlauf der Untersuchung zunehmenden pharyngealen Residuen fester Nahrungsboli, die von der Patientin selbst nicht adäquat wahrgenommen werden. Im FEES-Levodopa-Test zeigt sich nach Gabe von 300 mg schnell löslichem Levodopa eine 45-prozentige Besserung der pharyngealen Dysphagie. Zusammenfassend wird als Ursache der Gewichtsabnahme die Diagnose einer mittelgradigen, Levodopa-responsiven, pharyngealen Dysphagie gestellt.

Sowohl im ambulanten als auch stationären Setting ist eine **enge interdisziplinäre Zusammenarbeit** von Neurologen, Logopäden/Sprachtherapeuten,

Ernährungsmedizinern, Pflegepersonal, Physiotherapeuten, Ergotherapeuten und Sozialdienstmitarbeitenden eine wesentliche Voraussetzung der Therapie. Die Therapie setzt sich meist aus spezifisch-neurologischen, logopädischen und seltener auch chirurgischen Therapiemaßnahmen zusammen.

Jede **medikamentöse Therapie** neurogener Dysphagien muss ausreichend lange von einer logopädischen Schlucktherapie begleitet werden, um einen optimalen Therapieeffekt zu erzielen.

Die **Ernährung und Kostform** sollte im Hinblick auf Schlucksicherheit und Schluckeffizienz im Verlauf regelmäßig überprüft und angepasst werden.

Seit einigen Jahren kommen zunehmend auch **Neurostimulationsverfahren** zum Einsatz, insbesondere die elektrische Pharynxstimulation (PES). Die PES sollte der aktuellen Leitlinie gemäß zur Behandlung der Dysphagie bei tracheotomierten Schlaganfallpatienten mit supratentorieller Läsion eingesetzt werden (Dziewas und Pflug 2020). Bei Multiple Sklerose-bedingten Dysphagien, bei denen MR-tomografisch Hirnstammläsionen und insbesondere Läsionen der Medulla oblongata nachweisbar sind und die durch eine gestörte pharyngeale Bolusreinigung und durch eine Öffnungsstörung des oberen Ösophagussphinkters gekennzeichnet sind, können mit der PES Penetrationen und Aspirationen verringert werden (Warnecke und Dziewas 2018).

27.5.1 Logopädische Therapie

FALLBEISPIEL (FORTS.)

Die Parkinson-Patientin Frau Schmidt weist das typische Störungsmuster einer bradykinetischen Dysphagie mit unzureichender Schluckeffektivität auf. Als störungsmusterspezifisches Therapieverfahren hat sich das EMST-Training (Ausatmungstraining der exspiratorischen Muskulatur; expiratory muscle strength training, EMST) etabliert (Claus et al. 2021).

→ Die Patientin wird in eine logopädische Praxis mit Parkinson-spezifischer Expertise überwiesen. Hier wird sie in das vierwöchige EMST-Training eingewiesen und erhält ein EMST-Gerät. Das Atemtraining erfolgt mit 75 Prozent des maximalen Ausatemdrucks, der zuvor bestimmt wird. An fünf Tagen in der Woche werden jeweils fünf Durchgänge mit jeweils fünf Wiederholungen des Ausatemtrainings durchgeführt. Nach vier Wochen wird zur Dokumentation des Therapieeffekts eine erneute FEES durchgeführt (s. u.).

Es werden allgemeine, krankheitsunabhängige von krankheitsspezifischen **logopädischen** Therapiemaßnahmen unterschieden (➤ Tab. 27.10).

Tab. 27.10 Empfehlungen zur allgemeinen und krankheitsspezifischen logopädischen Schlucktherapie

Therapiemaßnahme	Indikation
Allgemein (krankheitsunspezifisch)	
Kopfhebeübungen im Liegen (Shaker-Manöver)	Öffnungsstörungen des oberen Ösophagussphinkters
Kopfneigung nach vorne (Chin-tuck-Manöver)	Vermeidung von prä- und intradeglutitiven Aspirationen
Kopfdrehung zur paretischen Seite	Dysphagie durch einseitige Pharynxparese
Kräftiges Schlucken	Reduktion von pharyngealen Residuen
Supraglottisches Schlucken	Schutz vor prä- und intradeglutitiven Aspirationen
Krankheitsspezifisch	
Ausatmungstraining der exspiratorischen Muskulatur (EMST)	Morbus Parkinson, amyotrophe Lateralsklerose, subakuter Schlaganfall und Presbyphagie
Thermal-taktile Gaumenbogenstimulation	Schlaganfall
Nutzung von EMG-Biofeedback	Schlaganfall
Mendelsohn-Manöver	Schlaganfall
Shaker-Übung (s. o.)	Schlaganfall, spinobulbäre Muskelatrophie
Angedickte Flüssigkeiten	Demenzen und Morbus Parkinson (bei Flüssigkeitsaspirationen), amyotrophe Lateralsklerose
Kräftiges Schlucken	Morbus Parkinson (bei pharyngealen Residuen), progressive supranukleäre Paralyse
Biofeedback mittels FEES	Morbus Parkinson
Lee-Silverman-Voice-Treatment (LSVT®-LOUD)	Morbus Parkinson
Kinn-zur-Brust-Manöver	Progressive supranukleäre Paralyse, amyotrophe Lateralsklerose, okulopharyngeale Muskeldystrophie

27.5.2 Medikamentöse Therapie

FALLBEISPIEL (FORTS.)

Bei der Parkinson-Patientin Frau Schmidt besteht eine eindeutige Levodopa-Responsivität. Im FEES-Levodopa-Test verbessert sich die Schluckeffektivität klinisch relevant. Deshalb wird die dopaminerge Therapie angepasst. Bislang erhielt die Patientin Levodopa/Carbidopa 100/25 mg, 4 × tgl. in vierstündigen Abständen. Das Levodopa wird jeweils etwa 30 Minuten vor den Mahlzeiten eingenommen.

→ Aufgrund der erhobenen Befunde wird empfohlen, die Levodopa/Carbidopa-Dosis auf 4 × 1,25 Tabletten zu erhöhen. Begleitend erfolgt das logopädische EMST-Training (s. o.).

In einer Kontroll-FEES nach vier Wochen Therapie zeigt sich eine signifikant gebesserte Schluckeffektivität fester Nahrungsboli. Auch das Kau- und Schlucktempo hat sich beschleunigt. Nach drei Monaten hat die Patientin wieder 2 kg zugenommen, das Gewicht bleibt stabil.

Jede **medikamentöse** Therapie neurogener Dysphagien (➤ Tab. 27.11) muss ausreichend lange von einer logopädischen Schlucktherapie begleitet werden, um einen optimalen Therapieeffekt zu erzielen

Tab. 27.11 Empfehlungen zur medikamentösen Therapie neurogener Dysphagien

Wirkstoff	Indikation
Amantadin	Akuter Schlaganfall mit hoher Gefahr einer Aspirationspneumonie
Botulinumtoxin-Injektionen in den oberen Ösophagussphinkter	Als Alternative zur Myotomie durch darin erfahrene Ärzte zur Behandlung einer krikopharyngealen Dysfunktion
Botulinumtoxin-Injektionen in die Speicheldrüsen	Sialorrhö
Levodopa	Morbus Parkinson, progressive supranukleäre Paralyse
Tetrabenazin	Oromandibuläre Dystonie
Carbamazepin	Paroxysmale kinesiogene Dyskinesie
Pyridostigmin	Myasthenia gravis

27.5.3 Chirurgische Therapie

FALLBEISPIEL

Herr Lukas (78 Jahre alt) leidet seit 1,5 Jahren an einer Einschlusskörperchenmyositis (entzündliche Erkrankung der Muskulatur mit generalisierten Paresen ohne Muskelschmerzen), die mit einer schweren Dysphagie einhergeht. In einem neurologischen Zentrum erfolgt in sechswöchigen Abständen eine intravenöse Immunglobulintherapie. Darunter stabilisiert sich der Zustand von Herrn Lukas. In der Hausarztpraxis berichtet der Patient von den Behandlungsfortschritten. Allerdings könne er aufgrund der Dysphagie weiterhin nur sehr eingeschränkt essen. Das beeinträchtige seine Lebensqualität weiterhin.

→ Es erfolgt eine telefonische Kontaktaufnahme mit dem neurologischen Zentrum. Nach gemeinsamer Falldiskussion wird die Entscheidung getroffen, dem Patienten zur spezifischen Dysphagietherapie eine krikopharyngeale Myotomie anzubieten.

Dazu wird zunächst eine videofluoroskopische Evaluation des Schluckakts (VFSS) initiiert, um die Dysphagie und insbesondere die Öffnung des oberen Ösophagussphinkters genauer zu untersuchen. Hier zeigt sich eine Relaxationsstörung des Ösophagussphinkters trotz suffizienter Hyoid-Larynx-Elevation. Eine therapierefraktäre Refluxkrankheit besteht nicht. Deshalb kann die Indikation zur **krikopharyngealen Myotomie** gestellt werden (➤ Tab. 27.12). Diese erfolgt chirurgisch. In der nach ein paar Tagen erneut durchgeführten VFSS lässt sich eine deutlich weitere Öffnung des oberen Ösophagussphinkters nachweisen. Unter begleitender logopädischer Therapie gelingt es dem Patienten im weiteren Verlauf, auch festere Nahrungsboli wieder effektiv und sicher zu schlucken.

Tab. 27.12 Empfehlungen zur chirurgischen Therapie neurogener Dysphagien

Verfahren	Indikation
Krikopharyngeale Myotomie	Öffnungsstörungen des oberen Ösophagussphinkters, die durch eine Einschlusskörperchenmyositis bedingt sind

27.5.4 Therapie der Mangelernährung

Orale Ernährungstherapie

Die orale Ernährungstherapie bei Patienten mit neurogener Dysphagie hängt im Wesentlichen von Art und Ausmaß der Schluckstörung und der neurologischen Grunderkrankung ab (Warnecke und Dziewas 2018). ➤ Tab. 27.13 gibt einen Überblick über die Empfehlungen zur oralen Ernährungstherapie.

Künstliche Ernährung

In Situationen, in denen aufgrund einer schweren neurogenen Dysphagie eine ausreichende orale Ernährung nicht möglich ist, erfolgt eine künstliche Ernährung, um einerseits das Risiko einer Aspirationspneumonie zu reduzieren und andererseits einer Dehydratation und Mangelernährung vorzubeugen. Der zu empfehlende Zugangsweg für die künstliche Ernährung ist davon abhängig, wie lange ernährt werden soll und ob der Gastrointestinaltrakt funktionstüchtig ist (➤ Tab. 27.14) (Warnecke und Dziewas 2018).

Für weitere Informationen zur enteralen und parenteralen Ernährung wird auf die Leitlinien der Deutschen Gesellschaft für Ernährungsmedizin verwiesen (www.dgem.de).

Tab. 27.13 Empfehlungen zur oralen Ernährungstherapie bei Patienten mit neurogener Dysphagie

Vorbereitende Maßnahmen	• Aufrechte Körperhaltung mit einem möglichst senkrechten Oberkörper (Kinn gerade oder gegen die Brust, langer Nacken). • Entspannte, ruhige Atmosphäre beim Essen, um ein Verschlucken durch Ablenkung zu vermeiden (z. B. Fernseher ausschalten). • Adäquate Mundhygiene. • Schön angerichtetes Essen und ein ansprechender Geruch. • Nach dem Essen 10 bis 20 Minuten aufrecht sitzen bleiben, um das Risiko einer Regurgitation und nachfolgender Aspiration zu minimieren.
Ess- und Trinkhilfen	• Trinkbecher mit einer ausgestanzten Kerbe für die Nase. • Dosierbecher, bei denen ein eingebauter Einsatz die Schlucke vorportioniert. • Becher mit Trinkröhrchenaufsatz oder Trinkhalmhalter. • Teller mit Randerhöhung. • Brettchen mit Haltevorrichtung, wenn nur ein Arm funktionstüchtig ist. • Antirutschunterlagen für Patienten mit eingeschränkter Arm-/Handfunktion oder Koordinationsstörungen. • Warmhalteteller für Patienten, die lange Zeit für die Nahrungsaufnahme benötigen. • Bestecke mit Griffverdickung zur leichteren Handhabung bei schwacher Greiffunktion.
Kostform und Lebensmittel	• Elimination risikoreicher Lebensmittel, insbesondere Gerichte mit gemischten Konsistenzen (Mischung aus flüssiger oder breiiger und fester Phase). • Richtige Konsistenz der Lebensmittel und Getränke (Stufenplan: z. B. 1) breiig, glatt und säurefrei; 2) weich, püriert; 3) Übergangskost; 4) angepasste Normalkost). • Auf Deckung des Energiebedarfs achten, ggf. vollbilanzierte Trinknahrung (1 ml = 1 kcal). • Andickung von Flüssigkeiten mit Bindemitteln (z. B. modifizierte Maisstärke, Guarkernmehl, Xanthan), mit denen die gewünschte sichere Konsistenz erreicht werden kann.

Tab. 27.14 Empfehlungen zur künstlichen Ernährung bei Patienten mit neurogener Dysphagie	
Enterale Ernährung	• Nasogastrale Sonde (kurzzeitiger Einsatz für 3–4 Wo., z. B. akuter Schlaganfall) • Perkutane endoskopische Gastrostomie (PEG, z. B. amyotrophe Lateralsklerose, Morbus Parkinson), aber kontraindiziert bei fortgeschrittener Demenz • Duodenale oder jejunale Sonde (bei gastralem Reflux, hoher Aspirationsgefahr, Dysfunktion oder Obstruktion des oberen Verdauungstrakts) • Ernährung über Tag, nicht in der Nacht
Cave: Refeedingsyndrom: Normale Nahrungszufuhr nach langen Phasen hypokalorischer Ernährung kann zu potenziell lebensbedrohlichen Stoffwechselentgleisungen führen, deshalb langsamer Kostaufbau.	
Parenterale Ernährung	• Bei Kontraindikationen für eine enterale Ernährung: schwer gestörte Verdauungsfunktion (z. B. Ileus, intestinale Ischämie) oder schwere Stoffwechsel- und Kreislaufstörung (z. B. diabetisches Koma, hepatisches Koma) • Kombination von parenteraler und enteraler Ernährung ist möglich, wenn Patienten ihren Energie- und Nährstoffbedarf allein mit enteraler Ernährung nicht decken können • Kurzfristige parenterale Ernährung: peripherer venöser Zugang, über den eine niederosmolare Nährlösung verabreicht wird, über die der Bedarf allerdings nur partiell gedeckt werden kann. • Längerfristige parenterale Ernährung: zentralvenöser Katheter

LITERATUR

Burgos R, Breton I, Cereda E et al. ESPEN guideline clinical nutrition in neurology. Clinical nutrition (Edinburgh, Scotland), 2018;37(1): 354–96.

Cichero JA, Lam P, Steele CM et al. Development of International Terminology and Definitions for Texture-Modified Foods and Thickened Fluids Used in Dysphagia Management: The IDDSI Framework. Dysphagia, 2017;32(2): 293–314.

Claus I, Muhle P, Czechowski J, Ahring S, Labeit B, Suntrup-Krueger S, Wiendl H, Dziewas R, Warnecke T. Expiratory Muscle Strength Training for Therapy of Pharyngeal Dysphagia in Parkinson's Disease. Mov Disord, 2021;36(8): 1815–1824.

Dziewas R, Warnecke T, Olenberg S et al. Towards a Basic Endoscopic Assessment of Swallowing in Acute Stroke – Development and Evaluation of a Simple Dysphagia Score. Cerebrovasc Dis, 2008;26: 41–47.

Dziewas R, Glahn J, Helfer C et al. [FEES for neurogenic dysphagia: training curriculum of the German Society of Neurology and the German Stroke Society]. Der Nervenarzt, 2014;85(8): 1006–15.

Dziewas R, Glahn J, Helfer C, Ickenstein G, Keller J, Ledl C, Lindner-Pfleghar B, G Nabavi D, Prosiegel M, Riecker A, Lapa S, Stanschus S, Warnecke T, Busse O. Flexible endoscopic evaluation of swallowing (FEES) for neurogenic dysphagia: training curriculum of the German Society of Neurology and the German stroke society. BMC Med Educ, 2016;16: 70.

Dziewas R, auf dem Brinke M, Birkmann U et al. Safety and clinical impact of FEES – results of the FEES-registry. Neurological Research and Practice, 2019;1(1): 16.

Dziewas R, Pflug C et al. Neurogene Dysphagie. S1-Leitlinie (2020). In: Deutsche Gesellschaft für Neurologie (Hrsg.). Leitlinien für Diagnostik und Therapie in der Neurologie. Aus: www.dgn.org/leitlinien/ll-030-111-neurogene-dysphagie-2020 (letzter Zugriff: 22.12.2022).

Kondrup J, Allison SP, Elia M et al. ESPEN guidelines for nutrition screening 2002. Clin Nutr, 2003;22: 415–421.

Prosiegel M, Weber S. Dysphagie. Diagnostik und Therapie. 2. A. Berlin, Heidelberg: Springer; 2013.

Warnecke T, Suttrup I, Schroder JB et al. Levodopa responsiveness of dysphagia in advanced Parkinson's disease and reliability testing of the FEES-Levodopa-test. Parkinsonism & related disorders, 2016;28: 100–6.

Warnecke T, Dziewas R. Neurogene Dysphagien. Diagnostik und Therapie. 2. A. Stuttgart: Kohlhammer; 2018.

Warnecke T, Im S, Labeit B, Zwolinskaya O, Suntrup-Krüger S, Oelenberg S, Ahring S, Schilling M, Meuth S, Melzer N, Wiendl H, Ruck T, Dziewas R. Detecting myasthenia gravis as a cause of unclear dysphagia with an endoscopic tensilon test. Ther Adv Neurol Disord, 2021a;14: 17562864211035544.

Warnecke T, Labeit B, Schroeder J, Reckels A, Ahring S, Lapa S, Claus I, Muhle P, Suntrup-Krueger S, Dziewas R. Neurogenic Dysphagia: Systematic Review and Proposal of a Classification System. Neurology, 2021b;96(6): e876–e889.

KAPITEL

28 Nahrungsmittelunverträglichkeiten und Nahrungsmittelallergien

Katharina Walde, Diana Rubin

28.1 Nahrungsmittelunverträglichkeiten

Zusammenfassung

- Die **allergische Reaktion** ist bei Nahrungsmittelunverträglichkeiten **nicht immunologisch (IgE) vermittelt.**
- Meist tritt die Reaktion verzögert und zeitlich befristet auf.
- Individuelle Verträglichkeit beachten.

Die diätetische Diagnostik erfolgt über ein ausführliches **Ernährungs- und Symptomprotokoll (ESP),** das mindestens über sieben Tage geführt wird. Hierdurch können versteckte Auslöser, individuelle Verzehrgewohnheiten oder unphysiologische Verzehrmengen aufgezeigt werden. Es schließt sich eine ausführliche Ernährungsanamnese an. Daraus wird die **Verdachtsdiagnose** einer **Nahrungsmittelunverträglichkeit** abgeleitet.

INFO

Die häufigsten nicht IgE-vermittelten Nahrungsmittelunverträglichkeiten sind Kohlenhydratmalassimilationen, insbesondere Laktose- und Fruktosemalabsorption.

Bei Nahrungsmittelunverträglichkeiten wird im Zuge einer **therapeutischen Ernährungsumstellung** das auslösende Nahrungsmittel ersetzt und eine ausreichende Versorgung mit allen Mikro- und Makronährstoffen angestrebt, sodass durch ein erfolgreiches Symptommanagement die höchstmögliche **Lebensqualität** erzielt wird (Klimek, Vogelberg und Werfel 2019).

MERKE

In der Ernährungstherapie steht bei der Behandlung von Nahrungsmittelunverträglichkeiten die individuelle Verträglichkeit im Vordergrund.

28.1.1 Laktoseintoleranz

Eine Laktosemalabsorption entsteht durch einen absoluten oder relativen Laktasemangel bzw. eine abnehmende Aktivität der Laktase. Ein Laktasemangel kann durch zwei **Mechanismen** entstehen: durch einen primären oder durch einen sekundären Laktasemangel (Körner und Schareina 2020).

- **Primärer Laktasemangel (genetisch):** durch genetische Veranlagung bei normaler intestinaler Mukosastruktur:
  - Angeborener Laktasemangel (autosomal-rezessive Erbkrankheit, *sehr selten*)
  - Laktase-Nichtpersistenz (LNP, physiologische Abnahme der Enzymaktivität)
- **Sekundärer Laktasemangel (erworben):** durch Strukturanomalien in der Darmmukosa oder eine beschleunigte Dünndarmpassage (Körner und Schareina 2020, Denisova und Rubin 2021, Oberänder und Weimann 2021), z. B. durch:
  - Dünndarmfehlbesiedelung
  - Infektiöse Gastroenteritis
  - Zöliakie oder chronisch-entzündliche Darmerkrankungen (CED, ➤ Kap. 23.1)
  - **Postoperativ:** Z. n. Gastrektomie (Z. n. bariatrischer Chirurgie, Dumping-Syndrom), ausgedehnte Dünndarmresektionen, insb. Kurzdarmsyndrom
  - **Posttherapeutisch:** medikamentös (Chemotherapeutika), Strahlentherapie

MERKE
Die sekundäre Laktosemalabsorption ist oft reversibel.

Symptome

Der Schweregrad der Symptomatik ist abhängig von der individuellen **Restaktivität der Laktase, von der Laktosemenge** und Zusammensetzung der **Nahrung** (insb. in Kombination mit Eiweiß und Fett), Zusammensetzung und Stoffwechselaktivität der intestinalen **Mikrobiota** sowie von der orozökalen **Transitzeit** (insb. bei Flüssigkeiten). Letztere kann von anderen Faktoren (wie Zigarettenrauchen und psychischen Faktoren) beschleunigt werden und so die Symptome verstärken (Körner und Schareina 2020, ➤ Tab. 28.1).

Diagnostik

Aufgrund der unspezifischen Symptomatik lässt sich meist nicht direkt auf eine Laktosemalabsorption schließen (➤ Tab. 28.1). Um diese **unspezifischen Beschwerden** einem Lebensmittel zuordnen zu können, ist ein **ESP** zu führen. Die Beschwerden treten ca. 30 Minuten bis zu vier Stunden nach einem Laktoseverzehr auf.

Bei Verdacht auf Laktosemalabsorption wird ein **Laktose-H_2-Atemtest** durchgeführt:

- 50 g Laktose in 200–400 ml Wasser oder ungesüßtem Tee auflösen und trinken.
- Wasserstoff in der Ausatemluft alle 30 Minuten über drei Stunden messen.

Pathologisch ist ein H_2-Anstieg > 20 ppm gegenüber dem Nüchternwert, verbunden **mit Symptomatik** (Körner und Schareina 2020).

CAVE

- Ein alleiniger H_2-Anstieg > 20 ppm ohne Symptome rechtfertigt **nicht die Diagnose einer Laktoseintoleranz.**
- Der **Laktose-H_2-Atemtest** ist bei **Non-Respondern** *falsch-negativ* (10–25 % der Bevölkerung). Die Sensitivität des jeweiligen H_2-Atemtests wird durch die Kombination mit einem Laktulose-Atemtest (zur Identifikation des H_2-Produktionsstatus) erhöht (Keller et al. 2005).
- Bei Nüchternwerten > 15–20 ppm ist der H_2-Atemtest **nicht verwertbar.**
- Eine **Dünndarmfehlbesiedelung** kann *falsch-positiv* auf Laktose reagieren oder eine höhere Prävalenz für eine Laktosemalabsorption zeigen. Eine **bakterielle Fehlbesiedelung** wird bei einem schnellen H_2-Anstieg (innerhalb von 90 Minuten nach der Laktosegabe) zusätzlich ausgeschlossen (Denisova und Rubin 2021).

→ Zum Ausschluss einer bakteriellen Fehlbesiedelung wird ein Glukose-H_2-Atemtest durchgeführt.

Therapie

Nach der Diagnosestellung erfolgt eine **dreistufige Ernährungsumstellung,** die über einen systematischen Kostaufbau bis zur individuellen Toleranzschwelle ernährungstherapeutisch begleitet wird. Dabei wird ein ESP geführt (Reese et al. 2017).

- **Karenzphase** (zwei bis vier Wochen bis zur Beschwerdefreiheit oder bis zu einem deutlichen Beschwerderückgang): streng laktosearme Ernährung (laktosefreie Milchprodukte, von Natur aus laktosearme Milchprodukte). Die gesamte Lebensmittelauswahl erfolgt so laktosearm wie möglich.
- **Testphase:** schrittweises Austesten von individuell verträglichen laktosehaltigen Lebensmitteln (individuelle Toleranzschwelle) durch langsame Steigerung der Laktosemenge.
- **Dauerernährung:** Ziel ist eine laktosearme, individuell gut verträgliche und ausgewogene Ernährung mit laktosefreier Milch und von Natur aus laktosearmen Milchprodukten.

Tab. 28.1 Symptome bei Laktoseintoleranz (modifiziert nach Körner und Schareina 2020, Denisova und Rubin 2021)

Gastrointestinale Symptome	Unspezifische Symptome
Meteorismus	Müdigkeit
Abdominelle Krämpfe und Borborygmus	Erschöpfungszustände
Diarrhö	Schwindel
Völlegefühl	Schlafstörungen
Obstipation *(selten)*	Kaltschweißigkeit
Übelkeit (*selten* Erbrechen)	Kopfschmerzen

28

Je nach **individueller Toleranzschwelle** wird eine laktosearme oder laktosemodifizierte Ernährung empfohlen. Als Ersatz werden vor allem laktosefreie Milchprodukte empfohlen sowie ergänzende pflanzliche Alternativen wie z. B. Haferdrinks mit Kalziumzusatz. Die **individuelle Verträglichkeit** ist von diversen Ernährungsfaktoren (z. B. Fett- und Eiweißgehalt der Mahlzeit) abhängig (Reese et al. 2017). Kleine Laktosemengen (8–10 g) über den Tag verteilt werden meist vertragen (Körner und Schareina 2020).

Probiotische Präparate werden unterstützend **im Kostaufbau** empfohlen, wobei eine Keimzahl von mindestens 10^8 CFU (colony forming unit, koloniebildende Einheit) pro Tag zu verwenden ist. Folgende Bakterienstämme sind geeignet (Denisova und Rubin 2021):

- *Lactobacillus* spp.
- *Bifidobacterium longum*
- *Bifidobacterium animalis*
- *Lactobacillus reuteri*
- *Lactobacillus casei*
- *Bifidobacterium breve*

Zudem sind **Laktase-Enzympräparate** ggf. für besondere Essenssituationen (z. B. Essen im Restaurant, Urlaub) sinnvoll. Eine laktosearme Ernährung ist dennoch unverzichtbar (Reese et al. 2017, Körner und Schareina 2020).

Kritische Nährstoffe bei Laktosemalabsorption sind **Kalzium, Folsäure und Vitamin D.** Eine ausreichende Kalziumversorgung wird durch den Verzehr von laktosearmen Milchprodukten, kalziumhaltiger Mineralwässer (> 300 mg Kalzium/l) und mit Kalzium angereicherten Lebensmitteln erzielt. Kalziumreiche Gemüsesorten sind ebenfalls zu empfehlen. Bei starken Blähungen, Diarrhö oder einer Magen-Darm-Erkrankung sind zusätzlich **blähende Nahrungsmittel** einzuschränken. **Zuckeralkohole** (z. B. Sorbit und Xylit) sind dann ebenfalls zu meiden (Körner und Schareina 2020).

CAVE

Wenn sich trotz streng laktosearmer Kost und Ausschluss anderer Grunderkrankungen nach vier Wochen keine Besserung der Symptome zeigt, soll differenzialdiagnostisch eine Fruktosemalabsorption ausgeschlossen werden (Körner und Schareina 2020, ➤ Kap. 28.1.2).

28.1.2 Fruktosemalabsorption

Bei einer Fruktosemalabsorption kommt es nach dem Verzehr fruktosehaltiger Nahrungsmittel (z. B. Obst, Fruchtsaft) zu nicht allergischen Unverträglichkeitsreaktionen (Körner und Schareina 2020). Unterschieden werden eine primäre und eine sekundäre Fruktosemalabsorption:

- **Primäre Fruktosemalabsorption:** Ursache ist eine Störung oder Überlastung des Fruktosetransportsystems GLUT-5.
- **Sekundäre Fruktosemalabsorption:** Folge einer Dünndarmerkrankung, bei bakterieller Fehlbesiedelung oder beschleunigter orozökaler Transitzeit.

Symptome

Je nach individueller orozökaler Transitzeit zeigen sich die Symptome ca. 30 Minuten bis zwei Stunden nach der Fruktoseaufnahme (Körner und Schareina 2020):

- Meteorismus, abdominelle Krämpfe und Völlegefühl
- Osmotische Diarrhö oder Stuhl mit wechselnder Konsistenz oder Obstipation
- Übelkeit, Hitzewallung, Schwindel

MERKE

Im ESP können ggf. unphysiologisch große Verzehrmengen aufgezeigt werden, die Beschwerden auslösen, ohne dass eine pathologische Erkrankung die Ursache ist (Klimek, Vogelberg und Werfel 2019).

Diagnostik

Die Verdachtsdiagnose ergibt sich aus einer ausführlichen Anamnese inkl. ESP.

Bei Verdacht auf Fruktosemalabsorption wird ein **Fruktose-H_2-Atemtest** durchgeführt:

- 25 g Fruktose in 250 ml Wasser oder ungesüßtem Tee auflösen und trinken.
- Wasserstoff in der Ausatemluft alle 30 Minuten über drei Stunden messen.

Größere Mengen Fruktose führen, physiologisch bedingt, häufig zu *falsch-positiven* Ergebnissen. Eine

Fruktosemalabsorption liegt vor, wenn der Fruktose-H_2-Atemtest zu einem H_2-Anstieg in der Ausatemluft um > 20 ppm gegenüber dem Nüchternwert führt und typische Symptome auftreten (Keller et al. 2005, Körner und Schareina 2020).

INFO

Mit einer Fruktosemalabsorption ist oft eine Sorbitunverträglichkeit assoziiert, diese kommt aber auch isoliert vor (Denisova und Rubin 2021).

Bei permanenter hoher Fruktoseaufnahme kommt es zu Veränderungen der Mikrobiota und langfristig zu einer **bakteriellen Dünndarmfehlbesiedelung** (Körner und Schareina 2020). Deshalb wird bei einer Fruktosemalabsorption, insb. bei einem **therapierefraktären Verlauf,** eine bakterielle Fehlbesiedelung ausgeschlossen. Die bakterielle Fehlbesiedelung steht zusätzlich im Zusammenhang mit einem Reizdarmsyndrom (Denisova und Rubin 2021, ➤ Kap. 23.3).

Zum Ausschluss einer bakteriellen Fehlbesiedelung wird ein Glukose-H_2-Atemtest durchgeführt.

CAVE

Ein alleiniger H_2-Anstieg > 20 ppm *ohne Symptome* rechtfertigt **nicht die Diagnose** einer Laktose-, Fruktosemalabsorption oder Sorbitunverträglichkeit.

Zeigt der Fruktose-H_2-Atemtest trotz deutlicher Hinweise auf Nahrungsmittelunverträglichkeiten keinen pathologischen Befund, müssen weitere gastroenterologische Erkrankungen ausgeschlossen werden. Bei Obstunverträglichkeiten kann auch eine pollenassoziierte Nahrungsmittelallergie ursächlich sein (Körner und Schareina 2020).

Therapie

Eine **dreistufige Ernährungsumstellung** wird von einer Ernährungsfachkraft begleitet. Dabei wird ein ESP geführt. Durch diätetische Maßnahmen kann die Fruktoseverträglichkeit wieder gesteigert werden, sodass **keine langfristige Karenz nötig** ist. Eine bessere Verträglichkeit wird durch ein günstiges Verhältnis von Fruktose und Glukose erzeugt, da Glukose die Resorptionsrate für Fruktose steigert. Die Fruktoseabsorption kann jedoch durch Zuckeralkohole (z. B. Sorbit, Xylit) gehemmt werden (Reese et al. 2017, Körner und Schareina 2020). Der Fokus liegt zudem auf einer Kostumstellung, bei der freie Zucker – v. a. in verarbeiteten Lebensmitteln und Getränken – möglichst langfristig vermieden und ersetzt werden.

- **Kurze Karenzphase** (max. zwei Wochen): weitgehender Verzicht auf Fruktose und Sorbit. Verzicht auf die meisten Obstsorten (inkl. Obstsaft, Schorlen und Trockenfrüchte). Keine großen Mengen Haushaltszucker, Verzicht auf Diabetikerzucker und andere Zuckeralkohole (Sorbit, Mannit, Isomalt, Laktit, Maltit). Unterstützend Vermeidung von kohlensäurehaltigen und blähenden Nahrungsmitteln.
- **Testphase** (mehrere Wochen): Steigerung der Fruktosemenge und langsames Austesten bis zum individuellen Schwellenwert. In zwei bis drei kleinen Portionen über den Tag verteilt, zu einer fett- oder eiweißhaltigen Mahlzeit. Anfangs nur eine Portion Obst pro Tag.
- **Dauerernährung:** Eine langfristige fruktosefreie Ernährung ist nicht nötig[1], da moderate Mengen an Fruktose vertragen werden. Die Dauerernährung bleibt fruktosearm oder fruktosereduziert mit Verzicht auf größere Mengen Zuckeralkohole. Fruktosereiche Lebensmittel als Nachtisch oder in einer fett- oder eiweißhaltigen Mahlzeit (z. B. Obst mit Quark), zudem mehr Gemüse als Obst verzehren.

Die Testphase soll auch durchgeführt werden, wenn noch *keine* Symptomfreiheit besteht, aber **Diätfehler ausgeschlossen** sind. In diesem Fall wird parallel nach weiteren Ursachen der Symptomatik gesucht.

CAVE

Keine sorbithaltigen Medikamente, Vitaminpräparate oder Lutschpastillen einnehmen. Sorbit ist oft eine Sorbitunverträglichkeit und andere **Zuckeralkohole beeinflussen den Fruktosetransport** aus dem Darm, da diese mit Fruktose um den GLUT-5-Transporter konkurrieren und so die Symptomatik einer Fruktosemalabsorption verstärken.

[1] Eine weitgehend obst- und zuckerfreie Dauerernährung erfolgt nur bei einer hereditären Fruktoseintoleranz (angeborene Stoffwechselstörung).

In der Langzeittherapie können zum Süßen kleine Mengen Haushaltszucker (bestehend aus Glukose und Fruktose), Traubenzucker, Malzzucker, Reissirup oder Süßstoffe verwendet werden. Die Verträglichkeit von Fruktose kann sich kurzzeitig wieder verschlechtern (z. B. durch Stress, Erschöpfung oder starkes körperliches Training) (Körner und Schareina 2020, Denisova und Rubin 2021).

Nahrungsergänzungsmittel mit Xylose-Isomerase oder **probiotische Lebensmittel** können unterstützend wirken (Körner und Schareina 2020). Der probiotische Stamm *Lactobacillus fermentum* LF7 zeigt ein hohes therapeutisches Potenzial (Goroncy 2019).

Die Versorgung mit **Folsäure, Vitamin C** sowie ggf. Kalium und Magnesium kann z. B. durch die dauerhafte Ablehnung von Obst und Gemüse gefährdet sein. Daher wird eine ausgewogene nährstoffreiche Dauerernährung empfohlen (Körner und Schareina 2020).

28.1.3 Histaminunverträglichkeit

Laut der aktuellen **AWMF-Leitlinie zum Vorgehen bei Verdacht auf Unverträglichkeit gegenüber oral aufgenommenem Histamin** ist die wissenschaftliche Evidenz für einen kausalen Zusammenhang zwischen aufgenommenem Histamin und reproduzierbaren Symptomen begrenzt und widersprüchlich. Histamin und biogene Amine sind in unterschiedlichen Mengen in fast allen Lebensmitteln enthalten. Der Histamingehalt von Nahrungsmitteln unterliegt starken Schwankungen. Dasselbe Nahrungsmittel kann je nach **Reifegrad, Verarbeitung und Lagerung** verschiedene Histamingehalte aufweisen (S1-Leitlinie zum Vorgehen bei Verdacht auf Unverträglichkeit gegenüber oral aufgenommenem Histamin, Reese et al. 2021).

Symptome

Die Reaktionen sind **dosisabhängig.** Klassische Symptome sind vielschichtig und lassen viele Differenzialdiagnosen zu, die ausgeschlossen werden sollten (Reese et al. 2021, Körner und Schareina 2020):

- Gastrointestinale Symptome (Diarrhö, Bauchschmerzen, Übelkeit/Erbrechen)
- Erytheme im Gesicht (Flush) und am Körper
- Urtikaria, Juckreiz, Angioödem
- Rhinitis
- *Selten* kardiovaskuläre Symptome (Blutdruckabfall, Schwindel, Tachykardie)

Diagnostik

Die Diagnose einer Histaminunverträglichkeit wird **primär klinisch** gestellt, da *keine* aussagekräftigen Laborparameter und *kein* gesichertes Vorgehen zur Diagnosefindung zur Verfügung stehen (Reese et al. 2021).

Praktisches Vorgehen bei V. a. Histaminunverträglichkeit (Körner und Schareina 2020):

- Umfangreiche Anamnese (inkl. ESP)
- Breite Differenzialdiagnostik (inkl. orientierender gastroenterologischer und allergologischer Diagnostik, ➤ Tab. 28.2)
- Diagnostische Eliminationsdiät (mit ESP, ggf. anschließend titrierte orale Provokation)

MERKE
Nur bei einer **zeitlichen Assoziation zur Nahrungsaufnahme** (Minuten bis zu vier Stunden) besteht der Verdacht auf eine Nahrungsmittelunverträglichkeit.

Therapie

Nur wenn ein **reproduzierbarer Zusammenhang** zwischen dem Verzehr bestimmter Nahrungsmittel und den Beschwerden besteht, ist eine therapeutische Diät indiziert. Das Ziel der individuellen Ernährungstherapie ist eine langfristige und ausgewogene Dauerernährung mit möglichst wenigen Einschränkungen, um eine hohe Lebensqualität zu erreichen. Bei der Veränderung des Ernährungsverhaltens stehen die Optimierung der Verdauungsvoraussetzungen und eine bedarfsdeckende Nährstoffzufuhr im Fokus (Reese et al. 2017, Klimek, Vogelberg und Werfel 2019, Körner und Schareina 2020, Reese et al. 2021).

Dreistufige Ernährungsumstellung (Reese et al. 2017, Körner und Schareina 2020, Reese et al. 2021):

Tab. 28.2 Differenzialdiagnostik bei Verdacht auf Histaminunverträglichkeit (modifiziert nach Reese et al. 2021, Körner und Schareina 2020)

	Symptome	Differenzialdiagnosen
Gastroenterologisch	• Diarrhö • Abdominelle Schmerzen • Blähbauch • Übelkeit/Erbrechen	• CED, Zöliakie, Gastritis • Kohlenhydratmalassimilation • Mastzellaktivierungssyndrom, Mastozytose • Ulcus ventriculi, Ulcus duodeni
Allergologisch	• Rhinitis • Dyspnoe • Stimmstörung	• Allergie, Pseudoallergie • Nahrungsmittelbedingte Anaphylaxie • Asthma, Rhinitis
Dermatologisch	• Urtikaria • Juckreiz	• Hauterkrankungen • Autoimmunerkrankungen
Endokrinologisch	• Gesichtsrötung (Flush)	• Endokrinologische Erkrankungen • Mastozytose • Neuroendokrine Tumoren
Kardiologisch	• Blutdruckabfall • Schwindel • Tachykardie	• Anaphylaxie • Mastozytose
Neurologisch	Kopfschmerzen	Neurologische Erkrankungen

- **Karenzphase** (für 10–14 Tage): Eliminationsdiät inklusive Optimierung der Verdauungsvoraussetzungen (Zusammensetzung der Speisen und Mahlzeitenfrequenz), um die Beschwerden zu reduzieren. Gemüsebetonte Mischkost mit Beschränkung der Histaminzufuhr und anderen biogenen Aminen sowie Alkoholkarenz.
- **Testphase** (bis zu sechs Wochen): Kostaufbau zur Erweiterung der Nahrungsmittelauswahl und Wiedereinführen von verdächtigen Lebensmitteln, unter Berücksichtigung der individuellen Toleranzschwelle und Augmentationsfaktoren[2], stets unter Beibehaltung der optimierten Verdauungsvoraussetzungen.
- **Dauerernährung:** Aus der Testphase resultierende individuelle bedarfsdeckende Ernährungsempfehlungen.

INFO

Übersichtstabellen mit dem Histamingehalt von Lebensmitteln dienen nur der Orientierung. Der Histamingehalt in einem Lebensmittel kann durch Reifungs- und Gärungsprozesse, mikrobielle Kontamination oder mikrobiellen Verderb ansteigen. Darüber hinaus wird Histamin je nach Nahrungsmittelmatrix unterschiedlich toleriert.

[2] Kofaktoren, die Reaktionen fördern oder verstärken.

Beispiele für **Lebensmittel, die reich an biogenen Aminen, insbesondere Histamin,** sind (Reese et al. 2017, Körner und Schareina 2020):

- Alkoholische Getränke (Wein, Sekt)
- Lang gegarte oder aufgewärmte Fleischgerichte (z. B. Gulasch)
- Aufgewärmte Fischprodukte (v. a. Dosenfisch)
- Lang gereifter Käse (z. B. Emmentaler)
- Rohwurst
- Milchsauer eingelegtes Gemüse (z. B. Sauerkraut)
- Überreifes Obst (z. B. reife Bananen)
- Kakao
- Tomatenmark

Zusätzlich zur histaminarmen Ernährung können Antihistaminika zur Behandlung einzelner Symptome (z. B. Flush durch H_1-Blocker, Übelkeit/Erbrechen durch H_2-Blocker) bei akuter Belastung eingesetzt werden. Die Wirksamkeit der Supplementation mit Diaminoxidase (DAO) ist laut der aktuellen AWMF-Leitlinie bisher *nicht wissenschaftlich belegt* und wird nicht empfohlen (Reese et al. 2021).

28.1.4 Nicht-Zöliakie-Weizen-Sensitivität (NCWS)

Bei Patienten mit Reizdarmsyndrom kann eine NCWS auftreten. Die Diagnose einer NCWS ist wissenschaftlich umstritten, und es gibt keine validierte Diagnostik und Therapie. Nach Weizenverzehr treten intestinale und extraintestinale Symptome auf. Es wird vermutet, dass die Ursache dieses Krankheitsbildes eine eingeschränkte bzw. geschädigte intestinale Darmbarriere und in der Folge eine systemische Immunaktivierung ist.

In der **AWMF-Leitlinie Zöliakie** wird empfohlen, den ursprünglichen Begriff der Nicht-Zöliakie-Gluten-Sensitivität (NCGS) durch den **neuen Begriff der Nicht-Zöliakie-Weizen-Sensitivität (NCWS)** abzulösen. Neben Gluten können auch **andere Weizeninhaltsstoffe** wie Amylase-Trypsin-Inhibitoren (ATIs), andere **Proteinbestandteile** sowie FODMAP (fermentierbare Oligo-, Di-, Monosaccharide und Polyole), aber auch andere **Weizenallergene** über **verschiedene Mechanismen** (immunologisch-allergisch oder nicht immunologisch) Symptome auslösen (Update S2k-Leitlinie Zöliakie, Felber et al. 2021). Auch könnte der Verarbeitungsmodus des Weizens eine Rolle spielen (z. B. Gehzeiten des Brotes).

28

Symptome

Das klinische Erscheinungsbild der NCWS zeigt unspezifische **intestinale und extraintestinale Symptome** nach Weizenverzehr (➤ Tab. 28.3). Die unspezifischen gastrointestinalen Symptome ähneln der Zöliakie und der Symptomatik bei Reizdarmsyndrom (Andresen, Menge und Layer 2018).

Diagnostik

Bei Verdacht auf eine NCWS soll primär eine Zöliakie unter ausreichender Glutenbelastung ausgeschlossen werden. Die Patienten führen ein **ESP,** um **reproduzierbare Zusammenhänge** zwischen Glutenaufnahme und Beschwerden zu erkennen. Da es sich häufig um Selbstdiagnosen handelt und keine reproduzierbaren Biomarker zur Verfügung stehen, ist die Interpretation aber fehleranfällig. Das ESP ermöglicht jedoch einen Einblick in das häufig verursachende Ernährungsfehlverhalten.

Bei einem anamnestischen Zusammenhang werden **differenzialdiagnostisch** eine Zöliakie, Weizenallergie und CED ausgeschlossen (Körner und Schareina 2020, Andresen, Menge und Layer 2018).

Die Diagnose NCWS wird nur bei **erheblicher Verbesserung** der Beschwerden durch eine glutenfreie Ernährung und **nach differenzialdiagnostischem Ausschluss** gestellt (Felber et al. 2021).

Therapie

Laut der aktuellen **AWMF-Leitlinie Zöliakie** gibt es für die NCWS, außer einer begründeten individuellen symptomorientierten Ernährungstherapie, *keine* etablierten Behandlungsmethoden. Angestrebt wird die **Reduzierung individuell relevanter Auslösefaktoren,** es gibt keine pauschale Meidung verdächtigter Trigger. Nicht sinnvoll sind pauschale Karenzempfehlungen wie glutenfreie Diät,

Tab. 28.3 Extra- und intestinale Symptome bei Nicht-Zöliakie-Weizen-Sensitivität (NCWS) (Körner und Schareina 2020, modifiziert nach Schumann 2021)

	Sehr häufige Beschwerden	Häufige Beschwerden	Unbestimmte Häufigkeit
Intestinal	• Bauchschmerzen • Blähbauch mit Meteorismus	• Diarrhö • Übelkeit und Erbrechen • Magenschmerzen • Wechselndes Stuhlverhalten • Obstipation	• Blutiger Stuhl • Analfissuren
Extraintestinal	• Unwohlsein • Chronische Müdigkeit	• Kopfschmerzen • Angstzustände • Konzentrationsschwierigkeiten • Taubheitsgefühl (Extremitäten) • Muskel- und Gelenkschmerzen • Juckende Haut, Hauteffloreszenzen, Ekzem	• Gewichtsverlust • Anämie • Depression • Schlafstörungen • Autismus • Schizophrenie

Tab. 28.4 Formen der Zöliakie entsprechend der Oslo-Klassifikation aus der aktuellen AWMF-Leitlinie „Zöliakie" (Felber et al. 2021)

Formen der Zöliakie	Klinik	Serologie (Anti-EmA, anti-TGA)	Genetik HLA-	Histologie
Klassisch	Zeichen der Malabsorption	Positiv	DQ2/DQ8	Marsh 2 oder 3
Symptomatisch	Unspezifische gastrointestinale oder extraintestinale Symptome	Positiv	DQ2/DQ8	Marsh 2 oder 3
Subklinisch	Symptomfrei, jedoch pathologische Laborwerte oder klinische Besserung unter Diät	Positiv	DQ2/DQ8	Marsh 2 oder 3
Potenziell	Keine oder wenige spezifische Symptome oder Zeichen	Positiv	DQ2/DQ8	Marsh 0 oder 1
Refraktär (bislang nur bei Erwachsenen beschrieben)	Zeichen der Malabsorption und Zottenatrophie trotz glutenfreier Diät über 12 Mon.	Bei Erstdiagnose positiv, im Verlauf negativ oder positiv	DQ2/DQ8	Marsh 3

Low-FODMAP oder andere strikte Karenzmaßnahmen. Nur wenn das ESP tatsächlich reproduzierbare Symptome aufzeigt, ist eine therapeutische Eliminationsdiät zu erwägen. Die wichtigsten klinischen Symptome sollten nach einer sechswöchigen z. B. glutenfreien Ernährung signifikant verringert sein, messbar durch validierte Fragebögen wie z. B. die Gastrointestinal Symptom Rating Scale (Menge und Layer 2018, Felber et al. 2021, Andresen).

Dreistufige Ernährungsumstellung

- **Individualisierte prozessbegleitende Ernährungsumstellung** (max. sechs Wochen): zeitlich limitierte Eliminationsdiät im Sinne einer glutenreduzierten – seltener glutenfreien – Kost sowie Reduzierung individuell relevanter Auslöser.
- **Testphase:** graduelle Reexposition gegenüber individuellen Auslösern bis zur individuellen Toleranzschwelle.
- **Dauerernährung:** Ziel ist eine um den individuellen Auslöser reduzierte Dauerernährung, um durch strikte Elimination einer Fehl- und Mangelernährung vorzubeugen.

MERKE

Langfristig ist eine **glutenreduzierte Ernährung** einer glutenfreien Kost vorzuziehen (Felber et al. 2021).

28.1.5 Zöliakie (Sonderform Autoimmunerkrankung)

Die Zöliakie ist eine **Autoimmunerkrankung,** die bei Nahrungsmittelunverträglichkeiten eine **wichtige Differenzialdiagnose** darstellt. Sie kann sich in jedem Lebensalter mit mannigfaltigen gastrointestinalen und extraintestinalen Symptomen manifestieren oder auch vollständig symptomlos bleiben (Felber et al. 2021).

Symptome

Die Zöliakie kann in verschiedenen Erscheinungsformen auftreten (➤ Tab. 28.4). Die **klassische Form der Zöliakie** manifestiert sich nach Einführung glutenhaltiger Kost meistens **im frühen Kleinkindalter** mit Symptomen und Zeichen der Malabsorption und vor allem von Gedeihstörungen. Die heutige Form der **symptomatischen Zöliakie** zeigt **unspezifische gastrointestinale Beschwerden** wie chronische Diarrhö oder Obstipation, Erbrechen und abdominelle Beschwerden. Extraintestinale Symptome wie Müdigkeit, unklarer Gewichtsverlust, Leistungsminderung oder Depressionen können ebenfalls auftreten. Eine **Sonderform der Zöliakie** mit vorrangiger Manifestation auf der **Haut** ist die **Dermatitis herpetiformis Duhring** (Felber et al. 2021).

Diagnostik

Voraussetzung für die Zuverlässigkeit der serologischen und histopathologischen Zöliakiediagnostik ist eine **regelmäßige und ausreichende Glutenzufuhr** (Felber et al. 2021):

- Glutenzufuhr vor Diagnostik erheben und dokumentieren.
- Regelmäßiger Glutenverzehr zur Blutentnahme und Biopsie (d. h. an mindestens ein bis zwei, idealerweise drei bis vier Mahlzeiten des Tages).
- Bei glutenfreier oder -reduzierter Kost ist eine erneute Glutenbelastung zur sicheren Diagnostik nötig.

28

INFO

Unter den gängigen Low-Carb-Diäten, ketogener Kost, Paläodiät etc. ist *keine* **ausreichende Glutenbelastung** für eine aussagekräftige Zöliakie-Ausschlussdiagnostik gewährleistet. Die Mindestmenge an Gluten beträgt 10 g/Tag für mindestens drei Monate (Felber et al. 2021).

Ein **erhöhtes Zöliakierisiko** besteht bei (Felber et al. 2021)

- genetischen Syndromen (z. B. Downs-Syndrom),
- Autoimmunerkrankungen (z. B. Diabetes mellitus Typ 1, Autoimmunthyreoiditis, Psoriasis),
- genetischen Konstellationen (Verwandte ersten Grades),
- Reizdarmsyndrom.

Bei erhöhtem Zöliakierisiko soll dem Patienten auch ohne Symptome die Durchführung einer **Zöliakiediagnostik bzw. eine Antikörperbestimmung** angeboten werden.

CAVE

Die **Provokation mit Gluten** vor einer Zöliakiediagnostik ist unerlässlich. Nur nach ausreichend langer und ausreichend hoher vorheriger Glutenaufnahme sind Serologie und Histologie aussagekräftig (Felber et al. 2021).

Die **Diagnose der Zöliakie** setzt sich aus mehreren Komponenten zusammen:

- Klinische Symptomatik
- Serologische Befunde
- Histologische Befunde

Serologie

Bei **klinischem Verdacht** auf Zöliakie *oder* bei einem **auffälligen histologischen Befund** werden folgende Laborparameter bestimmt (Felber et al. 2021):

- **IgA-Antikörper** gegen Gewebe-Transglutaminase (tTG-IgA)
- **Gesamt-IgA** im Serum
  - Wenn Gesamt-IgA *niedrig* und tTG-IgA *negativ*, werden zusätzlich **IgG-Antikörper** bestimmt:
    - Gewebe-Transglutaminase IgG-Antikörper (tTG-IgG)
    - Endomysium IgG-Antikörper (EMA-IgG)
    - Deamidierte Gliadinpeptide IgG-Antikörper (dGP-IgG)

INFO

Bei der Erstdiagnose einer klassischen und symptomatischen oder subklinischen Zöliakie wird im Blutbild zusätzlich bestimmt: Transaminasen, alkalische Phosphatase, Thyroidea- stimulierendes Hormon (TSH), Eisenstatus, Folsäure, Vitamin B_{12}, Vitamin D und ggf. Kalzium und Parathormon (Felber et al. 2021).

Endoskopie

Bei IgA-Mangel und positivem IgG-basiertem Test wird eine **Ösophagogastroduodenoskopie mit Duodenalbiopsien** durchgeführt. Mögliche Differenzialdiagnosen werden im histologischen Befundbericht ausgeschlossen, wenn eine glutenfreie Diät (trotz Diätkontrolle) keine Besserung zeigt (Felber et al. 2021).

MERKE

Eine **gesicherte Zöliakiediagnose** erfolgt durch:

- Positive **zöliakiespezifische Autoantikörper** *und* die Histopathologie von **Duodenalbiopsien** Marsh-2- oder Marsh-3-Läsionen.
- Zöliakie-Diagnose *ohne* **Biopsien:**
  - Bei Kindern und Jugendlichen unter 18 Jahren: tTG-IgA-Konzentration ≥ 10-Fachen des Grenzwerts.
  - Bei Erwachsenen: tTG-IgA-Konzentration > 10-fachem Wert des Grenzwerts, mit Kontraindikation zur o.g. Endoskopie mit Biopsieentnahmen, wenn EMA-IgA in einer zweiten Blutprobe nachgewiesen wurde.

Therapie

Die Ernährungsumstellung auf eine glutenfreie Dauerernährung erfolgt *nach* der Diagnose im Rahmen einer **individuellen Ernährungstherapie** und wird von einer Ernährungsfachkraft begleitet.

CAVE

Erst *nach* gesicherter vollständiger Diagnostik erfolgt die Umstellung auf eine lebenslange glutenfreie Ernährung.

Kritische Nährstoffe bei einer glutenfreien Dauerernährung (Felber et al. 2021):

- Vitamin B_{12}
- Folat, Eisen, Zink
- Magnesium und Kalzium
- Ballaststoffe

28.2 Nahrungsmittelallergien

Zusammenfassung

- Bei Nahrungsmittelallergien handelt sich um eine **immunologisch (IgE) vermittelte Reaktion gegen Nahrungsmittelallergene.**
- Die Mehrzahl der Pollenallergiker haben Kreuzallergien zu Nahrungsmitteln.
- Es gibt modulierende Augmentationsfaktoren.

Die Unterscheidung von IgE-vermittelten Nahrungsmittelallergien erfolgt in **primäre** (durch gastrointestinale Sensibilisierung) und **sekundäre** (Sensibilisierung gegenüber Aeroallergenen) Nahrungsmittelallergien (Update S2k-Leitline der Deutschen Gesellschaft für Allergologie und klinische Immunologie [DGAKI], Worm et al. 2021).

Im Kindesalter dominieren klassische Nahrungsmittelallergien auf Grundnahrungsmittel, während bei Jugendlichen und Erwachsenen vor allem pollenassoziierte Nahrungsmittelallergien im Vordergrund stehen (➤ Tab. 28.5). Im Kleinkindalter auftretende Allergien gegen Erd- und Baumnüsse bleiben meist persistent. Andere Allergieauslöser wie z. B. Milcheiweiß werden später meist wieder toleriert (Körner 2010, Worm et al.2021).

Tab. 28.5 Wichtige Auslöser von Nahrungsmittelallergien (nach S2k-Leitline der DGAKI, Worm et al. 2021)

Kinder und Jugendliche	Erwachsene
Kuhmilch	Pollenassoziierte Nahrungsmittel (z. B. Kern- und Steinobst inkl. Hartschalenobst)
Hühnerei	Gemüse (z. B. Sellerie, Karotten)
–	Kuhmilch, Hühnerei, Soja
Weizen	Weizen
Erdnuss und Nüsse (z. B. Haselnuss, Walnuss)	Erdnuss, Nüsse und Ölsaaten (z. B. Sesam)
Fisch	Fisch, Krusten- und Schalentiere
	Latexassoziierte Nahrungsmittelallergene (z. B. Banane, Avocado, Kiwi, Feige)
	Säugetierfleisch (rotes Fleisch, Innereien)

28.2.1 Symptome

Durch Nahrungsmittelallergene kann jede Form einer allergischen Reaktion auftreten. Am häufigsten ist bei Erwachsenen das orale Allergiesyndrom. Potenziell lebensbedrohliche Reaktionen (Anaphylaxie) kommen vor, sind aber *selten.* Meist führt eine Nahrungsmittelallergie zu einer **eingeschränkten Lebensqualität.** Die Symptome sind abhängig von **Expositionsort, -häufigkeit** und **Dosis** sowie von der zugrunde liegenden Erkrankung. Die Haut bzw. Schleimhäute sind am häufigsten betroffen (Worm und Reese 2016, Worm et al. 2021).

28.2.2 Diagnostik

Die Diagnostik einer Nahrungsmittelallergie setzt sich aus den folgenden Komponenten zusammen (➤ Abb. 28.1):

- Anamnese (inkl. Ernährungsanamnese, ggf. mit ESP)

28

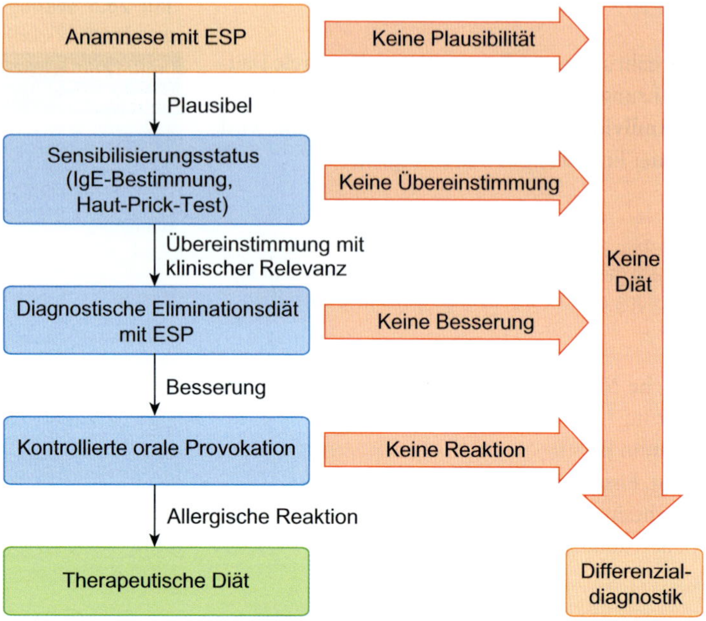

Abb. 28.1 Leitliniengerechtes diagnostisches Vorgehen bei Verdacht auf Nahrungsmittelallergie [L143]

- Sensibilisierungstest (IgE-Bestimmung und/oder Haut-Prick-Test)
- Klinische Relevanz und Plausibilität
- Diagnostische Eliminationsdiät (ggf. mit Provokationstestung)

Die qualitativen Aussagen von **IgE-Test und Haut-Prick-Test sind gleichwertig.** Der Ausschluss erfolgt über ein negatives Ergebnis. Ein positives Testergebnis spricht für eine Sensibilisierung, die nur bei **korrespondierenden Symptomen** klinisch relevant ist (➤ Abb. 28.1). Die Patienten schreiben ein **ESP** um festzustellen, ob es sich um ein reproduzierbares Ereignis handelt und ob eine Nahrungsmittelallergie ursächlich ist (Worm und Reese 2016, Worm et al. 2021).

Innerhalb von **zwei Stunden nach dem Verzehr** des auslösenden Nahrungsmittels treten die klassischen IgE-vermittelten Symptome (Urtikaria, Angioödem, Giemen, Dyspnoe) auf. Bei chronischen oder zeitverzögerten Symptomen hat das ESP einen besonderen Stellenwert.

Augmentationsfaktoren (➤ Abb. 28.2) können mit einem ESP ebenfalls erfasst werden (Klimek, Vogelberg und Werfel 2019). Diese modulierenden Faktoren können eine allergische Reaktion verstärken und sind in einigen Fällen sogar obligatorisch für die Auslösung von Symptomen, z. B. bei der weizenabhängigen anstrengungsinduzierten Anaphylaxie (wheat-dependent exercise-induced anaphylaxie, WEIDA) (Worm et al. 2021). Durch die unterschiedliche Verarbeitung und Matrixeffekte[3] ist es möglich, dass eine allergische Reaktion nicht bei jedem Kontakt auftritt (Körner 2005, Reese 2016).

Differenzialdiagnostisch werden folgende Störungen ausgeschlossen (Worm et al. 2021):

- Infektionen
- Chronisch-entzündliche Erkrankungen (inkl. eosinophile Gastroenteritiden und Mastozytose)
- Kohlenhydratmalassimilation
- Funktionelle bzw. somatoforme Störungen

Bei V. a. auf eine **nicht IgE-vermittelte gastrointestinale Unverträglichkeitsreaktion** sollte ein Gastroenterologe hinzugezogen werden (Worm et al. 2021).

Bei **asthmatischen Beschwerden** sollten die Patienten ein Peak-Flow-Protokoll führen und therapeutische Maßnahmen erwogen werden (Klimek, Vogelberg und Werfel 2019).

[3] Lebensmittelbestandteile sind in bestimmten Strukturen (Lebensmittelmatrix) gebunden, daraus können sich unterschiedliche Wirkungen ergeben.

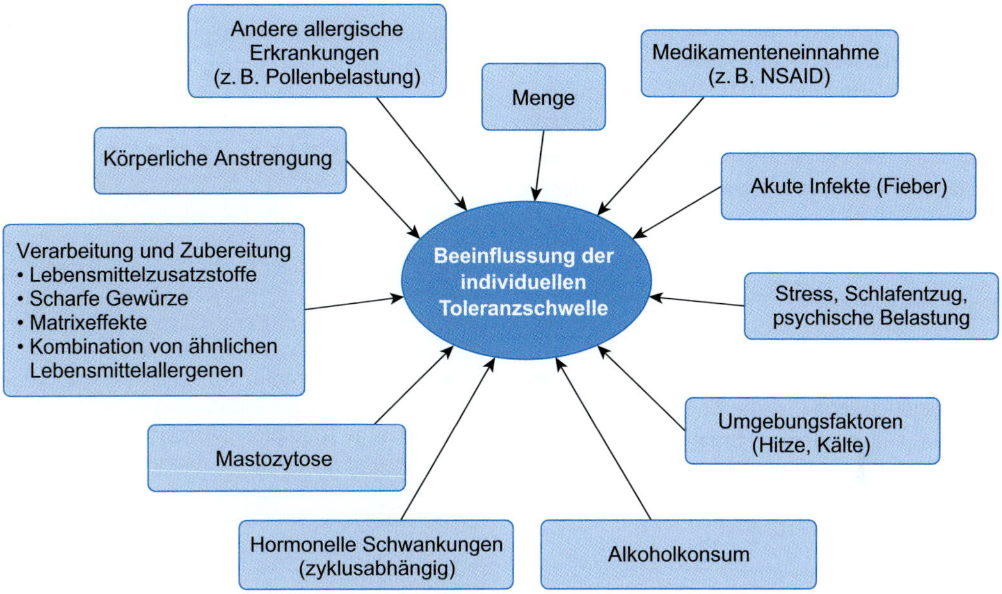

Abb. 28.2 Augmentationsfaktoren bei Nahrungsmittelallergien [L143]

MERKE

Nur bei Kenntnis der klinischen Reaktion kann das spezifische IgE gegen Nahrungsmittelallergene richtig interpretiert werden. Bei der Interpretation von qualitativen IgE-Konzentrationen ist das **Gesamt-IgE** zu berücksichtigen. Bei einem niedrigen Gesamt-IgE können geringe spezifische IgE-Werte diagnostisch bedeutsam sein (Worm et al. 2021).

FALLBEISPIEL

Frau Kaiser (47 Jahre alt) berichtet von einem anaphylaktischen Schock beim Tennisspielen. Sie habe sich seit Kurzem ein neues Hobby gesucht und mit dem Tennistraining begonnen. Sie gehe immer direkt nach der Arbeit zum Training. An diesem Tag hatte Frau Kaiser so viel Stress auf der Arbeit, dass sie keine Zeit hatte, Mittag zu essen. Daher hielt sie auf dem Weg zum Tennisverein beim Bäcker an, um sich ein Hefebrötchen zu kaufen. Nach dem Verzehr des Brötchens ging sie wie gewohnt zum Tennistraining. Draußen auf dem sonnigen Tennisplatz erlitt sie dann beim Tennisspielen einen anaphylaktischen Schock.

→ Es besteht der Verdacht auf eine weizenabhängige anstrengungsinduzierte Anaphylaxie (WDEIA).

Diagnostik

- **Labor (spezifische IgE):**
  - Gesamt-IgE: 350 kU/l
  - Omega-5-Gliadin (Tri a 19): CAP-Kl. 4
  - Weizenmehl: CAP-Kl. 1
- **Prick-Hauttest mit Nahrungsmitteln:** positive Reaktion auf Weizen (+++)
- **ESP**

→ Diagnose: anstrengungsinduzierte Weizenallergie (WDEIA).

Diagnostische Eliminationsdiät

Bei der **diagnostischen Eliminationsdiät** werden für **ein bis maximal zwei Wochen** verdächtige Nahrungsmittel vermieden. Eine Eliminationsdiät sollte **nur in Ausnahmefällen länger** andauern (z. B. atopische Dermatitis). Um Diätfehler auszuschließen, führen die Patienten ein **ESP.** Eine Nahrungsmittelallergie ist unwahrscheinlich, wenn trotz diagnostischer Eliminationsdiät *keine* Symptomverbesserung erfolgt (➤ Abb. 28.1). Bei Ausbleiben der

Symptomatik oder einer deutlichen Besserung wird **zur Bestätigung** anschließend eine **orale Provokation** unter Arztaufsicht durchgeführt (Worm und Reese 2016, Worm et al. 2021). Die orale Provokation ist der Goldstandard in der Diagnostik der IgE-vermittelten Nahrungsmittelallergien. Sie sichert die Diagnose oder beweist eine klinische Toleranz (Worm et al. 2021).

28.2.3 Therapie

Voraussetzung für die erfolgreiche Therapie einer Nahrungsmittelallergie ist die Kooperation von Allergologen mit erfahrenen Ernährungsfachkräften (Klimek, Vogelberg und Werfel 2019).

Akute Therapie

Zur Akuttherapie bei Nahrungsmittelallergie werden **Medikamente mit Sofortwirkung** eingesetzt. Bei **Anaphylaxie** erfolgt die intramuskuläre Gabe von **Adrenalin als Autoinjektor.** Des Weiteren können Bronchodilatatoren, Antihistaminika und Kortikosteroide eingesetzt werden (Worm et al. 2021).

Langfristige Therapie

Eine umfassende **individuelle Ernährungstherapie** durch eine **Ernährungsfachkraft** ist unerlässlich. Ziel der therapeutischen Diät ist die Vermeidung des auslösenden Lebensmittels, unter Berücksichtigung **individueller Verträglichkeit** und **Augmentationsfaktoren** (➤ Abb. 28.2). In der therapeutischen Diät werden Nahrungsmittelalternativen empfohlen. Ein erfolgreiches Allergiemanagement im Alltag impliziert dauerhaft eine vollwertige und bedarfsdeckende Ernährung und erhält bestehende Toleranzen. Die Ernährungstherapie beinhaltet außerdem die **Allergenkennzeichnung** (Klimek, Vogelberg und Werfel 2019, Worm et al. 2021).

Bei Patienten mit einem **erhöhten Risiko für schwere allergische Reaktionen** ist eine Risikobewertung notwendig. Zusätzlich zu den Notfallmedikamenten erhalten sie (Worm et al. 2021)

- einen individuellen Ernährungs- und Managementplan,
- einen Anaphylaxie-Pass und
- einen Anaphylaxie-Notfallplan inkl. Schulung und Anaphylaxie-Training.

FALLBEISPIEL (FORTS.)

Nachdem die Allergologin die Diagnose WDEIA gestellt hat, wird Frau Kaiser der Kontakt zur Ernährungstherapie für eine ausführliche Ernährungsberatung vermittelt (spezialisierte Ernährungsfachkräfte sind zu finden unter www.daab.de, www.dge.de, www.vdd.de). Frau Kaiser erhält von der allergologischen Praxis das Notfallset und die nötige Aufklärung zur Risikominimierung.

- **Kurzfristige Therapie:** medikamentöse Behandlung bei akuten Reaktionen (Ausstattung mit Notfallset).
- **Langfristige Therapie:** Risikominimierung für erneute Reaktionen durch erlernte Strategien:
  - Frau Kaiser wird empfohlen, vier bis sechs Stunden vor körperlicher Belastung keine weizenhaltigen Nahrungsmittel zu verzehren.
  - Sie wird außerdem über Augmentationsfaktoren aufgeklärt.
  - Wenn eine Anstrengung oder Augmentationsfaktoren nicht vorhersehbar sind, ist eine weizenfreie Kost zu bevorzugen.
  - In der Ernährungstherapie erhält Frau Kaiser eine Beratung zur Lebensmittelauswahl und zu Alternativen.

LITERATUR

Andresen V, Menge D, Layer P. Die „Nicht-Zöliakie-Glutensensitivität" (NCGS). Arzneiverordnung in der Praxis, 2018;45(2): 78–83.

Denisova V, Rubin D. Laktose- und Fruktoseintoleranz. Internistische praxis, 2021;64(3): 409–422.

Felber J, Bläker H, Fischbach W et al. Aktualisierte S2k-Leitlinie Zöliakie der Deutschen Gesellschaft für Gastroenterologie, Verdauungs- und Stoffwechselkrankheiten (DGVS). AWMF-Register Nr. 021–021. Stand: Dezember 2021. Aus: www.awmf.org/uploads/tx_szleitlinien/021-021l_S2k_Zoeliakie_2022-05.pdf (letzter Zugriff: 7.11.2022).

Goroncy K. Präklinische Studie: Probiotika als neue Therapieoption bei intestinaler Fruktoseintoleranz. Ernährung & Medizin, 2019;34: 122–126.

Keller J, Franke A, Storr M, Wiedbrauck F, Schirra J. Klinisch relevante Atemtests in der gastroenterologischen Diagnostik – Empfehlungen der Deutschen Gesellschaft für Neurogastroenterologie und Motilität sowie der Deutschen Gesellschaft für Verdauungs- und Stoffwechselerkrankungen. Z Gastroenterol, 2005;43: 1071–1090.

Klimek L, Vogelberg C, Werfel T. Weißbuch Allergie in Deutschland. 4. A. Berlin, Heidelberg: Springer, 2019.

Körner U. Ernährungstherapie und -beratung bei IgE-vermittelten Nahrungsmittelallergien. Aktuel Ernahrungsmed, 2010;35: 286–291.

Körner U, Schareina A. Nahrungsmittelallergien und -unverträglichkeiten: Diagnostik, Therapie und Beratung. 2. A. Stuttgart: Thieme, 2020.

Kugler C, Schäfer C: WDEIA: Weizenabhängige anstrengungsinduzierte Anaphylaxie. Diagnostik und Therapie. Ernährungs Umschau, 2020;67(8): M487–95. DOI: https://doi.org/10.4455/eu.2020.043.

Oberänder N, Weimann A. Ernährung und metabolische Folgen nach bariatrischen Eingriffen. In: Plauth M. (Hrsg.). Ernährungsmedizin in der Gastroenterologie. Berlin/Boston: Walter de Gruyter, 2021. S. 283–295.

Reese I. Update Lebensmittelallergien. Ernährungsumschau, 2016;(6): M338–M345.

Reese I, Schäfer C, Werfel T, Worm M. Diätetik in der Allergologie. 5. A. München: Dustri-Verlag Dr. Karl Feistle, 2017.

Reese I, Ballmer-Weber B, Beyer K et al. Guideline on management of suspected adverse reactions to ingested histamine. Allergol Select, 2021;5: 305–314. DOI: https://doi.org/10.5414/ALX02269E.

Schumann M. Zöliakie und Nicht-Zöliakie-Weizensensitivität. In: Plauth M. (Hrsg.). Ernährungsmedizin in der Gastroenterologie. Berlin/Boston: Walter de Gruyter; 2021. S. 221–237.

Worm M, Reese I. Nahrungsmittelallergie – die neue Leitlinie. HAUT, 2016;02(16): 87–93.

Worm M, Reese I, Ballmer-Weber B et al. Update of the SK2 guideline on the management of IgE-mediated food allergies. Allergologie select, 2021;5: 195–243. DOI: https://doi.org/10.5414/ALX02257E.

Liste von Gesellschaften und Verbänden

1. Bundesverband Deutscher Ernährungsmediziner – www.bdem.de
2. Berufsverband Oecotrophologie – www.vdoe.de
3. Deutsche Akademie für Ernährungsmedizin – www.daem.de
4. Deutsche Gesellschaft für Ernährungsmedizin – www.dgem.de
5. Deutsche Gesellschaft der qualifizierten Ernährungsberater und Ernährungstherapeuten www.quetheb.de
6. Verband der Diätassistenten – www.vdd.de
7. Verband für Ernährung und Diätetik – www.vfed.de

Register

Die fett gedruckten Seitenzahlen markieren den Hauptabschnitt eines Stichworts.